U0253736

现代

XIANDAI

HULI JINZHAN YU LINCHUANG YINGYONG

护理进展与临床应用

主编 金 好 景丽华 牛冬梅 董 静

别欣欣 代珊珊 何 梅

黑龙江科学技术出版社

HEILONGJIANG SCIENCE AND TECHNOLOGY PRESS

图书在版编目（CIP）数据

现代护理进展与临床应用 / 金好等主编. -- 哈尔滨：
黑龙江科学技术出版社，2023.4
ISBN 978-7-5719-1886-6

Ⅰ．①现… Ⅱ．①金… Ⅲ．①护理学 Ⅳ．①R47

中国国家版本馆CIP数据核字（2023）第065567号

现代护理进展与临床应用
XIANDAI HULI JINZHAN YU LINCHUANG YINGYONG

主　　编	金　好　景丽华　牛冬梅　董　静　别欣欣　代珊珊　何　梅
责任编辑	陈兆红
封面设计	宗　宁
出　　版	黑龙江科学技术出版社
	地址：哈尔滨市南岗区公安街70-2号　邮编：150007
	电话：（0451）53642106　传真：（0451）53642143
	网址：www.lkcbs.cn
发　　行	全国新华书店
印　　刷	黑龙江龙江传媒有限责任公司
开　　本	787 mm×1092 mm　1/16
印　　张	23.5
字　　数	595千字
版　　次	2023年4月第1版
印　　次	2023年4月第1次印刷
书　　号	ISBN 978-7-5719-1886-6
定　　价	238.00元

【版权所有，请勿翻印、转载】

编委会

主 编

金　好（泰安市中心医院）

景丽华（山东省东明县妇幼保健院）

牛冬梅（临清市人民医院）

董　静（鄄城县人民医院）

别欣欣（青岛西海岸新区区立医院）

代珊珊（潍坊市妇幼保健院）

何　梅（新疆医科大学附属肿瘤医院）

副主编

戴亚婕（滨州医学院附属医院）

张亚菲（河南中医药大学人民医院/郑州人民医院）

孙　丹（河南中医药大学人民医院/郑州人民医院）

陈小迷（贵州省湄潭县人民医院）

王金双（秦皇岛市山海关人民医院）

杜爱飞（聊城市东昌府区妇幼保健院）

前　言
FOREWORD

随着人类文明和科学技术的进步、社会经济的发展，以及人民生活水平的提高，病因和疾病谱发生了很大变化。国外有研究表明，现代人类的疾病约有50％与生活方式和行为有关，20％与生活环境和社会环境有关，20％与遗传、衰老等生物学因素有关，10％与卫生服务的缺陷有关。医学领域一直在各个层面寻求突破，以期改善人们的健康状况，让生活质量得到保障。同时，护理实践的视野从人的疾病向患病的人到所有的人、从个体向群体、从医院向社区扩展。为了促进护理学交流，便于基层护理人员学习新理论、新技能，我们结合自身多年的临床经验和近年来护理学发展的新成果，编写了《现代护理进展与临床应用》一书。

本书在编写过程中，力求反映近年来护理学最新研究成果，为临床护理人员提供专业、权威的参考导向。本书不仅涵盖了常用消毒技术和常用护理技术，而且对临床各科室常见病的护理进行重点阐述；既介绍了疾病的护理评估、常见护理问题及护理措施，又结合临床经验，阐述了护理最新进展，旨在通过分享临床心得，促进读者思考。本书结构合理，框架清晰，内容由浅入深，专业性强，具有很高的临床指导价值，适合临床基层护理人员、进修护士参考阅读。

本书在编写过程中，虽几经修改和反复斟酌，但由于编写时间紧张、学识水平有限，又加之护理学的发展日新月异，书中难免有不足之处。希望广大读者提出宝贵意见，以期进一步完善。

《现代护理进展与临床应用》编委会

2023 年 1 月

目 录
CONTENTS

第一章

常用消毒技术

第一节 紫外线消毒

紫外线(ultraviolet ray,UV)属电磁波辐射,而非电离辐射,根据其波长范围分为3个波段:A 波段(波长为 400～315 nm)、B 波段(315～280 nm)、C 波段(280～100 nm),是一种不可见光。杀菌力较强的波段为 280～250 nm,通常紫外线杀菌灯采用的波长为 253.7 nm,广谱杀菌效果比较明显。

一、紫外线的发生与特性

(一)紫外线的发生

目前用于消毒的紫外线杀菌灯多为低压汞灯,它所产生的紫外线波长 95% 为 253.7 nm。用于消毒的紫外线灯分为普通型紫外线灯和低臭氧紫外线灯,低臭氧紫外线灯能阻挡 184.9 nm 波长的紫外线向外辐射,减少臭氧的产生,因此目前医院多选择低臭氧紫外线灯。

(二)紫外线灯消毒特性

紫外线灯的杀菌特性有以下几点:①杀菌谱广。紫外线可以杀灭各种微生物,包括细菌繁殖体、细菌芽孢、结核杆菌、真菌、病毒和立克次体。②不同微生物对紫外线的抵抗力差异较大,由强到弱依次为真菌孢子＞细菌芽孢＞抗酸杆菌＞病毒＞细菌繁殖体。③穿透力弱。紫外线属于电磁辐射,穿透力极弱,绝大多数物质不能穿透,因此使用受到限制;在空气中可受尘粒与相对湿度的影响,当空气中每立方米含有尘粒 800～900 个,杀菌效力可降低 20%～30%,相对湿度由33% 增至 56% 时,杀菌效能可减少到 1/3。在液体中的穿透力随深度增加而降低,小、中杂质对穿透力的影响更大,溶解的糖类、盐类、有机物都可大大降低紫外线的穿透力。酒类、果汁、蛋清等溶液只需 0.1～0.5 mm 即可阻留 90% 以上的紫外线。④杀菌效果与照射剂量有关。杀菌效果直接取决于照射剂量(照射强度和照射时间)。⑤在不同介质中紫外线杀菌效果不同。⑥杀灭效果受物体表面因素影响。紫外线大多是用来进行表面消毒的,粗糙的表面不适宜用紫外线消毒,当表面有血迹、痰迹等污染物质时,消毒效果亦不理想。⑦协同消毒作用。有报道,某些化学物质可与紫外线起协同消毒作用,如紫外线与醇类化合物可产生协同杀菌作用,经乙醇湿润过的紫外线口镜消毒器可将杀芽孢时间由 60 分钟缩短为 30 分钟,污染有 HBsAg 的玻璃片经 3% 过

1

氧化氢溶液湿润后,再经紫外线照射 30 分钟即可完全灭活,而紫外线或过氧化氢单独灭活上述芽孢菌都需要 60 分钟左右。

二、紫外线消毒装置

(一)紫外线杀菌灯分类

紫外线灯管根据外形可分为直管、H 型管、U 型管;根据使用目的不同被分别制成高强度紫外线消毒器、紫外线消毒箱、紫外线消毒风筒、移动式紫外线消毒车、便携式紫外线灯等。

(二)杀菌灯装置

1.高强度紫外线灯消毒器

高强度的紫外线灯是专门研制出的 H 型热阴极低压汞紫外线灯,它在距离照射表面很近时,照射强度可达 5 000 $\mu W/cm^2$ 以上,5 秒内可杀灭物体表面污染的各种细菌、真菌、病毒,对细菌芽孢的杀灭率可达 99.9% 以上,目前国内生产的有 9 W、11 W 等小型 H 型紫外线灯,在 3 cm 的近距离照射,其辐射强度可达到 5 000~12 000 $\mu W/cm^2$。该灯具适用于光滑平面物体的快速消毒,如工作台面、桌面及一些大型设备的表面等。多功能动态杀菌机内紫外线强度 ≥1 000 $\mu W/cm^2$,在常温、常湿和有人存在情况下,对自然菌的消除率在 59%~83%,最高可达 86%。

2.紫外线消毒风筒

在有光滑金属内表面的圆桶内安装高强度紫外线灯具,在圆桶一端装上风扇,进入风量为 25~30 m^3/min,开启紫外线灯使室内空气不断经过紫外线照射,不间断地杀灭空气中的微生物,以达到净化空气的目的,适合有人存在的环境消毒。

3.移动式紫外线消毒车

有立式和卧式两种,该车装备有紫外线灯管 2 支、控制开关和移动轮,机动性强。适合于不经常使用或临时需要消毒的表面和空气的消毒。

4.循环风空气净化(洁净)器

现在市场上有很多种类的空气净化器,这些净化器大多由几种消毒因素组合而成,紫外线在其中起着非常重要的杀菌作用,而且还具有能在各种动态场所进行空气消毒的显著特点。某公司生产的 MKG 空气洁净器,就是由过滤器、静电场、紫外线、空气负离子等消毒因素和进、出风系统组成。连续消毒 45 分钟,可使空气中喷染的金黄色葡萄球菌和大肠埃希菌的杀灭率达到 99.90% 以上,对枯草杆菌黑色变种芽孢的杀灭率达到 99.00% 以上。朱伯光等研制了动态空气消毒器,由循环箱体、风机、低臭氧紫外线灯、初效和中效过滤器、程控系统等组成。结果在 60 m^3 房间,静态开启 30 分钟,可使自然菌下降 80%,60 分钟下降 90%,动态环境下可保持空气在 II 类环境水平。但循环风空气消毒器内可能存在未被破坏的细菌,重复使用的消毒器内可能存在定植菌,进而造成空气二次污染。

5.高臭氧紫外线消毒柜

高臭氧紫外线消毒柜是一种以高臭氧、紫外线为杀菌因子的食具消毒柜。在实验室用载体定量灭活法进行检测,在环境温度 20~25 ℃,相对湿度 50%~70% 的条件下,开机 4 分钟,柜内紫外线辐射强度为 1 400~1 600 $\mu W/cm^2$,臭氧浓度 40.0 mg/m^3,消毒作用 60 分钟加上烘干 45 分钟,对玻片上脊髓灰质炎病毒的平均灭活对数值≥4.0。以臭氧和紫外线为杀菌因子的食具消毒柜,工作时臭氧浓度为 53.6 mg/L,紫外线辐照值为 675~819 $\mu W/cm^2$,只消毒或只烘干均达不到消毒效果,只有两者协同作用90分钟,才可达到杀灭对数值>5.0。

三、影响紫外线消毒效果的因素

与紫外线消毒效果有关的因素很多,概括起来可分为影响紫外线辐射强度、照射剂量的因素和微生物方面的因素。

(一)影响紫外线辐射强度和照射剂量的因素

1.电压

紫外线光源的辐射强度明显受到电压的影响,同一个紫外线光源,当电压不足时,辐射强度明显下降。

2.距离

紫外线灯的辐射强度随灯管距离的增加而降低,辐射强度与距离成反比。

3.温度

消毒环境的温度对紫外线消毒效果的影响是通过影响紫外线光源的辐射强度来实现的。一般,紫外线光源在40℃时的辐射强度最强,温度降低时,紫外线的输出减少,温度再高,辐射的紫外线因吸收增多,输出也减少。因此,过高或过低的温度对紫外线的消毒都不利,杀菌试验证明,5～37℃时,温度对紫外线的杀菌效果影响不大。

4.相对湿度

当进行空气紫外线消毒时,空气的相对湿度对消毒效果有影响,相对湿度过高时,空气中的水分增多,可以阻挡紫外线,因此用紫外线消毒空气时,要求相对湿度最好在60%以下。

5.照射时间

紫外线的消毒效果与照射剂量呈指数关系,照射剂量为照射时间和辐照强度的乘积,所以要杀灭率达到一定程度,必须保证足够的照射剂量,在光源达到要求的情况下,可以通过保证足够的时间来达到要求剂量。

6.有机物的保护

有机物对消毒效果有明显影响,当微生物被有机物保护时,需要加大照射剂量,因为有机物可以影响紫外线对微生物的穿透,并且可以吸收紫外线。

7.悬浮物的类型

紫外线是一种低能量的电磁辐射,其能量仅有6 eV,穿透力很弱,空气尘埃能吸收紫外线而降低杀菌率,当空气中每立方米含有尘粒800～900个,杀菌效能可降低20%～30%。如枯草杆菌芽孢在灰尘中悬浮比在气溶胶中悬浮时,对紫外线照射有更大的抗性。

8.紫外线反射器的使用

为了更有效地对被辐照表面进行消毒,必须使用对波长为253.7 nm的紫外线具有高反射率的反射罩,反射罩的使用,还可以避免操作者受紫外线的直接照射。

(二)微生物方面的因素

1.微生物的类型

紫外线对细菌、病毒、真菌、芽孢、衣原体等均有杀灭作用,不同微生物对紫外线照射的敏感性不同。细菌芽孢对紫外线的抗性比繁殖体细胞大,革兰阴性杆菌最易被紫外线杀死,紧接着依次为葡萄球菌属、链球菌属和细菌芽孢,真菌孢子抗性最强。抗酸杆菌的抗力,较白色葡萄球菌、铜绿假单胞菌、肠炎沙门菌等要强3～4个对数级。即使在抗酸杆菌中,不同种类对紫外线的抗性亦不相同。

根据抗力大致可将微生物分为 3 类:高抗性的有真菌孢子、枯草杆菌黑色变种芽孢、耐辐射微球菌等;中度抗性的有鼠伤寒沙门菌、酵母菌等;低抗性的有大肠埃希菌、金黄色葡萄球菌、普通变形杆菌等。

2.微生物的数量

微生物的数量越多,需要产生相同致死作用的紫外线照射剂量也就越大,因此,消毒污染严重的物品需要延长照射时间,加大照射剂量。

四、紫外线消毒应用

(一)空气消毒

紫外线的最佳用途是对空气消毒,也是空气消毒的最简便方法。紫外线对空气的消毒方式主要有 3 种。

1.固定式照射

紫外线灯固定在天花板上的方法有以下几种:①将紫外线灯直接固定在天花板上,离地约 2.5 m;②固定吊装在天花板或墙壁上,离地约 2.5 m,上有反光罩,往上方向的紫外线也可被反向下来;③安装在墙壁上,使紫外线照射与水平面呈 3°～80°角;④将紫外线灯管固定在天花板上,下有反光罩,这样使上部空气受到紫外线的直接照射,而当上下层空气对流交换时,整个空气都会被消毒。

通常灯管距地面 1.8～2.2 m 的高度比较适宜,这个高度可使人的呼吸带受到最高辐射强度有效照射,使用中的 30 W 紫外线灯在垂直 1 m 处辐照强度应高于 70 $\mu W/cm^2$(新灯管 >90 $\mu W/cm^2$),每立方米分配功率不少于 1.5 $\mu W/cm^2$,最常用的直接照射法时间应不少于 30 分钟。唐贯文等报道,60 m^3 烧伤病房,可以容纳 2～3 人患者,悬持 3 支 30 W 无臭氧石英紫外线灯,辐照度值 >90 $\mu W/cm^2$,直接照射 30 分钟,可使烧伤病房空气达到 Ⅱ 类标准(空气细菌总数 ≤200 CFU/cm^3)的合格率为 70%,60 分钟合格率达到 80%。

2.移动式照射

移动式照射法主要是利用其机动性,即可对某一局部或物体表面进行照射,也可对整个房间的空气进行照射。

3.间接照射

间接照射是指利用紫外线灯制成各种空气消毒器,通过空气的不断循环达到空气消毒的目的。

(二)污染物体表面消毒

1.室内表面的消毒

紫外线用于室内表面的消毒主要是医院的病房、产房、婴儿室、监护病房、换药室等场所,某些食品加工业的操作间也比较常用。一般较难达到卫生学要求,必要时可以在灯管上加反射罩或更换高强度灯管,提高消毒效果。

2.设备表面的消毒

用高强度紫外线消毒器进行近距离照射可以对平坦光滑表面进行消毒。如便携式紫外线消毒器可以在近距离表面 3 cm 以内进行移动式照射,每处停留 5 秒,对表面细菌杀灭率可达 99.99%。

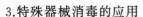

3.特殊器械消毒的应用

针对某些特殊器械专门设计制造的紫外线消毒器,近几年已开发使用。如紫外线口镜消毒器,内装3支高强度紫外线灯管,采用高反射镜和载物台,一次可放30多支口镜,消毒30分钟可灭活HBsAg。紫外线票据消毒器可用于医院化验单、纸币和其他医疗文件的消毒。

(三)饮用水和污水的消毒

紫外线消毒技术正以迅猛发展的态势出现在各种类型的水消毒领域,许多大型水厂和污水处理厂开始使用紫外线消毒技术和装置。紫外线用于水消毒,具有杀菌力强,不残留对人体有害有毒物质和安装维修便捷等特点。目前,紫外线水消毒技术已在许多国家得到推广和使用。按紫外线灯管与水是否接触,紫外线消毒装置分为灯管内置式和外置式两类。目前正在使用和开发的大多数紫外线消毒技术均为灯管内置式装置。

紫外线用于水的消毒有饮用水的消毒和污水的消毒。饮用水的消毒是将紫外线灯管固定在水面上,水的深度应<2 cm,当水流缓慢时,水中的微生物被杀灭。另一种方法是制成套管式的紫外线灯,水从灯管周围流过时,起到杀菌作用。国内现已研制出纯水消毒器,使用特殊的石英套,能确保在正常水温下灯管最优紫外线输出。每分钟处理水量5.7 L,每小时342 L。

(四)食具消毒

餐具保洁柜以臭氧和紫外线为杀菌因子。实验室载体定量杀菌试验,启动保洁柜60分钟,对侧立于柜内碗架上左、中、右三点瓷碗内表面玻片上大肠埃希菌的平均杀灭率分别为99.89%、99.99%、99.98%,对金黄色葡萄球菌的平均杀灭率为99.87%、99.98%、99.96%,但是启动保洁柜180分钟,对平铺于保洁柜底部碗、碟内的玻片HBsAg的抗原性不能完全破坏。

五、消毒效果的监测

紫外线灯具随着使用时间的延长,辐射强度不断衰减,杀菌效果亦会受到诸多因素的影响,因此对紫外线灯做经常性监测是确保其有效使用的重要措施,监测分为物理监测、生物监测两种,在卫生健康卫委会的《消毒技术规范》里均有较详细说明。

(一)物理监测

物理监测器材是利用紫外线特异敏感元件制成的紫外线辐射照度计,直接测定辐照度值,间接确定紫外线的杀菌能力,国家消毒技术规范将其列入测试仪器系列。

仪器组成:由受光器、信号传输系统、信号放大电路、指示仪(或液晶显示板)等部件组成。测试原理:当光敏元件受到照射时,光信号转变成电信号,通过信号传输放大器由仪表指示出读值或转变成数字信号,在显示窗口显示出来。测试前先开紫外线灯5分钟,打开仪器后稳定5分钟再读数。

(二)生物监测

生物监测是通过测定紫外线对特定表面污染菌的杀灭率来确定紫外线灯的杀菌强度。方法:先在无菌表面画出染菌面积5 cm×5 cm,要求对照组回收菌量达到$5×10^5～5×10^6$ CFU/cm^2。打开紫外线灯后5分钟,待其辐射稳定后移至待消毒表面垂直上方1 m处,消毒至预定时间后采样并做活菌培养计数,计算杀菌率,以评价杀菌效果。

(王金双)

第二节 超声波消毒

一、超声波消毒的研究与应用

(一)超声波的单独杀菌效果

用 2.6 kHz 的超声波进行微生物杀灭实验,发现某些细菌对超声波是敏感的,如大肠埃希菌、巨大芽孢杆菌、铜绿假单胞菌等可被超声波完全破坏。此外,超声波还可使烟草花叶病毒、脊髓灰质炎病毒、狂犬病毒、流行性乙型脑炎病毒和天花病毒等失去活性。但超声波对葡萄球菌、链球菌等效力较小,对白喉毒素则完全无作用。

(二)超声波与其他消毒方法的协同作用

虽然超声波对微生物的作用在理论上已获得较为满意的解释。但是,在实际应用上还存在一些问题。例如超声波对水、空气的消毒效果较差,很难达到消毒作用,而要获得具有消毒价值的超声波,必须首先具有高频率、高强度的超声波波源,这样,不仅在经济上费用较大,而且与所得到的实际效果相比是不经济的。因此,人们用超声波与其他消毒方法协同作用的方式,来提高其对微生物的杀灭效果。例如,超声波与紫外线结合,对细菌的杀灭率增加;超声波与热协同,能明显提高对链球菌的杀灭率;超声波与化学消毒剂合用,即声化学消毒,对芽孢的杀灭效果明显增强。

1.超声波与戊二醛的协同消毒作用

据报道,单独使用戊二醛完全杀灭芽孢,要数小时,在一定温度下戊二醛与超声波协同可将杀灭时间缩短为原来的 1/12～1/2。如果事先将菌悬液经超声波处理,则它对戊二醛的抵抗力是一样的。将戊二醛与超声波协同作用,才能提高戊二醛对芽孢的杀灭能力。

2.超声波与环氧乙烷的协同消毒作用

Boucher 等用频率为 30.4 kHz,强度为 2.3 W/cm² 的连续性超声波与浓度 125 mg/L 的环氧乙烷协同,在 50 ℃恒温,相对湿度 40% 的条件下对枯草杆菌芽孢进行消毒,作用 40 分钟可使芽孢的杀灭率超过 99.99%,如果单用超声波时只能使芽孢的菌落数大约减少 50%。因此认为环氧乙烷与超声波协同作用的效果比单独使用环氧乙烷或超声波消毒效果好,而且还认为用上述频率与强度的超声波,在上述的温度与相对湿度的条件下,与环氧乙烷协同消毒是最理想的条件。环氧乙烷与超声波协同消毒在不同药物浓度、不同温度条件及不同作用时间的条件下消毒效果有所不同。环氧乙烷与超声波协同消毒在相同药物浓度、相同温度时,超声波照射时间越长,杀菌率越高;在相同药物浓度、相同照射时间下,温度越高,杀菌率越高;而在相同照射时间、相同温度下,药物浓度越高,杀菌率也越高。

3.超声波与环氧丙烷的协同消毒作用

有报道,在 10 ℃,相对湿度为 40% 的条件下,暴露时间为 120 分钟时,不同强度的超声波与环氧丙烷协同消毒的结果不同,在环氧丙烷浓度为 500 mg/L,作用时间为 120 分钟时,用强度为 1.6 W/cm² 的超声波与环氧丙烷协同作用,可完全杀灭细菌芽孢。在相同条件下,单独使用环氧丙烷后,不能完全杀灭。而且,在超声波与环氧丙烷协同消毒时,存活芽孢数是随声强的增加而

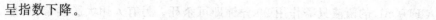

呈指数下降。

4.超声波与强氧化高电位酸性水协同杀菌

强氧化高电位酸性水是一种无毒无不良气味的杀菌水,技术指标是:氧化还原电位值≥1 100 mV,pH≤2.7,有效氯≤60 mg/L。如单独使用超声波处理 10 分钟,对大肠埃希菌杀灭率为 89.9%;单独使用强氧化高电位酸性水作用 30 秒,对大肠埃希菌杀灭率为 100%;超声波与氧化水协同作用 15 秒,杀灭率亦达到 100%。单用超声波处理 10 分钟、单独用强氧化高电位酸性水作用 1.5 分钟,可将悬液内 HBsAg 阳性血清的抗原性完全灭活,两者协同作用仅需 30 秒即可达到完全灭活。

5.超声波与其他消毒液的协同杀菌作用

用超声波(10 W/cm²)与多种消毒液对芽孢的杀灭均有协同作用,特别是对一些原来没有杀芽孢作用的消毒剂,如氯己定、苯扎溴铵、醛醇合剂等,这种协同作用不仅对悬液中的芽孢有效,对浸于液体中的载体表面上的芽孢也有同样效果。Ahemd 等报道,超声波可加强过氧化氢的杀菌作用,使其杀芽孢时间从 25 分钟以上缩短到 10~15 分钟。Jagenberg Werke 用超声波使过氧化氢形成气溶胶,使之均匀附着在消毒物表面,从而提高消毒效果。

Burleson 用超声波与臭氧协同消毒污水,有明显增效作用,可能是因为超声波:①增加臭氧溶解量;②打碎细菌团块和外围有机物;③降低液体表面张力;④促进氧的分散,形成小气泡,增加接触面积;⑤加强氧化还原作用。声化学消毒的主要机制是由于超声波快速而连续性的压缩与松弛作用,使化学消毒剂的分子打破细菌外层屏障,加速化学消毒剂对细菌的渗透,细菌则被进入体内的化学消毒剂的化学反应杀死。超声波本身对这种化学杀菌反应是没有作用的,但它能加速化学消毒剂在菌体内的扩散。在声化学消毒中,超声波的振幅与频率最为重要。

(三)超声波的破碎作用

利用高强度超声波照射菌液,由于液体的对流作用,整个容器中的细菌都能被破碎。超声波的破碎作用应用于生物研究中,能提高从器官组织或其他生物学基质中分离病毒及其他生物活性物质(如维生素、细菌毒素等)的阳性率。

二、影响超声波消毒效果的因素

超声波的消毒效果受到多种因素的影响,常见的有超声波的频率、强度、照射时间、媒质的性质、细菌的浓度等。

(一)超声波频率

在一定频率范围内,超声波频率高,能量大,则杀菌效果好,反之,低频率超声波效果较差。但超声波频率太高则不易产生空化作用,杀菌效果反而降低。

(二)超声波的强度

利用高强度超声波处理菌液,由于液体的对流作用,整个容器中的细菌都能被破碎。据报道,当驱动功率为 50 W 时,容器底部的振幅为 10.5 μm,对 50 mL 含有大肠埃希菌的水作用 10~15 分钟后,细菌 100% 破碎。驱动功率增加,作用时间减少。

(三)作用时间和菌液浓度

超声波消毒的消毒效果与其作用时间成正比,作用时间越长,消毒效果越好。作用时间相同时,菌液浓度高比浓度低时消毒效果差,但差别不很大。有人用大肠埃希菌试验,发现 30 mL 浓度为 3×10^6 CFU/mL 的菌液需作用 40 分钟,若浓度为 2×10^7 CFU/mL 则需作用 80 分钟。

15 mL浓度为 4.5×10⁶ CFU/mL 的菌液只需作用 20 分钟即可杀死。另有人用大肠埃希菌、金黄色葡萄球菌、枯草杆菌、铜绿假单胞菌(绿脓杆菌)试验发现,随超声波作用时间的延长,其杀灭率皆明显提高,而且在较低强度的超声波作用下以铜绿假单胞菌提高最快,经统计学处理发现,铜绿假单胞菌、枯草杆菌的杀灭率和超声波作用时间之间的相关系数有统计学意义。

(四)盛装菌液容器

R.Davis 用不锈钢管作为容器,管长从 25 cm 不断缩短,内盛 50%酵母菌液 5 mL,用26 kHz的超声波作用一定时间,结果发现,细菌破碎的百分数与容器长度有关,在 10～25 cm,出现 2 个波峰和 2 个波谷,两波峰或两波谷间相距约 8 cm。从理论上说盛装容器长度以相当于波长的一半的倍数为最好。

(五)菌液容量

由于超声波在透入媒质的过程中不断将能量传给媒质,自身随着传播距离的增长而逐渐减弱。因此,随着被处理菌悬液的菌液容量的增大,细菌被破坏的百分数降低。R.Davis 用 500 W/cm² 的超声波对 43.5%的酵母菌液作用 2 分钟,结果发现,容量越大,细菌被破坏的百分数越低。此外被处理菌悬液中出现驻波时,细菌常聚集在波节处,在该处的细菌承受的机械张力不大,破碎率也最低。因此,最好使被处理液中不出现驻波,即被处理菌悬液的深度最好短于超声波在该菌悬液中波长的一半。

(六)媒质

一般微生物被洗去附着的有机物后,对超声波更敏感,另外,钙离子的存在,pH 的降低也能提高其敏感性。

(王金双)

第二章

常用护理技术

第一节 铺 床 法

病床是病室的主要设备,是患者睡眠与休息的必需用具。患者,尤其是卧床患者与病床朝夕相伴,因此,床铺的清洁、平整和舒适,可使患者心情舒畅,增强治愈疾病的自信心,并可预防并发症的发生。

铺床总的要求为舒适、平整、安全、实用、节时、节力。常用的病床如下。①钢丝床:有的可通过支起床头、床尾(二截或三截摇床)而调节体位,有的床脚下装有小轮,便于移动。②木板床:为骨科患者所用。③电动控制多功能床:患者可自己控制升降或改变体位。

病床及被服类规格要求如下。①一般病床:高 60 cm,长 200 cm,宽 90 cm。②床垫:长宽与床规格同,厚 9 cm。以棕丝制作垫芯为好,也可用橡胶泡沫,塑料泡沫作垫芯,垫面选帆布制作。③床褥:长宽同床垫,一般以棉花作褥芯,棉布作褥面。④棉胎:长 210 cm,宽 160 cm。⑤大单:长 250 cm,宽 180 cm。⑥被套:长 230 cm,宽 170 cm,尾端开口缝四对带。⑦枕芯:长 60 cm,宽 40 cm,内装木棉或高弹棉、锦纶丝绵,以棉布作枕面。⑧枕套:长 65 cm,宽 45 cm。⑨橡胶单:长 85 cm,宽 65 cm,两端各加白布 40 cm。⑩中单:长 85 cm,宽 170 cm。以上各类被服均以棉布制作。

一、备用床

(一)目的
铺备用床为准备接受新患者和保持病室整洁美观。

(二)用物准备
床、床垫、床褥、枕芯、棉胎或毛毯、大单、被套或衬单及罩单、枕套。

(三)操作方法
1.被套法

(1)将上述物品置于护理车上,推至床前。

(2)移开床旁桌,距床 20 cm,并移开床旁椅置床尾正中,距床 15 cm。

(3)将用物按铺床操作的顺序放于椅上。

（4）翻床垫，自床尾翻向床头或反之，上缘紧靠床头。床褥铺于床垫上。

（5）铺大单，取折叠好的大单放于床褥上，使中线与床的中线对齐，并展开拉平，先铺床头后铺床尾。①铺床头：一手托起床头的床垫，一手伸过床的中线将大单塞于床垫下，将大单边缘向上提起呈等边三角形，下半三角平整塞于床垫下，再将上半三角翻下塞于床垫下。②铺床尾：至床尾拉紧大单，一手托起床垫，一手握住大单，同法铺好床角。③铺中段：沿床沿边拉紧大单中部边沿，然后，双手掌心向上，将大单塞于床垫下。④至对侧：同法铺大单。

（6）套被套：①S形式套被套法（图2-1），被套正面向外使被套中线与床中线对齐，平铺于床上，开口端的被套上层倒转向上约1/3。棉胎或毛毯竖向三折，再按S形横向三折。将折好的棉胎置于被套开口处，底边与被套开口边平齐。拉棉胎上边至被套封口处，并将竖折的棉胎两边展开与被套平齐（先近侧后对侧）。盖被上缘距床头15 cm，至床尾逐层拉平盖被，系好带子。边缘向内折叠与床沿平齐，尾端掖于床垫下。同上法将另一侧盖被理好。②卷筒式套被套法（图2-2）：被套正面向内平铺于床上，开口端向床尾，棉胎或毛毯平铺在被套上，上缘与被套封口边齐，将棉胎与被套上层一并由床尾卷至床头（也可由床头卷向床尾），自开口处翻转，拉平各层，系带，余同S形式。

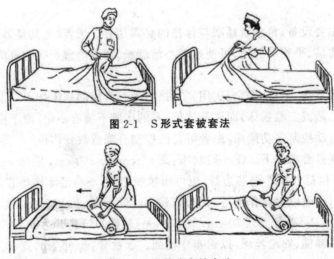

图2-1　S形式套被套法

图2-2　卷筒式套被套法

（7）套枕套，于椅上套枕套，使四角充实，系带子，平放于床头，开口背门。

（8）移回桌椅，检查床单，保持整洁。

2.被单法

（1）移开床旁桌、椅，翻转床垫、铺大单，同被套法。

（2）将反折的大单（衬单）铺于床上，上端反折10 cm，与床头齐，床尾按铺大单法铺好床尾。

（3）棉胎或毛毯平铺于衬单上，上端距床头15 cm，将床头衬单反折于棉胎或毛毯上，床尾同大单铺法。

（4）铺罩单，正面向上对准床中线，上端与床头齐，床尾处则折成斜45°，沿床边垂下。转至对侧，先后将衬单、棉胎及罩单同上法铺好。

（5）余同被套法。

（四）注意事项

（1）铺床前先了解病室情况，若患者进餐或做无菌治疗时暂不铺床。

（2）铺床前要检查床各部分有无损坏，若有则修理后再用。

（3）操作中要使身体靠近床边，上身保持直立，两腿前后分开稍屈膝以扩大支持面增加身体稳定性，既省力又能适应不同方向操作。同时手和臂的动作要协调配合，尽量用连续动作，以节省体力消耗，并缩短铺床时间。

（4）铺床后应整理床单及周围环境，以保持病室整齐。

二、暂空床

（一）目的
铺暂空床供新入院的患者或暂离床活动的患者使用，保持病室整洁美观。

（二）用物准备
同备用床，必要时备橡胶中单、中单。

（三）操作方法
（1）将备用床的盖被四折叠于床尾。若被单式，在床头将罩单向下包过棉胎上端，再翻上衬单作25 cm的反折，包在棉胎及罩单外面。然后将罩单、棉胎、衬单一并四折，叠于床尾。

（2）根据病情需要铺橡胶中单、中单。中单上缘距床头50 cm，中线与床中线对齐，床沿的下垂部分一并塞床垫下。至对侧同上法铺好。

三、麻醉床

（一）目的
（1）铺麻醉床便于接受和护理手术后患者。

（2）使患者安全、舒适和预防并发症。

（3）防止被褥被污染，并便于更换。

（二）用物准备
1.被服类

同备用床，另加橡胶中单、中单两条。准备弯盘、纱布数块、血压计、听诊器、护理记录单、笔。根据手术情况备麻醉护理盘或急救车上备麻醉护理用物。

2.麻醉护理盘用物

治疗巾内置张口器、压舌板、舌钳、牙垫、通气导管、治疗碗、镊子、输氧导管、吸痰导管、纱布数块。治疗巾外放电筒、胶布等。必要时备输液架、吸痰器、氧气筒、胃肠减压器等。天冷时无空调设备应备热水袋及布套各2只、毯子。

（三）操作方法
（1）拆去原有枕套、被套、大单等。

（2）按使用顺序备齐用物至床边，放于床尾。

（3）移开床旁桌椅等同备用床。

（4）同暂空床铺好一侧大单、中段橡胶中单、中单及上段橡胶中单、中单，上段中单与床头齐。转至对侧，按上法铺大单、橡胶中单、中单。

（5）铺盖被：①被套式，盖被头端两侧同备用床，尾端系带后向内或向上折叠与床尾齐，将向门口一侧的盖被三折叠于对侧床边。②被单式：头端铺法同暂空床，下端向上反折和床尾齐，两侧边缘向上反折同床沿齐，然后将盖被折叠于一侧床边。

（6）套枕套后将枕头横立于床头,以防患者躁动时头部碰撞床栏而受伤(图 2-3)。

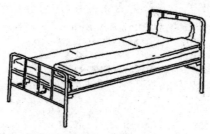

图 2-3 麻醉床

（7）移回床旁桌,椅子放于接受患者对侧床尾。

（8）麻醉护理盘置于床旁桌上,其他用物放于妥善处。

(四)注意事项

（1）铺麻醉床时,必须更换各类清洁被服。

（2）床头一块橡胶中单、中单可根据病情和手术部位需要铺于床头或床尾。若下肢手术者将单铺于床尾,头胸部手术者铺于床头。全麻手术者为防止呕吐物污染床单则铺于床头。而一般手术者,可只铺床中部中单即可。

（3）患者的盖被根据医院条件增减。冬季必要时可置热水袋 2 只加布套,分别放于床中部及床尾的盖被内。

（4）输液架、胃肠减压器等物放于妥善处。

四、卧有患者床

(一)扫床法

1.目的

（1）使病床平整无皱褶,患者睡卧舒适,保持病室整洁美观。

（2）随扫床操作协助患者变换卧位,又可预防压疮及坠积性肺炎。

2.用物准备

护理车上置浸有消毒液的半湿扫床巾的盆,扫床巾每床一块。

3.操作方法

（1）备齐用物,推护理车至患者床旁,向患者解释,以取得合作。

（2）移开床旁桌椅,半卧位患者,若病情许可,暂将床头、床尾支架放平,以便操作。若床垫已下滑,须上移与床头齐。

（3）松开床尾盖被,助患者翻身侧卧背向护士,枕头随患者翻身移向对侧。松开近侧各层被单,取扫床巾分别扫净中单、橡胶中单后搭在患者身上。然后自床头至床尾扫净大单上碎屑,注意枕下及患者身下部分各层应彻底扫净,最后将各单逐层拉平铺好。

（4）助患者翻身侧卧于扫净一侧,枕头也随之移向近侧。转至对侧,以上法逐层扫净拉平铺好。

（5）助患者平卧,整理盖被,将棉胎与被套拉平,掖成被筒,为患者盖好。

（6）取出枕头,揉松,放于患者头下,支起床上支架。

（7）移回床旁桌椅,整理床单位,保持病室整洁美观,向患者致谢意。

(8)清理用物,归回原处。

(二)更换床单法

1.目的

(1)使病床平整无皱褶,患者睡卧舒适,保持病室整洁美观。

(2)随扫床操作协助患者变换卧位,又可预防压疮及坠积性肺炎。

2.用物准备

清洁的大单、中单、被套、枕套,需要时备患者衣裤。护理车上置浸有消毒液的半湿扫床巾的盆,扫床巾每床一块。

3.操作方法

(1)卧床不起,病情允许翻身者操作方法(图 2-4):①备齐用物推护理车至患者床旁,向患者解释,以取得合作。移开床旁桌椅,半卧位患者,若病情许可,暂将床头、床尾支架放平,以便操作。若床垫已下滑,须上移与床头齐。清洁的被服按更换顺序放于床尾椅上。②松开床尾盖被,助患者侧卧,背向护士,枕头随之移向对侧。③松开近侧各单,将中单卷入患者身下,用扫床巾扫净橡胶中单上的碎屑,搭在患者身上再将大单卷入患者身下,扫净床上碎屑。④取清洁大单,使中线与床中线对齐。将对侧半幅卷紧塞于患者身近侧,半幅自床头、床尾、中部先后展平拉紧铺好,放下橡胶中单,铺上中单(另一半卷紧塞于患者身下),两层一并塞入床垫下铺平。移枕头并助患者翻身面向护士。转至对侧,松开各单,将中单卷至床尾大单上,扫净橡胶中单上的碎屑后搭于患者身上,然后将污大单从床头卷至床尾,与污中单一并丢入护理车污衣袋或护理车下层。⑤扫净床上碎屑,依次将清洁大单、橡胶中单、中单逐层拉平,同上法铺好。助患者平卧。⑥解开污被套尾端带子,取出棉胎盖在污被套上,并展平。将清洁被套铺于棉胎上(反面在外),两手伸入清洁被套内,抓住棉胎上端两角,翻转清洁被套,整理床头棉被,一手抓棉被下端,一手将清洁被套往下拉平,同时顺手将污棉套撤出放入护理车污衣袋或护理车下层。棉被上端可压在枕下或请患者抓住,然后至床尾逐层拉平后系好带子,掖成被筒为患者盖好。⑦一手托起头颈部,一手迅速取出枕头,更换枕套,助患者枕好枕头。⑧清理用物,归回原处。

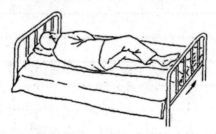

图 2-4 卧有允许翻身患者床换单法

(2)病情不允许翻身的侧卧患者的操作方法(图 2-5):①备齐用物推护理车至患者床旁,向患者解释,以取得合作。移开床旁桌椅,半卧位患者,若病情许可,暂将床头、床尾支架放平,以便操作。若床垫已下滑,需上移与床头齐。清洁的被服按更换顺序放于床尾椅上。②2 人操作。一人一手托起患者头颈部,另一人一手迅速取出枕头,放于床尾椅上。松开床尾盖被,大单、中单及橡胶中单。从床头将大单横卷成筒式至肩部。③将清洁大单横卷成筒式铺于床头,大单中线与床中线对齐,铺好床头大单。一人抬起患者上半身(骨科患者可利用牵引架上拉手,自己抬起身躯),将污大单、橡胶中单、中单一起从床头卷至患者臀下,同时另一人将清洁大单也随着污单拉至臀部。④放下上半身,一人托起臀部,一人迅速撤出污单,同时将清洁大单拉至床尾,橡胶中单放在床尾椅背上,污单丢入护理车污衣袋或护理车下层,展平大单铺好。⑤一人套枕套为患者枕好。一人备橡胶中单、中单,并先铺好一侧,余半幅塞患者身下至对侧,另一人展平铺好。⑥更换被套、枕套同方法一,两人合作更换。

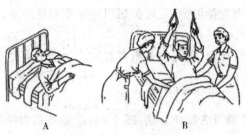

图 2-5 卧有不允许翻身患者床换单法

(3)盖被为被单式更换衬单和罩单的方法:①将床头污衬单反折部分翻至被下,取下污罩单丢入污衣袋或护理车下层。②铺大单(衬单)于棉胎上,反面向上,上端反折 10 cm,与床头齐。③将棉胎在衬单下由床尾退出,铺于衬单上,上端距床头 15 cm。④铺罩单,正面向上,对准中线,上端和床头齐。⑤在床头将罩单向下包过棉胎上端,再翻上衬单作 25 cm 的反折,包在棉胎和罩单的外面。⑥盖被上缘压于枕下或请患者抓住,在床尾撤出衬单,并逐层拉平铺好床尾,注意松紧,以防压迫足趾。

4.注意事项

(1)更换床单或扫床前,应先评估患者及病室环境是否适宜操作。需要时应关闭门窗。

(2)更换床单时注意保暖,动作敏捷,勿过多翻动和暴露患者,以免患者过劳和受凉。

(3)操作时要随时注意观察病情。

(4)患者若有输液管或引流管,更换床单时可从无管一侧开始,操作较为方便。

(5)撤下的污单切勿丢在地上或他人床上。

(金　好)

第二节　休息与睡眠护理

休息与睡眠是人类最基本的生理需要。良好的休息和睡眠如同充分的营养和适度的运动一样,对保持和促进健康起着重要作用。作为护士,必须了解睡眠的分期、影响睡眠的因素及患者的睡眠习惯,切实解决患者的睡眠问题,帮助患者达到可能的最佳睡眠状态。

一、休息

休息是指在一段时间内,通过相对地减少机体活动,使身心放松,处于一种没有紧张和焦虑的松弛状态。休息包括身体和心理两方面的放松,通过休息,可以减轻疲劳和缓解精神紧张。

（一）休息的意义和方式

1.休息的意义

对健康人来说，充足的休息是维持机体身心健康的必要条件；对患者来说，充足的休息是促进疾病康复的重要措施。休息对维护健康具有重要的意义，具体表现为：①休息可以减轻或消除疲劳，缓解精神紧张和压力；②休息可以维持机体生理调节的规律性；③休息可以促进机体正常的生长发育；④休息可以减少能量的消耗；⑤休息可以促进蛋白质的合成及组织修复。

2.休息的方式

休息的方式是因人而异的，取决于个体的年龄、健康状况、工作性质和生活方式等因素。对不同的人而言，休息有着不同的含义。例如，对从事脑力劳动的人而言，他的休息方式可以是散步、打球、游泳等；而对于从事这些活动的运动员来讲，他的休息反而是读书、看报、听音乐。无论采取何种方式，只要达到缓解疲劳、减轻压力、促进身心舒适和精力恢复的目的，就是有效的休息。在休息的各种形式中，睡眠是最常见也是最重要的一种。

（二）休息的条件

要想得到充足的休息，应满足以下3个条件，即充足的睡眠、生理上的舒适和心理上的放松。

1.充足的睡眠

休息的最基本的先决条件是充足的睡眠。充足的睡眠可以促进个体精力和体力的恢复。虽然每个人所需要的睡眠时间有较大的区别，但都有最低限度的睡眠时数，满足了一定的睡眠时数，才能得到充足的休息。护理人员要尽量使患者有足够的睡眠时间和建立良好的睡眠习惯。

2.生理上的舒适

生理上的舒适也就是身体放松，是保证有效休息的前提。因此，在休息之前必须将患者身体上的不适降至最低程度。护理人员应为患者提供各种舒适服务，包括祛除或控制疼痛、提供舒适的体位或姿势、协助患者搞好个人卫生、保持适宜的温湿度、调节睡眠时所需要的光线等。

3.心理上的放松

要得到良好的休息，必须有效地控制和减少紧张和焦虑，心理上才能得到放松。患者由于生病、住院时个体无法满足社会上、职业上或个人角色在义务上的需要，加之住院时对医院环境及医务人员感到陌生，对自身疾病感到担忧等，常会出现紧张和焦虑。因此，护理人员应耐心与患者沟通，恰当地运用其知识和技能，提供及时、准确的服务，尽量满足患者的各种需要，才能帮助患者减少紧张和焦虑。

二、睡眠

睡眠是各种休息中最自然、最重要的方式。人的一生中有1/3的时间要用在睡眠上。任何人都需要睡眠，睡眠可以使人的精力和体力得到恢复，可以保持良好的觉醒状态，这样人才能精力充沛地从事劳动或其他活动。睡眠对于维持人的健康，尤其是促进疾病的治疗，具有重要的意义。

（一）睡眠的定义

现代医学界普遍认为睡眠是一种主动过程，是一种知觉的特殊状态。睡眠时，人脑并没有停止工作，只是换了模式，虽然对周围环境的反应能力降低，但并未完全消失。通过睡眠，人的精力和体力得到恢复，睡眠后可保持良好的觉醒状态。

由此，可将睡眠定义为周期性发生的持续一定时间的知觉的特殊状态，具有不同的时相，睡眠时可相对地不做出反应。

(二)睡眠原理

睡眠是与较长时间的觉醒交替循环的生理过程。目前认为,睡眠由睡眠中枢控制。睡眠中枢位于脑干尾端,它向上传导冲动,作用于大脑皮质(也称上行抑制系统),与控制觉醒状态的脑干网状结构上行激动系统的作用相拮抗,引起睡眠和脑电波同步化,从而调节睡眠与觉醒的相互转化。

(三)睡眠分期

通过脑电图测量大脑皮质的电活动,眼电图测量眼睛的运动,肌电图测量肌肉的状况,发现睡眠的不同阶段脑、眼睛、肌肉的活动处于不同的水平。正常的睡眠周期可分为两个相互交替的不同时相状态,即慢波睡眠和快波睡眠。成人进入睡眠后,首先是慢波睡眠,持续80~120分钟后转入快波睡眠,维持30分钟后,又转入慢波睡眠。整个睡眠过程中有4~5次交替,越近睡眠的后期,快波睡眠持续时间越长。两种睡眠时相状态均可直接转为觉醒状态,但在觉醒状态下,一般只能进入慢波睡眠,而不能进入快波睡眠。

1.慢波睡眠(slow wave sleep,SWS)

脑电波呈现同步化慢波时相,伴有慢眼球运动,肌肉松弛但仍有一定张力,亦称正相睡眠(orthodox sleep,OS)或非快速眼球运动睡眠(non-rapid eye movement sleep,NREM sleep)。在这段睡眠期间,大脑的活动下降到最低,使得人体能够得到完全的舒缓。此阶段又可分为4期。

(1)第Ⅰ期:为入睡期。此期是所有睡眠时相中睡得最浅的一期,常被认为是清醒与睡眠的过渡阶段,仅维持几分钟,很容易被唤醒。此期眼球有着缓慢的运动,生理活动开始减少,同时生命体征和新陈代谢逐渐减缓,在此阶段的人们仍然认为自己是清醒的。

(2)第Ⅱ期:为浅睡期。此阶段的人们已经进入无意识阶段,不过仍可听到声音,仍然容易被唤醒。此期持续10~20分钟,眼球不再运动,机体功能继续变慢,肌肉逐渐放松,脑电图偶尔会产生较快的宽大的梭状波。

(3)第Ⅲ期:为中度睡眠期。持续15~30分钟。此期肌肉完全放松,心搏缓慢,血压下降,但仍保持正常,难以唤醒并且身体很少移动,脑电图显示梭状波与δ波(大而低频的慢波)交替出现。

(4)第Ⅳ期:为深度睡眠期。持续15~30分钟。全身松弛,无任何活动,极难唤醒,生命体征比觉醒时明显下降,体内生长激素大量分泌,人体组织愈合加快,遗尿和梦游可能发生,脑电波为慢而高的δ波。

2.快波睡眠(fast wave sleep,FWS)

快波睡眠亦称异相睡眠(paradoxical sleep,PS)或快速眼球运动睡眠(rapid eye movement sleep,REM sleep)。此期的睡眠特点是眼球转动很快,脑电波活跃,与觉醒时很难区分。其表现与慢波睡眠相比,是各种感觉功能进一步减退,唤醒阈值提高,极难唤醒,同时骨骼肌张力消失,肌肉几乎完全松弛。此外,这一阶段还会有间断的阵发性表现,如眼球快速运动、部分躯体抽动,同时有心排血量增加、血压上升、心率加快、呼吸加快而不规则等交感神经兴奋的表现。多数在醒来后能够回忆的生动、逼真的梦境都是在此期发生的。

睡眠中的一些时相对人体具有特殊的意义,如在NREM第Ⅳ期的睡眠中,机体会释放大量的生长激素来修复和更新上皮细胞和某些特殊细胞,如脑细胞,故慢波睡眠有利于促进生长和体力的恢复。而REM睡眠则对于学习记忆和精力恢复似乎很重要。因为在快波睡眠中,脑耗氧量增加,脑血流量增多,且脑内蛋白质合成加快,有利于建立新的突触联系,可加快幼儿神经系统成熟。同时快波睡眠对保持精神和情绪上的平衡最为重要。因为这一时期的梦境都是生动的、充满感情色彩的,此梦境可减轻、缓解精神压力,使人将忧虑的事情从记忆中消除。非快速眼球运动睡眠与快速眼球运动睡眠的比较见表 2-1。

表 2-1　非快速眼球运动睡眠与快速眼球运动睡眠的比较

项目	非快速眼球运动睡眠	快速眼球运动睡眠
脑电图	(1)第Ⅰ期:低电压 α 节律 8～12 次/秒 (2)第Ⅱ期:宽大的梭状波 14～16 次/秒 (3)第Ⅲ期:梭状波与 δ 波交替 (4)第Ⅳ期:慢而高的 δ 波 1～2 次/秒	去同步化快波
眼球运动	慢的眼球转动或没有	阵发性的眼球快速运动
生理变化	(1)呼吸、心率减慢且规则 (2)血压、体温下降 (3)肌肉渐松弛 (4)感觉功能减退	(1)感觉功能进一步减退 (2)肌张力进一步减弱 (3)有间断的阵发性表现:心排血量增加,血压升高,呼吸加快且不规则,心率加快
合成代谢	人体组织愈合加快	脑内蛋白质合成加快
生长激素	分泌增加	分泌减少
其他	第Ⅳ期发生夜尿和梦游	做梦且多为充满感情色彩、稀奇古怪的梦
功能	有利于个体体力的恢复	有利于个体精力的恢复

(四)睡眠周期

对大多数成人而言,睡眠是每 24 小时循环一次的周期性程序。一旦入睡,成人平均每晚经历 4～6 个完整的睡眠周期,每个睡眠周期由不同的睡眠时相构成,分别是 NREM 睡眠的四个时相和 REM 睡眠,持续 60～120 分钟,平均为 90 分钟。睡眠周期各时相按一定的顺序重复出现。这一模式总是从 NREM 第 1 期开始,依次经过第Ⅱ期、第Ⅲ期、第Ⅳ期之后,返回 NREM 的第Ⅲ期然后到第Ⅱ期,再进入 REM 期,当 REM 期完成后,再回到 NREM 的第Ⅱ期(图 2-6),如此周而复始。在睡眠时相周期的任一阶段醒而复睡时,都需要从头开始依次经过各期。

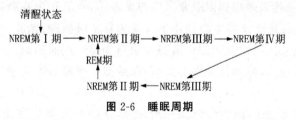

图 2-6　睡眠周期

在睡眠周期中,每一时相所占的时间比例随睡眠的进行而有所改变。一般刚入睡时,个体进入睡眠周期约 90 分钟后才进入 REM 睡眠,随睡眠周期的进展,NREM 第Ⅲ、Ⅳ时相缩短,REM 阶段时间延长。在最后一个睡眠周期中,REM 睡眠可达到 60 分钟。因此,大部分 NREM 睡眠发生在上半夜,REM 睡眠则多在下半夜。

(五)影响睡眠的因素

1.生理因素

(1)年龄:通常人睡眠的需要量与其年龄成反比,但有个体差异。新生儿期每天睡眠时间最长,可达 16～20 小时,成人 7～8 小时。

(2)疲劳:适度的疲劳,有助于入睡,但过度的精力耗竭反而会使入睡发生困难。

(3)昼夜节律:"睡眠-觉醒"周期具有生物钟式的节律性,如果长时间频繁地夜间工作或航空时差,就会造成该节律失调,从而影响入睡及睡眠质量。

(4)内分泌变化:妇女月经前期和月经期常出现嗜睡现象,绝经期妇女常失眠,与内分泌变化有关。

(5)入寝前习惯:睡前的一些行为习惯,如看报纸杂志、听音乐、喝牛奶、洗热水澡或泡脚等,当这些习惯突然改变或被阻碍进行时,可能使睡眠发生障碍。

(6)食物因素:含有较多 L-色氨酸的食物,如肉类、乳制品和豆类都能促进入睡,缩短入睡时间,是天然的催眠剂;少量饮酒能促进放松和睡眠,但大量饮酒会干扰睡眠,使睡眠变浅;含有咖啡因的浓茶、咖啡及可乐饮用后使人兴奋,即使入睡也容易中途醒来,且总睡眠时间缩短。

2.病理因素

(1)疾病影响:几乎所有疾病都会影响睡眠。例如,各种原因引起的疼痛未能及时缓解时严重影响睡眠,精神分裂症、强迫性神经症等患者常处于过度觉醒状态。生病的人需要更多时间的睡眠来促进机体康复,却往往因为多种症状困扰或特殊的治疗限制而无法获得正常的睡眠。

(2)身体不适:身体的舒适是获得休息与安睡的先决条件,饥饿、腹胀、呼吸困难、憋闷、身体不洁、皮肤瘙痒、体位不适等都是常见的影响睡眠的原因。

3.环境因素

睡眠环境影响睡眠状况,适宜的温湿度、安静、整洁、舒适、空气清新的环境常可增进睡眠,反之则会对睡眠产生干扰。

4.心理因素

焦虑不安、强烈的情绪反应(如恐惧、悲哀、激动、喜悦)、家庭或人际关系紧张等常常影响患者的睡眠。

5.其他

食物摄入多少、体育锻炼情况、某些药物等也会影响睡眠形态。

(六)促进睡眠的护理措施

1.增进舒适

人们在感觉舒适和放松时才能入睡。为了使患者放松,对于一些遭受病痛折磨的患者采用有效镇痛的方法;做好就寝前的晚间护理,如协助患者洗漱、排便;帮助患者处于正确的睡眠姿势,妥善安置身体各部位的导管、引流管,以及牵引、固定等特殊治疗措施。

2.环境控制

人们睡眠时需要的环境条件包括适宜的室温和通风、最低限度的声音、舒适的床和适当的照明。一般冬季室温 18～22 ℃、夏季 25 ℃左右、湿度以 50%～60% 为宜;根据患者需要,睡前开窗通风,清除病房内异味,使空气清新;保持病区尽可能地安静,尽量减少晚间交谈;提供清洁、干燥的卧具和舒适的枕头、被服;夜间调节住院单元的灯光。

3.重视心理护理

多与患者沟通交流,找出影响患者休息与睡眠的心理-社会因素,通过鼓励倾诉、正确指导,消除患者紧张和焦虑情绪,恢复平静、稳定的状态,提高休息和睡眠质量。

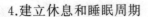

4.建立休息和睡眠周期

针对患者的不同情况,帮助患者建立适宜的休息和睡眠周期。患者入院后,原有的休息和睡眠规律被打乱,护士应在患者醒时进行评估、治疗和常规护理工作,避免因一些非必需任务而唤醒患者,同时鼓励患者合理安排日间活动,适当锻炼。

5.尊重患者的睡眠习惯

病情允许的情况下,护理人员应尽可能根据患者就寝前的一些个人习惯,选择如提供温热饮料,允许短时间的阅读、听音乐,协助沐浴或泡脚等方式促进睡眠。

6.健康教育

使患者了解睡眠对健康与康复的重要作用、身心放松的重要意义和一些促进睡眠的常用技巧。与患者一起讨论有关休息和睡眠的知识,分析困扰患者睡眠的因素,针对具体情况给予相应指导,帮助患者建立有规律的生活方式,养成良好的睡眠习惯。

（金 好）

第三节 人工气道护理

人工气道是将导管经鼻/口插入气管或气管切开所建立的通道,完善的人工气道管理是预防呼吸系统并发症的重要护理手段。人工气道管理的质量直接影响患者通气的效果及预后。护理人员必须熟练掌握建立人工气道的护理方法,才能最大限度减少人工气道创口感染和管路堵塞、肺部感染等并发症,防止人工气道意外情况的出现,保障呼吸机治疗疗效,提高抢救成功率。

一、人工气道分类

(1)经口气管插管。

(2)经鼻气管插管。

(3)气管切开。

二、人工气道适应证

(一)经口气管插管的适应证

符合人工气道的适应证,而口腔无任何疾病的患者。

(二)经鼻气管插管的适应证

符合人工气道的适应证,不能耐受经口气管插管、口腔手术的患者等。

(三)气管切开的适应证

(1)有口腔、咽部疾病及行手术治疗者。

(2)需要引流下呼吸道分泌物者。

(3)需永久依靠呼吸机辅助呼吸的患者。

(4)插管时间过长的患者。

三、人工气道护理

(一)妥善固定人工气道,预防意外拔管

(1)正确固定气管插管和气管切开导管,固定牢固,松紧适宜,每天检查并及时更换固定胶布和固定带。

(2)气管插管的固定方法:如图 2-7 所示,AB 固定在患者颜面部,CD 将牙垫与气管插管固定在一起。

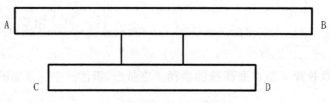

图 2-7　气管插管的固定方法

(3)气管切开导管的固定方法:固定带应系 2～3 个死结并系紧,与颈部的间隙以一横指为宜,每天检查固定带的松紧度,固定带应选择质地较好的没有弹性的带子,切忌用绷带。固定时需要在颈后垫 1 块大纱布,两旁垫 2 块小纱布,以免压坏患者的皮肤。在气管切开后前 3 天可适当加强固定带的紧度,但要随时检查颈部皮肤的血运情况。

(二)脸部清洁

保持患者脸部的清洁,以防汗水、分泌物或脸部动作降低胶布的附着度。

(三)气囊测压

每 12 小时检查气管插管的深度及气囊压力 1 次,并记录。气囊压力的正常范围是 1.4～2.5 kPa。

(四)约束

对于烦躁或意识不清的患者,应用约束带适当约束患者双手,以防患者拔管,同时遵医嘱适当应用镇静药物。

(五)固定

呼吸机管道不宜固定过紧,应给患者头部留出足够的活动范围。为患者翻身时,应将呼吸机管道从固定架上取下,以免因牵拉而脱出。

(六)预防下呼吸道的细菌污染

(1)在进行与人工气道有关的各种操作前后,要按七步洗手法洗手。

(2)吸痰时严格无菌操作,戴无菌手套,使用一次性无菌吸痰管和无菌生理盐水。

(3)实施正确的吸痰方法,以及时彻底清除气道内的分泌物,防止分泌物坠积、干结、脱落而阻塞气道。

(4)认真做好口腔护理,每天 2 次,必要时增加口腔护理次数,口腔护理时要观察患者口腔黏膜的情况,有无黏膜损伤,有无异味。

(5)气管切开患者换药用泡沫敷料或无菌剪口纱,可以吸收患者伤口处的分泌物,每天更换一次,如气管切开伤口处渗血、渗液或分泌物较多时随时更换;换药时应注意保护气管切开管,以免不慎脱出。

(6)为防止气道分泌物潴留,促进分泌物的清除,可采取体位引流、胸部叩击、刺激咳嗽等物理治疗方法。

(7)有留置胃管的患者,定期检查胃管插入深度并注意床头抬高＞30°,防止胃食管反流引起误吸。

(七)预防医源性污染

(1)患者使用的呼吸治疗管路及装置要固定使用。

(2)呼吸机湿化罐内应用密闭输液器添加灭菌注射用水,输液器每周更换 1 次(随呼吸机管路更换)。

(3)氧气湿化瓶内加入无菌的蒸馏水,每次添加时,需先倒掉里面剩余的水,再添加新的无菌蒸馏水;氧气湿化瓶应每周消毒 1 次。

(4)呼吸机和雾化管道应每周更换、消毒 1 次。

(5)储存呼吸治疗装置时应保持干燥,包装完整,保持密闭性及外层的清洁。

(八)温、湿度管理

(1)机械通气时应将呼吸机的湿化器打开,使吸入的气体温度保持在 35～37 ℃,注意及时添加灭菌注射用水。

(2)遵医嘱定时为患者做超声雾化吸入或持续雾化吸入,根据病情需要加入治疗性药物,利于痰液排出和降低气道阻力。

(3)若痰液过于黏稠、位置较深,吸引困难,且患者呛咳良好,可在吸痰前向气道内注入无菌 $2.5\%NaHCO_3$ 溶液 2～5 mL(在患者吸气时,沿人工气道壁快速注入),稀化痰液,以利于吸出。

(九)护理人员应加强与患者的交流沟通

(1)除工作需要外,护士不要离开患者身边,以增加患者的安全感。

(2)护士离开患者时,应将呼叫铃放置于患者手中,教会其如何使用。

(3)护士应经常关心询问患者,以及时了解患者的不适。

(4)护士应采取一些有效的交流方式和示意方法,如写字板、认字板、图示等,了解患者的想法和要求。

（金　好）

第四节　静脉输液技术

静脉输液是将大量无菌溶液或药物直接输入静脉的治疗方法。常用静脉主要有四肢浅静脉、头皮静脉、锁骨下静脉和颈外静脉(常用于进行中心静脉插管)。静脉留置针输液法可保护静脉,减少因反复穿刺造成的痛苦和血管损伤,保持静脉通道畅通,利于抢救和治疗,现在临床已得到广泛应用。

一、目的

(1)补充水分及电解质,预防和纠正水、电解质及酸碱平衡紊乱。

(2)增加循环血量,改善微循环,维持血压及微循环灌注量。

(3)供给营养物质,促进组织修复,增加体重,维持正氮平衡。

(4)输入药物,治疗疾病。

二、方法

(一)操作前护理

1.患者指导

向患者及家属解释静脉输液的目的、方法、注意事项及配合要点。

2.患者准备

评估患者病情及治疗情况、意识状态、穿刺部位皮肤及血管状况、自理能力及肢体活动能力，嘱患者排空膀胱，协助患者摆好舒服的体位。

3.用物准备

注射盘、药液及无菌溶液、注射器、输液器、留置针、无菌敷贴、肝素帽、封管液、输液瓶签、输液记录单、注射用小垫枕及垫巾、止血带、弯盘、透明胶布、输液架，必要时备输液泵、医嘱单、手消毒液、医疗垃圾桶(袋)、生活垃圾桶(袋)、锐器盒。

(二)操作过程

(1)两人核对并检查药物，严格执行查对制度。检查药液有效期，瓶盖无松动，瓶身无裂痕；检查药液无混浊、沉淀及絮状物等；核对药液瓶签(药名、浓度、剂量和时间)、给药时间和给药方法。

(2)按照无菌技术操作原则抽吸药液，加入无菌溶液瓶内。

(3)正确填写输液瓶签，并贴于输液瓶上。注意输液瓶签不可覆盖原有的标签。

(4)检查输液器有效期及包装，关闭调节器；取出输液器，与无菌溶液瓶连接。

(5)携用物至患者床旁，核对患者身份，再次查对药液并消毒双手。

(6)输液管排气：①将输液瓶挂于输液架上；倒置茂菲氏滴管，使输液瓶内液体流出，待茂菲氏滴管内液体至1/2～2/3满时，关闭调节器，迅速正置茂菲氏滴管，再次打开调节器，使液面缓慢下降，直至排除输液管内气体，再次关闭调节器；将输液管末端放入输液器包装内，置于注射盘中备用。②打开静脉留置针及肝素帽外包装，将肝素帽对接在留置针侧管上，将输液器与肝素帽连接。③打开调节器，排气；关闭调节器，将留置针放回留置针包装内备用。

(7)静脉穿刺：①将小垫枕及垫巾置于穿刺肢体下，在穿刺点上方8～10 cm处扎紧止血带，确认穿刺静脉。②松开止血带，常规消毒穿刺部位皮肤，消毒范围直径>5 cm，待干，备胶布及透明胶带，并在透明胶带上写上日期和时间。③再次扎紧止血带；二次常规消毒；穿刺前二次核对患者和药品信息。④取下留置针针套，旋转松动外套管，右手拇指与示指夹住两翼，再次排气于弯盘。⑤嘱患者握拳，绷紧皮肤，固定静脉，右手持留置针，使针头与皮肤呈15°～30°进针，见回血后放平针翼，沿静脉走行再继续进针0.2 cm。⑥左手持Y接口，右手后撤针芯约0.5 cm，持针翼将针芯与外套管一起送入静脉内。⑦左手固定两翼，右手迅速将针芯抽出，放于锐器收集盒中。

(8)松开止血带，嘱患者松拳，打开调节器；用无菌透明敷贴对留置针管做密闭式固定，用注明日期和时间的透明胶带固定三叉接口处，再用胶布固定插入肝素帽内的输液器针头及输液管处。

(9)根据患者年龄、病情及药液的性质调节输液滴速。通常情况下，成人每分钟40～60滴，儿童每分钟20～40滴。

(10)再次核对患者床号、姓名、药物名称、浓度、剂量、给药时间和给药方法。

(11)撤去穿刺用物,整理床单位,协助患者取舒适体位;将呼叫器放于患者易取处;整理用物;消毒双手,记录输液开始时间、滴入药物种类、滴速、患者的全身及局部状况。

(12)输液完毕:关闭调节器,拔出输液器针头;常规消毒肝素帽的胶塞;用注射器向肝素帽内注入封管液。

(13)再次输液:常规消毒肝素帽胶塞;将静脉输液针头插入肝素帽内完成输液。

(14)拔除留置针:揭除透明胶带及无菌敷贴;用干棉签轻压穿刺点上方,快速拔针;局部按压1~2分钟(至无出血为止);协助患者适当活动穿刺肢体,并协助取舒适体位,整理床单位;清理用物;消毒双手,记录输液结束的时间、液体和药物滴入总量、患者全身和局部反应等。

(三)操作后护理

(1)密切观察进针位置是否有渗血、肿胀及疼痛。

(2)耐心听取患者主诉,询问有无胸痛、胸闷、肢体麻木及发热等症状。

(3)健康教育:保持穿刺部位清洁干燥,贴膜有卷曲、松动,贴膜下有汗液等及时通知护士。告知患者输液侧上肢勿做剧烈外展运动。

三、注意事项

(1)严格执行查对制度和遵守无菌技术操作原则,预防感染及差错事故的发生。

(2)根据病情需要安排输液顺序,并根据治疗原则,按急、缓及药物半衰期等情况合理分配药物;注意药物的配伍禁忌,对于刺激性或特殊药物,应在确认针头已刺入静脉时再输入。

(3)对需要长期输液的患者,要注意保护和合理使用静脉,一般从远端小静脉开始穿刺(抢救时可例外)。

(4)静脉穿刺前要排尽输液管及针头内的空气,输液结束前要及时更换输液瓶或拔针,严防造成肺动脉空气栓塞,引起严重缺氧或死亡。

(5)严格控制输液速度。对有心、肺、肾疾病的患者,老年患者、婴幼儿及输注高渗、含钾或升压药液的患者,要适当减慢输液速度;对严重脱水,心肺功能良好者,可适当加快输液速度。

(6)输液过程中要加强巡视,注意观察滴入是否通畅;针头或输液管有无漏液;针头有无脱出、阻塞或移位;输液管有无扭曲、受压;局部皮肤有无肿胀或疼痛等;应密切观察患者有无输液反应,如患者出现心悸、畏寒、持续性咳嗽等情况,应立即减慢或停止输液,以及时处理。每次巡视后,应做好记录。

(7)留置针常用封管液有无菌生理盐水和稀释肝素溶液;在封管时应边推注边退针,直至针头完全退出为止,确保正压封管。

(8)对于需要24小时持续输液者,应每天更换输液器。

(9)小儿头皮静脉输液按小儿静脉注射法进行穿刺,穿刺过程中应注意固定患儿头部,防止针头滑脱。

(金 好)

第五节 导尿技术

一、成人尿失禁的护理

排尿失去了控制,尿液不由自主地流出或排出,称尿失禁。当膀胱的神经传导受阻或神经功能受损,均可使膀胱括约肌失去作用,而出现尿失禁。

(一)尿失禁的种类

(1)紧迫性尿失禁:是一种与突然和强烈排尿欲有关的不随意尿失禁。

(2)张力性尿失禁:是一种在咳嗽、打喷嚏、大笑或做其他可增加腹压的生理活动时出现的不随意尿失禁。

(3)充盈性尿失禁:是一种因膀胱过度扩张而引起的不随意尿失禁。

(4)功能性尿失禁:是由下尿道以外的因素所致,如生理和功能性的慢性损伤。

(二)尿失禁的护理

1.行为疗法

(1)膀胱训练,嘱患者抑制紧迫排尿的感觉,力争延迟排尿,制订排尿时间表,训练定时排尿,开始间歇为 2～3 小时,夜间可不做硬性规定,以后逐渐延长排尿间歇时间,直至排尿正常。此训练需持续数天,适用于不稳定膀胱所致尿失禁,对张力性尿失禁也有效。

(2)行为训练,根据患者自然排尿规律来定时排尿。与膀胱训练不同的是,训练不要求患者延迟排尿和抑制紧迫感。

(3)鼓励排尿,护理人员定时检查、询问并鼓励患者到卫生间排尿。

(4)骨盆训练,使阴道周围肌和肛门括约肌做"吸入"动作,但要避免腹肌、臀肌及大腿内侧肌收缩,收缩和松弛交替进行各占 10 秒,每天做 30～90 次,持续 6 周。主要用于张力性尿失禁。

(5)阴道圆锥训练,将一定重量的圆锥物顶部塞入阴道,然后收缩会阴肌,将其保留在阴道内 15 分钟以上,每天 2 次。

2.药物疗法

溴丙胺太林、双环维林治疗,经上述行为疗法无效的,其病因明确的尿失禁者。苯丙醇胺、雌激素可治疗张力性尿失禁。

3.器械疗法

(1)导尿,采用留置导尿管持续导尿或定时放尿。

(2)阴茎夹,对短期括约肌失调患者可使用阴茎夹,每 3 小时放松排尿 1 次。

(3)阴道环,适用于其他疗法无效的年老体弱者,使用时须经常检查并在专业人员指导下使用。

二、前列腺肥大患者的导尿方法

前列腺肥大患者伴急性尿潴留,在行常规导尿术中由于前列腺近尿道段弯曲、伸长,在导尿时需强制插管,尿道因受到强烈刺激引起反射性平滑肌痉挛,加重尿道狭窄,常致导尿失败而行膀胱造瘘术。为了减轻患者痛苦,介绍几种导尿方法。

(一)第1种方法

患者取侧卧位,垫高臀部成30°角,用前列腺尿管常规方法导尿即可。

(二)第2种方法

个别患者用上法仍不能插入,行耻骨上膀胱穿刺抽尽尿液后即可顺利插入导尿管。前列腺肥大尿潴留插导尿管困难是由于平卧时高度充盈的膀胱向腹腔下陷,后尿道被扭曲,致正常男性尿道呈反"S"形方向改变,插入的导尿管头部顶住前列腺膜部的前壁,不能前进所致。

(三)第3种方法

物品准备同男患者导尿术用物。另加灭菌液状石蜡1瓶,5 mL注射器1具及0.1%丁卡因药液4~5 mL。其操作方法是按男患者常规导尿术消毒后铺孔巾,左手用消毒纱布将阴茎向上提起与腹壁成60°角,伸直尿道有利于药液顺利通过。在助手的协助下用注射器抽吸4~5 mL 0.1%丁卡因药液,取下针头,直接从尿道外口缓慢推入,左手不放,再用原空针直接抽吸3~4 mL液状石蜡直接从尿道外口缓慢推入尿道,然后按常规导尿术进行插管导尿。

三、高龄女患者导尿术

女患者导尿因尿道短直,插管比较容易,但对一些老年尤其是高龄女患者导尿,往往会遇到寻找尿道口困难的问题。这里要讲的从阴道前壁中寻找尿道口的方法既准确可靠又无痛苦。

操作方法:常规消毒外阴后戴无菌手套,左手示指、中指并拢,轻轻伸入阴道1.5~2.0 cm时,屈曲指端关节将阴道前壁拉紧外翻,即在外翻的黏膜中找到尿道口。变异的尿道口一般陷入不深,手指无须伸入阴道过深。导尿管置入方向不是直进,顺翻转阴道前壁所造成的尿道弧度慢慢插入即可。

四、处女膜异常患者的导尿术

由于处女膜肥厚或新婚后处女膜破裂时方向特殊改变,其中的一块处女膜破裂后上翘到尿道口下方或尿道口发生粘连,使之扯拉变形,或者破裂后处女膜堵在尿道口下方,宛如门槛遮盖尿道口,阻碍排尿,引起尿频、尿急及尿路感染,故又有"处女膜伞病"之称。因此,这种患者导尿时往往直接看不到尿道口,须戴无菌手套,消毒后于前庭中将正常位置尿道口处的处女膜往上翻,或将"隆起"的前庭黏膜上、下、左、右轻轻拨开,即可见尿道口而顺利导尿。

五、尿道处女膜融合症患者的导尿术

正常尿道口与阴道口之间距离应在0.5 cm以上,如两者之间距离先天较近或无前庭组织隔开,尿道开口于阴道内,称之为尿道处女膜融合症。这类患者导尿时也应将前庭组织往上推,阴道前壁往外拉,才能正确辨认尿道口而顺利导尿。

六、膀胱灌注新方法

干扰素膀胱灌注方法是近几年来治疗浅表性膀胱癌采用的一种新方法。膀胱灌注方法的正确实施,是保证和提高干扰素疗效的重要因素之一。

(一)膀胱灌洗前的准备

(1)灌洗时间最好是上午,当天早晨少饮水或禁水,使尿量减少以防止膀胱内干扰素灌注液

过早地被尿液稀释,保证药物对癌细胞有效的治疗浓度。

(2)在膀胱灌注前应使膀胱排空。

(3)尿道外口常规消毒。

(二)灌洗方法

(1)干扰素灌注液的配制:干扰素 $200×10^4$ U,用注射用水 40 mL 溶解,现用现配,不可放置过久。

(2)先用注射器经尿道外口向膀胱内注入空气 50 mL,使膀胱膨胀,膀胱黏膜皱襞扩展,以使干扰素灌注液充分与黏膜上皮接触。

(3)采用膀胱冲洗器或注射器,直接经尿道外注入法,将配制干扰素灌注液注入膀胱。因干扰素尿道黏膜无刺激性,避免采用导尿管对尿道黏膜造成机械性损伤。

(4)灌注液注入后,立即用左手示指、中指和拇指夹住尿道外口,再用注射器或膀胱冲洗器经尿道外口注入 5～10 mL 空气,使残留在尿道内的灌注液进入膀胱内,防止尿道内的干扰素灌注液外溢流失。

(三)注意事项

(1)灌注后尽量让患者延长排尿时间以增加干扰素对膀胱黏膜的作用。

(2)嘱患者多变动体位,使干扰素能充分与膀胱黏膜接触。

(3)为了使膀胱内肿瘤部位能充分与干扰素接触,让患者采取下述相应体位:①肿瘤位于膀胱前壁者多采用俯卧位;②肿瘤位于膀胱顶部者采取仰卧位,臀部垫高;③肿瘤位于膀胱后壁者采用平卧位或半卧位;④肿瘤位于膀胱左侧或右侧壁者则采用左侧或右侧卧位;⑤肿瘤位于膀胱颈部尿道内口部位者采用站立体位。

七、气囊导尿管导尿法

应用气囊导尿管经尿道持续留置导尿这一技术已经取代一般导尿管,具有操作简单、患者痛苦少、固定简单、不易脱落的特点。气囊导尿管多系天然胶精制而成,具有结构合理、导管柔顺、性能良好、弹性适中、表面光滑的特点。

(一)结构

气囊导尿管尖端2.5～4.0 cm 处,设有气囊1～2个,管腔末端由2～3个腔组成,以供向气囊内注气、注水、冲洗、引流之用。加之气囊强度高,密封性好,腔囊气体不泄漏、安全、可靠且具有多种功能。

1.种类

(1)双腔单囊导尿管,又称止血双腔导尿管、氟莱导尿管。

(2)双腔单囊女性导尿管。

(3)三腔单囊,尖端弯头导尿管,又称前列腺导尿管。

(4)三腔单囊导尿管。

(5)三腔双囊导尿管。

2.型号

气囊导尿管分大小不等型号,以供临床不同年龄、性别及不同病种选用。

(二)按照男女常规导尿术准备用物

另备气囊导尿管1条,无菌注射水或生理盐水 250 mL,10～30 mL 注射器1具。

（三）操作方法

（1）按照男女常规导尿术中的操作步骤进行。

（2）插管时将导尿包内的一般导尿管改为气囊导尿管，注气或水检查气囊有无漏气，而后轻轻插入20 cm见尿后再插入2 cm，即根据需要注气或注水3 mL、5 mL、10 mL、15 mL、30 mL。临床实践成人5～10 mL，小儿3～5 mL为宜，如成人系压迫止血作用，则10～15 mL为宜，最多不超过30 mL，注气或注水后轻轻向外拉至有阻力感为止，连接储尿袋，观察引流情况，整理用物。

（四）注意事项

（1）严格无菌技术操作。

（2）要根据患者病情、性别、年龄的不同，选择合适的导尿管型号。

（3）操作时（插管前）应检查尿管管腔是否通畅，气囊有无漏气，注入气、液体量充盈情况。

（4）对长期留置导尿管的患者应注意观察尿量、性质、尿液排出是否通畅等。

（5）注意导管有无受压、扭曲、尿液外漏、气囊充盈情况，阻力感有无减少等。

（6）保持尿道口的清洁，每天清洁1次，膀胱冲洗1周后开始每天1次，以防尿道隐形感染，注意倾听患者主诉。

（7）留置导尿管每周更换1次，但更换新导尿管前与下次插管时，中间应间停4小时为宜。

（8）注意患者主诉，如出现下腹部灼热感，不适感，排尿感发热等应注意膀胱炎的发生。

（戴亚婕）

第六节　灌　肠　术

灌肠术是将一定量的溶液通过肛管，由肛门经直肠灌入结肠的技术，以帮助患者排便、排气或向肠内注入药物，达到确定诊断和进行治疗的目的。

按照灌肠的目的，可分为不保留灌肠和保留灌肠两类。

一、不保留灌肠

不保留灌肠是将一定量的溶液由肛门经直肠灌入结肠，刺激肠蠕动，清除肠腔粪便和积气。根据灌入量的多少又分为大量不保留灌肠和小量不保留灌肠两种。如为达到清洁肠道的目的，反复使用大量不保留灌肠，称清洁灌肠。

（一）大量不保留灌肠

1.目的

（1）软化和清除粪便，驱除肠内积气。

（2）清洁肠道，为手术、检查或分娩作准备。

（3）稀释并清除肠道内有毒物质，减轻中毒。

（4）为高热患者降温。

2.常用灌肠溶液

（1）0.1％～0.2％肥皂水：降低水的表面张力，使水迅速渗入粪便，从而稀释、软化粪便，并刺激肠蠕动,使粪便易于排出。但肥皂水不宜过浓,以免刺激损伤肠黏膜。

(2)生理盐水。

3.常用溶液量及温度

(1)溶液量:成人每次用量 500～1 000 mL;小儿根据年龄酌减,每次 200～500 mL;1 岁以下小儿以每次 50～100 mL 为宜。

(2)溶液温度:以 39～41 ℃为宜,降温时用 28～32 ℃;中暑者用 4 ℃。

4.用物准备

(1)治疗盘内备:灌肠筒 1 套(橡胶管及接管,长约 120 cm,筒内盛灌肠液)、弯盘、肛管、润滑剂、卫生纸、橡胶单、治疗巾、血管钳、水温计;也可用一次性灌肠包。

(2)其他:输液架、屏风,酌情备便盆、便盆巾。

5.操作步骤

(1)备齐用物携至床旁,核对患者,并解释操作目的及配合方法,以取得合作;嘱患者先排尿;酌情关闭门窗,屏风遮挡。

(2)松床尾盖被,协助患者取左侧卧位,双膝屈曲,脱裤至膝部,将臀部移至床沿;不能自我控制排便的患者可取仰卧位。

(3)垫橡胶单和治疗巾于臀下,置弯盘于臀边,盖好被子,只露臀部。

(4)挂灌肠筒于输液架上,筒内液面距肛门 40～60 cm(图 2-8),连接肛管。

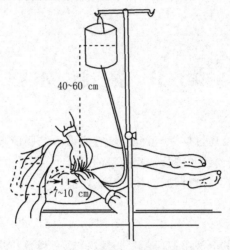

图 2-8 大量不保留灌肠

(5)排尽管内气体,夹管;润滑肛管前端。

(6)左手垫卫生纸分开臀部显露肛门,嘱患者深呼吸、放松,右手将肛管轻轻插入直肠 7～10 cm(小儿插入深度 4～7 cm);一手固定肛管,另一手松钳,使液体缓缓流入直肠。

(7)观察筒内液面下降情况及患者反应:如液面下降过慢或停止,多因肛管前端阻塞,可移动肛管或挤捏肛管使堵塞管孔的粪块脱落;如患者感觉腹胀或有便意,可嘱其张口深呼吸以放松腹肌,减轻腹压,转移患者注意力;同时降低灌肠筒高度以减慢流速,或暂停片刻;如患者出现面色苍白,脉速,出冷汗,剧烈腹痛,心慌气促等,则可能发生肠道剧烈痉挛或出血,应立即停止灌肠,与医师联系,以及时给予处理。

(8)灌肠液即将流尽时夹管(以避免空气进入肠道及灌肠液、粪便随管流出);用卫生纸包裹

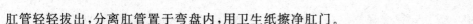

肛管轻轻拔出,分离肛管置于弯盘内,用卫生纸擦净肛门。

(9)协助患者取舒适卧位,嘱尽量保留5～10分钟(以利粪便软化排出);降温灌肠者应保留液体30分钟,并于排便30分钟后测量体温并记录。

(10)不能下床的患者,给予便盆,将卫生纸和呼叫器放于易取之处;对危重患者应等候至排便完毕,清洁局部,取出便盆、橡胶单及治疗巾。

(11)排便毕,取出橡胶单及治疗巾,整理床单位,开窗通风,清理用物。询问患者感觉与需要,了解患者排便情况,观察大便性质、颜色、量,必要时留取标本送检。

(12)洗手后,在体温单大便栏目内记录灌肠结果(如灌肠后排便一次记为1/E,未排便则记为0/E)。

6.注意事项

(1)正确选用灌肠溶液,注意溶液的温度、浓度和量。肝性脑病患者禁用肥皂水灌肠,以减少氨的产生和吸收。充血性心力衰竭或水钠潴留患者禁用生理盐水。

(2)妊娠、急腹症、严重心血管疾病、消化道出血等患者禁忌大量不保留灌肠。

(3)灌肠时宜取左侧卧位:因使乙状结肠、降结肠处于低位,便于利用重力作用,使灌肠液顺利流入乙状结肠和降结肠。

(4)注意保护患者隐私和自尊,少暴露患者的身体;冬季注意保暖,防止着凉。

(5)压力应适宜:如灌肠筒过高,压力过大,液体流入速度过快,不易保留,且易造成肠道损伤。伤寒患者灌肠筒内液面不得高于肛门30 cm,液量不得超过500 mL。

(二)小量不保留灌肠

1.目的

(1)软化粪便,解除便秘。

(2)排除肠道内积气,减轻腹胀。

(3)由于溶液量小,对肠道机械刺激小,适用于腹部或盆腔手术后的患者、危重患者、年老体弱患者、小儿及孕妇等。

2.常用灌肠溶液

溶液温度为38 ℃。

(1)"1∶2∶3"溶液:50％硫酸镁30 mL、甘油60 mL、温开水90 mL。

(2)甘油或液状石蜡50 mL加等量温开水。

(3)各种植物油120～180 mL。

3.用物准备

(1)治疗盘内备:注洗器或小容量灌肠筒、肛管(12～16号)、量杯(内盛温开水5～10 mL)、治疗碗(内盛所需溶液)、弯盘、血管钳、润滑剂、棉签、卫生纸、橡胶及治疗巾。

(2)其他:屏风,酌情备输液架、便盆、便盆巾。

4.操作步骤

(1)备齐用物携至床旁,核对患者,并解释操作目的及配合方法,以取得合作;嘱患者先排尿;酌情关闭门窗,屏风遮挡,调节室温。

(2)松床尾盖被,协助患者取左侧卧位,双膝屈曲,脱裤至膝部,将臀部移至床沿。

(3)垫橡胶单和治疗巾于臀下,置弯盘于臀边,盖好被子,只露臀部。

(4)润滑肛管前端,用注洗器抽吸溶液,连接肛管,排尽气体后夹管。

(5)左手垫卫生纸分开臀部显露肛门,嘱患者深呼吸、放松,右手将肛管轻轻插入直肠 7~10 cm;一手固定肛管,另一手松钳,缓慢注入灌肠液,如此反复直至溶液注完。如使用小容量灌肠筒,液面距肛门低于 30 cm(图 2-9)。

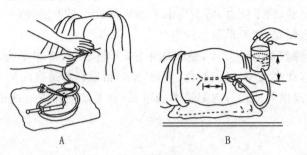

A　　　　　　　　　B

图 2-9　小量不保留灌肠

(6)灌注完毕,注入温开水 5~10 mL,抬高肛管末端,使管内溶液全部灌入。

(7)反折肛管,用卫生纸包住肛管轻轻拔出,分离肛管置于弯盘内,擦净肛门。

(8)协助患者取舒适卧位。嘱患者尽量保留溶液 10~20 分钟,充分软化粪便,以利排便。

(9)协助排便、整理归位及洗手记录(同大量不保留灌肠)。

(三)清洁灌肠

1.目的

(1)彻底清除结肠内粪便,为直肠、结肠检查和手术前做肠道准备。

(2)协助排出体内毒素。

2.常用溶液

生理盐水、0.1%~0.2%肥皂水。

3.用物准备

同大量不保留灌肠。

4.操作方法

反复多次进行大量不保留灌肠。首次用肥皂水,患者排便后,再用生理盐水 2~3 次,直至排出液澄清、无粪质为止。注意灌肠时压力要低,液面距肛门高度不超过 40 cm。

(四)口服高渗溶液清洁肠道

1.常用溶液

硫酸镁、甘露醇。

2.原理

甘露醇、硫酸镁溶液为高渗溶液,在肠道内不吸收,造成高渗环境,使肠道内水分大量增加,从而软化粪便,刺激肠蠕动,加速排便,达到清洁肠道的目的。

3.适应证

直肠、结肠检查和手术肠道准备。

4.方法

(1)甘露醇法:患者术前 3 天进半流质饮食,术前 1 天进流质饮食,术前 1 天下午 2~4 时口服甘露醇溶液 1 500 mL(20%甘露醇 500 mL+5%葡萄糖 1 000 mL 混匀)。一般服后 15~20 分钟即反复自行排便。

(2)硫酸镁法：患者术前 3 天进半流质饮食,每晚口服 50％硫酸镁 10～30 mL。术前 1 天进流质饮食,术前 1 天下午 2～4 时,口服 25％硫酸镁 200 mL(50％硫酸镁 100 mL＋5％葡萄糖盐水 100 mL),然后再口服温开水 1 000 mL。一般服后 15～30 分钟,即可反复自行排便,2～3 小时内可排便 2～5 次。

5.注意事项

操作者应观察患者的一般情况,注意排便次数及粪便性质,确定是否达到清洁肠道的目的。

二、保留灌肠

(一)目的

将药液灌入并保留在直肠或结肠内,通过肠黏膜吸收达到治疗的目的。常用于镇静、催眠及治疗肠道感染。

(二)常用溶液

灌肠溶液量不超过 200 mL,溶液温度为 39～41℃。

根据使用目的不同有：

(1)镇静催眠：10％水合氯醛。

(2)肠道杀菌：2％黄连素液、5％大蒜浸液、2％小檗碱、0.5％～1.0％新霉素液或其他抗生素溶液。

(三)用物准备

肛管(8～10 号),其余同小量不保留灌肠。

(四)操作步骤

(1)备齐用物,携至患者床旁,核对并解释灌肠目的,以取得配合;嘱患者排便、排尿,利于药物在肠腔保留和吸收。酌情关闭门窗,屏风遮挡,调节室温。

(2)松床尾盖被,协助患者按病情取不同卧位,慢性细菌性痢疾,病变部位多在直肠或乙状结肠,取左侧卧位;阿米巴痢疾病变多在回盲部,取右侧卧位。双膝屈曲,脱裤至膝部,臀部移至床沿。

(3)抬高臀部约 10 cm,垫橡胶单与治疗巾于臀下,置弯盘至臀边,盖好被子,仅暴露臀部。

(4)润滑肛管前端,用注洗器抽吸溶液,连接肛管,排尽气体后夹管。

(5)左手垫卫生纸分开臀部显露肛门,嘱患者深呼吸、放松,右手将肛管轻轻插入直肠 10～15 cm,松开血管钳,一手固定肛管,将液体缓缓注入。如使用小容量灌肠筒,应保持液面距肛门 ＜30 cm。

(6)灌注完毕,注入温开水 5～10 mL,抬高肛管尾端,使管内溶液全部流入。

(7)用卫生纸包裹肛管轻轻拔出,分离肛管置于弯盘内。

(8)用卫生纸在肛门处轻轻按揉,嘱患者尽量忍耐,保留药液 1 小时以上。

(9)协助排便、整理归位及洗手记录(同大量不保留灌肠)。

(**戴亚婕**)

第七节　通　便　术

一、与肠道排泄有关的解剖生理

(一)大肠的解剖

大肠起自回肠末端止于肛门,是人体参与排便的主要器官,长约 1.5 m,可分为盲肠、结肠、直肠和肛管四段。

1.盲肠

盲肠是大肠与小肠的连接部分,内有回盲瓣,既可起到控制回肠内容物进入盲肠的速度的作用,又可防止大肠内容物逆流。

2.结肠

在右髂窝内续于盲肠,在第 3 骶椎平面连接直肠,呈"M"形排列,围绕在小肠周围,分为升结肠、横结肠、降结肠和乙状结肠四个部分。

3.直肠

全长 10～14 cm,从矢状面上看,有两个弯曲,骶曲和会阴曲。会阴曲是直肠绕过尾骨尖形成的凸向前方的弯曲,骶曲是直肠在骶尾骨前面下降形成的凸向后方的弯曲。

4.肛管

上续直肠下止于肛门,长约 4 cm,被肛门内外括约肌所包绕。肛管内括约肌为平滑肌,仅具有协助排便作用,对控制排便作用不大,肛门外括约肌为骨骼肌,对控制排便起重要作用。

(二)大肠的运动

大肠的运动少而慢,对刺激的反应也较迟缓,此特点符合大肠的生理功能。大肠的肌肉层是由外围的纵肌层和内围的环肌层组成,纵肌层的收缩会使大肠聚成一系列的囊袋,称为结肠袋。大肠主要有以下 3 种运动形式。

1.袋状往返运动

由环形肌的不规则收缩所引起,使得结肠袋中的内容物向前后两个方向作短距离的移动,并不向前推进。这是空腹时最常见的一种运动形式。

2.分节或多袋推进运动

分节或多袋推进运动是一个结肠袋或一段结肠收缩,将其内容物推移到下一个结肠段的运动。这是进食后或结肠受到拟副交感药物刺激时的一种较多见的运动形式。

3.蠕动

蠕动是一种推进运动,由一些稳定向前的收缩波组成,收缩波前面的肌肉舒张,后面则保持收缩状态,使这段肠管闭合并排空。

4.集团蠕动

集团蠕动是一种进行很快且前进很远的蠕动,起于横结肠,是食物进入胃、十二指肠后,由胃-结肠反射和十二指肠-结肠反射所引起的。蠕动波非常强烈,可推动一部分大肠内容物到乙状结肠和直肠。此蠕动最常发生于早餐后的 60 分钟内,每天发生 3～4 次。

(三)大肠的生理功能

(1)吸收水分、电解质和维生素。

(2)形成、暂时储存粪便并排出体外。

(3)利用肠内细菌制造维生素。

(四)排便活动

食物经过胃、小肠消化吸收后,食物残渣进入大肠,大肠黏膜吸收其中一部分水分,其余经细菌发酵和腐败作用后形成粪便。粪便在大肠内停留时间越长,水分被吸收越多。

从大肠排出废物的过程称为排便,排便动作是反射动作。正常人直肠腔内除排便前和排便时通常无粪便,当肠蠕动将粪便推入直肠后,刺激直肠壁内的感受器,冲动经盆神经和腹下神经传至脊髓腰骶段的初级排便中枢,同时上传到大脑皮质,引起便意和排便反射。如果环境和时间合适,排便反射进行,通过盆神经传出的冲动,使降结肠、乙状结肠和直肠收缩,肛门内括约肌舒张;同时,阴部神经的冲动减少,肛门外括约肌舒张。此外,由于支配腹肌和膈肌的神经兴奋,腹肌、膈肌收缩,腹内压增加,共同促进粪便排出体外。

正常人的直肠对粪便的压力刺激具有一定的阈值,达到此阈值时,即可产生便意。但是,排便活动受大脑皮质的控制,意识可以加强或抑制排便。如果个体经常有意识的遏制便意,就会使直肠渐渐失去对粪便压力刺激的敏感性,加之粪便在大肠内停留过久,水分被过多吸收而变得干硬,就会造成排便困难,这是产生便秘最常见的原因之一。

二、排便活动的评估

膳食纤维有助于人体消化,含膳食纤维多的食物包括糙米和胚芽精米,以及玉米、小米、大麦、米糠和麦粉等杂粮;此外,根菜类和海藻类食物中含纤维较多,如胡萝卜、四季豆、红豆、豌豆、薯类和裙带菜等。

正常情况下,人的排便活动是受意识控制的,是自然、无痛苦、无障碍的过程。许多因素可以影响排便。

(一)影响排便因素的评估

1.饮食

均衡饮食与足量的液体是维持正常排便的重要条件。富含膳食纤维的食物可提供必要的粪便容积,加速食糜通过肠道,减少水分在大肠内的再吸收,使大便柔软而容易排出。每天摄入足量液体,可以液化肠内容物使食物能顺利通过肠道。当摄食量过少、食物中缺少纤维或水分不足时,无法产生足够的粪便容积和液化食糜,延缓了食糜通过肠道的速度、时间延长,使水分的再吸收增加,导致粪便变硬、排便减少而最终发生便秘。

2.年龄

年龄可影响个体对排便的控制。如2～3岁以下的婴幼儿,神经肌肉系统发育不全,不能控制排便;老年人随年龄增加,腹壁肌肉张力逐渐下降,胃肠蠕动减慢,肛门括约肌松弛,导致控制能力下降而出现排便功能异常。

3.活动

活动可维持肌肉的张力,刺激肠道蠕动,有助于维持正常的排便功能。各种原因所致的长期卧床、缺乏活动的患者,可因肌张力减退、肠蠕动减慢而导致排便困难。

4.排便习惯

在日常生活中,许多人都有自己固定的排便时间,使用某种固定的便器;排便时从事某些活动如阅读等。当这些习惯由于环境改变等原因无法维持时,便可能影响正常排便。

5.心理因素

是影响排便的重要因素之一。精神抑郁,活动量减少,肠蠕动减慢易导致便秘的发生;情绪紧张、焦虑可导致迷走神经兴奋,肠蠕动增加而致吸收不良,从而产生腹泻。

6.社会文化因素

对个人的排便观念和习惯都有影响。大多数人认为排便是一种个人隐私,当个体因排便问题需要医务人员的帮助而丧失隐私时,个体就可能压抑排便的需要而导致排便功能异常。

7.疾病

肠道本身的疾病或身体其他系统的病变均可对正常排便产生影响。如大肠癌、结肠炎可导致排便次数增加;脊髓损伤、脑卒中等疾病可导致排便失禁。

8.治疗和检查

某些治疗和检查会影响个体的排便活动,例如腹部、肛门部位手术,可由于肠壁肌肉的暂时麻痹或伤口疼痛而导致排便困难;胃肠 X 线检查常需服用钡剂或灌肠,也可对排便产生影响。

9.药物

有些药物能治疗或预防便秘和腹泻。如缓泻药可刺激肠蠕动,减少肠道水分吸收,促进排便,但是若药物剂量掌握不正确,可能产生相反效果。有些药物可能干扰正常排便,如长时间服用抗生素,可抑制肠道正常菌群而导致腹泻;麻醉剂或止痛药,可使肠蠕动减弱而导致便秘。

(二)粪便的观察

粪便的性质与性状通常可反映整个消化系统的功能状况。因此,通过对粪便的观察,可及早发现和鉴别消化道疾病,有助于诊断并选择治疗及护理措施。

1.排便次数

排便是人体基本生理需要,排便次数因人而异。一般成人每天排便 1～3 次。婴幼儿每天排便 3～5 次。如成人排便每天超过 3 次或每周少于 3 次,应视为排便异常。

2.排便量

每天排便量与膳食种类、数量、液体摄入量及消化器官的功能有关。正常成人每天排便量100～300 g。进食肉类及蛋白质等少纤维、精细食物者,粪便量少而细腻;进食粗粮,尤其是大量蔬菜、水果者,粪便量较多;胃、肠、胰腺有炎症或功能紊乱时,粪便量也会增多;当消化系统功能紊乱时,排便量也会发生改变。

3.形状与软硬度

粪便形状可分为成形和不成形两种。粪便的软硬度可分为硬便、软便、稀便和水样便等。正常人的粪便为成形软便。便秘时粪便坚硬、呈栗子样;消化不良或急性肠炎者可为稀便或水样便;肠道部分梗阻或直肠狭窄时,粪便常呈扁条形或带状。

4.颜色

正常成人的粪便因含胆色素而呈黄褐色或棕黄色。婴儿的粪便呈黄色或金黄色。因摄入食物或药物种类的不同,粪便颜色会发生变化,如食用大量绿叶蔬菜,粪便可呈暗绿色;摄入动物血或含铁制剂,粪便可呈无光样黑色。如排除食物或药物的影响,粪便颜色异常则常提示消化系统有病理变化存在。如柏油样便提示上消化道出血;陶土色便提示胆道梗阻;暗红色血便提示下消

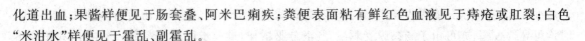

化道出血;果酱样便见于肠套叠、阿米巴痢疾;粪便表面粘有鲜红色血液见于痔疮或肛裂;白色"米泔水"样便见于霍乱、副霍乱。

5.气味

正常粪便气味因膳食种类而异,腐败菌的活动性及动物蛋白质的量决定气味的强度。肉食者味重,素食者味轻。患有严重腹泻的患者因未消化的蛋白质与腐败菌作用,粪便呈碱性反应,气味恶臭;患有下消化道溃疡、恶性肿瘤的患者,粪便呈腐败臭;上消化道出血患者的柏油样粪便呈腥臭味;消化不良、乳儿糖类未充分消化或吸收脂肪酸产生气体,粪便呈酸性反应,气味酸臭。

6.内容物

粪便内容物主要包括食物残渣、脱落的肠上皮细胞、细菌及机体代谢后的废物,如胆色素衍生物和钙、镁、汞等盐类。粪便中混入少量黏液,肉眼不易察觉。若粪便中混入或粪便表面附有血液、脓液或肉眼可见的黏液,提示消化道有感染或出血发生,肠道寄生虫感染患者的粪便中可发现蛔虫、蛲虫、绦虫节片等。

三、排便活动的异常

(一)便秘

便秘是指正常的排便形态改变,排便次数减少,排出过干过硬的粪便,且排便困难。

1.原因

(1)某些器质性病变,如甲状腺功能减退、低血钙和低血钾等。

(2)中枢神经系统功能障碍。

(3)排便习惯不良,如常抑制便意,延缓排便。

(4)排便时间或活动受限。

(5)强烈的情绪反应,如情绪消沉等。

(6)各类直肠肛门手术。

(7)药物使用不合理,如滥用缓泻剂、栓剂及灌肠等。

(8)饮食结构不合理,低纤维、高动物脂肪饮食,饮水量不足。

(9)长期卧床或活动量减少,缺乏规律性锻炼,可对肠道功能产生抑制,从而导致便秘。

2.症状和体征

粪便干硬,触诊腹部较硬且紧张,有时可触及包块,肛诊可触及粪块。亦可伴有腹痛、腹胀、消化不良、头痛、食欲不佳、舌苔变厚及乏力等全身症状。

(二)粪便嵌塞

粪便嵌塞是指粪便持久滞留堆积在直肠内,坚硬不能排出。常见于慢性便秘的患者。

1.原因

便秘症状未能及时解除,粪便长时间滞留在直肠内,水分被持续吸收而乙状结肠推进的粪便又不断加入,最终导致粪块变得又大又硬不能排出,发生粪便嵌塞。

2.症状和体征

患者虽有排便冲动,但不能排出粪便。腹部胀痛,直肠肛门疼痛,肛门处有少量液化的粪便渗出。

(三)腹泻

腹泻是指正常排便形态改变,频繁排出松散稀薄的粪便甚至水样便。任何原因导致的肠蠕动增加,肠黏膜对水分的吸收障碍,胃肠内容物迅速通过胃肠道,水分在肠道内不能被及时吸收时均可导致腹泻;亦可由于肠黏膜受刺激,肠液分泌增加,进一步增加了粪便中的水分,粪便到达直肠时仍然呈液体状态,并排出体外,形成腹泻。

1.原因

饮食不当或使用泻剂不当,情绪紧张焦虑,胃肠道疾病,某些内分泌疾病如甲状腺功能亢进,消化系统发育不成熟等均可导致肠蠕动增加,发生腹泻。

2.症状和体征

疲乏、腹痛、恶心、呕吐、肠鸣音、肠痉挛、有急于排便的需要和难以控制的感觉。粪便松散或呈液体样。

(四)排便失禁

指肛门括约肌不受意识控制而不自主地排便。

1.原因

神经肌肉系统的病变或损伤如瘫痪、精神障碍、胃肠道疾病、情绪失调等。

2.症状和体征

患者不自主地排出粪便。

(五)肠胀气

指胃肠道内有过量气体积聚而不能排出。正常情况下,胃肠道内的气体只有 150 mL 左右,胃内的气体可通过口腔嗝出。肠道内的气体部分在小肠被吸收,其余的可通过肛门排出,一般不会导致不适。

四、排便异常的护理

(一)便秘患者的护理

1.帮助患者重建正常的排便习惯

指导患者选择合适自己的排便时间,每天在固定的时间排便,一般饭后为最佳,因此时胃-结肠反射最强。注意不要随意使用缓泻剂及灌肠等方法帮助排便。

2.合理安排膳食

多摄取可促进排便的食物和饮料。如多食用蔬菜、水果、粗粮等高纤维食物;餐前提供开水或其他热饮料,促进肠蠕动,刺激排便反射;多饮水,如病情允许,每天液体摄入量应不少于 2 000 mL;适当食用油脂类食物,慎用辛辣等刺激性食物。

3.适当运动

按个人需要拟订活动计划并协助患者进行运动,如散步、做操、打太极拳等。卧床患者可进行床上活动或被动运动。此外还应指导患者进行增强腹肌和盆底部肌肉的运动,以增加肠蠕动和肌张力,促进排便。

4.提供适当的排便环境

为患者提供单独隐蔽的环境及充裕的排便时间。如窗帘或屏风遮挡,避开查房、治疗护理和进餐的时间,消除紧张情绪,保持心情舒畅,利于排便。

5.采取适宜的排便姿势

病情允许,让患者下床去卫生间排便;对需要绝对卧床的患者,床上使用便盆时,除非有特别禁忌,最好采取坐姿或抬高床头,利用重力作用增加腹内压促进排便;对于手术的患者,术前应有计划地训练其在床上使用便器。

6.腹部环形按摩

四指并拢,在腹部自右沿结肠解剖位置向左环行按摩,每次5～10分钟,每天2次,可使降结肠的内容物向下移动,并可增加腹内压,促进排便。指端轻压肛门后端也可促进排便。

7.口服缓泻剂

遵医嘱根据患者的病情、年龄等选择适当的缓泻剂,如年老、体弱、婴幼儿应选择作用缓和的泻剂,慢性便秘的患者可选用蓖麻油、番泻叶、酚酞(果导)、大黄等接触性泻剂。但泻剂不宜长期使用,否则会使个体养成对缓泻剂的依赖,从而导致慢性便秘的发生。

8.使用简易通便剂

简易通便剂通过软化粪便,润滑肠壁,刺激肠蠕动而促进排便。临床常用的简易通便剂有开塞露、甘油栓等。

9.灌肠

以上方法均无效时,遵医嘱给予灌肠。

10.心理护理

了解患者的心理状态及排便习惯,给予耐心的安慰和指导,解除患者顾虑。

11.健康教育

帮助患者及家属正确认识维持正常排便习惯的意义,讲解有关排便的知识和建立正常的排便习惯、合理的膳食和饮水对维持正常排便的作用。告知患者便秘在某些情况下也可带来危险,如心脏病患者过于用力排便时可能诱发心绞痛或心肌梗死等。

(二)粪便嵌塞患者的护理

(1)早期可口服缓泻剂、简易通便剂来润肠通便。

(2)必要时先做油类保留灌肠,2～3小时后再做清洁灌肠,每天进行2次,直到有大便排出为止。

(3)清洁灌肠无效时应进行人工取便。术者戴上手套,将涂润滑剂的示指慢慢插入患者肛门内,触到硬物时注意大小、硬度,然后机械地破碎粪块,慢慢取出,操作时应注意动作轻柔,避免损伤直肠黏膜。心脏病、脊椎受损患者,采用人工取便时易刺激其迷走神经,因此操作中如患者出现心悸、头昏等症状时须立刻停止操作。

(三)腹泻患者的护理

1.去除原因

立即停止进食可能被污染的食物、饮料。如为肠道感染遵医嘱及时给予抗生素治疗。

2.卧床休息

卧床休息可减少肠蠕动,降低体力消耗。休息时应注意腹部保暖。对不能自理的患者应及时给予便盆,消除焦虑不安情绪,使之达到充分休息的目的。

3.饮食护理

鼓励患者饮水,根据病情给予清淡的流质或半流质食物,禁食油腻、辛辣、高纤维食物。严重腹泻时可暂时禁食。

4.防治水和电解质紊乱

可按医嘱给予止泻剂、口服补盐液或静脉输液,补充水分和电解质。

5.维持皮肤完整性

保持肛周皮肤的清洁,减少刺激。特别注意婴幼儿、老人、身体衰弱者,每次便后用软纸轻擦肛门,温水清洗,并在肛门周围涂油膏保护皮肤。

6.密切观察病情并记录

观察排便的性质、量、次数等并记录,必要时留取标本送检。病情危重者,注意观察生命体征变化。如疑为传染病按肠道隔离原则护理。

7.心理支持

主动关心患者,给予支持和安慰。协助患者及时清洗、沐浴、更换衣裤、床单、被套,去除异味,使患者感到舒适。便盆清洗干净后,置于易取处,方便患者取用。

8.健康教育

向患者讲解腹泻的原因和相关知识,指导患者注意饮食卫生,养成良好的卫生习惯。

(四)排便失禁患者的护理

1.保护皮肤

床上铺橡胶单和中单或一次性尿布,每次便后用温水洗净肛门周围及臀部皮肤,保持皮肤清洁干燥,防止压疮的发生。必要时,肛门周围涂擦软膏保护皮肤,避免破损感染,并注意观察骶尾部皮肤变化。

2.帮助患者重建控制排便的能力

(1)了解患者排便时间,掌握规律,定时给予便器,促使患者按时自己排便。

(2)与医师协商定时应用导泻栓剂或灌肠,以刺激定时排便。

(3)教会患者进行肛门括约肌及盆底部肌肉收缩锻炼。指导患者取坐或卧位,试作排便动作,先慢慢收缩肌肉,然后再慢慢放松,每次10秒左右,连续10次,每次20～30分钟,每天数次,以患者感觉不疲乏为宜。

3.摄入足量的液体

如无禁忌,保证患者每天摄入足够的液体量,适当增加食物纤维的含量,适当运动。

4.创造舒适的环境

保持床褥、衣服清洁,以及时更换污染潮湿的衣裤被单。保持室内空气清新,定时开窗通风,除去不良气味。

5.心理护理

排便失禁的患者心情紧张而窘迫,常感到自卑和忧郁,期望得到理解和帮助。护理人员应尊重理解患者,主动给予心理安慰与支持。帮助其树立信心,配合治疗和护理。

(五)肠胀气患者的护理

(1)指导患者养成细嚼慢咽的良好饮食习惯。

(2)去除引起肠胀气的原因,勿食产气食物和饮料,积极治疗肠道疾病等。

(3)鼓励患者适当活动。协助患者下床活动;卧床患者可做床上活动或变换体位。以促进肠蠕动,减轻肠胀气。

(4)轻微胀气时,可行腹部热敷或腹部按摩、针刺疗法。

(5)对于严重胀气患者,可遵医嘱给予药物治疗或行肛管排气。

（戴亚婕）

第三章

神经外科重症护理技术

第一节　重症护理评估指标

评估是对危重患者实施有效护理的重要环节,ICU 护士应熟悉护理评估内容,掌握护理评估的技能,通过评估了解患者的状况,并依据评估中的问题,有针对地实施护理。本节介绍常用及重要的护理评估指标。

一、身体评估

(一)一般状态评估

一般状态评估是对评估对象全身状态的概括性观察。评估方法以视诊为主,配合触诊、听诊和嗅诊完成。评估内容包括性别、年龄、生命体征、发育与体型、营养状态、意识状态、面容与表情、语调与语态、体位、姿势与步态。

以营养状态评估为例,最方便快捷的方法是判断皮下脂肪的充实程度。最方便和最适宜的评估部位是前臂屈侧、上臂背侧下 1/3 处,此处脂肪分布的个体差异最小;最简单、直接、可靠、重要的指标是测量体重,但应结合内脏功能测定进行分析;体重指数是反映蛋白质、热量、营养不良及肥胖的可靠指标。体重指数(BMI)=体重(kg)/身高^2(m^2)。

(二)皮肤评估

皮肤评估以视诊为主,必要时结合触诊。主要包括对皮肤颜色、湿度、温度、弹性、皮疹、压疮、皮下出血、蜘蛛痣与肝掌及水肿的评估。

以水肿的评估为例,评估时,指压后应停留片刻,观察有无凹陷及平复情况。常用评估部位为浅表骨表面(如胫骨前、踝部、足背、腰骶骨及额前等)及眼睑。以手指按压局部组织可出现凹陷者,称凹陷性水肿。而黏液性水肿及象皮肿,尽管肿胀明显,但受压后无组织凹陷,为非凹陷性水肿。

根据水肿的程度可分为轻度、中度、重度。

轻度:仅见于眼睑、眶下软组织、胫骨前、踝部皮下组织,指压后可见轻度凹陷,平复较快。

中度:全身软组织均可见明显水肿,指压后可见明显凹陷,平复缓慢。

重度:全身组织明显水肿,身体低垂部位皮肤紧张发亮,甚至有液体渗出,胸、腹腔等浆膜腔可有积液,外阴部也可见明显水肿。

(三)全身浅表淋巴结评估

1.评估方法

评估者主要用滑动触诊。

2.评估顺序

耳前、耳后、乳突区、枕骨下区、颈后三角、锁骨上窝、腋窝、滑车上、腹股沟及腘窝等。

3.评估内容

触及肿大的淋巴结时应注意其大小、数目、硬度、压痛、活动度、有无粘连,局部皮肤有无红肿、瘢痕及瘘管等,注意寻找引起淋巴结肿大的原发病灶。

(四)头部及其器官和颈部评估

1.头部

头部的评估包括头发、头皮及头颅。

2.面部及其器官

(1)眼的评估:通常由外向内,遵循眼睑、结膜、巩膜、角膜、眼球、视功能评估的顺序依次进行。

(2)耳的评估:外耳注意耳郭有无畸形、外耳道是否通畅,有无分泌物或异物;乳突及听力。

(3)鼻的评估:鼻外形;有无鼻翼扇动、鼻出血;鼻腔黏膜;鼻腔分泌物;鼻窦。

(4)口的评估:应从口唇、口腔黏膜、牙齿、牙龈、舌、咽部和扁桃体、口腔气味及腮腺,沿外向内的顺序依次进行。

3.颈部

颈部包括颈部外形与活动、颈部血管、甲状腺及气管的评估。

(五)胸部评估

评估者嘱评估对象取坐位或仰卧位,按视、触、叩、听顺序,先评估前胸部和侧胸部,再评估背部,对称部位应左右对比。

1.胸部的体表标志

(1)骨骼标志:胸骨角、剑突、腹上角、肋间隙、肩胛骨、脊柱棘突和肋脊角。

(2)自然陷窝:胸骨上窝;锁骨上、下窝;腋窝。

(3)人工画线:前正中线、后正中线、锁骨中线(左右)、腋前线(左右)、腋后线(左右)、腋中线(左右)和肩胛下角线(左右)。

(4)人工分区:肩胛上区、肩胛下区、肩胛间区、肩胛区。

2.胸壁、胸廓及乳房

(1)胸壁评估:静脉、皮下气肿及胸壁压痛。

(2)胸廓评估:是否对称、前后径与左右径的比例。

(3)乳房评估:先视诊,后触诊。除评估乳房外,还应注意引流区的淋巴结。

3.肺和胸膜

(1)视诊:呼吸运动类型、有无呼吸困难;呼吸频率、呼吸幅度、呼吸节律。

(2)触诊:胸廓扩张度、触觉语颤、胸膜摩擦感。

(3)叩诊:先评估前胸,再评估侧胸及背部,有无异常胸部叩诊音。

(4)听诊:是肺部评估最重要的方法。内容包括:正常肺部呼吸音(支气管呼吸音、肺泡呼吸音、支气管肺泡呼吸音);异常肺部呼吸音(异常肺泡呼吸音、异常支气管呼吸音、异常支气管肺泡呼吸音);啰音(干啰音、湿啰音);语言共振;胸膜摩擦音。

(六)心脏评估

(1)视诊包括心前区外形及心尖冲动。

(2)触诊包括心前区搏动,震颤、心包摩擦感。

(3)叩诊主要指叩诊心界。

(4)听诊是评估心脏的重要方法。听诊内容包括心率、心律、心音、额外心音、杂音和心包摩擦音。

(七)血管评估

(1)视诊观察有无肝颈静脉回流征及毛细血管搏动征。

(2)触诊包括脉搏速度改变、节律改变、强弱改变、波形异常。

(3)听诊有无动脉杂音、枪击音及 Duroziez 双重杂音。

(4)血压测量。

(八)腹部评估

1.腹部的体表标志

腹部的体表标志包括肋弓下缘、脐、髂前上棘、腹直肌外缘、腹中线、肋脊角和耻骨联合。

2.腹部分区

腹部分区包括四分区法和九分区法。

3.腹部评估方法

(1)视诊:评估者立于评估对象的右侧,自上而下视诊,有时为观察腹部细小隆起或蠕动波,评估者需将视线降低至腹平面,从侧面呈切线方向观察。腹部视诊内容包括腹部外形;呼吸运动;腹壁静脉曲张;胃肠型及蠕动波;注意有无皮疹、色素、腹纹、瘢痕和疝等。

(2)听诊:由于触诊和叩诊可能会增加肠蠕动而增加听诊效果,因而腹部听诊常在视诊后进行。听诊内容包括肠鸣音和血管杂音。

(3)叩诊:腹部叩诊主要用于评估某些腹腔脏器的大小、位置、叩痛,胃肠道充气情况,腹腔肿物、积气或积液等。腹部叩诊多采取间接叩诊法。

(4)触诊:要求评估对象排尿后低枕仰卧位,两臂自然放于身体两侧,两腿屈曲稍分开,是腹部放松,做张口缓慢腹式呼吸。评估者立于评估对象右侧,手要温暖,动作要轻柔,一般自左下腹开始逆时针方向评估。原则是先触健侧再触患侧。边触诊边观察评估对象的反应及表情,并与之交谈,可转移其注意力而减少腹肌紧张。浅部触诊法适用于检查腹部紧张度、抵抗感、浅表压痛、包块搏动和腹壁上的肿物等。深部触诊法适用于检查腹腔脏器状况、深部压痛、反跳痛及肿物等。

(九)脊柱与四肢评估

(1)脊柱的评估主要包括脊柱弯曲度、脊柱活动度、脊柱压痛和叩击痛。

(2)四肢评估以视诊和触诊为主。主要从形态和功能两方面评估。

(十)神经系统评估

1.运动功能评估

(1)肌力是评估对象主动运动时肌肉的收缩力。嘱评估对象做肢体伸屈运动,评估者从相反方向给予阻力,评估其对阻力的克服力量。注意两侧肢体的对比,两侧力量显著不等时有重要意义。

肌力的记录采用 0～5 级的 6 级分级法。

0 级:完全瘫痪,无肌肉收缩。

1 级:只有肌肉收缩,但无动作。

2 级:肢体能在床面水平移动,但不能抬离床面。

3 级:肢体能抬离床面,但不能克服阻力。

4 级:能克服阻力,但较正常稍差。

5 级:正常肌力。

(2)肌张力。

(3)随意、不随意及共济运动。

2.感觉功能评估

感觉功能评估时,评估对象必须意识清晰、合作,注意左右、远近对比。

(1)浅感觉:主要有皮肤、黏膜的痛觉、温觉和触觉。

(2)深感觉:包括关节觉、震动觉。

(3)复合感觉:包括皮肤定位觉、两点辨别觉、实物辨别觉和体表图形觉。

3.神经反射评估

(1)生理反射。①浅反射为刺激皮肤或黏膜引起的反射,包括角膜反射、腹部反射、提睾反射、跖反射。②深反射为刺激骨膜、肌腱引起的反射,包括肱二头肌反射、肱三头肌反射、膝腱反射、跟腱反射和霍夫曼征。

(2)病理反射包括巴宾斯基征、奥本海姆征、戈登征、查多克征。

(3)脑膜刺激征为脑膜受激惹的表现,包括颈强直、克尼格征、布鲁津斯基征。

二、常见症状评估

(一)一般情况评估

1.体温的身体变化

如高热环境中体温可稍高;情绪激动可使体温暂时升高等。

2.发热的原因或诱因

有无传染病接触史、预防接种史、手术史等;是否受凉、过度劳累、饮食不洁、损伤及精神刺激等。

3.发热的临床经过

注意发热的时间、体温上升的急缓、发热的高低、持续时间的长短及各病期的主要表现等。

4.发热的程度、热期及热型

定时测量体温,绘制体温曲线,观察发热的程度、热期,注意有无特征性热型。

5.伴随症状

有无寒战、乏力、头痛、肌肉酸痛、咳嗽、咳痰、恶心、呕吐、出血、皮疹、昏迷和抽搐等。

6.身心状况

(1)密切观察生命体征、瞳孔及意识状态、皮肤、口腔黏膜及尿量的改变。

(2)了解高热对机体重要脏器的影响及程度。

(3)体温下降期的患者,注意有无大汗及脱水的表现。

(4)长期发热者注意有无食欲减退及体重下降。

(5)还需注意患者的精神状况、心理反应、睡眠情况等。

7.诊疗及护理经过

(1)做过任何检查、结果怎样。

(2)诊断为何种疾病;其治疗护理措施。

(3)是否进行过物理降温。

(4)是否使用过抗生素、激素、解热药,药物的剂量及疗效。

(二)疼痛的护理评估要点

1.疼痛部位

疼痛部位通常为病变所在部位。

2.疼痛性质

疼痛性质与病变部位及病变性质密切相关。

3.疼痛程度

疼痛程度与病情严重性有无平行关系。

4.疼痛发生与持续时间

某些疼痛可发生在特定的时间。

5.疼痛的影响因素

疼痛的影响因素包括诱发、加重与缓解的因素。

6.相关病史

疼痛前有无外伤、手术史、有无感染、药物及食物中毒,有无类似发作史及家庭史等。

7.伴随症状及体征

不同病因所致疼痛的伴随症状和体征不同。

8.疼痛的身心反应

密切观察患者的呼吸、心率、脉搏。血压、面色变化,有无恶心、呕吐、食欲缺乏或睡眠不佳、强迫体位、呻吟或哭叫,有无因疼痛而产生的焦虑、愤怒、恐惧等情绪反应,剧烈疼痛者还应观察有无休克的表现。

(三)水肿的护理评估要点

1.水肿部位及程度

水肿首先出现部位。

2.水肿的特点

水肿出现的时间,发生急缓,水肿性质,使水肿加重、减轻的因素,水肿体位变化和活动的关系。

3.营养与饮食

食欲有无改变,每天进食食物的种类、量;营养物质的搭配是否合理,能否满足身体的需要;体重有无明显变化;对有心、肝、肾脏疾病的患者还应该注意钠盐和液体的摄入量。

4.出入液体量

详细记录 24 小时出入液量。对尿量明显减少者应注意观察有无急性肺水肿发生;有无肾功能损害及电解质酸碱平衡紊乱,如氮质血症、高钾血症等。

5.相关病史

有无心、肝、肾、内分泌代谢性疾病病史;有无营养不良、应用激素类药物、甘草制剂等;有无创伤和过敏史;女性患者水肿应注意与月经、妊娠有无关系。

6.水肿的身心反应

观察体重、胸围、腹围、脉搏、呼吸、血压和体位等情况;注意水肿部位皮肤黏膜的弹性、光泽、温湿度;观察长期卧床或严重水肿者的皮肤有无水疱、渗液、破溃或继发感染;注意有无胸腔积液征、腹水征及各种伴随症状;患者是否因水肿引起形象的改变、活动障碍、身体不适而心情烦躁。

7.诊疗及护理经过

水肿发生后就医情况;是否使用过利尿剂,药物种类、剂量、疗效和不良反应;休息、饮食、保护皮肤等护理措施的实施情况。

(四)呼吸困难的护理评估要点

1.呼吸困难的发生和进展特点

突然发生,还是渐进性发展;持续存在,还是反复间断;呼吸困难发生的诱因、时间及环境;与活动及体位的关系。

2.呼吸困难的严重程度

通常以呼吸困难与日常生活自理能力水平的关系来评估。让患者自我表述呼吸困难对日常活动的影响,如与同龄人行走、登高;劳动时有无气促;是否需要停下喘气、休息;洗脸、穿衣或休息时有无呼吸困难。

3.呼吸困难的类型及表现

吸气性、呼气性还是混合性;劳力性、还是夜间阵发性;呼吸是表浅还是浅慢或深快。

4.相关病史

了解患者的职业、年龄;以往有无呼吸困难发作史;有无心血管疾病、肺和胸膜疾病、内分泌代谢性疾病史,有无感染、贫血、颅脑外伤史;有无刺激性气体、变应原接触史;有无饮食异常、药物及毒物摄入史;有无过度劳累、情绪紧张或激动等。

5.伴随症状

呼吸困难伴咳嗽、咳痰、咯血、胸痛等首先应考虑为心肺疾病;呼吸困难伴发热最常见于呼吸系统感染性疾病;呼吸困难伴昏迷见于急性中毒、严重的代谢性疾病、中枢神经严重损害等;发作性呼吸困难伴哮鸣音见于支气管哮喘、心源性哮喘。

6.呼吸困难的身心反应

注意观察呼吸的频率、节律和深度,脉搏、血压;意识状况;面容及表情;营养状况;体位;皮肤黏膜有无水肿、发绀;颈静脉充盈程度等。有无"三凹征"、肺部湿啰音或哮鸣音;有无心律失常、心脏杂音等。询问患者入睡的方式,观察患者睡眠的时间、质量,是否需要辅助睡眠的措施。患者是否有疲乏、情绪紧张、焦虑或甚至有恐惧、惊慌、濒死感等心理反应。

7.诊疗及护理经过

是否给氧治疗,给氧的方式、浓度、流量、时间及疗效;使用支气管扩张剂后呼吸困难是否能缓解等。

(五)咳嗽与咳痰的护理评估要点

1.咳嗽的特点

注意咳嗽的性质、音色、程度、频率、发生时间与持续时间,有无明显诱因,咳嗽与环境、气候、季节、体位的关系。

2.痰的特点

注意痰液的性质、颜色、气味、黏稠度及痰量。患者的痰液是否容易咳出,体位对痰液的排出有何影响;收集的痰液静置后是否出现分层现象。

3.相关病史

患者的年龄、职业;是否患有慢性呼吸道疾病、心脏病;有无颅脑疾病、癔症病史;有无吸烟史及过敏史;有无呼吸道传染病接触史及有害气体接触史。

4.伴随症状

咳嗽伴有发热多见于呼吸道感染、急性渗出性胸膜炎等;咳嗽伴呼吸困难多见于气道阻塞、重症肺炎和肺结核、胸膜病变、肺淤血、肺水肿等。咳嗽伴胸痛见于胸膜疾病或肺部病变累及胸膜;咳嗽伴大量咯血常见于支气管扩张症及空洞型肺结核。

5.咳嗽咳痰的身心反应

有无长期剧烈、频繁咳嗽所致的头痛、疲劳、食欲减退、胸腹疼痛、睡眠不佳、精神萎靡、情绪不稳定、眼睑水肿和尿失禁等;注意患者生命体征的变化及胸部体征;剧咳者警惕自发性气胸、咯血、胸腹部手术伤口的开裂等;痰液不易咳出者有无肺部感染的发生和加重。

6.诊疗及护理经过

是否服用过止咳祛痰药物,其药物种类、剂量及疗效;是否使用过促排痰的护理措施,效果如何。

(六)发绀的护理评估要点

1.发绀的发生情况

发生的年龄、起病时间、可能诱因、出现的急缓。

2.发绀的特点及严重程度

注意发绀的部位及范围、青紫的情况,是全身性还是局部性;发绀部位皮肤的温度,经按摩或加温后发绀能否消退;发绀是否伴有呼吸困难。

3.相关病史

有无心肺疾病及其他与发绀有关的疾病史;是否出生及幼年时期就发生发绀;有无家族史;有无相关药物、化学物品、变质蔬菜摄入史,以及在持久便秘情况下过食蛋类或硫化物病史等。

4.伴随症状

急性发绀伴意识障碍见于某些药物或化学物质急性中毒、休克、急性肺部感染、急性肺水肿等;发绀伴杵状指见于发绀型先天性心脏病、某些慢性肺部疾病;发绀伴呼吸困难见于重症心、肺疾病、气胸、大量胸腔积液等。

5.诊疗及护理经过

是否使用过药物,其种类、剂量及疗效;有无氧气疗法的应用,给氧的方式、浓度、流量、时间及效果。

(七)心悸的护理评估要点

1.心悸的特点

注意心悸发作的时间、频率、性质、诱因及程度。是休息时出现还是活动中发生;是偶然发作还是持续发作;持续时间与间隔时间的长短;发作前有无诱因;起病及缓解方式;严重程度;发作当时的主观感受及伴随症状;如是否心跳增强、心跳过快、心跳不规则或心跳有停顿感,有否胸闷、气急、呼吸困难等。

2.相关病史

有无器质性心脏病、内分泌疾病、贫血、神经症等病史；有无烟、酒、浓茶、咖啡的嗜好；有无阿托品、氨茶碱、麻黄碱等药物的使用；有无过度劳累、精神刺激、高热、心律失常等。

3.伴随症状

心悸伴呼吸困难见于心力衰竭、重症贫血等；心悸伴晕厥抽搐见于严重心律失常所致的心源性脑缺血综合征；心悸伴心前区疼痛见于心绞痛、心肌梗死、心肌炎、心包炎和心脏神经功能症等；心悸伴食欲亢进、消瘦、出汗见于甲状腺功能亢进症；心悸伴发热见于风湿热、心肌炎、心包炎、感染性心内膜炎等。

4.心悸的身心反应

注意生命体征及神志的变化，观察有无呼吸困难、意识改变、脉搏异常、血压降低和心律失常等；评估心悸对心脏功能及日常活动自理能力的影响，有无心悸引起的心理反应及情绪变化。

5.诊疗及护理经过

是否向患者解释过心悸症状本身的临床意义；是否使用过镇静剂和抗心律失常药物，其药物种类、剂量及疗效；有无电复律、人工心脏起搏治疗；已采取过哪些护理措施、效果如何。

(八)黄疸的评估要点

1.黄疸的特点

注意发生的急缓，是间断发生还是持续存在；皮肤黏膜及巩膜黄染的程度、色泽；尿液及粪便颜色的改变；有无皮肤瘙痒及其程度等。

2.相关病史

有无溶血性疾病、肝脏疾病、胆道疾病等病史；有无肝炎患者密切接触史或近期内血制品输注史；有无长期大量酗酒及营养失调；如 G-5-PD 缺乏症还应注意有无食用蚕豆等病史。

3.伴随症状

黄疸伴寒战、高热、头痛、腰痛、酱油色尿多见于急性溶血；黄疸出现前有发热、乏力、食欲减退、恶心呕吐、黄疸出现后症状反而减轻者，甲型病毒性肝炎的可能性大；黄疸伴食欲减退、消瘦、蜘蛛痣、肝掌、腹水和脾大等应考虑肝硬化；黄疸伴右上腹剧烈疼痛见于胆道结石或胆道蛔虫等。

4.黄疸的身心反应

注意有无贫血外貌及急性溶血的全身表现；有无恶心、呕吐、腹胀、腹痛、腹泻或便秘等消化道症状；有无皮肤黏膜出血；有无因严重瘙痒而致皮肤搔抓破损，或影响休息和睡眠；有无巩膜、皮肤明显黄染而产生病情严重的预感及焦虑、恐惧等情绪反应。

5.诊疗及护理经过

注意与黄疸有关的实验室检查结果，以利于 3 种类型黄疸的鉴别；有否做过创伤性的病因学检查；治疗及护理措施，效果如何。

(九)意识障碍的护理评估要点

1.起病情况

起病时间、发病前有无诱因、病情进展情况及病程长短等。

2.意识障碍的程度

根据患者对刺激的反应，回答问题的准确性、肢体活动情况、痛觉试验、神经反射等判断有无意识障碍及程度。也可以按格拉斯哥昏迷评分表(GCS)对意识障碍的程度进行评估。

3.相关病史

有无急性重症感染、原发性高血压、严重心律失常、糖尿病、肺性脑病、肝肾疾病、颅脑外伤及癫痫等病史;有无类似发作史;有无毒物或药物接触史等。

4.伴随症状

先发热后有意识障碍可见于重症感染性疾病;先有意识障碍然后有发热见于脑出血、蛛网膜下腔出血等;意识障碍伴高血压可见于脑出血、高血压脑病、尿毒症等;意识障碍伴低血压可见于感染性休克等;意识障碍伴呼吸缓慢可见于吗啡、巴比妥类、有机磷等中毒;意识障碍伴偏瘫见于脑出血、脑梗死、颅内占位性病变;意识障碍伴脑膜刺激征见于脑膜炎、蛛网膜下腔出血等。

5.意识障碍的身体反应

定时测量生命体征,观察瞳孔变化。注意有无大小便失禁;有无咳嗽反应及吞咽反射的减弱及消失;有无肺部感染或尿路感染的发生;有无口腔炎、结膜炎、角膜炎、角膜溃疡;有无营养不良及压疮形成;有无肢体肌肉挛缩、关节僵硬、肢体畸形及活动受限。

6.诊疗及护理经过

是否做过必要的辅助检查以明确诊断;消除脑水肿、保持呼吸道通畅、给氧、留置导尿管、抗感染,防止并发症;治疗和护理措施的应用及疗效等。

(十)恶心与呕吐的护理评估要点

1.恶心与呕吐的特点

注意呕吐前有无恶心的感觉;呕吐的方式是一口口吐出、溢出或喷射性;恶心与呕吐发生的时间,是晨间还是夜间;呕吐的原因或诱因;与进食有无关系;吐后是否感轻松;呕吐是突发,还是经常反复发作,病程的长短;呕吐的频率等。

2.呕吐物的特征

注意呕吐物的性质、气味、颜色、量及内容物,观察是否混有血液、胆汁、粪便等。

3.相关病史

有无消化系统疾病、泌尿及生殖系统疾病、中枢神经系统、内分泌代谢疾病等病史;有无进食不洁饮食及服药史;有无腹部手术史、毒物及传染病接触史;有无精神因素作用;女性患者要注意月经史。

4.伴随症状

呕吐伴剧烈头痛、意识障碍常见于中枢神经系统疾病;呕吐伴右上腹痛与发热、寒战、黄疸应考虑为胆囊炎或胆石症等;呕吐伴眩晕、眼球震颤见于前庭器官疾病;呕吐伴腹痛、腹泻多见于急性胃肠炎或细菌性食物中毒。

5.恶心与呕吐的身心反应

观察生命体征,有无心动过速、呼吸急促、血压降低、直立性低血压等血容量不足的表现;有无失水征象,如软弱无力、口渴、皮肤干燥、弹性减低及尿量减少等;有无食欲减退、营养不良及上消化道出血;儿童、老人意识障碍者应注意面色、呼吸道是否通畅等,警惕有无窒息情况发生。注意患者的精神状态,有无疲乏无力,有无痛苦、焦虑、恐惧等情绪反应。

6.诊疗及护理经过

是否做过呕吐物毒物分析;血电解质及酸碱平衡的监测结果;是否已做胃镜、腹部 B 超、X 射线钡餐等辅助检查;治疗的方法及使用药物的种类、剂量、疗效;已采取的护理措施及效果。

（金　好）

第二节　颅内压监测

颅内压监测(intracranial pressure monitoring,ICPM)是将导管或微型压力传感器探头安置于颅腔内,导管与传感器的另一端与颅内压(intracranial pressure,ICP)监护仪连接,将 ICP 压力动态变化转为电信号,显示于示波屏或数字仪上,并用记录器连续描记出压力曲线,以便随时了解 ICP 的一种技术。根据 ICP 高低及压力波型,可及时准确地分析患者 ICP 变化,对判断颅内病情、脑水肿情况和指导临床治疗、估计预后等方面都有重要参考价值。

一、概述

颅内压(ICP)系指颅腔内容物对颅腔壁的压力,它由液体静力压和血管张力变动所致压力两个因素所组成,通过生理调节,维持着相对稳定的正常颅内压。通常以侧卧位时脑脊液压力为代表。穿刺小脑延髓池或侧脑室,以测压管或压力表测出的读数,即为临床的颅内压力。这一压力与侧卧位腰椎穿刺所测得的脑脊液压力接近,故临床上都用后一压力为代表。正常成人在身体松弛状态下侧卧时的腰穿或平卧测脑室内的压力为 0.7~1.8 kPa(5.0~13.5 mmHg),儿童为 0.5~1.0 kPa(3.8~7.5 mmHg)。平卧时成人颅内压持续超过正常限度 2.0 kPa(15 mmHg),即为颅内高压。临床分类如下。①轻度颅高压:ICP 2.0~2.7 kPa(15~20 mmHg);②中度颅高压:ICP 2.8~5.3 kPa(21~40 mmHg);③重度颅高压:ICP>5.3 kPa(40 mmHg)。如不能及早发现和及时处理颅高压,可导致脑灌注压降低、脑血流量减少及脑缺血缺氧,造成昏迷和脑功能障碍,甚至发生脑疝,危及伤病员生命。

因为中枢神经系统的功能状态与颅内高压的临床表现与颅内压的水平并非绝对一致,尤其是在早期,临床上可无任何表现,而实际测量颅内压已有增高。因此,对严重颅内高压的患者应用颅内压监测,可在颅内高压造成中枢神经系统继发性损害之前即可发现颅内高压,从而能够及早进行治疗。此外颅内压监测对诊断与预后的许多方面也有重要意义。

MRI 与 CT 以判断颅内形态方面的变化为主,而颅内压监测则以观察颅内压的动态变化为主,它属于生理变化方面的临床指标。前者不能代替后者。

二、颅内高压的发生机制

在颅缝闭合后,颅腔内的容积即相对固定不变。颅腔内容物主要为脑、血液和脑脊液。因此,颅腔容积即相当于三者的总和,可用公式表示为:颅腔容积＝脑组织体积＋脑血容量＋脑脊液量。此三者的总体积与颅脑总容积保持动态平衡,维持颅内压在正常水平。正常情况下,成人的颅腔容积为 1 400~1 500 mL,其中脑组织的体积为 1 150~1 350 mL。脑脊液量约占颅腔容积的 10%,而血液则依据血流量的不同占总容积的 2%~11%。

颅腔是一个容积相对固定的骨腔,脑、脑脊液和血液三者所占容积保持相对恒定的比例关系,以维持正常颅内压。在正常情况下,为维持脑组织最低代谢所需的脑血流量为 32 mL/(100 g·min)[正常为 54~65 mL/(100 g·min)],全脑血流量为 400 mL/min(正常 700~1 200 mL/min),脑血管内容量应保持在 45 mL 以上,脑血容量可被压缩的容积占颅腔容积的 3%左右。脑脊液是颅内三种内容物中最易变动的成分,在脑室、脑池和颅内蛛网膜下腔的脑脊液量,约在75 mL,约占颅腔容积的 5.5%。当某一颅内容物的体积或容量有改变时,为了保持颅腔内容积与颅内容物体积之间的平衡,其他颅内容物的体积或容量就可能发生减缩或置换,以维持正常的颅内压(Monroe-Kellie 学说)。通常脑组织的压缩性很小,体积在短期内不可能缩小。因此,颅内压力主要依靠脑脊液或脑血容量的减少来缓冲。当发生颅内高压时,首先通过脑脊液减少分泌、增加吸收和部分被压缩出颅以缓解颅内压升高,继之再压缩脑血容量。而在这两者中,脑血流量的减少相对有限,它必须要保持在相对稳定的范围内以保证正常脑功能。因此,可供缓解颅内高压的代偿容积约为颅腔容积的 8%。

颅腔容积仅有 8%的缓冲体积,若颅腔内容物的体积或容量超过颅腔容积的 8%,则会出现颅内压增高。如颅内出血、广泛脑挫裂伤、颅内肿瘤、脑水肿或脑肿胀、脑梗死和脑积水等,当其增加体积超过代偿容积后,即可出现颅内高压。

三、神经外科 ICP 监护的适应证

(一)颅脑损伤

凡是颅脑损伤患者格拉斯哥昏迷分级计分(glasgow coma scale,GCS)≤8 分者,均适于行 ICP 监护。在诊断上,ICP 监护有助于原发性与继发性脑干损伤的鉴别,原发性脑干损伤的患者,临床表现严重而 ICP 多正常。颅脑损伤患者在 ICP 监护过程中,如 ICP 逐渐出现上升趋向,并高于 5.33 kPa,提示有继发颅内血肿的可能,需要紧急手术;ICP 保持在正常水平时多无须手术。在治疗方面,如 ICP 在 2.67 kPa 波动,多属一般性脑水肿的反应,首先应纠正呼吸道不畅,控制躁动,保持适宜的体位,发热时应降低体温。如 ICP>3.33 kPa,持续上升,应开始降压治疗。

(二)颅内肿瘤

颅内肿瘤患者术前、术中与术后均可应用 ICP 监护以了解 ICP 的变动。术前 2～3 天,应用脑室法 ICP 监护,既可测压、又可以通过脑室引流,使 ICP 维持在 2.00～2.67 kPa 之间,可以缓解颅内高压危象,有利于肿瘤切除及提高患者对手术的耐受力。术后监护有利于早期发现术后颅内血肿等并发症,并指导抗脑水肿的治疗。

(三)蛛网膜下腔出血

蛛网膜下腔出血后常合并脑积水。脑室法 ICP 监护,可了解颅内压变化,同时行脑脊液引流,具有减少蛛网膜下腔积血、减轻脑血管痉挛与脑水肿的作用。

(四)脑积水与脑水肿

ICP 监护可以了解 ICP 变化,反映脑积水、脑水肿的状况,以判断脑脊液分流手术效果。同时行脑脊液引流,暂时使颅内高压缓解,也可促使脑水肿消退。

(五)其他

凡因其他原因导致 ICP 增高而昏迷的患者多存在脑缺氧与脑水肿,也可考虑用 ICP 监护。

四、颅内压监测方法和持续时间

目前 ICP 监测可以分为无创及有创两大类。无创的方法有多种,如采用前囟测压、测眼压、经颅多普勒超声测脑血流、生物电阻抗法及鼓膜移位测试法等,但无创颅内压监测尚处于研究阶段和临床试用阶段,其精确度和稳定性仍然无法判断。所以,不推荐临床应用。目前用于临床的

ICP 监测多为有创方式。

（一）ICP 监护的测压方式

根据压力传感器是否直接置于颅内，ICP 监测测压方式可以分为下列两类。①植入法：通过头皮切口与颅骨钻孔，将微型传感器置入颅内，又称体内传感器或埋藏传感器法。传感器直接置于脑室、硬脑膜外、硬脑膜下、蛛网膜下腔或脑实质内等处，使之与脑膜或脑实质接触而测压。近年来应用新发展光导纤维传感器装置技术，将此型传感器代替传统压触式传感器，具有"零点"不漂移，更适于连续监测 ICP 变化的特点。去骨瓣术后患者也可采用此法进行 ICP 监护。②导管法：一般按侧脑室穿刺引流法，在侧脑室内置入一条引流导管，借引流出的脑脊液或生理盐水充填导管，将导管与体外之传感器连接，通过导管内液体对颅内压进行传导、并与传感器连接而测压。

（二）ICP 监护方法

ICP 监护方法常用的有脑室内压、硬脑膜外压、脑组织内压监测 3 种方法。

1.脑室内压监护

脑室内压监护步骤与技术如下。

（1）侧脑室穿刺与导管置入：一般选择侧脑室前角穿刺，穿刺点在冠状缝前 2 cm、中线旁 2.5 cm 之交点。切开头皮，做颅骨钻孔及前角穿刺，穿刺深度 4～6 cm。进入脑室后，安置导管于侧脑室内。

（2）将导管从另一头皮小切口引出于颅外，与颅内压传感器及颅内压监护仪连接。

（3）颅内压监测：如导管位于侧脑室内并且很通畅，即在仪器压力记录仪及示波屏上显示出脑脊液曲线，脑脊液压力搏动与脉搏同步跳动，说明仪器运转正常。

（4）将传感器固定并保持在室间孔水平。颅内压监护期间，光导纤维传感器预先调零后，可以连续监测不会发生零点漂移。应用液压传感器，应定时调整零点，以保证数据的准确性。本法的优点是方法简便，测压准确，是 ICP 监测的"金标准"，可以兼做脑室引流减压；其缺点是易并发颅内感染，ICP 增高致脑室受压、变窄及移位时，脑室穿刺及安管较困难。一般监护时间不宜超过 5 天，以免增加颅内感染的机会。

2.硬脑膜外压监护

此法利用光导纤维微型扣式传感器，采用钻孔方法，将传感器安置于钻孔下方之硬脑膜外腔（术中注意将传感器放平）。对于手术患者，可以将传感器探头置于术区硬脑膜外。此种监测方法，由于硬脑膜完整，并发颅内感染的机会较少，因此，可以延长监护时间。但如果传感器探头安置不够平整，与硬脑膜接触不均匀，可能影响压力测定的准确性。

3.脑组织内测压监护

将传感器直接插入脑实质内，进行压力监护，仪器连接方式同前。监护完毕时，拔出脑内导管或取出传感器。

各种 ICP 监测方法按照它们的精确性、稳定性和引流 CSF 的能力来比较，按性能优劣依次排序如下。①脑室内装置：探头顶端压力感受器或带有一根外接压力传感器的液体传导导管；②脑实质内装置：探头顶端压力传感器；③硬膜下装置：探头顶端压力传感器；④硬膜外装置：探头顶端压力传感器。

（三）颅内压监护注意事项

（1）监护前调整记录仪与传感器的零点。为了获得准确的监护数据，监护的零点参照点，一般位于外耳道水平的位置,ICP 监护时患者保持平卧或头高 10°～15°。

(2)注意保持适当的体位,使呼吸道通畅,患者躁动时,酌情使用镇静药以免影响监护。高热时给予降体温措施。

(3)严密预防感染。ICP 监护整个操作过程中,从传感器的安置、日常监护管理及传感器的取出,均需要严格执行无菌操作技术。监护时间一般 3～5 天,不宜过长。

(4)急性颅脑创伤患者根据脑损伤和脑水肿程度、临床病情变化和颅内压力变化决定监测持续时间,通常为 7～14 天。

五、颅内压监测的并发症

有创 ICP 监测技术可能发生的并发症包括感染、出血、阻塞和移位。大量临床应用表明有创 ICP 监测技术的并发症不常见。颅内植入压力感受器会出现压力漂移,通常在 1 周连续监测情况下,发生 0.2～0.4 kPa(1～3 mmHg)压力漂移。

六、颅内压监测的临床价值

(一)早期发现颅内病情变化、早期处理

在 ICP 轻、中度增高的早期,生命体征(脉搏、血压及呼吸等)、神志、瞳孔尚无明显变化的时候,颅内压监测便可显示 ICP 增高的情况及增高的程度。因此,ICP 监测可以在颅内高压出现相关症状和体征之前,以及早发现 ICP 增高,提醒临床及时行头颅 CT 扫描,能早期发现迟发性血肿及术后血肿,以便早期进行处理。

(二)判断脑灌注压与脑血流量

脑血流量(cerebral blood flow,CBF)大小取决于脑灌注压(cerebral perfusion pressure,CPP),而 CPP 与平均动脉压、平均颅内压、脑血管阻力等因素密切相关。但当 ICP＞5.3 kPa(40 mmHg)、CPP＜6.7 kPa(50 mmHg)时,脑血管自动调节机制失调,脑血管不能相应扩张,则 CBF 急剧下降。当 ICP 上升接近平均动脉压水平时,颅内血流几乎完全停止,患者处于严重脑缺血状态,患者可以在 20 秒内进入昏迷状态,4～8 分钟可能发生不可逆脑损害,甚至死亡。因此,在监测 ICP 的同时监测平均动脉压,获得 CPP 信息,有可能防治不可逆脑缺血、缺氧发生。

(三)指导临床治疗

ICP 监测对指导治疗颅内高压有重要意义,医师可根据 ICP 的客观资料随时调整治疗方案。特别是对于甘露醇使用指征和剂量、亚低温治疗指征与时程及是否行去骨瓣减压有十分重要价值。

(四)有助于提高疗效,降低病死率

由于 ICP 监测技术能早期发现 ICP 增高,以及时指导临床正确应用降颅内压药物,早期发现和清除迟发性颅内血肿,以及时行去骨瓣减压、防治脑疝形成。因此,ICP 监测技术有助于提高颅脑创伤患者治疗效果、降低重型颅脑创伤的病死率。

(五)及早判断患者预后

ICP 监测技术能早期预测重型颅脑创伤患者的预后,对于临床医师和患者家属有一定指导作用。

（金　好）

第三节　呼吸功能监测

进行机械通气的患者都存在不同程度的原发性或者继发性呼吸功能损害,呼吸功能状态常常决定着这些患者的病情严重程度和治疗成败,因此,治疗过程中需要密切监测呼吸功能。近年来,随着机械通气理论和实践的发展,危重病病理生理的深入研究与电子计算机技术和传感技术的不断融合,导致了呼吸机智能化程度不断增强。临床上,呼吸功能监测的指标可以通过数据、各种波形或者动态趋势图表示,包括呼吸力学监测、肺容积监测、呼吸功监测等,我们通过分析连续性的监测数据,有利于及时采取相应诊治措施,有利于判断治疗效果和评估预后。

一、压力监测指标

压力监测一般指气道压力监测,气道压力在每一个呼吸周期内不断变化,常用的指标有峰压、平台压、呼气末气道正压(PEEP)等。P_{peak}指呼吸周期中压力感受器显示的最大压力,其数值过高会造成气压伤,原则上不能超过 3.92～4.41 kPa(40～45 cmH$_2$O);P_{plat}指吸气末屏气,压力感受器显示的气道压力,实际上反映吸气末最大的肺泡跨壁压,原则上 P_{plat} 应该控制在 2.94 kPa (30 cmH$_2$O)以下;PEEP 指呼气末的气道压力,PEEP$_i$ 是指 PEEP 为 0 时的呼气末肺泡压力,PEEP 可以改善气体在肺内的分布,但如果时间过长或者设置过高,会对循环系统造成不利影响。P_{peak} 与 P_{plat} 主要反映气道阻力(包括人工气道和管路),二者差值越大,说明气道阻力越大。P_{plat} 与 PEEP 之差主要反映肺组织弹性阻力,差值越大,阻力越大。P_{peak} 下降至 P_{plat} 的坡度和持续时间反映肺组织的黏性阻力,坡度越大肺组织的黏性阻力越大。

二、流量监测指标

机械通气时吸气相流速的形态可由呼吸机设置,呼气相流速的形态是由系统顺应性和气道阻力决定。临床上常用的吸气流速波形为减速波,气流为减速气流时平均气道压力高、峰压低,且接近呼吸生理,因此,减速波得到了广泛应用。

流量-时间曲线可以判断 PSV 模式的呼气转换水平,PCV 或 A/C 时的吸气时间是否足够,有无屏气时间;判断气流阻塞导致的 PEEP$_i$ 的高低及气道扩张药的疗效。当呼气末流速未降至0(回到基线),说明存在 PEEP$_i$,较高的呼气末流速对应较高的 PEEP$_i$。应用支气管扩张剂后呼气峰流速增加,回复基线的时间缩短,提示病情有改善。如果管路中冷凝水积聚、气道内分泌物多及气道痉挛等,流速曲线出现锯齿样变化。

三、容量监测指标

(一)潮气量和分钟通气量

容量是流量对时间的积分,多数呼吸功能够监测潮气量(V_T),而分钟通气量则是潮气量与呼吸频率的乘积。正常人的 V_T 一般为 5～10 mL/kg,其中一部分进入肺泡内能够有效地进行气体交换即肺泡容量,另一部分则进入传导气道和完全没有血流的肺泡,即无效腔。一般无效腔占 V_T 的 1/4～1/3,相当于 2～3 mL/kg。正常人的分钟通气量约为 6 L/min。机械通气时应该根据不同疾病和同一疾病的不同阶段选择合适的呼吸频率(RR)和 V_T,例如在严重支气管哮喘和 ARDS 患者均应选择小 V_T,但前者 RR 应较慢,后者 RR 应较快,如果人机对抗,适当应用镇静药抑制自主呼吸。对于肺外疾病导致的呼吸衰竭或者 COPD 患者相对稳定时可选择深慢呼吸,即大 V_T 慢 RR。一般情况下 V_T 的变化与 RR 有关,RR 增快,V_T 变小;反之 V_T 增大,RR 减慢。如果 V_T 增大伴 RR 增快常常提示肺组织严重损伤或者水肿。

定压通气是通过调节吸气压力来改变潮气量的,因而朝气量相对不稳定,可随着患者气道阻力及顺应性的变化而发生变化。定容通气时由于管路的顺应性,患者实际通气潮气量也略低于设定的潮气量。潮气量-时间曲线也可以用来判断回路中有无气体泄漏及反映呼气阻力。如有漏气,呼气量少于吸气量,潮气量曲线呼气支不能回到基线而开始下一次吸气。如果潮气量曲线呼气支呈线性递减而非指数递减,而且恢复至基线的时间延长,提示呼气阻力增高。

(二)肺活量

肺活量正常为 $60\sim80$ mL/kg,是反映肺通气储备功能的基本指标。

(三)功能残气量

正常人功能残气量为 40 mL/kg,或者占肺总量的 $35\%\sim40\%$。体位改变会影响功能残气量。

四、气流阻力指标

气流阻力指控制通气时,整个呼吸系统的黏性阻力,包括气道、肺和胸廓的黏性阻力。一般来说,气流阻力主要反映气道阻力的变化。

吸气阻力$(R_i)=(P_{peak}-P_{plat})/(V_T/T_i)$

呼气阻力$(R_e)=(P_{plat}-PEEP)/V_{max}$

V_{max} 指呼气初期的流速。阻力增大,说明气道分泌物增加或气道痉挛,也可能是肺组织水肿、肺泡萎陷不张或者胸腔积液。

五、顺应性指标

机械通气时一般测定呼吸系统的总顺应性,分为静态顺应性(C_S)和动态顺应性(C_{dyn})。C_S反映气流消失后单位压力变化时 V_T 的变化,其计算公式是:$C_S=V_T/(P_{plat}-PEEP)$,其正常值为 $60\sim100$ mL/ cmH_2O,CS 主要反映胸肺弹性阻力的变化;C_{dyn} 则为呼吸运动时,即气流存在时单位压力变化时 V_T 的变化,其计算公式是:$C_{dyn}=V_T/(P_{peak}-PEEP)$,其正常值为 $50\sim80$ mL/ cmH_2O,C_{dyn}不仅受胸肺弹性阻力的影响,也受气道阻力和黏性阻力等变化的影响。

六、呼吸中枢驱动能力和呼吸肌力量指标

吸气用力开始 0.1 秒时对抗闭合气道产生的气道压,通常记录开始吸气 0.1 秒时的口腔压力,称为口腔闭合压$(P_{0.1})$,正常人<0.2 kPa(2 cmH_2O)。$P_{0.1}$ 可用来评价呼吸中枢的驱动水平。

最大吸气压(P_{Imax})标准方法是在 FRC 位,用单向活瓣堵塞吸气口,并迅速进行最大努力吸气,用压力表直接测定或者传感器间接测定,该值可以反映患者的自主呼吸能力,是呼吸肌和腹肌等辅助呼吸肌力量的综合反映。其正常值为 $-9.81\sim-4.90$ kPa($-100\sim-50$ cmH_2O)。$P_{Imax}>-1.96$ kPa(-20 cmH_2O),一般需要机械通气。而机械通气患者,$P_{Imax}<-2.45$ kPa(-25 cmH_2O),撤机较易成功。

$P_{0.1}$ 和 P_{dimax} 的监测一般需要留置食管气囊,以食管内压代替胸内压。

最大经膈压(P_{dimax})是反映各肌收缩力量的准确指标,用一条带气囊的双腔管道,分别测定吸气时胃内和食管内的压力,两者的差值即为经膈压。在 FRC 位做最大努力吸气所测得的经膈压为 P_{dimax},正常 P_{dimax} 为 $7.85\sim21.58$ kPa($80\sim220$ cmH$_2$O)。

膈肌肌电图(EMG)常用食管法测定,根据 EMG 的功率频谱评价膈肌功能,一般应用中位频率(Fc)、高位频率(H,$150\sim250$ Hz)与低位频率(L,$20\sim50$ Hz)的比值(H/L)表示。正常值范围:Fc 为 $70\sim120$,H/L 为 $0.3\sim1.9$。临床上需要动态观察,较基础值下降 20% 以上,提示可能有膈肌疲劳。

七、呼吸功指标

克服整个通气阻力(主要是气道阻力和胸肺组织的弹性阻力)所做的功称为呼吸功,因为吸气主动、呼气被动,所以呼吸功一般指吸气功,一般用胸腔压力变化与容积变化的乘积或者 P-V 曲线的面积来计算呼吸功。但是存在较高通气阻力,尤其是存在 PEEP$_i$ 和较高气流阻力情况时,在吸气初期存在呼吸肌做功但无容量的变化,也就是说患者的触发功增加,因此,上述计算方法有时低估了实际做功量。理论上流速触发可以减少触发功,更接近于生理。呼吸功包括呼吸肌和呼吸机做功两部分,原则上应该充分发挥自主呼吸做功,但在呼吸肌疲劳时应尽量减少自主呼吸做功。

八、呼吸形式的监测

呼吸频率(RR)是反映病情变化较敏感的指标,呼吸动力不足或者通气阻力加大均可增加 RR。呼吸中枢兴奋性显著下降则 RR 明显减慢。由于通气模式或者参数调节不当也会影响 RR,因此该指标特异性较差。呼吸节律对诊断呼吸中枢的兴奋性有一定的价值,但是焦虑患者常常出现不规则呼吸,高碳酸血症患者可以出现陈-施呼吸。

正常情况下,胸腹式呼吸同步,且以腹式呼吸为主。当呼吸肌疲劳或者胸廓结构变化时可以引起胸腹式呼吸幅度的变化,甚至胸腹矛盾运动。如果辅助呼吸肌如胸锁乳突肌、斜角肌等参与呼吸运动、张口呼吸或者出现吸气"三凹征"(吸气时胸骨上窝、锁骨上窝和肋间隙明显凹陷),则提示呼吸阻力显著增加、通气量不能满足需求或者呼吸肌疲劳。

九、吸、呼气时间比(I/E)和吸气时间分数(T_i/T_{tot})

关于 I/E 的监测和调节应该根据基础疾病和患者的耐受及舒适程度进行针对性个体化的调节。气流阻塞性疾病应采用深、慢呼吸,适当延长呼气时间;限制性通气障碍的患者宜选择浅快呼吸,适当延长吸气时间;急性肺组织疾病患者宜采用深快呼吸(以快为主)。

T_i/T_{tot} 是吸气时间/呼吸周期时间,一般呼吸肌在吸气时起作用,呼气时则由肺和胸廓的弹性回缩而驱动,正常人的 T_i/T_{tot} 值约为 0.3,一般不超过 0.35,如果延长至 $0.4\sim0.5$,则提示呼吸肌无力。

(金 好)

第四节 循环功能监测

循环功能监测的目的在于能及时、准确发现各种循环功能异常,如容量负荷过重或不足、心律失常、循环阻力增高等,对于及时、合理地指导治疗,防止严重并发症及提高患者的救治成功率有重要的意义。

传统的循环功能监测项目包括观察意识表情、皮肤色泽、皮肤温度、触摸周围动脉搏动的频率和节律、测量动脉血压等,这些都是评估心功能和循环功能极有价值的指标。随着现代急危重症医学的发展,完整而系统的循环功能监测不仅要有以上的一般监测方法,还需要持续心电监护、直接或间接动脉血压监测、无创伤性和创伤性血流动力学监测等方法来共同实现。目前,临床上常用的循环功能监测方法如下。

一、一般监测

(一)意识状态

循环系统的功能状态变化可直接引起中枢神经系统的血流灌注量改变从而影响脑功能的表达,因此,意识状态是循环功能的直接观察指标。患者如出现意识障碍如嗜睡、意识模糊、谵妄、昏迷,或出现表情异常,如烦躁、焦虑或淡漠、迟钝,甚至意识丧失,在排除了神经系统疾病之后,主要反映循环功能障碍的加重。

(二)心率

正常成人心率 $60\sim100$ 次/分,监测心率可反映心血管功能状态的变化。心率增快,可能是循环血量丢失的早期征象,这种反应可先于血压及中心静脉压的变化或与两者同时出现。合并感染的患者,机体代谢率增高,需有足够的心排血量才能满足机体代谢的需要。根据 CO(心排血量)=SV(心搏量)×HR(心率),适当提高心率有利于提高心排血量。当心率>150 次/分,心动周期缩短,舒张期充盈不足,CO 明显减少,且增加耗氧量。监测心率可及时发现心动过速、心动过缓、期前收缩和心搏骤停等心律失常。

(三)呼吸状态

呼吸状态的改变可以间接反映循环功能的改变。例如,急性左心衰竭表现为阵发性呼吸困难,休克、创伤或重症感染的患者早期呼吸多浅快,呈现呼吸性碱中毒,随着病情发展可出现酸中毒,严重时可出现呼吸窘迫。

(四)尿量

心排血量减少,循环功能不良必将导致肾脏血流灌注减少。临床上患者出现少尿或者无尿,尿比重升高时,需观察每小时尿量、尿比重,当每小时尿量<30 mL,尿比重增加时,如果排除了肾性和肾后性因素,即表示出现了组织灌注不足或循环衰竭。

(五)颜面、口唇和肢端色泽

当周围小血管收缩及微血管血流减少,如急性失血、创伤或剧痛时,临床上可出现面颊、口唇及皮肤色泽由红润转为苍白,甚至发绀;急性心功能不全发作时表现为面色青灰、口唇发绀;重症感染发展至微循环障碍时可表现为发绀。

(六)毛细血管充盈时间和肢端温度

毛细血管充盈时间延长是微循环灌注不良及血液淤滞的表现,是反映周围循环状态的指标。如果在保暖的状态下,仍然出现四肢末端温度下降四肢冰凉,可以证实周围血管收缩,皮肤血流减少,是反映周围循环血容量不足的重要指标。

二、心电监护

心电监护是急诊室和重症监护病房最基本的床旁监测项目,临床心电监护的直接目的是及时发现、识别和确诊各种心律失常,最终目的是对各种致命性心律失常进行及时有效的处理,减低心律失常猝死率,提高急危重症患者抢救成功率,同时确保手术、特殊检查与治疗的安全。心电监护具有以下临床意义。

(一)及时发现和诊断致命性心律失常及其先兆

这是心电监护的主要目的,通过动态观察心律失常的发展趋势和规律,可预示致命性心律失常的发生。如某些急性器质性心脏病患者出现进行性增加的高危险性室性期前收缩,应警惕和预防随后可能出现的致命性心律失常。

(二)指导抗心律失常治疗

通过心电监护不仅可及时发现心律失常,初步确定心律失常的类型和程度,还能有效评价各种治疗措施的疗效及不良反应。

(三)监测电解质紊乱

电解质紊乱可影响心脏电生理活动,出现心电图的改变,诱发各种心律失常。通过心电监护可及时发现并对已经处理的患者进行疗效评价。

(四)手术监护

对各种手术,特别是心血管手术的术前、术中、术后及各种特殊检查和治疗过程中实行心电监护,以及时发现可能出现的并发症并迅速采取救治措施。

(五)指导其他可能影响心电活动的治疗

当非抗心律失常治疗措施有可能影响到患者的心电活动时,也可进行心电监护以指导治疗。

三、血流动力学监测方法

血流动力学监测是通过监测患者循环系统各部位的压力,同时监测心排血量(CO)、外周血管阻力(SVR)、肺血管阻力(PVR),结合氧动力学计算氧输送量(DO_2)、氧消耗量(VO_2)等参数,对患者循环功能异常作出判断,同时进行针对性和恰当的治疗。

(一)动脉压监测

动脉压监测分为无创血压监测和创伤性动脉压监测。

无创动脉压监测可采用人工袖套测压法或电子自动测压法,需注意袖带绑缚的位置正确(肘上 2 cm)及松紧度适宜(可伸入一到两指);电子自动测压时需注意避免频繁测压、测压时间过长或测压间隔太短,有可能发生疼痛、上肢水肿、血栓性静脉炎等。

创伤性动脉压(ABP)监测:通过在周围动脉置入动脉导管,并经由换能器将机械性压力波转变为电子信号,由示波屏直接显示动脉压力波形和相关数值,并可连续监测、记录及分析。适用于各类危重患者、循环不稳定者。

1.置管途径

置管途径首选桡动脉,足背动脉及股动脉亦可酌情挑选;尽量避免行肱动脉穿刺置管,以防发生动脉血肿或阻塞引起前臂血供障碍。

2.测压装置

测压装置包括换能器、加压冲洗袋、冲洗液及连接管道等。

3.有创动脉压波形

创伤性动脉压监测不仅能连续、实时地获得患者血压的数值,其波形亦带给我们很多信息。正常的动脉压波形分为收缩期和舒张期,主动脉瓣开放和快速射血入主动脉时动脉压波迅速上升至峰顶;而血流从主动脉到周围动脉时波形下降至基线。下降支的重搏切迹是主动脉弹性回缩产生的。

(二)中心静脉压(CVP)监测

中心静脉压(CVP)监测是测定位于胸腔内的上、下腔静脉或右心房内的压力,衡量右心对排出回心血量能力的指标。操作简单方便,不需特殊设备,在临床上应用广泛。

1.建立静脉通路

建立静脉通路需经颈内静脉或锁骨下静脉穿刺置入深静脉导管,导管头端的位置以位于上腔静脉内为宜。

2.影响 CVP 测定值的因素

(1)导管位置:头端应位于右心房或近右心房的上、下腔静脉内。

(2)标准零点:以右心房中部水平线为标准零点,在体表的投射位置相当于仰卧位时第四肋间腋中线水平,患者体位发生改变应相应调整零点位置。

(3)胸膜腔内压:行机械通气的患者胸膜腔内压增高,影响测得的 CVP 数值。

3.CVP 数值

CVP 数值正常为 0.49～1.18 kPa(5～12 cmH$_2$O),通常认为<0.25 kPa(2.5 cmH$_2$O)提示心腔充盈欠佳或血容量不足,>1.47 kPa(15 cmH$_2$O)提示右心功能不全。但 CVP 的个体差异极大,临床上对其绝对数值的参考意义争论较大,通过动态观察其数值变化可能更有利于患者容量情况的判断。

4.CVP 波形分析

正常波形有 a、c、v 三个正波和 x、y 两个负波,波形与心脏活动和心电图之间有恒定的关系。

(三)肺动脉漂浮导管

该方法又称肺动脉导管法(PAC)。1970 年,Swan-Ganz 气囊漂浮导管应用于临床,为心功能障碍和其他危重患者的血流动力学监测提供了重要的手段,经过不断发展,目前,Swan-Ganz 导管不但能测量传统的参数如 CVP、肺动脉压(PAP)、肺动脉嵌入压(PAWP)或称肺毛细血管嵌入压(PCWP)、连续心排血量(CCO)及每搏量(SV)等,新型的 Swan-Ganz 导管(图 3-1)与仪器还可以连续测量右心室舒张末期容量(RVEDV)和右心室收缩末容量(RVESV),因此,将压力监测与容量监测融为一体。应用 Swan-Ganz 导管的方法监测心排血量在多种方法中被临床视为"金标准"。同时可以监测外周血管阻力(SVR)与肺血管阻力(PVR),其计算方法与正常参考值,见表 3-1,在较多新型监护仪可以自动计算。

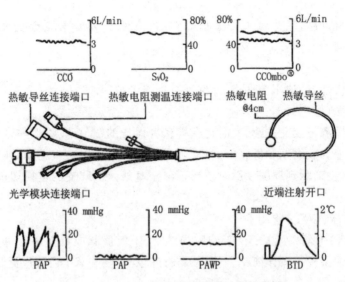

图 3-1 Swan-Ganz 漂浮导管的结构示意图

表 3-1 常用血流动力学监测参数与正常参考值

参数	缩写	单位	计算方法	正常参考值
平均动脉压	MAP	kPa	直接测量	10.9～13.6
中心静脉压	CVP	kPa	直接测量	0.8～1.6
肺动脉嵌顿压	PAWP	kPa	直接测量	0.8～1.6
平均肺动脉压	MPAP	kPa	直接测量	1.5～2.1
心排血量	CO	L/min	直接测量	5～6
每搏输出量	SV	mL/beat	CO/HR	60～90
心脏指数	CI	L/min·m^2	CO/BSA *	2.8～3.6
外周血管阻力	SVR	dyne·s/cm^5	80·(MAP-CVP)/CO	800～1 200
肺血管阻力	PVR	dyne·s/cm^5	80·(MPAP-PAWP)/CO	<250
氧输送指数	DO2I	mL/min·m^2	CI·CaO_2·10	520～720
氧消耗指数	VO2I	mL/min·m^2	CI·(CaO_2-CvO_2)·10	100～180
氧摄取率	O2ER	%	(CaO_2-CvO_2)/CaO_2	22～30
动脉血乳酸	LA	mmol/L	直接测量	<2.2
混合静脉血氧饱和度	SvO_2	%	直接测量	60～80

注：* BSA 为体表面积。

(四)脉搏指数连续心排血量(PiCCO)监测

一种较新的微创心排血量监测,是经肺温度稀释技术和动脉搏动曲线分析技术相结合的方法,能对心脏前负荷及血管外肺水进行监测。

1.所需导管

中心静脉置管及股动脉放置 PULSION 导管。

2.操作方法

做 3 次经肺温度稀释法测量对脉搏曲线心排血量测量作校正,然后根据脉搏曲线变化可以连续监测。

3.优势

与漂浮导管比较,损伤较小,置管可能发生的并发症亦少;同时,PiCCO 可以监测胸腔内血容量(ITBV)及血管外肺水(EVLW),能够更准确、及时地反应体内液体情况。

(五)每搏输出量变异度(SVV)

根据 Frank-Starling 曲线,当回心血量超过一定程度后,心排血量不再随着心脏前负荷的增加而加大,呼吸对回心血量的影响也不会很大;反之,如果存在循环容量不足,随着呼吸而发生回心血量的周期性变化,导致心脏每搏输出量随之发生变化,即在基线的水平上产生一个变异度,即为 SVV。正常值应<13%,如果>13%,则提示继续扩容对提高心排血量仍有帮助。

(六)混合静脉血氧饱和度(SvO_2)及乳酸监测

对危重病和重大手术患者围术期血流动力学及组织氧供需平衡的评估有重要意义。

1.SvO_2

SvO_2 指肺动脉血的血氧饱和度,即经过全身机体摄氧、代谢后的静脉血在右心混合后所残留的氧含量,反映了全身供氧和耗氧之间的平衡,正常值为 60%~80%,当发生贫血、心排血量降低(低血容量、心源性休克等)时,氧供减少,则 SvO_2 值降低。临床上通常以上腔静脉血氧饱和度($ScvO_2$)来代替较难获取的 SvO_2;$ScvO_2$ 或 SvO_2 降低提示全身低灌注状态。《SSC2008 脓毒症救治国际指南》中作为重要的要点强调了早期目标治疗(EGDT),推荐意见指出,应在最初的 6 小时之内,通过液体复苏与循环支持,使 $ScvO_2$ 达到 70%,或 SvO_2 达到 65%。

2.乳酸

当机体处于应激状态时,组织氧利用度提高,若存在循环容量不足,氧供难以满足机体需要,则出现无氧代谢,乳酸值升高,并>4 mmol/L。近年来,许多临床循证依据证明了严重脓毒症与脓毒性休克的患者,血乳酸是可以反应预后的重要临床依据。同时,乳酸也是救治严重脓毒症与脓毒性休克患者疗效评价的重要监测指标。

四、血流动力学参数的临床意义

CVP 是临床十分常用的评估容量状态的参数,但是很多因素会影响 CVP,如正压机械通气与呼气末正压(PEEP)等;同时 CVP 反映容量状态也较迟缓。临床应用中对同一患者的连续监测对评估与治疗有意义,同时可以在脓毒性休克救治中参考应用早期目标治疗(EGDT)。

LA 在救治复杂休克患者时十分重要,因为动脉压正常并不等于解除了全身或局部器官组织的低灌注。应用时可参考《SSC2008 指南》。临床研究也证实了 LA 升高是重症患者预后的独立相关因素。LA 升高提示低灌注状态。

SvO_2 如果是经导管抽取混合静脉血做血气分析,就需要看该血气分析仪是否是直接测定氧饱和度,而不是换算得到的,否则结果不可靠。SvO_2 是指经 Swan-Ganz 导管监测的,而经上腔静脉导管监测的为 $ScvO_2$,根据患者原发疾病的不同应具体分析。

MAP 是临床救治休克的最常用目标参数,按 EGDT 的早期治疗目标,应在尽量早的时间内(6 小时)提高至 8.7 kPa(65 mmHg)以上。但是抗休克的根本目标并不是提高 MAP,而应该是纠正组织器官的低灌注,所以,LA 和尿排出量[>0.5 mL/(kg·h)]是可以补充的参考指标。

PAWP升高提示左心功能不全。在鉴别诊断ARDS与心源性肺水肿时是重要的指标,如果PAWP>2.4 kPa(18 mmHg),提示心源性肺水肿,即左心衰竭。但是,在腹腔高压与腹腔间室综合征(ACS)的特殊条件下,应当根据患者的个体化特征具体分析。

五、循环支持

(一)容量治疗

1.胶体液

血浆、人血清蛋白、羟乙基淀粉、动物胶和右旋糖苷等,能有效维持血浆胶体渗透压,改善循环状况;血液制品的来源有限,使得临床应用无法保证,人工胶体在应用时应注意:羟乙基淀粉有不同的制剂品种,每个商品有不同的平均相对分子质量与中位相对分子质量,以及分子替换率和每天最大用量。临床应用时注意具体商品的性质指标。动物胶的平均相对分子质量较小,另外还可能具有抗原性,应用中应注意。右旋糖苷制剂有不同的相对分子质量,应用有最大量限制,同时可能影响凝血功能。

2.晶体液

晶体液通常可选用林格液或生理盐水,但需注意生理盐水大量输注可能产生高氯性酸中毒。

(二)血管活性药物

血管活性药物可以分为强心药物、血管收缩剂、血管扩张剂多重种型,应用时根据患者的血流动力学异常的特征应用。

常用的药物包括多巴胺、去甲肾上腺素、血管升压素和多巴酚丁胺。

1.多巴胺

作为脓毒性休克治疗的胰腺血管活性药物,多巴胺兼具多巴胺能与肾上腺素能α和β受体的兴奋效应,在不同的剂量下表现出不同的受体效应。小剂量[<5 μg/(kg·min)]多巴胺主要作用于多巴胺受体(DA),具有轻度的血管扩张作用。中等剂量[5～10 μg/(kg·min)]以β$_1$受体兴奋为主,可以增加心肌收缩力及心率,从而增加心肌的做功与氧耗。大剂量多巴胺[10～20 μg/(kg·min)]则以α$_1$受体兴奋为主,出现显著的血管收缩。

2.去甲肾上腺素

去甲肾上腺素具有兴奋α和β受体的双重效应。其兴奋α受体的作用较强,通过提升平均动脉压(MAP)而改善组织灌注;对β受体的兴奋作用为中度,可以升高心率和增加心脏做功,但由于其增加静脉回流充盈和对右心压力感受器的作用,可以部分抵消心率和心肌收缩力的增加,从而相对减少心肌氧耗。因此,亦被认为是治疗感染中毒性休克的一线血管活性药物。其常用剂量为0.03～1.50 μg/(kg·min),但剂量>1.00 μg/(kg·min),可由于对β受体的兴奋加强而增加心肌做功与氧耗。

3.肾上腺素

由于具有强烈的α和β受体的双重兴奋效应,特别是其较强的β受体兴奋效应在增加心脏做功、增加氧输送的同时也显著增加着氧消耗,血乳酸水平升高。目前,不推荐作为感染中毒性休克的一线治疗药物,仅在其他治疗手段无效时才可考虑尝试应用。

4.血管升压素

血管升压素通过强力收缩扩张的血管,提高外周血管阻力而改善血流的分布,起到提升血压、增加尿量的作用;血管升压素还可以与儿茶酚胺类药物协同作用。由于大剂量血管升压素具有极强的收缩血管作用,使得包括冠状动脉在内的内脏血管强力收缩,甚至加重内脏器官缺血,故目前多主张在去甲肾上腺素等儿茶酚胺类药物无效时才考虑应用,且以小剂量给予(0.01～0.04 U/min)。

5.多巴酚丁胺

多巴酚丁胺具有强烈的 β_1、β_2 受体和中度的 α 受体兴奋作用,而 β_2 受体的作用可以降低肺动脉楔压,有利于改善右心射血,提高心排血量。总体而言,多巴酚丁胺既可以增加氧输送,同时也增加(特别是心肌)氧消耗,因此,在脓毒性休克治疗中一般用于经过充分液体复苏后心脏功能仍未见改善的患者;对于合并低血压者,宜联合应用血管收缩药物。其常用剂量为 $2～20\ \mu g/(kg \cdot min)$。

(金　好)

第五节　肾功能监测

肾是人体重要的生命器官,其主要功能是生成尿液,排泄人体代谢的终末产物(尿素、肌酐、尿酸等)、过剩盐类、有毒物质和药物,同时调节水电解质及酸碱平衡,维持人体内环境的相对稳定。然而,肾也是最易受损的器官之一,因此,在急危重症患者的诊疗过程中,肾功能监测与心肺功能监测同样重要。

一、一般观察

(一)尿量与次数

尿量是反映肾功能的重要指标之一。临床上通常记录每小时尿量或 24 小时尿量,成人白天排尿3～5次,夜间 0～1 次,每次 200～400 mL,24 小时尿量 1 000～2 000 mL。超过 2 500 mL/24 h者为多尿;少于 400 mL/24 h 或 17 mL/h 为少尿;少于 100 mL/24 h 为无尿。

(二)颜色与气味

正常新鲜尿液呈淡黄色或深黄色,是由于尿胆原和尿色素所致。而气味则来自尿内的挥发性酸,静置后因尿素分解,故有氨臭味。

(三)酸碱度和比重

正常人尿液呈弱酸性,pH 为 4.5～7.5,比重为 1.015～1.025,尿比重与尿量一般成反比。

二、肾小球功能监测

肾小球的主要功能是滤过功能,测定肾小球滤过功能的重要指标是肾小球滤过率。单位时间内由肾小球滤过的血浆量,称为肾小球滤过率。临床上常用内生肌酐清除率、血浆肌酐、血尿素氮浓度来反映肾小球滤过功能,其中以内生肌酐清除率较为可靠。

计算公式:内生肌酐清除率＝(尿肌酐/血肌酐)×单位时间尿量

因肾对某物质的清除量与肾体表面积有关,而后者又与体表面积有关,故内生肌酐清除率必须按体表面积校正:

校正清除率＝1.73 m^2×肌酐清除率/实际体表面积

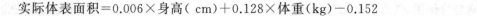

实际体表面积＝0.006×身高（cm）＋0.128×体重（kg）－0.152

三、肾小管功能监测

（一）尿浓缩-稀释试验

浓缩试验又称禁水试验,具体做法是:试验前1天18:00饭后禁食、禁水,睡前排空尿液,试验日6:00、7:00、8:00各留尿1次,3次尿中至少有1次尿比重在1.026(老年人可为1.020)以上,尿比重<1.020则表示肾浓缩功能差。而稀释试验则由于单位时间内进水量过多,有致水中毒的危险,且易受肾外因素的影响,故临床上基本上不采用。

（二）尿/血渗透压的测定

正常人的血浆渗透压为280~310 mmol/L,而尿/血渗透压为3:1~4.5:1.0。禁饮水12小时后,尿渗透压应>800 mmol/L,低于此值时,表明肾浓缩功能障碍。

四、肾影像学检查

肾功能的监测往往还需要一种或多种的肾影像学检查,如腹部平片、腹部CT、肾超声检查、肾盂造影和放射性核素扫描等。

（金　好）

第六节　肝功能监测

一、反映肝实质细胞损伤的酶学监测

（一）转氨酶

临床上常用的为丙氨酸氨基转移酶,简称谷丙转氨酶(GPT,ALT),以及天冬氨酸氨基转移酶,简称谷草转氨酶(GOT,AST)。人体许多组织细胞中都含有这两种酶,但含量不同,ALT含量次序为:肝>肾>心>肌肉;AST顺序为心>肝>肌肉>肾;ALT分布在细胞质中,AST分布在细胞质及线粒体中。由于肝内ALT活性较其他组织都高,所以ALT较AST在肝细胞损伤的检测中更具特异性。正常血清中ALT<30 IU/L,AST<40 IU/L。

测定血清转氨酶活性可以动态反映肝脏情况,以便及时调整治疗,或及早发现致病原因。重症肝坏死是由于肝细胞合成转氨酶能力受损,血清转氨酶下降,出现"胆-酶分离"现象,为肝功能极度恶化的表现。

AST在细胞内分布与CPT不同,一部分分布在胞质基质内,称为S型(ASTS),一部分在线粒体内,称为M型(ASTm)。当肝细胞病变较轻,仅通透性改变时,ASTm不能透过细胞膜进入血液,此时AST/ALT比值低;而当肝细胞发生坏死时,ASTm将与ASTs同时进入血液,血液中AST总量增加,AST/ALT比值较高。正常血清中AST/ALT比值为1.15。

（二）腺苷脱氨酶(ADA)及其同工酶

ADA是一种核酸分解酶,不仅在核酸分解代谢中起重要作用,与免疫功能密切相关。它在全身多种组织中以同工酶的形式广泛存在,而以淋巴细胞中活性最高。ADA分子较ALT小,

分布于胞质中,更容易透过细胞膜,在肝细胞轻微损伤时即能从血液中测出,故较转氨酶有更高的敏感性,出现早,消失晚,但特异性不够。如测定它的同工酶 ADA2,则可提高特异性。正常值为 3～30 U/L。

(三)乳酸脱氢酶(LDH)及其同工酶

LDH 是一种糖酵解酶,广泛存在于人体组织内,以心肌、肾、肝、横纹肌和脑组织含量较多,红细胞内含量也较高,故抽血检查时不能溶血。在反映肝细胞病变上,LDH 灵敏度及特异性均不高。LDH 分子由4条肽链组成,肽链有 A、B 两种,根据排列组合可组成 LDH1-5 5 种类型。AAAA 型即 LDH-5,主要存在于横纹肌及肝脏,故又称为横纹肌型(M 型);BBBB 型即 LDH-1,主要存在于心肌,故称心肌型(H 型)。肝脏病变时 LDH-5 明显升高。LDH 同工酶的测定有助于判断病变的部位,排除肝外情况。

(四)谷胱甘肽-5-转移酶(GST)

GST 是一组与肝脏解毒功能有关的同工酶,主要存在于肝细胞胞质中,微量存在于肾、小肠、睾丸、卵巢等组织中,诊断意义与 ALT 相近,在反映肝细胞损伤程度上更优于 ALT,重症肝炎 ALT 下降时,GST 仍能持续升高。同时,GST 比 ALT 更敏感,常先于 ALT 升高。

(五)谷氨酸脱氢酶(GDH)

GDH 主要参与谷氨酸的分解代谢,GDH 仅存在于线粒体内,且肝脏内浓度远远高于心肌、骨骼肌等其他组织,是反映肝实质损害、坏死的一种敏感指标。

(六)胆碱酯酶(CHE)

人体 CHE 有两类,一类为真性胆碱酯酶,存在于神经节、运动终板等处,分解乙酸胆碱;另一类为假性胆碱酯酶,由肝细胞和腺细胞产生。血清假性胆碱酯酶主要由肝脏合成,当肝脏发生实质性损害时,血清 CHE 活性常呈下降趋势,下降程度与肝细胞损害程度相平行。但该酶特异性较差,有机磷中毒、营养不良、恶性肿瘤等疾病发生时 CHE 活性均下降,而糖尿病、肾病综合征、甲状腺功能亢进、重症肌无力、脂肪肝、支气管哮喘等疾病可引起该酶活性升高。判断结果时需注意有无上述伴随疾病。

(七)磷脂酰胆碱-胆固醇酰基转移酶(LCAT)

LCAT 由肝合成和分泌,与胆固醇代谢有关,肝损害时该酶合成减少。与 CHE 类似,该酶血清活性反映肝脏的储备功能,但较 CHE 更具特异性。在敏感性方面,对慢性肝损害优于 ALT 和 ADA。

二、反映胆汁淤积的诊断与监测指标

胆红素是血红素的代谢产物,80%来自分解的血红蛋白,20%来自肌红蛋白、过氧化物酶和过氧化氢酶、细胞色素等的分解。衰老的红细胞被肝、脾及骨髓的网状内皮细胞破坏,释出血红蛋白,分解为血红素和珠蛋白,血红素经一系列的氧化还原反应成为胆红素,成为未结合胆红素。由于其分子内特殊的氢键结构,使胆红素显示出亲脂疏水性质。游离胆红素进入血液后即被清蛋白结合,然后被肝细胞摄取,形成葡萄糖醛酸胆红素,此为结合胆红素。结合胆红素经肝细胞膜主动运送进入毛细胆管,经胆管系统排入肠腔。在回肠末端及结肠,胆红素在肠道细菌作用下,水解还原成胆素原,大部分随粪便排出,少部分被吸收入门静脉,再次被肝摄取排入肠腔,一部分被小肠上段重吸收,形成所谓的"肝肠循环"。

(一)血清胆红素测定

血清胆红素试验包括血清总胆红素测定和1分钟胆红素测定。血清总胆红素正常值为5.1～17.1 $\mu mol/L$。如在17.1～34.2 $\mu mol/L$之间,则为隐性黄疸;34.2～171.0 $\mu mol/L$为轻度黄疸;171～342 $\mu mol/L$为中度黄疸;342 $\mu mol/L$以上为重度黄疸。1分钟胆红素是指通过直接偶氮反应,血清中1分钟内发生变色反应的胆红素的量。未结合胆红素不发生变色反应,而结合胆红素在1分钟内基本都发生了反应。因结合胆红素被肝细胞直接排入胆管,故正常人血中含量甚微,此时测出的1分钟胆红素基本都是干扰因素如尿素、胆汁酸盐、枸橼酸等所致,正常值为0～3.4 $\mu mol/L$,超过此值,即可认为血清结合胆红素升高。由于1分钟胆红素测定简便易行,虽然存在干扰因素,但对结果判断影响不大,故目前广泛应用。

总胆红素及1分钟胆红素的测定对鉴别黄疸的类型很有帮助。①溶血性黄疸:以非结合性胆红素升高为主,总胆红素轻度升高(<85.5 $\mu mol/L$),1分钟胆红素/总胆红素比值小于20%。②阻塞性黄疸:1分钟胆红素明显增高,1分钟胆红素/总胆红素可高于50%。③肝细胞性黄疸:结合性和非结合性胆红素均升高,1分钟胆红素/总胆红素大于35%。

(二)尿胆红素的测定

由于非结合胆红素不溶于水,不能进入尿液,结合胆红素虽能溶于水,但正常情况下血中结合胆红素含量很低,因此正常尿液中不含胆红素。如出现表明血液中结合胆红素升高。尿胆红素正常值为<0.51 $\mu mol/L$。

临床上一般为定性试验,阳性的灵敏度一般为0.86～1.70 $\mu mol/L$范围内。通常情况下,血、尿中结合胆红素浓度变化相平行,但有时血中结合胆红素很高,尿中也可能为阴性。

(三)尿内尿胆原测定

尿胆原为胆红素排入肠道后在结肠经细菌分解后产生,部分再吸收入肝,由肝再排泄入小肠,形成肝肠循环,故尿内尿胆原量与多种因素有关,如胆红素产生过多;肝脏对重吸收的尿胆原摄取功能受损;胆管感染,使胆汁中的胆红素转变为了尿胆原;肠道排空延迟,吸收增多等。

(四)碱性磷酸酶(ALP,AKP)

ALP是一种膜结合酶,广泛存在于身体各组织中,肝、骨骼、肠上皮、胎盘、肾脏、成骨细胞和白细胞中含量丰富。它是一组同工酶,血清中的ALP成人主要来自肝,儿童主要来自骨骼。脂肪餐后,小肠内的ALP可逆入血液,引起ALP明显升高,持续可达6小时。由于ALP与膜结合紧密,且肝细胞内浓度仅比血液浓度高5～10倍,故肝病时血清ALP升高不明显。而胆汁酸凭其表面活化作用,可将ALP从膜上溶析下来,故任何干扰肝内外胆流的因素都会引起ALP的明显变化。

目前主要用于诊断胆汁淤积。肝内炎症及恶性肿瘤时,由于ALP被过度制造,血清ALP也会明显升高,具有参考价值。对肝细胞损害价值不大。

ALP正常值为3～13 U。电泳法可将ALP分为6种同工酶,可鉴别其来源,肝脏来源的为ALP-1和ALP-2。

(五)γ-谷氨酰转肽酶(GGT)

GGT是一种膜结合酶,广泛存在于人体,尤以肾、胰、肝、肠为丰富。血清内的GGT主要来自肝脏,肝内主要分布于肝细胞质和肝内胆管上皮。其临床意义与ALP基本一致,而肝外胆管梗阻较肝内胆汁淤积升高更明显。

GGT的正常值<40 U,长期饮酒者可能稍高,但≤50 U。GGT也有同工酶,但其蛋白质结

构相同,因其所带电荷不同,在电泳带上出现不同分带。其中 GGT Ⅰ 、GGT Ⅱ 、GGT Ⅲ 对原发性肝癌诊断有意义。

三、蛋白质代谢试验

(一)血清总蛋白(TP)、清蛋白(Alb)、球蛋白(Glu)

血清总蛋白主要包括清蛋白和球蛋白。正常生理状态下,血清总蛋白在 60~80 g/L,其中清蛋白占 70%,球蛋白占 30%。人血清蛋白的半衰期为 17~21 天,球蛋白为 3~5 天,所以在肝脏疾病的早期,清蛋白不会很快下降。正常值清蛋白为 35~55 g/L,球蛋白为 25~30 g/L。清蛋白减少没有很高的特异性,营养不良、肝功能受损、蛋白丢失过多、高分解代谢状态及蛋白异常分布等都可引起人血清蛋白减少。球蛋白减少较少见,见于严重营养不良、长期应用类固醇激素及一些先天性疾病。球蛋白合成增加,常见于肝脏及全身炎症时,球蛋白明显增高时应考虑多发性骨髓瘤存在,可加做蛋白电泳。

(二)前清蛋白(PA)

PA 是电泳时位于清蛋白前方的一条蛋白区带,由肝脏合成。其合成及分解代谢几乎与清蛋白同步,但由于其半衰期较清蛋白明显短,仅 1.9 天,故可非常敏感地反映肝脏蛋白合成功能及分解代谢情况。在肝合成功能降低的早期即可降低,同样,在肝合成功能恢复的早期,PA 即可恢复正常或高于正常。肾病时 PA 会升高,机制不详。

PA 正常值为 0.23~0.29 g/L。

(三)血氨

蛋白质分解最终可产生氨,氨可逆入脑脊液,消耗 α-酮戊二酸,影响脑脊液的柠檬酸循环,并改变神经介质功能。当血氨浓度超过 2.0 mg/L 时,常可出现不同程度意识障碍,即继发性肝性脑病,而急性重症肝损害引起的原发性肝性脑病,血氨常不高,可能与内环境紊乱有关。血氨主要依靠肝脏清除,慢性肝功能衰竭时血氨常升高,急性肝功能衰竭时血氨升高较少。

四、脂质和脂蛋白代谢试验

(一)血清总胆固醇(TC)

体内胆固醇大多由各组织合成,少数来自肠道吸收。血清中的胆固醇几乎完全来自肝脏。血清总胆固醇包括游离胆固醇与胆固醇酯。急性肝损害引起肝合成功能下降时该值降低,胆管阻塞时升高,尤以慢性胆管阻塞时升高明显。高胆固醇饮食、糖尿病、动脉粥样硬化、脂肪肝等也可增高。

血清总胆固醇正常值为 3.3~5.9 mmol/L,随年龄增长可稍增高。

(二)血清磷脂(SPL)

肝脏一方面合成磷脂,进入血液,一方面又不断从血液摄取磷脂,分解后排入胆管。急性肝功能损害时该值无明显变化,慢性肝硬化晚期该值才有所下降。胆管梗阻时该值上升幅度明显。

(三)甘油三酯(TC)

血清 TC 存在于脂蛋白中,通过循环在组织中运送,其浓度受组织中脂肪代谢及脂蛋白合成降解的影响。肝脏是内源性 TC 的主要来源。血清 TC 浓度受许多生理病理因素影响,特异性不高,对判断肝功能状态意义不大。

血清 TC 正常值为 0.22~1.21 mmol/L。

(四)载脂蛋白

血浆中脂质通过与载脂蛋白结合而运输的,除作为脂质载体外,载脂蛋白还起着调节脂酶活性、调节脂蛋白合成分解代谢等重要作用。

目前认为,载脂蛋白测定比其他血脂检查更能正确反映肝脏功能不良时脂质代谢的实际状态。载脂蛋白分为 apoA、apoB、apoC 3 类,每一类又有数种,其中最常监测的有 apoAⅠ和 apoB。apoAⅠ在 apoA 中含量最多,主要由肝及小肠黏膜合成,是高密度脂蛋白的主要结构蛋白,其主要功能为促进血浆胆固醇酯化和高密度脂蛋白成熟,并能协助周围组织中的自由胆固醇,是预测冠心病的一项重要指标。肝功能受损时合成减少,血清中 apoAⅠ浓度降低。动态观察有助于判断肝脏预后。apoB 是低密度脂蛋白和极低密度脂蛋白的主要结构蛋白,主要功能是运载脂类、识别受体。在调节周围组织中的胆固醇及低密度脂蛋白代谢具重要作用,是预测动脉粥样硬化、冠心病的有价值指标之一。肝功能受损时随之下降,下降程度与肝脏受损严重度一致。

五、影像学监测

目前,临床上常用于肝脏诊断的影像学技术有 B 型超声波、CT、MRI 及核素扫描等。大多数形态学的变化及某些功能变化都可通过这些检查发现。但由于危重患者的特殊性,如不宜搬动、不能较长时间独处、有时还需呼吸机维持呼吸,使检查受到很大的局限性。目前,危重患者的肝脏影像学检查还是以 B 超及 CT 为主。

(一)B 超

B 超灵活、方便,可在床边进行,并可导引介入进行穿刺抽液、活检、药物注入,分辨率也较高,对肝内占位、胆管系统诊断价值很大,是目前临床上唯一可用于院前影像学检查工具。

(二)多普勒彩超

多普勒彩超有助于肝血管系统的观察,对肝移植后肝血供的判断很有价值。由于其分辨率及超声波穿透性的限制,易受气体干扰,对肝内微小占位、腹膜后淋巴结的观察不佳。

(三)CT

CT 是 B 超最好的补充。由于需搬动患者、有射线损伤且检查费用较高,CT 的检查受到一定限制。但 CT 分别率高,能发现肝内小占位;对腹膜后、肝脏周围组织器官显示清楚,解剖结构直观;增强检查可发现血运变化等,在许多情况下 CT 检查不可替代。

(四)MRI、核素扫描

MRI、核素扫描虽有较多优点,由于检查繁琐,占用时间较长,在危重患者抢救中较少使用。

(金 好)

第七节　神经外科重症监护中的电生理监测

神经外科重症监护室(neurosurgical intensive care unit,NSICU)中继发性脑损伤在急性重型脑损伤患者中十分常见。颅内压增高所致深部脑中线结构改变或病变组织周围术后水肿、再出血等情况均会导致患者病情恶化,因此,监测中早期发现并及时治疗这些并发症显得尤为重要,更是 NICU 的重要中心工作。在一般神经系统检查有阳性发现之前,大脑功能或结构已经发生明显变化,而此时脑功能监测可以在神经功能紊乱的可逆期内提供诸多有效信息,能够帮助临床医师早期诊断、及时干预并阻止持续的脑损害,还可通过动态连续监测对治疗效果作实时评估。此外,神经电生理检查与动态监测也是生命中枢与广泛脑损害程度的客观评判指标,对于指导合理医疗投入及脑死亡鉴定、器官移植也具有重要意义。目前,用于脑功能监测的主要技术有连续脑电图(continuous EEG,CEEG)、诱发电位(evoked potential,EP)、经颅多普勒(transcranial doppler,TCD)等。

一、神经重症监护中的脑电图监测

(一)脑电图监测基本原理

脑电图与脑生物代谢密切相关,当脑血流量(cerebral blood flow,CBF)下降时,大脑皮质神经细胞突轴后电位发生改变,从而引起头皮脑电图的变化。因此,脑电图可先于临床检查发现处于可逆阶段的神经元功能障碍,早期预告低碳酸血症缺血和即将发生的血管痉挛,此外,EEG还可探测脑损伤或癫痫患者痫样放电。

(二)EEG在神经重症监护中的应用

CEEG监测对于评价大脑功能、指导治疗剂量、评价治疗效果有重要意义,其作用主要有以下几方面。

1.协助脑死亡的诊断

除了临床指标外,脑死亡的确认试验还包括:脑电活动消失(平坦)、经颅脑多普勒超声呈脑死亡图形、体感诱发电位P14以上波形消失。

2.昏迷的诊断及预后评估

引起昏迷的原因依据神经学定位诊断的观点可分为:①幕上器质性或占位性病变,直接或间接地破坏或压迫中线深部结构;②幕下器质性或占位性病变,直接或间接地破坏或压迫脑干上部的上行激活系统;③代谢、中毒性疾病引起双侧半球和/或脑干弥漫性功能或器质性损伤。

对昏迷患者行EEG检查,其作用主要体现在以下几方面:①可提供客观评价脑功能障碍的指标;②有助于鉴别中毒-代谢因素与结构性损伤所致的昏迷,如α昏迷、θ昏迷多见于广泛的缺血损害,提示缺氧缺血性脑病,阵发性广泛的θ、δ活动,尤其伴随三相波活动,常提示代谢性脑病;③协助判断昏迷深度,预测临床转归,如EEG对外源性刺激缺乏反应性,EEG无自发性改变,脑电活动普遍抑制等均提示预后不良。

3.在癫痫诊断与治疗中的应用

癫痫是大脑神经元突发异常放电所致的短暂、反复发生的脑功能障碍的慢性临床综合征。这种异常放电可通过EEG描记到,故临床中CEEG可用于癫痫及癫痫发作类型的诊断。此外,对于难以控制的癫痫持续状态,CEEG还可用于指导正确的麻醉治疗,即在CEEG监测下判断大脑功能受抑制的程度,使药物在最低的剂量下达到最好的控制效果。

4.在脑血管病中的应用

EEG对于脑血管病的检测一般无特异性改变,但仍有着CT等影像学检查无法替代的作用。急性局灶性脑缺血时,EEG检查在发病后即呈现脑波异常,早期发现即将出现的缺血可以为溶栓治疗争取时间。有研究表明蛛网膜下腔出血时,CEEG显示持续弥漫的慢波为血管痉挛前兆,α波明显减少也发生在血管痉挛的患者中,且早于TCD发现,当血管痉挛解除后α波可恢复正常。

5.在颅内压监护中的应用

研究发现伴有颅内压增高的患者,EEG 常表现为持续的慢波活动,而在使用甘露醇等脱水剂后 EEG 可显著改善。因此,CEEG 监测可间接反映脱水剂治疗脑水肿的脱水降颅压过程,提供药物治疗的早期效果。

(三)注意事项

EEG 检查时需注意:①EEG 表现必须与临床资料如病因学、年龄、神经系统检查等结合才能作出正确判断。②检查中 EEG 易受外界因素的影响,如各种电磁干扰、患者躁动不安或有颅骨损伤、软组织肿胀积液、安置颅内引流管等,故判定时需排除可能的干扰后综合分析结果。

二、诱发电位与事件相关电位

在神经科重症监护病房通常需要医师对昏迷患者在发病早期即作出预后判断。Glasgow 昏迷量表(GCS)是在 NICU 临床中应用最广泛的评估手段,但其对预后的判断主要停留在临床观察水平,对植物状态和死亡的预后评估早期缺乏特异性。此时,神经诱发电位的监测和其他监测手段一同成为预后评估的重要工具。

(一)脑干听觉诱发电位

脑干听觉诱发电位(brainstem auditory evoked potential,BAEP)是在听觉短声刺激后 10 毫秒内发生的神经反应,由 6~7 个正相和负相的峰组成。Ⅰ波产生于靠近耳蜗的第 8 对脑神经,Ⅲ波主要产生于同侧的耳蜗神经核和同侧上橄榄复合体,Ⅴ波产生于脑桥上部或下丘部。因此,BAEP 监测可反映听觉传导通路功能,同时也是脑干功能的客观监测指标,广泛应用于术中与 NICU 电生理监测。

由于 BAEP 受巴比妥类等安眠镇静药物的影响较小,可对昏迷的病因(药物中毒或脑干器质性损伤)有一定的鉴别作用,检查前需注意了解患者有无耳科疾病,以排除因听觉传导通路异常所致的 BAEP 变化。

BAEP 对昏迷患者预后的预测也有一定价值。研究表明,BAEP 图形分化差,缺少Ⅲ至Ⅴ波或Ⅳ、Ⅴ波的昏迷患者常最终死亡或处于不可逆的植物状态。需要注意的是,BAEP 监测只能反映部分脑区的功能,如病变局限于大脑半球而未影响脑干听觉传导通路,BAEP 可完全正常。此外,如出现 BAEP 各波均消失需检查设备以排除技术问题影响。

综上所述,监测中提倡连续 BAEP 监测,重复 BAEP 记录可获得稳定数据,所有进行临床判断时需要与其他检查(如其他神经电生理检查、临床症状体征、颅内压测定、头颅 CT 或 MRI)联合,进行综合分析,才可能作出更为准确的评判。

(二)事件相关电位

事件相关电位(event-related potential,ERP),是由皮质下-皮质和皮质-皮质环路产生的长潜伏期电位(在刺激后 70~500 毫秒),它比短潜伏期依赖更多的皮质和广泛的神经网络连接,可提供一种客观评估高水平认知功能的方法(如记忆和语言),主要包括 P300、失配性负波(mismatch negativity,MMN)等。

P300 是一个正相 ERP 成分,波峰约在刺激之后 300 毫秒,这种刺激随机出现在序列标准听觉刺激之中,通常与注意、决策、记忆和认知片段的终止有关。引出 P300 的传统方法需要受试者主动参与,必须对靶刺激做出相应的反应(如计数或按按钮)。然而,研究显示 P300 也能在被动注意状态中记录,因此,使它有可能用于研究昏迷患者的认知功能。P300 的出现是 GCS 高得分非外伤性昏迷患者预后的可靠评价指标。

MMN为偏离刺激后100~250毫秒的负相成分,是受试者接受听觉刺激后对刺激物间差异变化的反应。研究发现,MMN的引出无需受试者主动配合辨认偏差刺激。因此,在昏迷患者中存在MMN,可表明某些前注意感觉记忆过程在这些患者中是活跃的。虽然MMN的存在并不能提供有关功能恢复及全面认知能力的信息,但对于交流功能显著减弱的患者仍有着重要价值。

P300和MMN的常见局限性是易受到药理学因素的影响。多巴胺受体激动剂、拮抗剂和巴比妥类药物可以严重影响P300的潜伏期,镇静剂和巴比妥类药物可影响MMN波幅。因此,ERP结果的解释必须在紧密联系患者临床评估和当前的治疗情况基础上进行。

(三)体感诱发电位

短潜伏期体感诱发电位(somatosensory evoked potential,SSEP)来源于躯体感觉皮质原发反应,可客观反映皮质及皮质下感觉传导通路的功能状态。Goldie等首先报道正中神经SSEP双侧原发皮质反应(BLCR)缺失可以准确地预测昏迷患者死亡或植物状态存活的预后。也有部分病例显示,BLCR缺失并非总是提示伴随结构损伤的广泛而不可逆的神经功能丧失。此外,SSEP检测会遗漏从丘脑到额叶皮质的感觉传导通路。因此,使用SSEP进行早期预测时,为保证记录的可靠性最好在多次检测后再作出决定,同时应保证SSEP来自Erb's点(在臂丛神经之上)和高颈位感觉通路记录的电位(即N9和N14)存在。

三、经颅多普勒超声

TCD监测中常用的参数有搏动指数(pulsatility index,PI)、脑血管阻力系数(resistance index,RI)、收缩峰值血流速度(V_s)、平均血流速度(V_m)、舒张期末血流速度(V_d)及频谱形态等。其中$PI=(V_s-V_d)/V_m$,主要反映脑血管的顺应性。当颅内压(intracranial pressure,ICP)增高时,PI、RI增大;而V_s主要受收缩期血压影响,V_d主要受血管阻力影响,脑血管阻力又取决于脑血管管径和颅内压,因此,这些参数可反映脑血流动力学的变化。

(一)TCD对脑血管痉挛的评价

脑血管痉挛(cerebral vascular spasm,CVS)是指颅内局部或全部动脉在一段时间内呈异常的(非生理供血调节)收缩状态,是蛛网膜下腔出血后严重并发症之一,常发生于发病后4~12天。其显著特点是血管管径收缩变细,为维持脑组织一定的血流量,通过这一狭窄节段的血流速度增快。研究表明,当血管狭窄使其管腔截面积缩小至原管腔面积80%以上时,血流量及血流速度均会下降。

对于蛛网膜下腔出血患者,可通过TCD观察Willis环及其分支的血流动力学变化,动态观察脑血管痉挛的变化过程,对临床血管造影、手术治疗时机选择具有一定意义。此外,颅脑外伤后,大脑神经元对缺血、缺氧和代谢紊乱耐受程度明显降低。此时,早期发现颅内血管痉挛,以及时纠正脑组织缺血,对防止继发性脑损害尤为重要。对重型颅脑损伤(GCS评分:3~8分)搏动指数增高的患者,尤其应注意颅内压增高时可能发生的血管痉挛,此时连续动态监测TCD中搏动指数及脑血流速度等血流动力学指标,有利于预防继发性损害的发生,防止病情恶化。

由于大脑中动脉是颈内动脉的主要直接延续,血管直径较大,走形变异较少,容易定位,而且能够反映颈内动脉系统的脑血流情况,通常将大脑中动脉作为监测目标血管。一般认为:MCA的平均流速>90 cm/s为血管痉挛的临界状态,流速<120 cm/s为轻度痉挛,120~200 cm/s为中度痉挛,>200 cm/s为重度痉挛。

(二)判断颅内压增高及脑死亡

颅内压增高可影响脑的血液循环,使血管阻力增加,血流量减少。当脑血管自动调节功能存在时,伴随颅内压的升高,脑小动脉扩张,以保持脑血供恒定,此时舒张压比收缩压下降明显,导致脉压增大,搏动指数增高。因此,TCD可间接无创监测患者颅内压的动态变化,有助于病情评估及预后判断。因颅内高压出现 TCD 异常的频谱常有以下表现:①搏动指数增高;②下降支的末端出现一显著的重搏波;③收缩峰高耸,可呈脉冲样;④舒张期及平均血流速度均降低或在正常值低限。

脑死亡是指包括脑干在内的全脑功能丧失的不可逆转的状态。其重要的病理生理机制是严重的颅内压增高。当颅内压接近全身动脉压时,脑内血液循环停止,大量代谢产物堆积,从而引起一系列的病理变化。TCD 是根据脑死亡时颅内、外血液循环的改变来诊断脑死亡的,其特征性频谱为:心脏的收缩期呈正向波和在舒张期呈负向波,表现为振荡波形。用 TCD 来诊断脑死亡时,必须由操作熟练及经验丰富的检查者进行,以防由于操作者的偏差而失误。此外,少数患者可因 TCD 不能穿透颅骨而得不到信号,需注意排除。

(金 好)

第八节 神经外科重症患者感染的预防

神经重症患者感染泛指因神经危重症疾病入院治疗或神经外科术后重症患者由于自身抵抗力降低或者其他相关的原因所致的院内获得性感染(hospital-acquired infection,HAI)。

神经外科重症患者感染后往往会在原有神经疾病的基础上增加新的负担,严重的会因为各种不同程度的感染导致病情急剧恶化,甚至死亡。因此,加强神经外科重症患者感染的预防是临床工作的重要内容。常见的神经重症感染包括呼吸系统感染、泌尿系统感染、菌血症及神经外科操作相关的中枢神经系统感染。

一、总体预防原则

(1)加强手卫生的管理策略 洗手是预防院内感染的重要和主要手段,尤其是近年来耐甲氧西林金黄色葡萄球菌(MRSA)和万古霉素耐药肠球菌(VRE)等多种耐药菌株的出现,更对医务人员的手卫生管理提出了更高的要求。手消毒以含酒精凝胶制剂使用最为方便且有效,但有些细菌如梭形艰难杆菌感染,酒精凝胶并无抗梭形杆菌芽孢作用,应仔细用肥皂水清洗。手消毒应该按医院感染控制的规范步骤进行操作。监护单元的适当位置及每个床单位周围均应设置相关的手消毒制剂或者洗手设施。

(2)加强营养支持治疗 稳定重症患者的机体内环境,控制患者尤其是糖尿病患者的血糖水平,提高患者的免疫力。

(3)定期消毒重症单元内的相关设施及设备 定期消毒床单位,建立医院感染防治的一整套操作规程及医院感染警示和防控预案。

(4)尽量缩短手术前住院时间,减少院内获得性细菌定植、感染的机会。

(5)严格无菌管理:严格管理中心深静脉及动脉导管,呼吸道管理及留置尿管的管理,防止因以上管理不善所致的菌血症。

二、呼吸系统感染的预防

(一)减少或消除口咽部和胃肠病原菌的定植和吸入

加强口腔护理,可使用氯己定口腔护理液,充分引流气管内分泌物及口鼻腔分泌物。控制胃内容物的反流,防止并避免肺误吸。

(二)加强气道管理

抬高床头 30°,合理吸痰和适当雾化吸入。合理管理人工气道及机械通气,使用消毒的一次性导管;如遇分泌物黏稠,可使用化痰药物并加强气道的湿化;冲洗液及盛装容器应及时更换;肺部痰液不易吸出时可经纤维支气管镜指导下吸痰;吸痰时严格无菌操作;遵循先气道后口腔的原则;重症患者预估短期内不能清醒或者需要长期呼吸支持患者可早期气管切开。

(三)合理使用抗生素

没有充分感染证据情况下,切忌无原则的使用抗生素预防呼吸道感染。

三、中枢神经系统感染的预防

(一)术前准备

开颅术前 1 天充分清洗头颅,可使用抗菌药皂;术前 2 小时内或在手术室备皮;不使用刮刀,建议使用电动备皮器或化学脱毛剂去除毛发;经鼻腔及经口腔手术,术前应充分进行清洁准备。

(二)根据手术类型可适当预防使用抗菌药物

(1)可选择安全、价格低廉且广谱的抗菌药物。①清洁手术:以一代或二代头孢菌素为首选;头孢菌素过敏者,可选用克林霉素。②其他类型手术,宜根据相应危险因素和常见致病菌特点选择用药。③当病区内发生 MRS 株细菌感染流行时(如病区 MRS 株分离率超过 20%时),应选择万古霉素作为预防用药。如选择万古霉素,则应在术前 2 小时进行输注。④经口咽部或者鼻腔的手术多有厌氧菌污染,须同时覆盖厌氧菌,可加用针对厌氧菌的甲硝唑。

(2)给药时机:在手术切开皮肤(黏膜)前 30 分钟(麻醉诱导期),静脉给药,30 分钟内滴完。如手术延长到 3 小时以上,或失血量超过 1 500 mL,儿童患者失血量超过体重的 25%,可术中补充一次剂量。

(三)手术规范

严格遵守"外科手消毒技术规范"的要求,严格刷手,严格消毒,严格遵守手术中的无菌原则,细致操作,爱护组织,彻底止血。

(四)术后引流

术后引流除非必需,否则尽量不放置引流物;尽量采用密闭式引流袋或者负压吸引装置,减少引流皮片的使用;各类引流管均须经过皮下潜行引出后固定;一般脑内、硬膜下或者硬膜外引流物应 48 小时内尽早拔除;腰大池引流及脑室外引流要注意无菌维护,防止可能的医源性污染,留置时间不宜过久,必要时更换新管。

(五)其他

手术操作中如放置有创颅内压监测、脑微透析探头、脑氧及脑温探头等监测设备时应严格无菌操作,皮下潜行引出、固定并封闭出口(绝对避免脑脊液漏)。

(六)换药

术后严格按照无菌原则定期换药。

四、泌尿系统感染的预防

尿路感染,特别是导尿管相关尿路感染,也是常见的院内感染,占 ICU 所有 HAI 的 20%～50%。长时导尿管留置(大于 5 天)和导尿管处置不当,与院内获得性尿路感染明显相关。

(1)首先要尽量避免不适当导尿,不合理拔除导尿管后所致的重复性插管等。

(2)导尿操作时严格的无菌方法,并保证器械的无菌标准。

(3)使用尽可能小的导尿管,并与引流袋相匹配,从而最大程度减少尿道损伤。

(4)确保对留置导尿管的适当管理,尿道口局部的日常清洁,维持无菌的、持续封闭的引流系统。

(金　好)

第九节　神经外科重症患者的营养支持

神经外科重症患者的营养状况与临床预后密切相关,营养不足可使并发症增加、呼吸机撤机困难、病情恶化、ICU 住院时间延长及死亡率增加等。颅脑创伤者如果没有充足的营养支持,每周体内的氮丢失可达 15%。加强营养支持可以改善患者预后已成共识。营养支持的观念已经由传统意义上的能量补充向营养治疗转化。合理的营养支持不仅能提供机体必需的能量,还可以起到减轻应激反应、防止氧化性细胞损伤和调节免疫系统的作用。神经外科重症患者营养支持应注意以下几项主要原则。

一、营养评估

传统的评估指标(体重等人体测量学指标、白蛋白、前白蛋白)不能有效全面的评估神经外科重症患者营养状况。应结合临床进行全面评估,包括体重减轻、疾病严重程度、既往营养摄入、并发疾病、胃肠功能等,临床常用的营养风险筛查与评估可选择营养风险筛查表等工具,根据营养风险程度决定营养支持策略。

二、营养支持途径

肠内营养与肠外营养是可选择的营养支持途径。经胃肠道的营养补充符合生理需求,是优选的途径。应尽早对患者进行吞咽功能检查,洼田饮水试验简单易行。但是,对需要长时间肠内营养的患者(>4 周),营养途径推荐使用经皮内镜下胃造瘘,长时间经胃管肠内营养的患者需要定时更换胃管。早期进行肠内营养支持治疗可以减轻疾病严重程度、减少并发症的发生、缩短 ICU 住院时间,改善患者预后。耐受肠内营养的患者应首选肠内营养。

颅脑外伤合并严重胃肠应激性溃疡及不耐受肠内营养患者选择肠外营养。如果肠内营养支持不能达到能量需求目标,可采用肠内营养与肠外营养结合的方式联合提供营养。脑卒中、动脉瘤患者清醒后的 24 小时内,在没有对其吞咽功能进行评估的情况下,不能让患者进食,包括口服药物。颅脑损伤患者应该在伤后 1 周内达到营养支持目标。在患者病情有任何变化的时候,需要重新进行吞咽功能评估。对于伴有吞咽功能受损的患者,推荐接受吞咽困难康复训练等相关治疗。

三、开始营养支持的时间

建议早期开始营养支持。应在发病后 24～48 小时内开始肠内营养,争取在 48～72 小时后到达能量需求目标。重型脑外伤患者 72 小时内给予足够的营养支持可以改善预后。对那些不能靠饮食满足营养需求的脑卒中患者,需要考虑在入院后 7 天内进行肠内营养支持。开始肠外营养支持时要考虑患者既往营养状况及胃肠功能。如果入院时存在营养不良,患者不能进行肠内营养,应及早开始肠外营养。此外,如果在 5～7 天肠内营养支持还不能达标,应联合肠外营养支持。

四、能量供给目标

重症神经外科疾病患者急性应激期代谢变化剧烈,能量供给或基本底物比例不适当可能加重代谢紊乱和脏器功能障碍,导致不良结局。重症患者应激期应降低能量供应,减轻代谢负担,同时选择合适的热氮比与糖脂比,并根据病情及并发症情况进行调整,通常重症应激期患者可采用 20～25 kcal/(kg・d) 作为能量供应目标,肠内营养蛋白质提供能量比例 16%,脂肪提供 20%～35%,其余是碳水化合物,热氮比在 130:1 左右。肠外营养糖脂比 5:5,热氮比 100:1;肠外营养时碳水化合物最低需求为 2 g/(kg・d),以维持血糖在合适的水平,静脉脂肪混乳剂 1.5 g/(kg・d),混合氨基酸 1.3～1.5 g/(kg・d)。

五、营养配方选择

肠内营养支持时应根据患者胃肠功能(胃肠功能正常、消化吸收障碍及胃肠动力紊乱等)、并发疾病(如糖尿病、高脂血症、低蛋白血症等)选择营养配方。可选用整蛋白均衡配方、短肽型或氨基酸型配方、糖尿病适用型配方及高蛋白配方等。某些患者可选择特殊配方制剂(如补充精氨酸、谷氨酰胺、核酸、ω-3 脂肪酸和抗氧化剂等成分的免疫调节营养配方)。但是,目前证据不支持免疫调节营养配方可以改善外伤性脑损伤的预后;促动力药对于改善喂养耐受性来说没有作用。肠外营养制剂应兼顾营养整体、必需、均衡及个体化的原则,制剂成分通常包括大分子营养素(碳水化合物、脂质及氨基酸)、电解质、小分子营养素(微量元素、维生素)及其他添加成分(如谷氨酰胺、胰岛素等)。

六、营养支持速度

肠内和肠外营养,要求 24 小时匀速输入,最好采用营养泵控制速度。开始一般输注速度为 20～50 mL/h,能耐受则增加速度,以每 8～12 小时递增 25 mL/h 速度增加用量。需结合血糖、血脂、渗透压、心力衰竭、肺水肿等监测结果调整速度。另外胃内供给营养也可采取间断喂养的方式,每次 100～480 mL,每天次数 3～8 次不等,以重力滴注 30 分钟以上为佳,大多数不适与速度过快有关。

七、营养支持的监测及调整

为达到营养支持的目的,提高营养支持效率,避免并发症及不良反应,在营养支持治疗的同时应加强监测,如营养供给速度、营养支持是否满足患者需求、患者是否出现不良反应(如呕吐、腹泻、感染)等,决定是否需要调整营养支持方案。

营养支持的过程中需做如下监测:①24小时观察患者的反应;②血糖一定要<11.1 mmol/L,最佳 5.6~8.3 mmol/L;③液体平衡情况;④心衰、肺水肿症状体征;⑤其他实验室检查包括肝肾功能、血尿渗透压、尿糖、血气分析、电解质、微量元素及血脂等。感染、栓塞、代谢紊乱是监测的重点。

(金　好)

第十节　神经外科重症患者的体位及约束护理

一、神经重症患者的体位护理

(一)体位护理的概念

体位护理是根据患者病情和舒适度的要求,协助患者采取主动、被动或强制体位,以达到不同治疗或减少相应并发症的目的。适当的体位对治疗疾病,减轻症状,进行各种检查,预防并发症,减少疲劳均有良好的作用。

(二)体位护理的临床意义及作用

1.体位与颅内压(ICP)、脑灌注压(CPP)

颅内压与体位关系密切,不恰当的体位可以通过影响颅内静脉回流、增加胸腹腔压力等因素导致 ICP 升高,CPP 下降。对颅内压增高患者,抬高床头 30°~45°,保持头部正中位,避免扭曲或压迫颈部,以利于颅内静脉回流,可达到降低颅内压的效果。此外,对通气使用呼气末正压机械通气(positive end-expiratory pressure,PEEP)治疗的患者,也可明显减轻 PEEP 对颅内压的影响。

2.体位与呼吸系统并发症

神经重症患者是呼吸系统并发症的高危人群,发病危险因素包括:意识障碍、气道保护性反射降低、气道机械性梗阻、中枢性呼吸肌无力等。此外,食物反流引起误吸是吸入性肺炎的重要危险因素。

对于肠内营养的患者,合理的体位护理可以减少吸入性肺炎的发生。经胃肠内进食时,需抬高床头至少30°,对于气管切开患者可抬高至45°,进食后继续保持半卧位30~60分钟,此体位借重力的作用有利于食物通过幽门进入小肠,减少胃内容物潴留,从而有效减少胃内容物反流,避免口咽部分泌物误吸,同时为了防止误吸、反流,在鼻饲前要清理气道内痰液,以免鼻饲后吸痰引起呛咳、憋气使腹内压增高引起反流。鼻饲后禁止立即翻身、叩背或外出检查,以避免因搬动患者使胃肠受到机械刺激而引起反流。半卧位还可借助重力使膈肌下降,胸腔容积相对增大,患者肺活量增加,有利于气体交换,降低肺部并发症的发生率。

同样,对于机械通气(mechanical ventilation,MV)的患者,体位护理是预防呼吸机相关肺炎(ventilator associated pneumonia,VAP)的重要措施。抬高床头 30°～45°(半卧位或斜坡卧位)能有效减少反流和误吸,预防 VAP 的发生。

(三)神经重症患者的体位护理

1.颅内占位性病变患者的体位护理

(1)全麻手术尚未清醒的患者应取去枕平卧位,头偏向健侧,以便于呼吸道分泌物排出;清醒后血压平稳者将床头抬高 15°～30°,以利于颅内静脉回流,减轻脑水肿,降低颅内压,改善脑循环代谢。

(2)幕上肿瘤切除术后的患者应取仰卧位或健侧卧位,抬高床头 15°～30°或斜坡卧位,有利于颅内静脉回流。①脑叶体积较大的肿瘤切除术后,24 小时内禁止患侧卧位,防止脑组织局部受压及移位。②侧脑室肿瘤术前取患侧卧位,头颈部避免过度活动,以免脑室内肿瘤移位阻塞室间孔,引起剧烈头痛。③经口鼻蝶入路垂体瘤切除术后,24 小时内严格保持仰卧位,翻身等变换体位时嘱患者头部向两侧转动的角度不应＞45°,以便促进术区软组织及伤口愈合,防止脑脊液鼻漏,如已合并脑脊液鼻漏,须适当延长仰卧位时间,一般术后第 2～3 天可酌情抬高床头,防止脑脊液逆流引起颅内感染。

(3)幕下肿瘤切除术后的患者应取侧卧位,手术当日枕下垫一软枕,保持头、颈、肩在一条水平线上,防止颈部扭曲。24 小时后给予抬高床头 15°～30°,翻身时应注意保护头颈部,避免头颈扭转角度过大,防止脑干和枕部受压,引起枕骨大孔疝。①肿瘤切除后残腔较大的患者术后 24 小时内要避免患侧卧位,以免发生脑干移位。②枕大孔区畸形颅后窝减压术后,搬动患者要固定好头部,不能过度屈伸,做到轴线翻身,以防发生寰枢椎脱位,出现呼吸骤停。③对有脑脊液鼻漏、耳漏患者应取患侧卧位,抬高床头 15°～30°避免脑脊液逆流引起颅内感染,同时借助重力作用使脑组织移向颅底贴附在硬膜漏孔区,促进伤口愈合,为此抬高床头患侧卧位要维持到脑脊液耳、鼻漏停止后 2～3 天。

2.颅脑外伤患者的体位护理

(1)开颅血肿清除术后,如术后患者已清醒,生命体征平稳时,为降低颅压,采用床头抬高 15°～30°的斜坡卧位,有利颅内静脉回流,减少脑组织的耗氧量,减少颅内充血及脑水肿的发生,降低颅内压。患者在急性期如无血容量不足,取头高足低仰卧位,以防止颅内压增高,对呕吐或昏迷患者多采用仰卧位,头偏向一侧,防止引起窒息或吸入性肺炎。

(2)颅底骨折合并脑脊液鼻漏的患者应抬高床头 15°～30°,耳漏患者应取患侧卧位,有利于引流,避免引起逆行性颅内感染,并有利于脑脊液漏口愈合。

(3)慢性硬膜下血肿行硬膜下钻孔引流术后应取去枕平卧位,直到拔出引流管,有利于淤血引出,也有利于防止引流液逆流造成颅内感染或颅内积气。

(4)颅脑外伤合并颈椎损伤的体位,对由于受到加速型或减速型损伤造成的颈椎骨折或由于受到挥鞭样损伤引起的脊髓震荡的患者,护理时宜给患者采取仰卧位,急性期或术后 24 小时内取平卧位,不给患者翻身,必要时带颈托保护,24 小时后头、颈、躯干轴线翻身,侧卧时加一棉垫垫在患者头部,高度大约为一侧肩峰至同侧颈部的距离,以防止颈部扭曲、脱位。

(5)去骨瓣减压术后患者应取健侧卧位,禁止患侧卧位,避免骨窗处受压,引起局部水肿或坏死,增高颅内压力。

3.脑血管疾病手术后体位

(1)介入手术后,经股动脉穿刺者,应取平卧位,穿刺点加压 6 小时,穿刺侧下肢制动 24 小时。若使用缝合器或封堵器,穿刺侧肢体制动时间为 3～8 小时。

(2)颈动脉内膜剥脱术后患者宜采取健侧卧位,床头抬高 15°～30°,防止术后患者头颈过度活动引起血管扭曲、牵拉及吻合口出血。

4.脊髓疾病术后的体位

手术麻醉清醒后 6 小时内取去枕平卧位,以利于压迫止血,防止过早翻身活动引起伤口活动性出血。若因术中脑脊液丢失过多,导致颅内压降低,为防止出现头痛、头晕,术后 24 小时内保持平卧位或将床尾垫高 8～12 cm。协助患者翻身时要保持头颈与脊柱在同一水平位,给予轴线翻身,且动作稳妥轻柔,特别是高颈段手术患者应颈部制动,颈托固定,注意颈部不能过伸过屈,以免加重脊髓损伤。在卧床期间应注意卧位的舒适度与肢体的功能位,并给予被动活动,预防压疮。

5.其他重症患者的体位护理

(1)合并气管切开、昏迷患者的体位护理:对于气管切开的患者,气管切开手术当日不宜过多变换体位,以防套管脱出,术后应注意头部位置与气管套管方向的成角,头不宜前屈,翻身时注意患者的头部与气管平行转动,如有异常应及时改变患者的体位,保持气道通畅。对于昏迷患者,因长期卧床,易采取抬高床头 15°～30°,并定时翻身、叩背,防止肺炎发生,定时变换体位,防止肢体发生挛缩、变形、压疮。

(2)行颅内压监测术患者:当术后连续颅内压监护时,观察 ICP 应在患者无躁动,无咳嗽,不吸痰、翻身,无其他外界刺激的情况下进行,以免影响数据的准确性,当观察患者有颅内压增高时,为减轻脑水肿,可将床头抬高 30°。

(3)腰椎穿刺术后:腰穿术后 6 小时内可采取平卧位,如释放脑脊液过多,可采取头低脚高位,可预防或减轻腰穿后低颅压性头痛。

正确有效的体位对神经重症患者的颅内压、脑灌注压、平均动脉压、相关并发症都有着直接的影响,结合临床病理生理变化及循证医学认证,在没有特殊要求或禁忌情况下一般将床头抬高 30°或斜坡卧位(不要在急性期降低床头高度)是神经重症患者较为适宜的体位,既能显著降低颅内压,又能较好避免低血压和脑部供血不足等不良后果的发生。也作为临床上常规的体位护理。不正确的体位可能会导致严重的、甚至致命的后果。

体位护理是临床护理中一项不可忽视的护理措施,对一些传统的体位护理方法,将通过临床护理实践不断更新与扩展。

(四)体位护理的注意事项

(1)患者体位要求根据手术部位及病情而有所不同,在实施体位护理时必须遵循病情需要,了解患者的诊断、治疗及护理要求给予适合的体位。必要时遵医嘱实施体位护理。

(2)体位变换前后必须评估患者体征,了解患者病情及生命体征变化。必要时向患者说明变换体位或限制体位的目的,取得患者或家属的配合。

(3)选择适宜的护理用具,借助两摇床、三摇床、电动床、靠背垫、体位垫、手脚圈、气垫、水袋及耳枕等辅助用具,协助患者摆放适合及舒适的体位。

(4)按医嘱定时更换体位,一般每两小时变换体位一次,而且要连续实施,避免因患者体位不当而引起病情加重或并发症的发生。

（5）注意评估患者体位是否舒适，被动体位患者应使用辅助用具支撑保持其躯体稳定、肢体和关节处于功能位。颈椎或颅骨牵引患者，翻身时不可放松牵引。

（6）对进行机械通气患者，将相关机器及管路放置在患者头侧，注意勿使呼吸机的回路或导管脱落、打折。在保持患者半卧位或斜坡卧位的同时，注意患者卧位的舒适度及安全。

（7）协助患者体位改变时，不要拖拉，注意节力。同时护士应站在患者的患侧，变换体位时使患者尽量靠近自己，以利于病情观察与患者安全。

（8）翻身或体位改变后注意评估受压部位皮肤情况，检查各种引流管（如动、静脉置管，尿管等）是否扭曲、受压、牵拉。如有异常及时处理，防止因实施体位护理而使治疗效果受到影响。

总之，体位护理是神经外科护理工作中的重要部分，加强体位护理的科学性和整体性管理，是促进患者全面康复的基础，是提高专科护理技术水平的重要途径。

二、神经重症患者的约束管理与护理

神经科重症患者常伴有意识模糊、躁动不安，不配合治疗护理，很容易发生意外拔管、坠床、自伤等严重后果而影响治疗、预后，甚至威胁生命。因此，为确保患者安全，保证治疗护理顺利进行，常对重症患者实施身体约束。

（一）概念

身体约束（约束）通常定义为使用任何物理或机械性设备、材料或工具附加于患者的身体，限制患者的自由活动，阻止患者自由移动身体、体位改变等。在治疗护理活动中身体约束被视为限制躁动患者的身体或肢体活动，预防和减少其干扰治疗及维持安全的临床保护性措施，也称为保护性约束。

（二）适应证与禁忌证

1.适应证

意识障碍、谵妄、躁动、烦躁、自伤或全麻未醒的患者通过约束限制其身体或肢体活动，防止患者出现坠床、撞伤、抓伤、拔管等意外而采取的一种保护性措施。

2.禁忌证

水肿、压力溃疡（皮肤损伤）、吸气和呼吸困难、肢体挛缩、骨折、麻痹、最重要的是未取得患者或家属的知情同意。

（三）应用原则

（1）目的是确保患者的安全，保证患者被约束时的安全、舒适、尊严和身体需求。

（2）约束应仅在其他方法都不能达到有效结果时才能实施，不可作为弥补人力资源不足而使用。

（3）应制订身体约束的工作流程与要求，并使医护人员严格掌握。

（4）约束前应告知患者、家属或监护人约束使用的原因、必要性、注意事项及可能的不利因素，使用后及时与家属沟通，共同评价效果。

（5）应严密观察并定时评估被约束者，正确记录约束部位、时间等情况。

（6）约束的使用应为限制最小，时间最短，尽量减少约束的使用。当患者病情趋于好转时，护士考虑应尽早停止使用约束。任何限制患者活动自由度的力量或程度应该符合患者的基本生理需求，并使其肢体保持功能位。

（四）部位与方法

最常见的为腕关节约束、踝关节约束、胸部约束及腰部约束。常采用约束带、拳击手套、连指手套等用具，它可以把手裹起来防止手指自由活动，防止患者拖拽管路及输液针。成人使用最多的为约束带，给予手及肢体约束。

（五）评估与护理

（1）护士评估患者约束的需要，在约束前评估患者年龄、病情、意识状态、配合程度、肢体活动情况和肢端循环等。只有当患者或他人安全及健康受到威胁时，才使用约束措施。

（2）在应用约束前，护士与患者和其家庭成员解释约束相关的需要、注意事宜及利弊因素。取得患者及家属的理解和知情同意，并得到家属的配合。

（3）护士遵守使用约束流程及要求，按照医师医嘱及主管护师的建议为患者做适当的约束。

（4）使用限制最小的、合理的、正确的约束方法，确保使用肢体约束的安全。注意保护患者身体薄弱的部位，约束松紧度以能容纳 1 个手指为宜，预留适当的活动空间。不宜过紧或过松，以免影响局部血液循环或约束效果，并在约束部位，特别是骨突处垫软垫，预防因约束造成皮肤损伤。

（5）约束期间加强巡视严密观察，特别注意其安全、舒适、尊严、隐私及身体精神状态。任何迹象如皮肤水肿、苍白、青紫、发冷，患者主诉刺痛、麻木、疼痛或破损，立即解开约束带给予肢体活动。使用胸带约束者应观察患者的呼吸、心率、血压、血氧饱和度等情况，如出现呼吸急促或减慢、血氧饱和度下降等，立即停止约束，遵医嘱给予相应的处理或改用药物镇静。因此，要动态评估患者病情，以及时调整约束方案，并能保持肢体功能位。

（6）应用约束后护理人员应及时做好约束记录，包括患者姓名、约束原因、约束带数目、约束部位及时间，建立相应的护理记录，认真落实床头交接班，重视患者感受和反应，做好基础护理，避免患者肢体受伤。

（7）对于意识清醒但不能完全配合且又须行保护性约束的患者，可用普通约束带约束双上肢或下肢。对情绪不稳、躁动及不配合治疗的患者进行持续约束，至少每两小时松解约束一次，时间 15～20 分钟。并评估约束部位局部血循环及皮肤完整性，至少每 8 小时重新评估是否需要继续使用约束。

（8）应用约束的患者，当抬高床头时，约束带应固定在床沿。不要将约束带系在床挡或其他部分，以免病床角度改变时约束效果受影响。

（9）患者约束的并发症：身体约束的患者失去肢体力量，易发生应激溃疡、失禁及绞窄（窒息）、严重不安、沮丧、愤怒、恐惧、困惑、惊慌失措、情绪改变、睡眠障碍、角色缺失、身体不适和行为混乱，血液的化学变化导致认知和行为问题，失去自信和自尊等。

（10）探索干预、实施及检索约束使用的替代方法，如严密评估患者，改善环境，开展临床工作经验分享交流。同时学会恰当、正确的约束方法，使实施效果良好，不断掌握保护性约束的最新知识与技术。

（六）身体约束的伦理学思考

护理应用约束涉及限制患者的自由。患者把这种干预看成一种攻击、殴打甚至是错误的囚禁。但是，众所周知，约束有时是必要的，是关系神经重症患者安全和有效治疗的重要问题之一。在患者法律观念和维权意识日益增强的形式下，约束措施的使用不当还将带来护患纠纷。鉴于其潜在的危害性及风险，临床上应尽量寻找其他替代手段，将身体约束作为防止身体伤害或保护患者安全的最后选择。在重视循证护理、人性化护理服务的临床护理实践中,道德与伦理的理念越来越被关注,因此,亟待展开约束的相关性研究,充分认识其对神经重症患者治疗和健康的影响。对患者的身体约束主要是保护性约束也称行为约束治疗,其实质是限制患者的行为自由,以保障患者的安全,并保证治疗、护理工作的顺利进行,因此,应明确规定应用身体约束的适应证,防止约束使用的盲目性、随意性。约束措施的应用会对患者的生理和社会心理方面带来许多负面影响,作为护理管理者更要关注并重新审视约束使用的正确性、合理性。同时形成相关护理模式和约束管理策略,为神经重症监护病房患者及医护人员创建一个相对安全的医疗环境。

（金　好）

第十一节　神经外科危重症患者的围术期护理

神经危重症患者的围术期是围绕神经外科手术的一个全过程,从患者决定接受手术治疗开始,到手术治疗直至基本康复,包含手术前、手术中及手术后的一段时间。手术前后护理是指全面评估患者生理、心理状态,提供身、心整体护理,增加患者对手术的耐受性,以最佳状态顺利渡过手术期,预防或减少术后并发症,促进早日康复,重返家庭和社会。

一、手术前患者的护理

(一)护理评估

1.健康史

(1)现病史:本次发病的诱因、主诉、主要病情、症状及体征(生命体征和专科体征)等。

(2)既往史:详细了解有关内分泌、心血管、呼吸、消化和血液等系统疾病史,创伤史、手术史、过敏史、家族史、遗传史、用药史和个人史,女性患者了解月经史和婚育史。

2.身体状况(生理状况)

(1)年龄:婴幼儿及老年人对手术的耐受力比成年人差。婴幼儿术前应重点评估生命体征、出入液量和体重的变化等。老年人术前应全面评估生理状态,包括呼吸、循环、消化、内分泌和泌尿等各个系统,掌握其病理生理变化。

(2)营养状态:根据患者身高、体重、肱三头肌皮肤褶襞厚度、上臂肌周径及食欲、精神面貌、劳动能力等,结合病情和实验室检查结果,如血浆蛋白含量及氮平衡等,全面评判患者的营养状况。

(3)体液平衡状况:手术前应全面评估患者有无脱水及脱水程度、类型,有无电解质代谢紊乱和酸碱平衡失调。常规监测血电解质水平包括 Na^+、K^+、Mg^{2+}、Ca^{2+} 等,有助于及时发现并纠正水、电解质失衡。

(4)有无感染:评估患者是否有上呼吸道感染,并观察皮肤,特别是手术区域的皮肤有无损伤及感染现象。

(5)重要器官功能。①心血管功能:应评估患者的血压、脉搏、心率及四肢末梢循环状况,如有无水肿、皮肤颜色和温度等。术前做常规心电图检查,必要时行动态心电图监测。②呼吸功能:术前加强患者呼吸节律和频率的观察,了解有无吸烟嗜好、有无哮喘、咳嗽、咳痰,观察痰液性质、颜色等，必要时行肺功能检查，以协助评估。③肾功能：评估患者有无排尿困难、尿频、尿急、少尿或无尿等症状，通过尿常规检查，观察尿液颜色、比重和有无红、白细胞，了解有无尿路感染，通过尿液分析、血尿素氮或肌酐排出量等，评估肾功能情况。④肝功能：评估患者有无酒精中毒、黄疸、腹水、肝掌、蜘蛛痣、呕血、黑便等。对既往有肝炎、肝硬化、血吸虫病或长期饮酒者，更应了解肝功能情况，并注意有无乙型肝炎病史。⑤血液功能：应询问患者及家族成员有无出血和血栓栓塞史；是否曾输血，有无出血倾向的表现，如手术和月经有无严重出血，是否容易发生皮下瘀斑、鼻出血或牙龈出血等；是否同时存在肝、肾疾病。⑥内分泌功能：评估糖尿病患者慢性并发症（如心血管、肾疾病）和血糖控制情况，监测饮食、空腹血糖和尿糖等。甲状腺功能亢进患者手术前应了解基础血压、脉搏率、体温、基础代谢率的变化。

3.神经系统功能评估

（1）意识评估：意识障碍是中枢神经系统疾病的常见表现，且随病情变化而波动，有时意识状态的恶化是出现颅内并发症时唯一可以发现的临床表现。意识与脑皮质和脑干网状结构的功能状态有关，可表现为嗜睡、朦胧、半昏迷和昏迷。意识障碍的有无及深浅程度、时间长短和演变过程，是分析病情的重要指标。

这种意识障碍主观描述的主要缺点是缺乏确切的分级，由不同的评价者操作，可能得出截然不同的结果。为此，结合意识中觉醒和知晓两部分内容，创立了相应的意识评价量表系统，目的在于对意识障碍进行更为确切的分级。其中临床应用最为广泛的是格拉斯哥昏迷量表（GCS）。GCS由睁眼（E）、体动（M）和语言（V）三部分组成，每项包含了不同等级，评为不同分值。总分为15分，代表完全清醒，最低为3分，代表觉醒和知晓功能完全丧失。护理相关的要点包括：①在护理记录时应分项计分，可表述为E/M/V。这样，除可评价意识状态外，还便于提示患者是否存在一些特征性的病理状态，如去皮质强直和去大脑强直；②应建立定时GCS评估的护理常规，常定为每小时评估一次，整合在护理记录单上，便于评价病情的动态变化。

（2）瞳孔的观察：瞳孔的观察也是神经危重症患者重要的临床检测项目。瞳孔变化对判断病情和及时发现颅内压增高危象——小脑幕切迹疝非常重要。要观察双侧瞳孔的对光反射、瞳孔的大小、两侧是否对称、等圆，并应连续观察其动态变化。检查瞳孔应分别检查左右两侧，并注意直接对光反应与间接对光反应，这些对鉴别脑内病变与视神经或动眼神经损伤所致的瞳孔改变有参考意义。

观察瞳孔的护理要点：在临床工作中，神经系统疾病变化迅速。因此对瞳孔的观察要做到"及时准确、前后对照、全面观察、综合分析"。①及时准确：对瞳孔的观察要及时准确，特别是昏迷或脑出血的患者。一般15～30分钟观察一次，并做好记录。②前后对照、双眼对比：瞳孔的动态观察，对病情的判断和预后更有价值。如果患者初时瞳孔正常，在观察过程中逐渐出现瞳孔变化，则更有意义。一般说来，病侧瞳孔短时间内缩小是动眼神经受刺激的表现，瞳孔散大则为动眼神经麻痹的表现。如果一个患者短时间内瞳孔发生变化，常常是脑出血或脑疝刺激或压迫动眼神经所致。③全面观察：对于神经危重患者，严密观察瞳孔是十分重要的，但瞳孔观察不是唯一的，还应包括意识、神经体征和生命体征的全面观察。必要时做一些辅助检查，才能做出正确的判断，有利于正确的治疗。④综合分析：对于一个不正常的瞳孔，除考虑神经系统的疾病外，还要排除药物对瞳孔的影响，以及眼科疾病引起的瞳孔变化。不可只根据瞳孔这一项指标，要仔细询问病史，结合临床，全面分析，才能做出正确的判断。

4.心理-社会状况

(1)心理状况:最常见的心理反应有手术焦虑、恐惧和睡眠障碍。焦虑、恐惧表现为对手术担心、紧张不安、害怕、乏力疲倦等,似有大祸临头之感。身体上也表现有相应的一些症状,如心慌、手发抖、坐立不安、食欲减退、小便次数增加、行为被动或依赖、脉搏呼吸增快、手掌湿冷等。睡眠障碍的患者表现为入睡困难、早醒、噩梦等。导致患者心理反应的主要原因有:①对手术效果担忧;②对麻醉和手术的不解;③以往手术经验;④医务人员的形象效应;⑤对机体损毁的担忧。因此,手术前应全面评估患者的心理状况,正确引导和及时纠正不良的心理反应,保证各项医疗护理措施的顺利实施。

(2)社会状况:了解亲属对患者的关心程度,心理支持是否有力,家庭经济状况,医疗费用承受能力。

5.手术耐受性

(1)耐受良好:全身情况较好,外科疾病对全身影响较小,重要器官无器质性病变或其功能处于代偿阶段,稍做准备便可接受任何手术。

(2)耐受不良:全身情况欠佳,外科疾病已对全身影响明显,或重要器官有器质性病变,功能已濒临失代偿,需经积极、全面的特殊准备后方可进行手术。通过对手术耐受的评估,可以对手术危险性作出估计,为降低危险性做好针对性的术前准备。

(二)护理措施

1.生理准备

(1)一般准备,包括呼吸道准备、胃肠道准备、排便练习等。

呼吸道准备:有吸烟嗜好者,术前2周戒烟。有肺部感染者,术前3~5天起应用抗生素;痰液黏稠者,可用抗生素加糜蛋白酶或沐舒坦雾化吸入,每天2~3次,并配合拍背或体位引流排痰;哮喘发作者,术前1天地塞米松或布地奈德雾化吸入,每天2~3次,以减轻支气管黏膜水肿,促进痰液排出。根据患者不同的手术部位进行深呼吸和有效排痰法的训练。深呼吸训练:先从鼻慢慢深吸气,使腹部隆起,呼气时腹肌收缩,由口慢慢呼出。有效排痰法训练:患者先轻咳数次,使痰液松动,而后深吸气后用力咳嗽。

胃肠道准备:择期手术患者术前12小时起禁食,4小时起禁水。

排便练习:绝大多数患者不习惯在床上大小便,容易发生尿潴留和便秘,尤其老年男性患者,因此术前必须进行排便练习。

手术区皮肤准备:术前两小时充分清洁手术野皮肤和剃除毛发,若切口不涉及头、面部、腋毛、阴毛,且切口周围毛发比较短少,不影响手术操作,可不必剃除毛发。如毛发影响手术操作,则应全部剃除。手术前1天协助患者沐浴、洗头、修剪指甲,更换清洁衣服。备皮操作步骤:①做好解释工作,将患者接到治疗室(如在病室内备皮应用床帘或屏风遮挡),注意保暖及照明;②铺橡胶单及治疗巾,暴露备皮部位;③用持物钳夹取皂液棉球涂擦备皮区域,一手绷紧皮肤,一手持剃毛刀,分区剃净毛发;④剃毕用手电筒照射,仔细检查是否剃净毛发;⑤用毛巾浸热水洗去局部毛发和皂液。

休息:充足的休息对患者的康复起着不容忽视的作用。促进睡眠的有效措施包括:①消除引起不良睡眠的诱因;②创造良好的休息环境,保持病室安静,避免强光刺激,定时通风,保持空气新鲜,温、湿度适宜;③提供放松技术,如缓慢深呼吸、全身肌肉放松、听音乐等自我调节方法;④在病情允许下,尽量减少患者白天睡眠的时间和次数,适当增加白天的活动量;⑤必要时遵医嘱使用镇静安眠药,如地西泮、水合氯醛等,但呼吸衰竭者应慎用。

(2)特殊准备,包括各类疾病的治疗。

营养不良:术前血清白蛋白在 30～35 g/L 时应补充富含蛋白质的饮食。根据病情及饮食习惯,与患者、家属共同商讨制定富含蛋白、能量和维生素的饮食计划。若血清白蛋白低于 30 g/L,则需静脉输注血浆、人体白蛋白及营养支持,以改善患者的营养状况。

脱水、电解质紊乱和酸碱平衡失调:脱水患者遵医嘱由静脉途径补充液体,记录 24 小时出入液量,测体重,纠正低钾、低镁、低钙及酸中毒。

心血管疾病:血压过高者,给予适宜的降压药物,使血压平稳在一定的水平,但不要求降至正常后才手术。对心律失常者,遵医嘱给予抗心律失常药,治疗期间观察药物的疗效和不良反应;对贫血者,因携氧能力差、影响心肌供氧,手术前应少量多次输血纠正;对长期低盐饮食和服用利尿剂者,加强水、电解质监测,发现异常及时纠正;急性心肌梗死者 6 个月内不行择期手术,6 个月以上且无心绞痛发作者,在严密监测下可施行手术;心力衰竭者最好在心力衰竭控制 3～4 周后再进行手术。

肝疾病:轻度肝功能损害不影响手术耐受性;但肝功能损害较严重或濒临失代偿者,必须经长时间严格准备,必要时静脉输注葡萄糖以增加肝糖原储备;输注人体白蛋白液,以改善全身营养状况;少量多次输注新鲜血液,或直接输注凝血酶原复合物,以改善凝血功能;有胸腔积液、腹水者,在限制钠盐摄入的基础上,使用利尿剂。

肾疾病:凡有肾病者,应作肾功能检查,合理控制饮食中蛋白质和盐的摄入量及观察出入量,如需透析,应在计划 24 小时以内进行,最大限度地改善肾功能。

糖尿病:糖尿病患者对手术耐受性差,手术前应控制血糖于 5.6～11.2 mmol/L、尿糖(＋)～(＋＋)。原接受口服降糖药治疗者,应继续服用至手术前 1 天晚上;如果服用长效降糖药如氯磺丙,应在术前 2～3 天停服;禁食患者静脉输注葡萄糖加胰岛素维持血糖轻度升高状态(5.6～11.2 mmol/L)较为适宜;平时用胰岛素者,术前应以葡萄糖和胰岛素维持正常糖代谢,在手术日晨停用胰岛素。糖尿病患者在术中应根据血糖监测结果,静脉滴注胰岛素控制血糖。

皮肤护理:预防压疮发生。

2.心理护理和社会支持

(1)心理护理:护士热情、主动迎接患者入院,根据其性别、年龄、职业、文化程度、性格、宗教信仰等个体特点,用通俗易懂的语言,从关怀、鼓励出发,就病情、施行手术治疗的必要性和重要性、术前准备、术中配合和术后注意点作适度的解释,建立良好的护患关系,缓解和消除患者及家属焦虑、恐惧的心理,使患者以积极的心态配合手术和手术后治疗。NCCU 护士在术前到病房访视患者,对患者进行一对一交流,进行针对性的心理护理,有助于术后更加安全有效的实施监测治疗。探视时应鼓励患者倾诉术前的心理感受,全面的向患者及家属解释病情,向患者说明颅脑实施手术的必要性,保守治疗的局限性。术后疼痛是很多患者最担心的问题,可以告知患者,术后镇痛措施已较成熟,对于各种原因引起的、各种程度的、不同敏感程度的人群术后疼痛均有相应应对方法,其镇痛效果是令人满意的。

(2)社会支持:术前安排患者与手术成功者同住一室;安排家属及时探视;领导、同事和朋友要安慰、鼓励患者,只要有可能,应允许患者的家庭成员在场,这样可降低患者的心理焦虑反应。但要注意家庭成员的负性示范作用。因此患者和家属同时接受术前教育是非常重要的,只有这样才能起到社会支持作用。

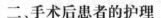

二、手术后患者的护理

(一)护理评估

1.健康史

了解麻醉种类、手术方式、术中出血量、补液输血量、尿量、用药情况;引流管安置的部位、名称及作用。

2.身体状况

(1)麻醉恢复情况:评估患者神志、呼吸和循环功能、肢体运动及感觉和皮肤色泽等,综合判断麻醉是否苏醒及苏醒程度。

(2)呼吸:观察呼吸频率、深浅度和节律性;注意呼吸道是否通畅,舌后坠堵住呼吸道时常有鼾声,喉痉挛时可有吸气困难伴喘鸣音,支气管痉挛表现为喘息、呼气困难及呼气时相延长。

(3)循环:监测血压的变化,脉搏的频率、强弱及节律性;评估皮肤颜色及温度,观察患者肢端血液循环情况。

(4)体温一般术后24小时内,每4小时测体温1次,以后根据病情延长测量间隔时间。由于机体对手术创伤的反应,术后患者体温可略升高,一般不超过38℃,1~2天后逐渐恢复正常。

(5)疼痛:评估疼痛部位、性质、程度、持续时间、患者的面部表情、活动、睡眠及饮食情况,用国际常用的疼痛评估法对疼痛作出正确的评估。

(6)排便情况:评估患者有无尿潴留,观察尿量、性质、颜色和气味等有无异常。评估肠蠕动恢复情况,询问患者有无肛门排气,观察患者有无恶心、呕吐、腹胀、便秘等症状。

(7)切口状况:评估切口有无渗血、渗液、感染及愈合不良等并发症。

(8)引流管与引流物:评估术后引流是否通畅,引流量、颜色、性质等。

3.心理-社会状况

手术后是患者心理反应比较集中、强烈的阶段,随原发病的解除和安全渡过麻醉及手术,患者心理上会有一定程度的解脱感;但继之又会有新的心理变化,如担忧疾病的病理性质、病变程度等;手术致正常生理结构和功能改变者,则担忧手术对今后生活、工作及社交带来的不利影响;此外,切口疼痛、不舒适的折磨或对并发症的担忧,可使患者再次出现焦虑,甚至将正常的术后反应视为手术不成功或并发症,加重对疾病预后不客观的猜疑,以致少数患者长期遗留心理障碍而不能恢复正常生活。

(二)护理措施

1.体位

根据麻醉及患者的全身状况、术式、疾病的性质等选择卧位,使患者处于舒适和便于活动的体位。麻醉未清醒前,应去枕平卧,头偏向一侧,以防呕吐物误入气道造成误吸;意识清醒血压平稳后,宜采用头高位,抬高床头15°~30°,以利于颅内静脉回流,降低颅内压;椎管脊髓手术后,不论仰卧位或侧卧位都必须使头颈和脊柱的轴线保持一致,翻身时要防止脊柱屈曲或扭转;脑脊膜膨出修补术后,切口应保持在高位以减轻张力并避免切口被大小便所污染造成感染。

2.维持呼吸与循环功能

(1)生命体征的观察:根据手术大小,定时监测体温、脉搏、呼吸、血压。病情不稳定或特殊手术者,应送入重症监护病房,随时监测心、肺等生理指标,以及时发现呼吸道梗阻、伤口、胸腹腔及胃肠道出血和休克等的早期表现,并对症处理。

血压:手术后或有内出血倾向者,必要时可每 15～30 分钟测血压一次,病情稳定后改为每 1～2 小时一次,并做好记录。

体温:体温变化是人体对各种物理、化学、生物刺激的防御反应。术后 24 小时内,每 4 小时测体温一次,随后每 8 小时 1 次,直至体温正常后改为 1 天 2 次。

脉搏:随体温而变化。失血、失液导致循环容量不足时,脉搏可增快、细弱、血压下降、脉压变小。但脉搏增快、呼吸急促,也可为心力衰竭的表现。

呼吸:随体温升高而加快,有时可因胸、腹带包扎过紧而受影响。若术后患者出现呼吸困难或急促,应警惕肺部感染和急性呼吸窘迫综合征的发生。

(2)保持呼吸道通畅,包括以下措施。

防止舌后坠:一般全麻术后,患者口腔内常留置口咽通气管,避免舌后坠,同时可用于抽吸清除分泌物。患者麻醉清醒喉反射恢复后,应去除口咽通气管,以免刺激诱发呕吐及喉痉挛。舌后坠者将下颌部向前上托起,或用舌钳将舌拉出。

促进排痰和肺扩张:①麻醉清醒后,鼓励患者每小时深呼吸运动 5～10 次,每 2 小时有效咳嗽一次;②根据病情每 2～3 小时协助翻身一次,同时叩击背部,促进痰液排出;③使用深呼吸运动器的患者,指导正确的使用方法,促进患者行最大的深吸气,使肺泡扩张,并能增加呼吸肌的力量;④痰液黏稠患者可用超声雾化吸入(生理盐水 20 mL 加沐舒坦 30 mg),每天 4～6 次,每次 15～20 分钟,使痰液稀薄,易咳出;⑤呼吸道分泌物较多,体弱不能有效咳嗽排痰者。给予导管吸痰,必要时可采用纤维支气管镜吸痰或气管切开吸痰;⑥吸氧:根据病情适当给氧,以提高动脉血氧分压。

3.静脉补液

静脉补液补充患者禁食期间所需的液体和电解质,若禁食时间较长,需提供肠外营养支持,以促进合成代谢。

4.增进患者的舒适度

(1)疼痛:麻醉作用消失后,患者可出现疼痛。术后 24 小时内疼痛最为剧烈,2～3 天后逐渐缓解。若疼痛呈持续性或减轻后又加剧,需警惕切口感染的可能。疼痛除造成患者痛苦外,还可影响各器官的生理功能。首先,妥善固定各类引流管,防止其移动所致切口牵拉痛;其次,指导患者在翻身、深呼吸或咳嗽时,用手按压伤口部位,减少因切口张力增加或震动引起的疼痛;指导患者利用非药物措施,如听音乐、数数字等分散注意力的方法减轻疼痛;医护人员在进行使疼痛加重的操作,如较大创面的换药前,适量应用止痛剂,以增强患者对疼痛的耐受性。小手术后口服止痛片对皮肤和肌性疼痛有较好的效果。大手术后 12 天内,常需哌替啶肌内或皮下注射(婴儿禁用),必要时可 4～6 小时重复使用或术后使用镇痛泵。使用止痛泵应注意:①使用前向患者讲明止痛泵的目的和按钮的正确使用,以便患者按照自己的意愿注药镇痛;②根据镇痛效果调整预定的单次剂量和锁定时间;③保持管道通畅,以及时处理报警;④观察镇痛泵应用中患者的反应。

(2)发热:手术后患者的体温可略升高,幅度在 0.5～1.0 ℃,一般不超过 38.5 ℃,临床称之为外科手术热。但若术后 3～6 天仍持续发热,则提示存在感染或其他不良反应。术后留置导尿容易并发尿路感染,若持续高热,应警惕是否存在严重的并发症如颅内感染等。高热者,物理降温,如冰袋降温、乙醇擦浴等;必要时可应用解热镇痛药物;保证患者有足够的液体摄入;及时更换潮湿的床单或衣裤。

(3)恶心、呕吐:常见原因是麻醉反应,待麻醉作用消失后自然停止。其他引起恶心、呕吐的

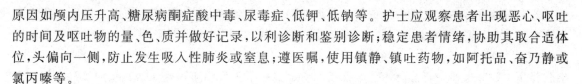

原因如颅内压升高、糖尿病酮症酸中毒、尿毒症、低钾、低钠等。护士应观察患者出现恶心、呕吐的时间及呕吐物的量、色、质并做好记录,以利诊断和鉴别诊断;稳定患者情绪,协助其取合适体位,头偏向一侧,防止发生吸入性肺炎或窒息;遵医嘱,使用镇静、镇吐药物,如阿托品、奋乃静或氯丙嗪等。

(4)腹胀:随着胃肠蠕动功能恢复、肛门排气后,症状可自行缓解。若术后数天仍未排气,且伴严重腹胀,肠鸣音消失,可能为腹腔内炎症或其他原因所致肠麻痹;若腹胀伴阵发性绞痛,肠鸣音亢进,甚至有气过水音或金属音,警惕机械性肠梗阻。严重腹胀可使膈肌抬高,影响呼吸功能,使下腔静脉受压影响血液回流。可应用持续性胃肠减压、放置肛管等;鼓励患者早期下床活动;乳糖不耐受者,不宜进食含乳糖的奶制品;非胃肠道手术者,使用促进肠蠕动的药物,直至肛门排气。

(5)呃逆:手术后早期发生者,可经压迫眶上缘、抽吸胃内积气和积液、给予镇静或解痉药物等措施得以缓解。

(6)尿潴留:若患者术后6～8小时尚未排尿或者虽有排尿,但尿量甚少,次数频繁,耻骨上区叩诊有浊音区,基本可确诊为尿潴留,应及时处理。其次帮助患者建立排尿反射,如听流水声、下腹部热敷、轻柔按摩,用镇静止痛药解除切口疼痛,或用氨甲酸等胆碱药,有利于患者自行排尿;上述措施均无效时,在严格无菌技术下导尿,第一次导尿量超过 500 mL 者,应留置导尿管 1～2 天,有利于膀胱逼尿肌收缩功能的恢复。有器质性病变,如骶前神经损伤、前列腺肥大者也需留置导尿。

5.切口及引流管护理

(1)切口护理:观察切口有无出血、渗血、渗液、敷料脱落及局部红、肿、热、痛等征象。若切口有渗血、渗液或敷料被大小便污染,应及时更换,以防切口感染。

切口的愈合分为三级,分别用"甲、乙、丙"表示。①甲级愈合:切口愈合优良,无不良反应;②乙级愈合:切口处有炎症反应,如红肿、硬结、血肿、积液等,但未化脓;③丙级愈合:切口化脓需切开引流处理。

(2)引流管护理:各种引流管要妥善固定好,防止脱出,翻身时注意引流管不要扭曲、打折,应低于头部。交接班时要有标记,不可随意调整引流袋的高度,如发现引流不通畅及时报告医师处理。颅脑术后常见的引流有 4 种,即脑室引流、创腔引流、囊腔引流及硬膜下引流。

1)脑室引流:脑室引流是经颅骨钻孔侧脑室穿刺后,放置引流管,将脑脊液引流至体外。开颅术后放置引流管,引出血性脑脊液,减轻脑膜刺激征,防止脑膜粘连和蛛网膜颗粒的闭塞,早期起到控制颅内压的作用,特别是在术后脑水肿的高峰期,可以降低颅内压,防止脑疝发生。

护理要点包括:①严格在无菌条件下连接引流袋,并将引流袋悬挂于床头,高度为 10～15 cm,以维持正常的颅内压。当颅内压增高超过 10～15 cmH$_2$O 时,脑脊液即经引流管引流到瓶中,从而使颅内压得以降低。②对于脑室引流,早期要特别注意引流速度,禁忌流速过快。术后早期为减低流速,可适当将引流瓶抬高,待颅内各部的压力平衡后,再放低引流瓶置于正常高度。③注意控制脑脊液引流量。脑脊液由脑室内经脉络丛分泌,每天分泌400～500 mL,引流量不超过 500 mL 为宜。如有颅内感染,脑脊液分泌过多,则引流量可以相应增加。应注意水盐平衡,因脑脊液中尚含有钾、钠、氯等电解质,引流量过多,易发生电解质紊乱,故应适量补液。同时将引流瓶抬高于距侧脑室高 20 cm 高度,即维持颅内压于正常范围的最高水平。④注意观察脑脊液的性状。正常脑脊液无色透明,无沉淀。术后1～2天脑脊液可以略带血性,以后转为橙黄色。若术后脑脊液中有大量鲜血或术后血性脑脊液颜色逐渐加深,常提示脑室内出血。脑室内出血多时,应紧急行手术止血。脑室引流时间较长时,有可能发生颅内感染。感染后脑脊液浑浊,呈毛玻璃状或有絮状物,为颅内感染征象。此时应放低引流瓶,距侧脑室 7 cm,持续引流感染脑脊液并定时送检脑脊液标本。⑤保持引流通畅。引流管切不可受压、扭曲、成角。术后患者的头部活动范围应释放限制。翻身等护理操作时,应避免牵拉引流管。引流管如无脑脊液流出,应查明原因。在排除引流管不通畅后,可能有以下原因:a.确实系低颅压,可依然将引流瓶放置于正常高度;b.引流管放入脑室过深过长,致使在脑室内歪曲成角,可对照影像学检查结果,将引流管缓慢向外抽出至有脑脊液流出,然后重新固定;c.管口吸附于脑室壁,可将引流管轻旋转,使管口离开脑室壁;d.如怀疑为小血凝块或脑组织堵塞,可在严格消毒后,用无菌注射器轻轻向外抽吸,不可盲目注入生理盐水,以免管内堵塞物被冲至脑室系统狭窄处,引起日后脑脊液循环梗阻。上述处理后,如无脑脊液流出,应告知医师,必要时更换引流管。⑥每天定时更换引流瓶,记录引流量,操作时严格遵守无菌原则,加紧引流管,以免管内脑脊液逆流入脑室。接头处严密消毒后应无菌纱布包裹以保持无菌,如需行开颅手术,备皮时应尽量避免污染钻孔切口,剃刀需经消毒,头发剃去后,切口周围立即重新消毒然后覆盖无菌辅料。⑦开颅术后脑室引流一般不超过3~4 天,因脑水肿高峰期已过,颅内压开始降低。拔除前 1 天,可尝试抬高引流袋或夹闭引流管,以便了解脑脊液循环是否通畅,颅内压是否又再次升高。夹闭引流管后应密切观察,如患者出现头痛、呕吐等颅内压增高症状,应立即放低引流袋或开放夹闭的引流管,并告知医师。拔管前后切口处如有脑脊液漏出,应通知医师加以缝合,以免引起颅内感染。

2)创腔引流:创腔是指颅内占位病变,如颅内肿瘤手术摘除后,在颅内留下的腔隙。在腔隙内置入引流管,称创腔引流。引流填充于腔内的气体及血性液体,使腔隙逐渐闭合,减少局部积液或形成假性囊肿的机会。

护理要点包括:①术后 24 小时或 48 小时内,创腔引流瓶放置于与头部创腔一致的位置(通常放在头旁枕上或枕边),以保持创腔内一定的液体压力,避免脑组织移位,特别是位于顶层枕边的创腔。术后 48 小时内,绝不可随意放低引流瓶,否则腔内液体被引出后,脑组织将迅速移位,有可能撕裂大脑上静脉,引起颅内血肿。另外,创腔内暂时积聚的液体可以稀释渗血,防止渗血形成血肿。创腔内压力高时,血性液体可自行流出。②术后 24 小时或 48 小时后,可将引流瓶逐渐降低,以期较快的速度引流出创腔内液体。此时脑水肿已进入高峰期,引流不良将影响脑组织膨起,局部无效腔也不能消失,同时局部积液的占位性又可加重颅内高压。③与脑室相通的创腔引流,如术后早期引流量高,适当抬高引流袋。在血性脑脊液转为正常时,应及时拔除引流管,以免形成脑脊液漏。一般情况下,创腔引流于手术 3~4 天拔除。

3)硬膜下引流:放置硬膜下引流的目的在于解除脑受压和脑疝,术后排空囊内血性积液和血凝块,使脑组织膨起,消灭无效腔。慢性硬膜下积液或硬膜下血肿,因已形成完整的包膜,包膜内血肿机化,临床可采用颅骨钻孔、血肿钻孔冲洗引流术。术后应放引流管于包膜内连续引流,以及时排空囊内血性液或血凝块,使脑组织膨起以消灭无效腔,必要时可行冲洗。术后患者采取平卧或头低脚高位,注意体位引流,引流瓶低于无效腔 30 cm。低颅内压会使硬膜下腔隙不易闭合,术后一般不使用脱水剂,不限制水分摄入。通畅引流管于术后 3 天拔除。

4)硬膜外引流:硬膜外引流的目的在于减轻头部疼痛,降低颅内压,清除血肿。护理特点包括:术后将患者置于平卧位,引流管放置低于头部 20 cm,注意使头部偏向患侧,便于引流彻底。通常引流管于术后 2~3 天拔除。

6.心理护理

对于术后进入ICU的患者,以及在ICU接受治疗的其他危重患者,仍可表现为焦虑、恐惧不安、烦躁、抑郁等情绪的,应进行相应的护理。这时应加强心理生理支持,耐心解释插管造成不适的必然性,使患者积极配合,防止因患者不理解插管构造及极度不适应而自行拔管造成喉头水肿,严重的可引起呼吸困难。应建议以人为本,关爱患者的理念。身体上的不适暂时缓解后,随之而来的是清醒后的"情感饥饿",护士应充分体现爱心、耐心、同情心、责任心,以及时告诉患者手术已顺利完成,使其放心。术后患者切口疼痛在所难免,患者如果注意力过度集中、情绪过度紧张,就会加剧疼痛,意志力薄弱、烦躁和疲倦等也会加剧疼痛。护士不仅要关注监护仪上的数据,还要主动与患者交谈或边进行床边操作边询问患者有何不适或要求,为患者讲解,安慰患者,消除患者的孤独感,鼓励患者积极对待人生。必要时应进行认知行为干预。患者在罹患疾病后,一般无心理准备,对手术预后期望值过高。如果手术后监护时间超过预期值,患者往往会产生抑郁心理,认为术后恢复健康可能性小。长时间不与家属见面交流,认为家属将其遗弃,产生失落感和放弃心理。此时,护士应鼓励患者表达心声,适当满足其心理需求,可给家属短暂的探视时间,通过其亲人鼓励患者重树恢复健康的信心。同时,护士可为患者讲解相关疾病知识,提供相关的治疗及预后的信息,消除患者因认知障碍导致的心理障碍。同时,在日常工作中,应注重维护患者自尊心。有些患者文化背景深厚,地位、层次高,对护士对其约束不能接受,直接理解为住院还要受捆绑之苦。另外,操作时隐私部位不可避免的暴露,都是很多患者在全麻清醒后很不理解的事情。因此,护士应耐心解释原因并在涉及隐私部位操作时注意遮挡,维护患者自尊心,使其积极配合治疗。

三、手术后并发症的预防及护理

手术后常见的并发症有出血、切口感染、尿路感染、肺不张、深静脉血栓形成等。

(一)术后出血

(1)检查:当伤口敷料被血液渗湿时,就应疑为手术切口出血。应及时打开、检查伤口,以及时处理,严密观察意识、瞳孔、生命体征、肢体活动变化,以及时发现有无颅内出血发生。

(2)预防:①手术时严格止血。确认手术野无活动性出血点;②术中渗血较多者,必要时术后可应用止血药物;③凝血机制异常者,可于围术期输注新鲜全血、凝血因子或凝血酶原复合物等。

(3)护理:一旦确诊为术后出血,以及时通知医师,完善术前准备,再次手术止血。

(二)切口感染

(1)感染:术后常见的感染有切口感染、颅内感染。①切口感染:多在术后3~5天发生,患者感切口再度疼痛,局部有明显的红肿、压痛及脓性分泌物;②颅内感染:表现为外科热消退后,再次出现高热或术后体温持续升高,伴有头痛、呕吐、意识障碍,甚至出现抽搐等,严重者发生脑疝。对术后感染的患者,除给予有效的抗生素外,应加强营养、降温、保持呼吸道通畅及基础护理等。

(2)预防:①术前完善皮肤和肠道准备;②注意手术操作技术的精细,严格止血,避免切口渗血、血肿;③加强手术前、后处理,改善患者营养状况,增强抗感染能力;④保持切口敷料的清洁、干燥、无污染;⑤正确、合理应用抗生素;⑥医护人员在接触患者前、后,严格执行洗手制度,更换敷料时严格遵守无菌技术,防止医源性交叉感染。

(3)护理:切口已出现早期感染症状时,采取有效措施加以控制,如勤换敷料、局部理疗、有效应用抗生素等;已形成脓肿者,以及时切开引流,争取二期愈合。必要时可拆除部分缝线或置引流管引流脓液,并观察引流液的性状和量。

(三)肺部感染

(1)检查:表现为术后早期发热、呼吸和心率加快,继发感染时,体温升高明显,血白细胞和中性粒细胞计数增加。患侧的胸部叩诊呈浊音或实音,听诊有局限性湿罗音,呼吸音减弱、消失或为管样呼吸音,常位于后肺底部。血气分析示氧分压下降和二氧化碳分压升高。胸部 X 线检查见典型肺不张征象。

(2)预防:①术前锻炼深呼吸;②有吸烟嗜好者,术前 2 周停止吸烟,以减少气道内分泌物;③术前积极治疗原有的支气管炎或慢性肺部感染;④全麻手术拔管前吸净支气管内分泌物,术后取头侧位平卧,防止呕吐物和口腔分泌物的误吸;⑤鼓励患者深呼吸咳嗽、体位排痰或给予药物化痰,以利于支气管内分泌物排出;⑥注意口腔卫生;⑦注意保暖,防止呼吸道感染。

(3)护理:①协助患者翻身、拍背及体位排痰,以解除支气管阻塞;②鼓励患者自行咳嗽排痰,对咳嗽无力或不敢用力咳嗽者,可在胸骨切迹上方用手指按压刺激气管,促使咳嗽;若痰液黏稠不易咳出,可使用蒸汽、超声雾化吸入或使用糜蛋白酶、沐舒坦等化痰药物,使痰液稀薄,利于咳出;痰量持续增多,可进行吸痰或支气管镜吸痰,必要时行气管切开;③保证摄入足够的水分;④全身或局部抗生素治疗。

(四)尿路感染

(1)检查:尿路感染可分为上尿路和下尿路感染。前者主要为肾盂肾炎,后者为膀胱炎。急性肾盂肾炎以女性患者多见,主要表现为畏寒、发热、肾区疼痛,白细胞计数增高,中段尿镜检有大量白细胞和细菌,细菌培养可明确菌种,大多为革兰染色阴性的肠源性细菌。急性膀胱炎主要表现为尿频、尿急、尿痛、排尿困难,一般无全身症状;尿常规检查有较多红细胞和脓细胞。

(2)预防:术后指导患者尽量自主排尿,预防和及时处理尿潴留是预防尿路感染的主要措施。

(3)护理:①保持排尿通畅,鼓励患者多饮水,保持尿量在 1 500 mL 以上;②根据细菌药敏试验结果,合理选用抗生素;③残余尿在 500 mL 以上者,应留置导尿管,并严格遵守无菌技术,防止继发二重感染。

(五)深静脉血栓形成

(1)查体:患者主诉小腿轻度疼痛和压痛或腹股沟区疼痛和压痛,体检示患肢凹陷性水肿,腓肠肌挤压试验或足背屈曲试验阳性。

(2)预防:①鼓励患者术后早期离床活动;卧床期间进行肢体主动和被动运动,如每小时 10 次腿部自主伸、屈活动,或被动按摩腿部肌、屈腿和伸腿等,每天 4 次,每次 10 分钟,以促进静脉血回流,防止血栓形成;②高危患者,下肢使用抗血栓压力带或血栓泵治疗以促进血液回流;③血液高凝状态者,可口服小剂量阿司匹林、复方丹参片或用小剂量肝素;也可用低分子右旋糖酐静脉滴注,以抑制血小板凝集。

(3)护理:①抬高患肢、制动;②忌经患肢静脉输液;③严禁局部按摩,以防血栓脱落。

(六)消化道出血

(1)病因:消化道出血是足以威胁患者生命的并发症,多见于重型颅脑损伤,严重高血压脑出血、鞍区、三脑室、四脑室及脑干附近手术后,因下丘脑及脑干受损后反射性引起胃黏膜糜烂、溃疡。患者呕吐咖啡色物质,伴有呃逆、腹胀及黑便等,出血量多时,可发生休克。

(2)护理:①应密切观察血压、脉搏,呕吐物的颜色、量,大便的颜色及量等以判断病情;②立即安置胃管,行胃肠减压;③遵医嘱给予冰盐水加止血药胃管注入,全身应用止血剂,并根据出血量补充足量的全血。

(七)尿崩症

(1)表现:常见于第三脑室前部的肿瘤,尤其是蝶鞍区附近手术。患者表现为口渴、多饮、多尿,一般尿量24小时内在4 000 mL以上。

(2)护理:①应严格记录24小时出入量及每小时尿量,并观察尿的性质及颜色;②密切观察患者意识、生命体征的变化,配合医师监测钾、钠、氯及尿比重情况,以及时判断有无电解质紊乱;③指导患者饮含钾高的饮料和含钾盐水,并多吃一些含钾、钠高的食物,预防低钾、低钠血症;④遵医嘱按时按量补充各种电解质;⑤按医嘱正确使用抗利尿药物,并注意观察用药的效果。

(八)中枢性高热

(1)表现:下丘脑、脑干及高颈髓病变或损害,均可引起中枢性体温调节失常,临床以高热多见,偶有体温过低。常伴有意识障碍,脉搏快速,呼吸急促等自主神经紊乱的表现。中枢性高热不宜控制,一般采取物理降温如冰袋降温、温水擦浴、冰毯、冰帽降温,必要时采用冬眠、低温疗法。

(2)护理:①严密观察病情,加强监护:对患者进行心率、呼吸、血压和血氧饱和度的动态监测,严密观察意识、瞳孔变化及中枢神经系统的阳性体征等;②保持呼吸道通畅:及时吸痰,以减少肺部并发症的发生;持续有效吸氧;掌握正确的吸痰方法和吸痰时机,加强气道湿化和雾化,防止痰痂形成和气道干燥出血,必要时行气管切开;③加强基础护理,预防并发症,每天两次口腔护理;按时翻身、叩背,防压疮、冻伤、坠积性肺炎的发生;保持大小便通畅,必要时进行灌肠或使用缓泻剂;做好鼻饲护理,鼻饲前应吸净痰液,鼻饲1小时内暂缓吸痰,必要时抬高患者头部或摇高床头,防止食物逆流入呼吸道引起或加重肺部感染。

(九)顽固性呃逆

顽固性呃逆常见于第三脑室、第四脑室和脑干附近的手术。对发生呃逆的患者,应先检查上腹部,如有胃胀气或胃潴留,应先置胃管抽空胃内容物。在排除因膈肌激惹所致的呃逆后,可采用压迫眼球、眶上神经,刺激患者有效咳嗽,捏鼻,还可指导患者做深大呼吸等,有时可以获得暂时缓解,还可遵医嘱使用氯丙嗪50 mg或利他灵10~20 mg,肌内注射或穴位注射。

(金 好)

第四章

急诊科护理

第一节 急性酒精中毒

急性酒精中毒是由于服用过量的酒精或酒类饮料引起的中枢神经系统兴奋及抑制状态。绝大多数酒精在胃、十二指肠和空肠的第一段吸收,十二指肠和空肠为最主要的吸收部位。酒精进入空胃,通常30～90分钟内能完全被吸收入血。酒精吸收入血后迅速分布于全身各组织和体液,并通过血-脑屏障进入大脑。进入体内的酒精90％以上都是经肝氧化脱氢分解,最终变成二氧化碳和水。肝代谢主要是依靠肝内的酒精代谢酶,不同个体酶的水平及活性不同。

一、中毒机制

酒精的主要毒理作用是抑制中枢神经系统。首先从大脑皮质开始,选择性抑制网状结构上行激动系统,使较低功能失去控制,而呈现一时性兴奋状态,在短时间内自我控制能力减退;然后,皮质下中枢、脊髓和小脑功能受到抑制,出现共济失调等运动障碍,分辨力、记忆力、洞察力、注意力减退甚至消失,视觉、语言、判断力失常;最后抑制延髓血管运动中枢和呼吸中枢,呼吸中枢麻痹是重度酒精中毒者死亡的主要原因。

二、护理评估

(一)病史
有大量饮酒或摄入含酒精的饮料史。

(二)临床表现
与酒精的浓度、饮酒量、饮酒速度和是否空腹有关。急性中毒的主要症状和体征是中枢神经系统抑制、循环系统和呼吸系统功能紊乱。临床大致可分为以下3期。

1.兴奋期

血酒精含量在200～990 mg/L,患者出现眩晕和欣快,易感情用事,说话滔滔不绝,言辞动作常粗鲁无理、喜怒无常,不承认自己饮酒过量,自制力很差,有时则寂静入睡。

2.共济失调期

血酒精含量达1 000～2 999 mg/L。患者动作笨拙、步态不稳、言语含糊不清、语无伦次,似精神错落。

3.昏迷期

血酒精含量达 3 000 mg/L 以上。患者由兴奋转为抑制,常昏睡不醒、呼吸慢并带鼾声、体温偏低、面色苍白、皮肤发绀、口唇微紫、脉搏细速,常呈休克状态,瞳孔正常或散大,严重者昏迷、抽搐和大小便失禁,最后发生呼吸麻痹致死。

(三)辅助检查

(1)酒精检测:呼气中酒精浓度与血清酒精浓度相当。

(2)动脉血气分析:可有轻度代谢性酸中毒。

(3)血清电解质检测:可见低钾血症、低镁血症、低钙血症。

(4)血清葡萄糖检测:可有低血糖症。

(5)心电图检查:可见心律失常和心肌损害。

三、病情诊断

根据患者大量饮酒或摄入含酒精的饮料史,临床表现为急性中毒的中枢神经抑制症状、呼气中有酒味,参考实验室检查,可作出急性酒精中毒的诊断。

四、急救护理

(一)紧急救护

1.清除毒物

轻度醉酒一般不需作驱毒处理。饮酒量过大者,如神志尚清可予以催吐,但应严防误吸;如神志已模糊者应考虑洗胃。对来诊时已处于严重状态者,应早期进行血液透析治疗。

2.解除中枢抑制作用

解除中枢抑制作用可用内啡肽拮抗药纳洛酮 0.4～0.8 mg,静脉注射,可每半小时左右重复注射,多数患者数次应用后可清醒。同时可用 10%高渗葡萄糖液 500 mL 加胰岛素 8～16 U 静脉滴注,加维生素 C、B 族维生素,促进酒精氧化。

(二)一般护理

1.卧床休息

采取侧卧位,以防呕吐致窒息和吸入性肺炎,同时要注意保暖。

2.加强病情观察

如患者出现昏迷、呼吸慢而不规则、脉搏细弱、皮肤湿冷、大小便失禁、抽搐等异常情况,要及时进行处理。

3.加强饮食指导

鼓励多饮水,绿豆汤、西瓜汁等都有较好的解酒作用,也可给予浓茶醒酒。

4.加强药物应用的护理

注意观察用药效果,如吗啡、氯丙嗪等中枢抑制剂,同时做好液体出入量记录。

5.对症治疗

保持呼吸道通畅、给氧;呼吸中枢抑制时,以及时插管,机械辅助呼吸,慎用呼吸兴奋剂;及时解痉镇静,发生抽搐可用地西泮 5～10 mg 肌内注射或静脉注射,忌用巴比妥类;防止脑水肿、水电解质紊乱和酸碱平衡失调;纠正低血糖;注意防治呼吸道感染和吸入性肺炎。

6.健康指导

(1)生活指导。加强酒精中毒引起不良后果的宣传,倡导适量饮酒,严禁嗜酒的生活习惯。

(2)健康指导。加强宣传和教育,尤其是注意防止意外伤害及意外事故的发生:①意外伤害,如醉酒后可因落水、高坠、吸入呕吐物窒息而死;若冬季昏睡倒在室外,则易被冻伤甚则冻死,应予预防并避免。②意外事故,如酒后驾车肇事、打架斗殴、伤人毁物、工伤事故及其他暴力犯罪等,而且必须承担相关法律责任,应予以预防并及时制止。

(陈小迷)

第二节　急性一氧化碳中毒

一、疾病介绍

(一)定义

急性一氧化碳中毒是指人体短时间内吸入过量一氧化碳所造成的脑及全身其他组织缺氧性疾病,严重者可引起死亡。

(二)病因

1.职业性中毒

职业性中毒如矿山采掘放炮、煤矿瓦斯爆炸、火灾现场、钢铁冶炼、化肥生产、制造甲醇、丙酮等都可产生大量的一氧化碳,若通风防护不当,吸入可致中毒。

2.生活性中毒

日常生活中,煤炉产生的气体中一氧化碳含量达 $6\%\sim30\%$。室内门窗紧闭,火炉无烟囱或烟囱堵塞、漏气都可引起一氧化碳中毒。

(三)发病机制

一氧化碳被人体吸入进入血液后,85% 与血红蛋白结合形成稳定的碳氧血红蛋白。由于碳氧血红蛋白的亲和力是氧合血红蛋白比氧大 240 倍,而碳氧血红蛋白解离却比正常血红蛋白慢 3 600 倍。因此,血液中一氧化碳与氧竞争血红蛋白时,大部分血红蛋白成为碳氧血红蛋白。碳氧血红蛋白携氧能力差,引起组织缺氧,而碳氧血红蛋白解离曲线左移,血氧不易释放更加重组织缺氧。此外,一氧化碳还可与还原型细胞色素氧化酶的二价铁结合,抑制该酶活性,影响组织细胞呼吸与氧化过程,阻碍对氧利用。脑和心脏(对缺氧最敏感的器官)最易遭受损害。脑内小血管迅速麻痹扩张。脑内 ATP 无氧情况下耗尽,钠泵运转不灵,钠离子蓄积于细胞内而诱发脑细胞内水肿。

(四)临床表现

患者一般有明确的一氧化碳吸入史,中毒的程度与吸入时间的长短、吸入的浓度、机体对一氧化碳的敏感性、耐受性密切相关。一氧化碳急性中毒的临床表现根据碳合血红蛋白形成的程度可分为 3 级。

1.轻度中毒

血液中碳合血红蛋白占 10％～20％,患者有头痛、眩晕、心悸、恶心、呕吐、四肢无力,可有短暂的晕厥,还可诱发心绞痛发生,以及时吸入新鲜空气后症状会迅速消失。

2.中度中毒

血液中碳合血红蛋白占 30％～40％,除上述症状外,患者还可昏睡或浅昏迷,瞳孔对光反应迟钝,皮肤和黏膜出现典型樱桃红色,以及时抢救。呼吸新鲜空气或氧气后可较快清醒,各种症状数小时内消失,一般不留后遗症。

3.重度中毒

血液中碳合血红蛋白达到 50％以上,患者呈深昏迷,各种反射消失,瞳孔散大,血压下降,呼吸不规则,皮肤黏膜苍白或发绀,中毒性肝炎、休克、急性肾功能不全,最终呼吸空气,患者可数小时甚至数天不能清醒,死亡率高。

4.迟发性脑病(神经精神后发症)

急性一氧化碳中毒患者在清醒后,经过 2～60 天的"假愈期",可出现下列临床表现:①精神意识障碍,出现幻视、幻听、忧郁、烦躁等精神异常,少数可发展为痴呆。②锥体外系神经障碍,出现震颤麻痹综合征,部分患者逐渐发生表情缺乏,肌张力增加,肢体震颤及运动迟缓。③锥体系神经损害及大脑局灶性功能障碍,可发生肢体瘫痪、大小便失禁,失语,失明等。

(五)治疗要点

1.现场急救

(1)迅速脱离中毒现场:迅速将患者转移到空气新鲜的地方,卧床休息,保暖;保持呼吸道通畅。

(2)转运:清醒的患者。保持无障碍呼吸,有条件者应持续吸氧;昏迷中的患者,除持续吸氧外,应注意呼吸道护理,避免呼吸道异物阻塞。

2.院内救护

纠正缺氧:迅速纠正缺氧状态。吸入高浓度氧气可加速一氧化碳和血红蛋白解离,增加一氧化碳的排出。目前高压氧舱治疗效果最好。呼吸停止时,应及早进行人工呼吸,或用呼吸机维持呼吸。危重患者可考虑血浆置换。

3.进一步治疗

首先建立静脉通道,遵医嘱用药,防止并发症的发生。

(1)20％甘露醇:严重中毒后,脑水肿可在 24～48 小时发展到高峰。脱水疗法很重要。目前最常用的是 20％甘露醇静脉快速滴注,也可注射呋塞米脱水。

(2)能量合剂:常用药物有三磷酸腺苷、辅酶 A、细胞色素 C 和大量维生素 C 等,促进脑细胞功能恢复。

(3)血管扩张剂:常用的有 1％普鲁卡因 500 mL 静脉滴注,用芎嗪注射液 80 mg 溶于250 mL 液体内静脉滴注等,防治迟发性脑病。

4.做好急诊监护

(1)应密切观察患者的生命体征,包括体温、脉搏、呼吸、血压、面色、神志、瞳孔的变化,尤其是中、重度中毒以呼吸困难、呼吸肌麻痹为主者,所以需要密切观察患者呼吸的频率、深浅度的变化;严密观察患者有无呕吐现象,观察患者的血压、神志意识及瞳孔的变化,监测水、电解质平衡,纠正酸中毒,并预防吸入性肺炎或肺部继发感染。

(2)防治并发症和后发症,加强昏迷期间的护理。保持呼吸道通畅,必要时行气管切开。定时翻身以防发生压疮和肺炎。注意营养,必要时鼻饲。高热者可采用物理降温方法,如头部用冰帽,体表用冰袋,使体温保持在 32 ℃左右。如降温过程中出现寒战或体温下降困难时,可用冬眠药物;严重中毒患者清醒后应继续高压氧治疗,绝对卧床休息,密切监护 2～3 周,直至脑电图恢复正常为主,预防迟发性脑病。

二、护理评估与观察要点

(一)护理评估

(1)病史评估:一氧化碳接触史。

(2)身体评估:生命体征、意识状态、瞳孔大小、头痛程度。

(3)实验室及其他检查:脑电图可见弥漫性低波幅慢波,与缺氧性脑病进展相平行。

(4)高压氧治疗的效果。

(5)有无焦虑等心理改变。

(二)观察要点

1.现存问题观察

一氧化碳中毒的后果是严重的低氧血症,从而引起组织缺氧,吸入氧气可加速血红蛋白和一氧化碳解离,增加一氧化碳的排出。严密观察患者意识、瞳孔变化,生命体征,重点是呼吸和体温,缺氧情况。尿量改变,准确记录出入量。氧浓度过高肺表面活性物质相对减少,易出现肺不张。应严格执行给氧浓度和给氧时间,根据病情随时调整用氧流量,清醒者可间歇给氧。一氧化碳中毒 6 小时内给予高压氧治疗,可减少迟发性病的发生,并能促进昏迷患者觉醒。

2.并发症的观察

(1)吸入性肺炎及肺水肿:常于中毒 2～4 天发生肺水肿、肺炎、清除呼吸道分泌物及呕吐物,严密观察体温、心率、血压等变化。应用抗生素控制感染,合并肺水肿时,控制液体滴速,给予强心利尿剂,准确记录出入液量。

(2)脑水肿:中毒严重者,脑水肿一般在 24～48 小时发展到高峰,应密切观察患者有无呕吐现象。呕吐时是否为喷射状。并及时认真听取患者的主诉,一旦发现患者瞳孔不等大,呼吸不规则,抽搐等提示脑疝形成,应给予及时抢救处理。输液过程中密切观察体液的速度和量,观察是否有药液外渗,避免输液量过快、过多、防止发生急性脑水肿。应用脱水剂后观察膀胱充盈情况,对于昏迷不能自行排尿者,给予留置导尿管,并要准确记录出入量,注意尿量及颜色的变化。

(3)心律失常:保证持续氧气吸入,纠正缺氧状态,应用抗心律失常药及营养心肌药物,严密监测心率(律)、血压变化,迅速处理危急情况。

(4)急性肾衰竭:严密观察尿量及液体出入量,纠正休克及缺氧,必要时给予利尿剂,血液透析时做好相应护理。

三、急诊救治流程

急性一氧化碳中毒急诊救治流程详见图 4-1。

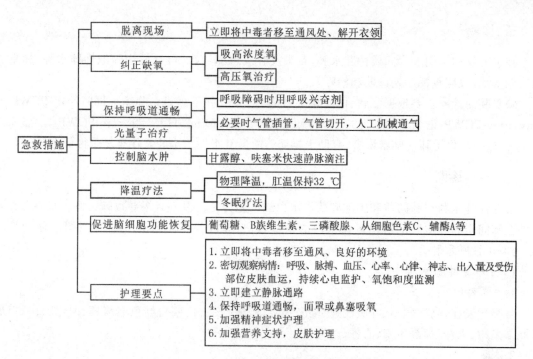

图 4-1　急性一氧化碳中毒急诊救治流程

（陈小迷）

第三节　急性肺水肿

急性肺水肿是由不同原因引起肺组织血管外液体异常增多，液体由间质进入肺泡，甚至呼吸道出现泡沫状分泌物。表现为急性呼吸困难、发绀，呼吸做功增加，两肺布满湿啰音，甚至从气道涌出大量泡沫样痰液。人类可发生下列两类性质完全不同的肺水肿：心源性肺水肿（亦称流体静力学或血流动力学肺水肿）和非心源性肺水肿（亦称通透性增高肺水肿、急性肺损伤或急性呼吸窘迫综合征）。

一、临床表现

发病早期均先有肺间质性水肿，肺泡毛细血管间隔内的胶原纤维肿胀，刺激附近的肺毛细血管旁"J"感受器，反射性引起呼吸频率增快，促进肺淋巴液回流，同时表现为过度通气。

水肿液在肺泡周围积聚后，沿着肺动脉、静脉和小气道鞘延伸，在支气管堆积到一定程度，引起支气管狭窄，可出现呼气性啰音。患者常主诉胸闷、咳嗽，有呼吸困难、颈静脉曲张，听诊可闻及哮鸣音和少量湿啰音。若不及时发现和治疗，则继发为肺泡性肺水肿。

肺泡性肺水肿时，水肿液进入末梢细支气管和肺泡，当水肿液溢满肺泡后，出现典型的粉红色泡沫痰，液体充满肺泡后不能参与气体交换，通气/血流比值下降，引起低氧血症。插管患者可表现呼吸道阻力增大和发绀，经气管导管喷出或涌出大量的粉红色泡沫痰。

二、诊断

肺水肿发病早期多为间质性肺水肿,若未及时发现和治疗,可继发为肺泡性肺水肿,加重心肺功能紊乱,故应重视早期诊断和治疗。

肺水肿的诊断主要根据症状、体征和 X 线表现,一般并不困难。临床上同时测定 PCWP 和 πmv,πmv-PCWP 正常值为 (1.2 ± 0.3) kPa$[(9.7 \pm 1.7)$ mmHg$]$,当 πmv-PCWP $\leqslant 0.5$ kPa (4 mmHg)时,提示肺内肺水增多,有助于早期诊断。复张性肺水肿常伴有复张性低血压。

三、鉴别诊断

心源性肺水肿在肺间质和肺泡腔的渗出以红细胞为主。左心衰竭导致肺淤血。非心源性肺水肿在肺间质和肺泡腔的渗出以血浆内的一些蛋白、体液为主。肺泡-毛细血管膜的通透性增加,为漏出性肺水肿。

(一)心源性肺水肿

1.主要表现

常突然发作、高度气急、呼吸浅速、端坐呼吸、咳嗽、咳白色或粉红色泡沫痰、面色灰白、口唇及肢端发绀、大汗、烦躁不安、心悸、乏力等。

2.体征

体征包括双肺广泛水泡音和/或哮鸣音、心率增快、心尖区奔马律及收缩期杂音、心界向左扩大,可有心律失常和交替脉,不同心脏病尚有相应体征和症状。

急性心源性肺水肿是一种严重的重症,必须分秒必争进行抢救,以免危及患者生命。具体急救措施包括:①非特异性治疗;②查出肺水肿的诱因并加以治疗;③识别及治疗肺水肿的基础心脏病变。

(二)非心源性肺水肿

1.主要表现

进行性加重的呼吸困难、端坐呼吸、大汗、发绀、咳粉红色泡沫痰。

2.体征

双肺可闻及广泛湿啰音,可先出现在双肺中下部,然后波及全肺。

3.X 线

早期可出现 Kerley 线,提示间质性肺水肿,进一步发展可出现肺泡肺水肿的表现。

肺毛细血管楔压(PCWP)用于鉴别心源性及非心源性肺水肿。前者 PCWP>1.6 kPa (12 mmHg),后者PCWP$\leqslant 1.6$ kPa(12 mmHg)。

四、治疗

治疗原则为病因治疗,是缓解和根本消除肺水肿的基本措施;维持气道通畅,充分供氧和机械通气治疗,纠正低氧血症;降低肺血管静水压,提高血浆胶体渗透压,改善肺毛细血管通透性;保持患者镇静,预防和控制感染。

(一)充分供氧和机械通气治疗

1.维持气道通畅

水肿液进入肺泡和细支气管后汇集至气管,使呼吸道阻塞,增加气道压,从气管喷出大量粉红色泡沫痰,即便用吸引器抽吸,水肿液仍大量涌出。采用去泡沫剂能提高水肿液清除效果。

2.充分供氧

轻度缺氧患者可用鼻导管给氧,每分钟 6～8 L;重度低氧血症患者,行气管内插管,进行机械通气,同时保证呼吸道通畅。约85%的急性肺水肿患者须行短时间气管内插管。

3.间歇性正压通气

间歇性正压通气通过增加肺泡压和肺组织间隙压力,阻止肺毛细血管内液滤出;降低右心房充盈压,减少肺内血容量,缓解呼吸肌疲劳,降低组织氧耗量。常用的参数是:潮气量 8～10 mL/kg,呼吸频率12～14 次/分,吸气峰值压力应<4.0 kPa(30 mmHg)。

4.持续正压通气或呼气末正压通气

应用间歇性正压通气,FiO_2>0.6 仍不能提高 PaO_2,可用持续正压通气或呼气末正压通气(PEEP)。通过开放气道,扩张肺泡,增加功能残气量,改善肺顺应性及通气/血流比值。合适的PEEP 通常先从0.67 kPa(5 cmH_2O)开始,逐步增加到 1.33～2.00 kPa(10～15 cmH_2O),其前提是对患者心排血量无明显影响。

(二)降低肺毛细血管静水压

1.增强心肌收缩力

急性肺水肿合并低血压时,病情更为险恶。应用适当的正性变力药物使左心室能在较低的充盈压下维持或增加心排血量,包括速效强心苷、拟肾上腺素药和能量合剂等。

强心苷药物表现为剂量相关性的心肌收缩力增强,同时可以降低房颤时的心率、延长舒张期充盈时间,使肺毛细血管平均压下降。强心药对高血压性心脏病、冠心病引起的左心衰竭所造成的急性肺水肿疗效明显。氨茶碱除增加心肌收缩力、降低后负荷外,还可舒张支气管平滑肌。

2.降低心脏前后负荷

当中心静脉压为 2.00 kPa(15 cmH_2O),PCWP 增高达 2.0 kPa(15 mmHg)以上时,应限制输液,同时静脉注射利尿剂,如呋塞米、依他尼酸等。若不见效,可加倍剂量重复给药,尤其对心源性或输液过多引起的急性肺水肿,可迅速有效地从肾脏将液体排出体外,使肺毛细血管静水压下降,减少气道水肿液。使用利尿剂时应注意补充氯化钾,并避免血容量过低。

吗啡解除焦虑、松弛呼吸道平滑肌,有利于改善通气,同时具有降低外周静脉张力、扩张小动脉的作用,减少回心血量,降低肺毛细血管静水压。一般静脉注射吗啡 5 mg,起效迅速,对高血压、二尖瓣狭窄等引起的肺水肿效果良好,应早期使用。在没有呼吸支持的患者,应严密监测呼吸功能,防止吗啡抑制呼吸。休克患者禁用吗啡。

东莨菪碱、山莨菪碱及阿托品对中毒性急性肺水肿疗效满意,该类药物具有较强的解除阻力血管及容量血管痉挛的作用,可降低心脏前后负荷,增加肺组织灌注量及冠状动脉血流,增加动脉血氧分压,同时还具有解除支气管痉挛、抑制支气管分泌过多液体、兴奋呼吸中枢及抑制大脑皮质活动的作用。

患者体位对回心血量有明显影响,取坐位或头高位有助于减少静脉回心血量、减轻肺淤血、降低呼吸做功和增加肺活量,但低血压和休克患者应取平卧位。

α 受体阻滞剂可使全身及内脏血管扩张、回心血量减少,改善肺水肿。可用酚妥拉明 10 mg加入 5%葡萄糖溶液 100～200 mL 静脉滴注。硝普钠通过降低心脏后负荷改善肺水肿,但对二尖瓣狭窄引起者要慎用。

(三)镇静及感染的防治

1.镇静药物

咪达唑仑、丙泊酚具有较强的镇静作用,可减少患者的惊恐和焦虑,减轻呼吸急促,将急促而无效的呼吸调整为均匀有效的呼吸,减少呼吸做功。有利于通气治疗患者的呼吸与呼吸机同步,以改善通气。

2.预防和控制感染

感染性肺水肿继发于全身感染和/或肺部感染所致的肺水肿,革兰阴性杆菌所致的败血症是引起肺水肿的主要原因。各种原因引起的肺水肿均应预防肺部感染,除加强护理外,应常规给予抗生素以预防肺部感染。常用的抗生素有氨基苷类抗生素、头孢菌素和氯霉素。

给予抗生素的同时,应用肾上腺皮质激素,可以预防毛细血管通透性增加,减轻炎症反应,促使水肿消退,并能刺激细胞代谢,促进肺泡表面活性物质产生,增强心肌收缩,降低外周血管阻力。

临床常用的药物有氢化可的松、地塞米松和泼尼松龙,通常在发病 24～48 小时内用大剂量皮质激素。氢化可的松首次静脉注射 200～300 mg,24 小时用量可达 1 g 以上;地塞米松首次用量可静脉注射 30～40 mg,随后每 6 小时静脉注射 10～20 mg,甲泼尼龙的剂量为 30 mg/kg 静脉注射,用药不宜超过72 小时。

(四)复张性肺水肿的防治

防止跨肺泡压的急剧增大是预防肺复张性肺水肿的关键。行胸腔穿刺或引流复张时,应逐步减少胸内液气量,复张过程应在数小时以上,负压吸引不应超过 1.33 kPa(10 cmH$_2$O),每次抽液量不应超过 1 000 mL。

若患者出现持续性咳嗽,应立即停止抽吸或钳闭引流管,术中膨胀肺时,应注意潮气量和压力适中,主张采用双腔插管以免健侧肺过度扩张,肺复张后持续做一段时间的 PEEP,以保证复张过程中跨肺泡压差不致过大,防止复张后肺毛细血管渗漏的增加。

肺复张性肺水肿治疗的目的是维持患者足够的氧合和血流动力学的稳定。无症状者无须特殊处理,低氧血症较轻者予以吸氧,较重者则需气管内插管,应用 PEEP 及强心利尿剂和激素。向胸内注入 50～100 mL 气体、做肺动脉栓塞术均是可取的方法。在肺复张期间要避免输液过多、过快。

五、病情观察与评估

(1)监测生命体征,观察患者有无呼吸增快(频率可达 30～40 次/分)、心率增快、脉搏细速、血压升高或持续下降。

(2)观察有无皮肤发绀、湿冷、毛孔收缩、尿量减少等微循环灌注不足表现。

(3)观察患者有无咯粉红色泡沫痰等肺水肿特征性表现。

(4)心肺听诊有无干啰音或湿啰音。

六、护理措施

(一)体位

协助患者取坐位,双腿下垂。

(二)氧疗

遵医嘱予以吸氧 6～8 L/min,可于湿化瓶中加入 50％乙醇湿化,乙醇可使肺泡内泡沫表面张力降低而破裂、消散。若患者不能耐受,可降低乙醇浓度或间歇使用。病情严重者采用无创或有创机械通气。

(三)用药护理

1.镇静剂

常用吗啡皮下或静脉注射,注意观察患者有无呼吸抑制、心动过缓、血压下降。呼吸衰竭、昏迷、严重休克者禁用。

2.利尿剂

常用呋塞米静脉推注,观察患者有无腹胀、恶心、呕吐、心律失常;有无嗜睡、意识淡漠、肌痛性痉挛;有无烦躁或谵妄、呼吸浅慢、手足抽搐等低钾、低钠血症及低氯性碱中毒等电解质紊乱表现。准确记录 24 小时尿量,监测血钾变化和心律。

3.血管扩张剂

常用硝普钠和硝酸甘油静脉滴注或微量泵泵入。硝普钠现配现用,避光输注,控制速度,严密监测血压变化,根据血压调整剂量。

4.洋地黄制剂

常用毛花苷 C 0.2～0.4 mg 稀释后缓慢静脉推注,观察心率和节律变化,心率或脉搏＜60 次/分钟时停止用药。当出现食欲减退、恶心、心悸、头痛、黄绿视、视物模糊、心律从规则变为不规则,或从不规则变为规则时可能是中毒反应,应立即停药并告知医师。

七、健康指导

(1)告知患者避免劳累、情绪激动等诱因。

(2)告知患者限制钠盐及液体摄入。

(3)告知患者疾病相关知识,如出现频繁咳嗽、气喘、咳粉红色泡沫痰时,立即取端坐位并及时就诊。

(陈小迷)

第五章

消化内科护理

第一节　反流性食管炎

反流性食管炎(reflux esophagitis,RE)是指胃、十二指肠内容物反流入食管所引起的食管黏膜炎症、糜烂、溃疡和纤维化等病变,甚至引起咽喉、气道等食管以外的组织损害。其发病男性多于女性,男女比例为(2~3)：1,发病率为 1.92%。随着年龄的增长,食管下段括约肌收缩力的下降,胃、十二指肠内容物自发性反流,而使老年人反流性食管炎的发病率有所增加。

一、病因与发病机制

(一)抗反流屏障削弱

食管下括约肌是指食管末端 3~4 cm 长的环形肌束。正常人静息时压力为 1.3~4.0 kPa(10~30 mmHg),为一高压带,防止胃内容物反流入食管。由于年龄的增长,机体老化导致食管下括约肌的收缩力下降引起食物反流。一过性食管下括约肌松弛也是反流性食管炎的主要发病机制。

(二)食管清除作用减弱

正常情况下,一旦发生食物的反流,大部分反流物通过 1~2 次食管自发和继发性的蠕动性收缩将食管内容物排入胃内,即容量清除,剩余的部分则由唾液缓慢地中和。老年人食管蠕动缓慢和唾液产生减少,影响了食管的清除作用。

(三)食管黏膜屏障作用下降

反流物进入食管后,可以凭借食管上皮表面黏液、不移动水层和表面 HCO_3^-、复层鳞状上皮等构成上皮屏障,以及黏膜下丰富的血液供应构成的后上皮屏障,发挥其抗反流物对食管黏膜损伤的作用。随着机体老化,食管黏膜逐渐萎缩,黏膜屏障作用下降。

二、护理评估

(一)健康史

询问患者的饮食结构及习惯、有无长期服用药物史。

（二）身体评估

1.反流症状

反酸、反食、反胃（指胃内容物在无恶心和不用力的情况下涌入口腔）、嗳气等，多在餐后明显或加重，平卧或躯体前屈时易出现。

2.反流物引起的刺激症状

胸骨后或剑突下烧灼感、胸痛、吞咽困难等。常由胸骨下段向上伸延，常在餐后 1 小时出现，平卧、弯腰或腹压增高时可加重。反流物刺激食管痉挛导致胸痛，常发生在胸骨后或剑突下。严重时可为剧烈刺痛，可放射到后背、胸部、肩部、颈部、耳后，有的酷似心绞痛的特点。

3.其他症状

咽部不适，有异物感、棉团感或堵塞感，可能与酸反流引起食管上段括约肌压力升高有关。

4.并发症

（1）上消化道出血：因食管黏膜炎症、糜烂及溃疡可以导致上消化道出血。

（2）食管狭窄：食管炎反复发作致使纤维组织增生，最终导致瘢痕性狭窄。

（3）Barrett 食管：在食管黏膜的修复过程中，食管-贲门交界处 2 cm 以上的食管鳞状上皮被特殊的柱状上皮取代，称之为 Barrett 食管。Barrett 食管发生溃疡时，又称 Barrett 溃疡。Barrett食管是食管癌的主要癌前病变，其腺癌的发生率较正常人高 30～50 倍。

（三）辅助检查

1.内镜检查

内镜检查是反流性食管炎最准确、最可靠的诊断方法，能判断其严重程度和有无并发症，结合活检可与其他疾病相鉴别。

2. 24 小时食管 pH 监测

应用便携式 pH 记录仪在生理状态下对患者进行 24 小时食管 pH 连续监测，可提供食管是否存在过度酸反流的客观依据。在进行该项检查前 3 天，应停用抑酸药与促胃肠动力的药物。

3.食管吞钡 X 线检查

对不愿意接受或不能耐受内镜检查者行该检查。严重患者可发现阳性 X 线征。

（四）心理-社会状况

反流性食管炎长期持续存在，病情反复、病程迁延，因此患者会出现食欲缺乏，体重下降，导致患者心情烦躁、焦虑；合并消化道出血时会使患者紧张、恐惧。应注意评估患者的情绪状态及对本病的认知程度。

三、常见护理诊断及问题

（一）疼痛

胸痛与胃食管黏膜炎性病变有关。

（二）营养失调

低于机体需要量与害怕进食、消化吸收不良等有关。

（三）有体液不足的危险

体液不足的危险与合并消化道出血引起活动性体液丢失、呕吐及液体摄入量不足有关。

（四）焦虑

焦虑与病情反复、病程迁延有关。

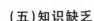

(五)知识缺乏

缺乏对反流性食管炎病因和预防知识的了解。

四、诊断要点与治疗原则

(一)诊断要点

临床上有明显的反流症状；内镜下有反流性食管炎的表现，食管过度酸反流的客观依据即可做出诊断。

(二)治疗原则

以药物治疗为主，对药物治疗无效或发生并发症者可做手术治疗。

1.药物治疗

目前多主张采用递减法，即开始使用质子泵抑制剂加促胃肠动力药，迅速控制症状，待症状控制后再减量维持。

(1)促胃肠动力药：目前主要常用的药物是西沙必利。常用量为每次 5～15 mg，每天 3～4 次，疗程 8～12 周。

(2)抑酸药。①H_2 受体拮抗剂（H_2RA）：西咪替丁 400 mg、雷尼替丁 150 mg、法莫替丁 20 mg，每天 2 次，疗程 8～12 周；②质子泵抑制剂（PPI）：奥美拉唑 20 mg、兰索拉唑 30 mg、泮托拉唑 40 mg、雷贝拉唑 10 mg 和埃索美拉唑 20 mg，一天 1 次，疗程 4～8 周；③抗酸药：仅用于症状轻、间歇发作的患者作为临时缓解症状用。反流性食管炎有并发症或停药后很快复发者，需要长期维持治疗。H_2RA、西沙必利、PPI 均可用于维持治疗，其中以 PPI 效果最好。维持治疗的剂量因患者而异，以调整至患者无症状的最低剂量为合适剂量。

2.手术治疗

手术为不同术式的胃底折叠术。手术指征为：①严格内科治疗无效；②虽经内科治疗有效，但患者不能忍受长期服药；③经反复扩张治疗后仍反复发作的食管狭窄；④确证由反流性食管炎引起的严重呼吸道疾病。

3.并发症的治疗

(1)食管狭窄：大部分狭窄可行内镜下食管扩张术治疗。扩张后予以长程 PPI 维持治疗可防止狭窄复发。少数严重瘢痕性狭窄需行手术切除。

(2)Barrett 食管：药物治疗是预防 Barrett 食管发生和发展的重要措施，必须使用 PPI 治疗及长期维持。

五、护理措施

(一)一般护理

为减少平卧时及夜间反流可将床头抬高 15～20 cm。避免睡前 2 小时内进食，白天进餐后亦不宜立即卧床。应避免食用使食管下括约肌压力降低的食物和药物，如高脂肪、巧克力、咖啡、浓茶及硝酸甘油、钙拮抗剂等。应戒烟及禁酒。减少一切影响腹压增高的因素，如肥胖、便秘、紧束腰带等。

(二)用药护理

遵医嘱给予药物治疗，注意观察药物的疗效及不良反应。

1.H₂受体拮抗剂

药物应在餐中或餐后即刻服用,若需同时服用抗酸药,则两药应间隔 1 小时以上。若静脉给药应注意控制速度,过快可引起低血压和心律失常。西咪替丁对雄性激素受体有亲和力,可导致男性乳腺发育、阳痿及性功能紊乱,应做好解释工作。该药物主要通过肾排泄,用药期间应监测肾功能。

2.质子泵抑制剂

奥美拉唑可引起头晕,应嘱患者用药期间避免开车或做其他必须高度集中注意力的工作。兰索拉唑的不良反应包括荨麻疹、皮疹、瘙痒、头痛、口苦、肝功能异常等,轻度不良反应不影响继续用药,较严重时应及时停药。泮托拉唑的不良反应较少,偶可引起头痛和腹泻。

3.抗酸药

该药在饭后 1 小时和睡前服用。服用片剂时应嚼服,乳剂给药前应充分摇匀。

抗酸剂应避免与奶制品、酸性饮料及食物同时服用。

(三)饮食护理

(1)指导患者有规律地定时进餐,饮食不宜过饱,选择营养丰富、易消化的食物。避免摄入过咸、过甜、过辣的刺激性食物。

(2)制订饮食计划:与患者共同制定饮食计划,指导患者及家属改进烹饪技巧,增加食物的色、香、味,刺激患者食欲。

(3)观察并记录患者每天进餐次数、量、种类,以了解其摄入营养素的情况。

六、健康指导

(一)疾病知识的指导

向患者及家属介绍本病的有关病因,避免诱发因素。保持良好的心理状态,平时生活要有规律,合理安排工作和休息时间,注意劳逸结合,积极配合治疗。

(二)饮食指导

指导患者加强饮食卫生和饮食营养,养成有规律的饮食习惯;避免过冷、过热、辛辣等刺激性食物及浓茶、咖啡等饮料;嗜酒者应戒酒。

(三)用药指导

根据病因及病情进行指导,嘱患者长期维持治疗,介绍药物的不良反应,如有异常及时复诊。

(孙　丹)

第二节　上消化道大出血

一、疾病概述

(一)概念和特点

上消化道出血是指屈氏韧带以上的消化道,包括食管、胃、十二指肠、胰腺、胆管等病变引起的出血,以及胃空肠吻合术的空肠病变引起的出血。上消化道大出血是指数小时内失血量超过

1 000 mL 或循环血容量的 20％，主要表现为呕血和/或黑便，常伴有血容量减少而引起急性周围循环衰竭，是临床的急症，严重者可导致失血性休克而危及生命。

近年来，本病的诊断和治疗水平有很大的提高，临床资料统计显示，80％～85％急性上消化道大出血患者短期内能自行停止，仅 15％～20％患者出血不止或反复出血，最终死于出血并发症，其中急性非静脉曲张性上消化道出血的发病率在我国仍居高不下，严重威胁人民的生命健康。

(二)相关病理生理

上消化道出血多起因于消化性溃疡侵蚀胃基底血管导致其破裂而引发出血。出血后逐渐影响周围血液循环量，如因出血量多引起有效循环血量减少，进而引发血液循环系统代偿，以致血压降低，心悸、出汗，这急需即刻处理。出血处可能因血块形成而自动止血，但也可能再次出血。

(三)上消化道出血的病因

上消化道出血的病因包括溃疡性疾病、炎症、门脉高压、肿瘤、全身性疾病等。临床上最常见的病因是消化性溃疡，其他依次为急性糜烂出血性胃炎、食管胃底静脉曲张破裂和胃癌。现将病因归纳列述如下。

1.上消化道疾病

(1)食管疾病、食管物理性损伤、食管化学性损伤。

(2)胃、十二指肠疾病：消化性溃疡、Zollinger-Ellison 综合征、胃癌等。

(3)空肠疾病：胃肠吻合术后空肠溃疡、空肠克罗恩病。

2.门静脉高压引起的食管胃底静脉曲张破裂出血

(1)各种病因引起的肝硬化。

(2)门静脉阻塞：门静脉炎、门静脉血栓形成、门静脉受邻近肿块压迫。

(3)肝静脉阻塞：如 Budd-Chiari 综合征。

3.上消化道邻近器官或组织的疾病

(1)胆管出血：胆囊或胆管结石、胆管蛔虫、胆管癌、肝癌、肝脓肿或肝血管瘤破入胆管等。

(2)胰腺疾病：急慢性胰腺炎、胰腺癌、胰腺假性囊肿、胰腺脓肿等。

(3)其他：纵隔肿瘤或囊肿破入食管、主动脉瘤、肝或脾动脉瘤破入食管等。

4.全身性疾病

(1)血液病：白血病、血友病、再生障碍性贫血、DIC 等。

(2)急性感染：脓毒症、肾综合征出血热、钩端螺旋体病、重症肝炎等。

(3)脏器衰竭：尿毒症、呼吸衰竭、肝衰竭等。

(4)结缔组织病：系统性红斑狼疮、结节性多动脉炎、皮肌炎等。

5.诱因

(1)服用水杨酸类或其他非甾体抗炎药物或大量饮酒。

(2)应激相关胃黏膜损伤：严重感染、休克、大面积烧伤、大手术、脑血管意外等应激状态下，会引起应激相关胃黏膜损伤。应激性溃疡可引起大出血。

(四)临床表现

上消化道大量出血的临床表现主要取决于出血量及出血速度。

1.呕血与黑便

呕血与黑便是上消化道出血的特征性表现。上消化道出血之后，均有黑粪。出血部位在幽

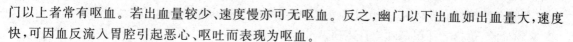

门以上者常有呕血。若出血量较少、速度慢亦可无呕血。反之,幽门以下出血如出血量大,速度快,可因血反流入胃腔引起恶心、呕吐而表现为呕血。

呕血多棕褐色呈咖啡渣样,如出血量大,未经胃酸充分混合即呕出,则为鲜红色或有血块。黑粪呈柏油样,黏稠而发亮,当出血量大,血液在肠内推进快,粪便可呈暗红甚至鲜红色。

2.失血性周围循环衰竭

急性大量失血由于循环血容量迅速减少而导致周围循环衰竭。一般表现为头昏、心慌、乏力,突然起立发生晕厥、肢体冷感、心率加快、血压偏低等。严重者呈休克状态。

3.发热

大量出血后,多数患者在 24 小时内出现低热,持续 3～5 天后降至正常。发热原因可能与循环血量减少和周围循环衰竭导致体温调节中枢功能紊乱等因素有关。

4.氮质血症

上消化道大量出血后,由于大量血液蛋白质的消化产物在肠道被吸收,血中尿素氮浓度可暂时增高,称为肠源性氮质血症。一般于一次出血后数小时血尿素氮开始上升,24～48 小时达到高峰,一般不超过 14.3 mmol/L(40 mg/dL),3～4 天后降至正常。

5.贫血和血象

急性大量出血后均有失血性贫血。但在出血的早期,血红蛋白浓度、红细胞计数与血细胞比容可无明显变化。在出血后,组织液渗入血管内,使血液稀释,一般经 3～4 小时以上才出现贫血,出血后 24～72 小时血液稀释释到最大限度。贫血程度取决于失血量外,还和出血前有无贫血、出血后液体平衡状态等因素相关。

急性出血患者为正细胞正色素性贫血,在出血后骨髓有明显代偿性增生,可暂时出现大细胞性贫血,慢性失血则呈小细胞低色素性贫血。出血 24 小时内网织红细胞即见增高,出血停止后逐渐降至正常。白细胞计数在出血后 2～5 小时轻至中度升高,血止后 2～3 天才恢复正常。但在肝硬化患者中,如同时有脾功能亢进,则白细胞计数可不升高。

(五)辅助检查

1.实验室检查

测定红细胞、白细胞和血小板计数,血红蛋白浓度、血细胞比容、肝肾功能、大便隐血检查等(以了解其病因、诱因及潜在的护理问题)。

2.内镜检查

出血后 24～48 小时内行急诊内镜检查,可以直接观察出血部位,明确出血的病因,同时对出血灶进行止血治疗是上消化道出血病因诊断的首选检查方法。。

3.X 线钡餐检查

对明确病因亦有价值。主要适用于不宜或不愿进行内镜检查者或胃镜检查未能发现出血原因,需排除十二指肠降段以下的小肠段有无出血病灶者。

4.其他检查

放射性核素扫描或选择性动脉造影如腹腔动脉、肠系膜上动脉造影帮助确定出血部位,适用于内镜及 X 线钡剂造影未能确诊而又反复出血者。不能耐受 X 线、内镜或动脉造影检查的患者,可作吞线试验,根据棉线有无沾染血迹及其部位,可以估计活动性出血部位。

(六)治疗原则

上消化道大量出血为临床急症,应采取积极措施进行抢救。迅速补充血容量,纠正水电解质失衡,预防和治疗失血性休克,给予止血治疗,同时积极进行病因诊断和治疗。

药物治疗:包括局部用药和全身用药两部分。

1.局部用药

经口或胃管注入消化道内,对病灶局部进行止血,主要如下。

(1)8～16 mg去甲肾上腺素溶于100～200 mL冰盐水口服,强烈收缩出血的小动脉而止血,适用于胃、十二指肠出血。

(2)口服凝血酶,经接触性止血,促使纤维蛋白原转变为纤维蛋白,加速血液凝固,近年来被广泛应用于局部止血。

2.全身用药

经静脉进入体内,发挥止血作用。

(1)抑制胃酸分泌药:对消化性溃疡和急性胃黏膜损伤引起的出血,常规给予H_2受体拮抗剂或质子泵阻滞剂,以提高和保持胃内较高的pH;有利于血小板聚集及血浆凝血功能所诱导的止血过程。常用药物:西咪替丁200～400 mg,每6小时1次;雷尼替丁50 mg,每6小时1次;法莫替丁20 mg,12小时1次;奥美拉唑40 mg,每12小时1次。急性出血期均为静脉用药。

(2)降低门静脉压力药。①血管升压素及其拟似物:为常用药物,其机制是收缩内脏血管,从而减少门静脉血流量,降低门静脉及其侧支循环的压力。用法为血管升压素0.2 U/min持续静脉滴注,视治疗反应,可逐渐加至0.4 U/min。同时用硝酸甘油静脉滴注或含服,以减轻大剂量用血管升压素的不良反应,并且硝酸甘油有协同降低门静脉压力的作用。②生长抑素及其拟似物:止血效果好,可明显减少内脏血流量,并减少奇静脉血流量,而奇静脉血流量是食管静脉血流量的标志。14肽天然生长抑素,用法为首剂250 µg缓慢静脉注射,继以250 µg/h持续静脉滴注。人工合成剂奥曲肽,常用首剂100 µg缓慢静脉注射,继以25～50 µg/h持续静脉滴注。

(3)促进凝血和抗纤溶药物:补充凝血因子如静脉注入纤维蛋白原和凝血酶原复合物对凝血功能异常引起出血者有明显疗效。抗血纤溶芳酸和6-氨基己酸有对抗或抑制纤维蛋白溶解的作用。

二、护理评估

(一)一般评估

1.生命体征

大量出血患者因血容量不足,外周血管收缩,体温可能偏低,出血后2天内多有发热,一般不超过38.5 ℃,持续3～5天;脉搏增快(>120次/分)或细速;呼吸急促、浅快;血压降低,收缩压降至10.7 kPa(80 mmHg)以下,甚至可持续下降至测不出,脉压减少,<4.0 kPa(30 mmHg)。

2.患者主诉

有无头晕、乏力、心慌、气促、冷、口干口渴等症状。

3.相关记录

呕血颜色、量,皮肤、尿量、出入量、黑便颜色和量等记录结果。

(二)身体评估

1.头颈部

上消化道大量出血,有效循环血容量急剧减少,患者可出现精神萎靡、嗜睡、表情淡漠、烦躁不安、意识模糊甚至昏迷。

2.腹部

(1)有无肝、脾大,如果脾大、蜘蛛痣、腹壁静脉曲张或有腹水者,提示肝硬化门脉高压食管静脉破裂出血;肝大、质地硬、表面凹凸不平或有结节,提示肝癌。

(2)腹部肿块的质地软硬度、如果质地硬、表面凹凸不平或有结节应考虑胃、胰腺、肝胆肿瘤。

(3)中等量以上的腹水可有移动性浊音。

(4)肠鸣音活跃,肠蠕动增强,肠鸣音达 10 次/分以上,但音调不特别高调,提示有活动性出血。

(5)直肠和肛门有无结节、触痛和肿块、狭窄等异常情况。

3.其他

(1)出血部位与出血性质的评估:上消化道出血不包括口、鼻、咽喉等部位出血及咯血,应注意鉴别。出血部位在幽门以上,呕血及黑粪可同时发生,而幽门以下部位出血,多以黑粪为主。下消化道出血较少时,易被误认为是上消化道出血。下消化道出血仅有便血,无呕血,粪便鲜红、暗红或有血块,患者常感下腹部疼痛等不适感。进食动物血、肝,服用骨炭、铁剂、铋剂或中药也可使粪便发黑,但黑而无光泽。

(2)出血量的评估:粪便隐血试验阳性,表示每天出血量>5 mL;出现黑便时表示每天出血量在50~70 mL,胃内积血量达 250~300 mL,可引起呕血;急性出血量<400 mL 时,组织液及脾脏贮血补充失血量,可无临床表现,若大量出血数小时内失血量超过 1 000 mL 或循环血容量的 20%,引起急性周围循环衰竭,导致急性失血性休克而危及患者生命。

(3)失血程度的评估:失血程度除按出血量评估外,还应根据全身状况来判断。失血的表现多伴有全身症状,表现为:①轻度失血,失血量达全身总血量 10%~15%,患者表现为皮肤苍白、头晕、怕冷,血压可正常但有波动,脉搏稍快,尿量减少;②中度失血,失血量达全身总血量 20% 以上,患者表现为口干、眩晕、心悸,血压波动、脉压变小,脉搏细数,尿量减少;③重度失血,失血量达全身总血量 30% 以上,患者表现为烦躁不安、意识模糊、出冷汗、四肢厥冷、血压显著下降、脉搏细数超过 120 次/分,尿少或尿闭,重者失血性休克。

(4)出血是否停止的评估:①反复呕血,呕吐物由咖啡色转为鲜红色,黑便次数增多且粪便稀薄色泽转为暗红色,伴肠鸣音亢进;②周围循环衰竭的表现经充分补液、输血仍未见明显改善,或暂时好转后又恶化,血压不稳,中心静脉压不稳定;③红细胞计数、血细胞比容、血红蛋白测定不断下降,网织红细胞计数持续增高;④在补液足够、尿量正常时,血尿素氮升高;⑤门脉高压患者的脾脏大,因出血而暂时缩小,如不见脾脏恢复肿大,提示出血未止。

(三)心理-社会评估

患者发生呕血与黑便时都可导致患者紧张、烦躁不安、恐惧、焦虑等反应。病情危重者,患者可出现濒死感,而此时其家属表现伤心状态,使患者出现较强烈的紧张及恐惧感。慢性疾病或全身性疾病致反复呕血与黑便者,易使患者对治疗和护理失去信心,表现为护理工作上不合作。患者及其家庭对疾病的认识态度影响患者的生活质量,影响其工作、学习、社交等活动。

(四)辅助检查结果评估

1.血常规

上消化道出血后均有急性失血性贫血;出血后 6~12 小时红细胞计数、血红蛋白浓度及血细胞比容下降;在出血后 2~5 小时白细胞数开始增高,血止后 2~3 天降至正常。

2.血尿素氮测定

呕血的同时因部分血液进入肠道,血红蛋白的分解产物在肠道被吸收,故在出血数小时后尿素氮开始不升,24～48小时可达高峰,持续时间不等,与出血时间长短有关。

3.粪便检查

隐血试验阳性,但检查前需禁止食动物血、肝、绿色蔬菜等3～4天。

4.内镜检查

直接观察出血的原因和部位,黏膜皱襞迁曲可提示胃底静脉曲张曲张。

(五)常用药物治疗效果的评估

1.输血

输血前评估患者的肝功能,肝功能受损宜输新鲜血,因库存血含氨量高易诱发肝性脑病。同时要评估患者年龄、病情、周围循环动力学及贫血状况,注意因输液、输血过快、过多导致肺水肿,原有心脏病或老年患者必要时可根据中心静脉压调节输液量。

2.血管升压素

滴注速度应准确,并严密观察有无出现腹痛、血压升高、心律失常、心肌缺血,甚至发生心肌梗死等不良反应。评估是否药液外溢,一旦外溢用50％硫酸镁湿敷,因该药有抗利尿作用,突然停用血管升压素会引起反射性尿液增多,故应观察尿量并向家属做好解释工作。同时,孕妇、冠心病、高血压禁用血管升压素。

3.凝血酶

口服凝血酶时评估有无有恶心、头昏等不良反应,并指导患者更换体位。此药不能与酸碱及重金属等药物配伍,应现用现配,若出现过敏现象应立即停药。

4.镇静剂

评估患者的肝功能,肝病患者忌用吗啡、巴比妥类等强镇静药物。

三、主要护理诊断/问题

(一)体液不足
与上消化道大量出血有关。

(二)活动无耐力
与上消化道出血所致周围循环衰竭有关。

(三)营养失调
低于机体需要量:与急性期禁食及贫血有关。

(四)恐惧
与急性上消化道大量出血有关。

(五)知识缺乏
缺乏有关出血的知识及防治的知识。

(六)潜在并发症
休克、急性肾衰竭。

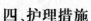

四、护理措施

(一)一般护理

1.休息与体位

少量出血者应卧床休息,大出血时绝对卧床休息,取平卧位并将下肢略抬高,以保证脑部供血。呕吐时头偏向一侧,防止窒息或误吸。指导患者坐起、站起时动作要缓慢,出现头晕、心慌、出汗时立即卧床休息并告知护士。病情稳定后,逐渐增加活动量。

2.饮食护理

急性大出血伴恶心、呕吐者应禁食。少量出血无呕吐者,可进食温凉、清淡流质食物。出血停止后改为营养丰富、易消化、无刺激性半流质、软食,少量多餐逐渐过渡到正常饮食。食管胃底静脉曲张破裂出血者避免粗糙、坚硬、刺激性食物,且应细嚼慢咽。防止损伤曲张静脉而再次出血。

3.安全护理

轻症患者可起身稍作活动,可上厕所大小便。但应注意有活动性出血时,患者常因有便意而至厕所,在排便时或便后起立时晕厥,因此必要时由护士陪同如厕或暂时改为在床上排泄。重症患者应多巡视,用床栏加以保护。

(二)病情观察

上消化道大量出血时,有效循环血容量急剧减少,可导致休克或死亡,所以要严密监测。①精神和意识状态:是否精神萎靡、嗜睡、表情淡漠、烦躁不安、意识模糊甚至昏迷;②生命体征:体温不升或发热,呼吸急促,脉搏细弱,血压降低、脉压变小、必要时行心电监护;③周围循环状况:观察皮肤和甲床色泽,肢体温暖或是湿冷,周围静脉特别是颈静脉充盈情况;④准确记录24小时出入量,测每小时尿量,应保持尿量>30 mL/h,并记录呕吐物和粪便的性质、颜色及量;⑤定期复查红细胞计数、血细胞比容、血红蛋白、网织红细胞计数、血尿素氮、粪潜血,以了解贫血程度、出血是否停止。

(三)用药护理

立即建立静脉通道,遵医嘱迅速、准确地实施输血、输液、各种止血治疗及用药等抢救措施,并观察治疗效果及不良反应。血管升压素可引起腹痛、血压升高、心律失常、心肌缺血,甚至发生心肌梗死,故滴注速度应准确,并严密观察不良反应。同时,孕妇、冠心病、高血压禁用血管升压素。肝病患者忌用吗啡、巴比妥类药物,宜输新鲜血,因库存血含氨量高,易诱发肝性脑病。

(四)三腔两囊管护理

插管前应仔细检查,确保三腔气囊管通畅,无漏气,并分别做好标记,以防混淆,备用。插管后检查管道是否在胃内,抽取胃液,确定管道在胃内分别向胃囊和食管囊注气,将食管引流管、胃管连接负压吸引器,定时抽吸,观察出血是否停止,并记录引流液的性状及量。并做好留置于腔气囊管期间的护理和拔管出血停止后的观察及拔管。

(五)心理护理

护理人员应关心、安慰患者尤其是反复出血者。解释各项检查、治疗措施,耐心细致地解答患者或家属的提问,消除他们的疑虑。同时,经常巡视,大出血时陪伴患者,以减轻患者的紧张情绪。抢救工作应迅速而不忙乱,使其产生安全感、信任,保持稳定情绪,帮助患者消除紧张恐惧心理,更好地配合治疗及护理。

（六）健康教育

1.疾病知识指导

应帮助患者和家属掌握有关疾病的病因和诱因，以及预防、治疗和护理知识，以减少再度出血的危险。并且指导患者及家属学会早期识别出血征象及应急措施。

2.饮食指导

合理饮食是避免诱发上消化道出血的重要措施。注意饮食卫生和规律饮食；进食营养丰富、易消化的食物，避免粗糙、刺激性食物，或过冷、过热、产气多的食物、饮料，禁烟、浓茶、咖啡等对胃有刺激的食物。

3.生活指导

生活起居要有规律，劳逸结合，情绪乐观，保证身心愉悦，避免长期精神紧张。应在医师指导下用药，同时，慢性病者应定期门诊随访。

4.自我观察

教会患者出院后早期识别出血征象及应急措施：出现头晕、心悸等不适，或呕血、黑便时，立即卧床休息，保持安静，减少身体活动；呕吐时取侧卧位以免误吸；立即送医院治疗。

5.及时就诊的指标

（1）有呕血和黑便。

（2）出现血压降低、头晕、心悸等不适。

五、护理效果评估

（1）患者呕血和黑便停止，生命体征正常。

（2）患者活动耐受力增加，活动时无晕厥、跌倒危险。

（3）患者置管期间患者无窒息、意外吸入、食管胃底黏膜无溃烂、坏死。

（4）患者体重逐渐恢复正常，营养状态良好。

（孙　丹）

第六章

心内科护理

第一节 恶性心律失常

恶性心律失常是指在短时间内引起血流动力学障碍,导致患者晕厥甚至猝死的心律失常。主要指危及生命的室性心律失常,如危险性室性期前收缩(多源性室性期前收缩、成对室性期前收缩、伴有 R-ON-T 现象的期前收缩);持续室性心动过速(室速);尖端扭转型室性心动过速;心室扑动(室扑)与心室颤动(室颤);严重室内传导阻滞或完全性房室传导阻滞等。它是根据心律失常的程度及性质分类的一类严重心律失常,也是一类需要紧急处理的心律失常。

一、期前收缩

根据异位起搏点部位的不同,期前收缩可分为房性、房室交界区性和室性期前收缩。期前收缩起源于一个异位起搏点,称为单源性,起源于多个异位起搏点,称为多源性。

临床上将偶尔出现期前收缩称偶发性期前收缩,但期前收缩>5 个/分钟称频发性期前收缩。如每一个窦性搏动后出现一个期前收缩,称为二联律;每两个窦性搏动后出现一个期前收缩,称为三联律;每一个窦性搏动后出现两个期前收缩,称为成对期前收缩。

(一)病因及发病机制

1.病因

各种器质性心脏病如冠心病、心肌炎、心肌病、风湿性心脏病、二尖瓣脱垂等可引起期前收缩。电解质紊乱、应用某些药物亦可引起期前收缩。另外,健康人在过度劳累、情绪激动、大量吸烟饮酒、饮浓茶、进食咖啡因等可引起期前收缩。

2.发病机制

心律失常有多种不同机制,如返折、异常自律性、后除极触发激动等,主要心律失常的电生理机制主要包括冲动形成异常、冲动传导异常以及两者并存。

(1)冲动形成异常,分正常自律性状态、异常自律性状态和后除极触发激动。

1)正常自律性状态:窦房结、结间束、冠状窦口周围、房室结的远端和希氏束-浦肯野系统的心肌细胞均有自律性。自主神经系统兴奋性改变或心肌传导系统的内在病变,均可导致原有正常自律性的心肌细胞发放不适当的冲动,如窦性心律失常、逸搏心律。

2)异常自律性状态:正常情况下心房、心室肌细胞是无自律性的快反应细胞,由于病变使膜电位降低达－50～－60 mV 时,使其出现异常自律性,而原本有自律性的快反应细胞(浦肯野纤维)的自律性也增高,异常自律性从而引起心律失常,如房性或室性快速心律失常。

3)后除极触发激动:当局部儿茶酚胺浓度增高、低血钾、高血钙、洋地黄中毒及心肌缺血再灌注时,心房、心室与希氏束—浦肯野组织在动作电位后可产生除极活动,被称为后除极。若后除极的振幅增高并抵达阈值,便可引起反复激动,可导致持续性快速性心律失常。

(2)冲动传导异常。折返是所有快速性心律失常最常见的发病机制,传导异常是产生折返的基本条件。传导异常包括:①心脏两个或多个部位的传导性与应激性各不相同,相互连接形成一个有效的折返环路;②折返环的两支应激性不同,形成单向传导阻滞;③另一通道传导缓慢,使原先发生阻滞的通道有足够时间恢复兴奋性;④原先阻滞的通道再次激动,从而完成一次折返激动。冲动在环内反复循环,从而产生持续而快速的心律失常。

(二)临床表现

偶发期前收缩大多无症状,可有心悸或感到 1 次心跳加重或有心跳暂停感。频发期前收缩使心排血量降低,引起乏力、头晕、胸闷等。

脉搏检查可有脉搏不齐,有时期前收缩本身的脉搏减弱。听诊呈心律不齐,期前收缩的第一心音常增强,第二心音相对减弱甚至消失。

(三)辅助检查

1.房性期前收缩

特点:①P 波提前发生,其形态与窦性 P 波稍有差异,提前发生的 P 波 P-R 间期>0.12 秒;②提前的 P 波后继以形态正常的 QRS 波;③期收缩后常可见一不完全性代偿间歇。

2.房室交界性期前收缩

特点:①提前出现的 QRS-T 波群,该 QRS-T 波形态与正常窦性激动的 QRS-T 波群基本相同;②P 波为逆行型(在标准Ⅱ、Ⅲ于 aVF 导联中倒置),可出现在 QRS 波群之前(P-R 间期<0.12 秒),或出现在 QRS 波群之后(R-P 间期<0.20 秒),偶尔可埋没于 QRS 波群之内;③期前收缩后多见有一完全性代偿间歇。

3.室性期前收缩

特点:①提前出现的 QRS-T 波群,其前无 P 波;②提前出现的 QRS 波群宽大畸形,时限通常大于0.12 秒。③T 波与 QRS 波群主波方向相反;④期前收缩后可见一完全性代偿间歇。

4.室性期前收缩的类型

间位性室性期前收缩,即室性期前收缩恰巧插入两个窦性搏动之间;二联律指每个窦性搏动后跟随一个室性期前收缩,三联律指每两个窦性搏动后跟随一个室性期前收缩,如此类推;连续发生两个室性期前收缩称为成对室性期前收缩;同一导联内室性期前收缩形态不同者称多形或多源性室性期前收缩。

(四)诊断

1.病因与诱因

期前收缩可发生于正常人,但是心脏神经症与器质性心脏病患者更易发生。情绪激动、精神紧张、疲劳、消化不良、过度吸烟、饮酒或者喝浓茶都可引发;冠心病、心肌炎、晚期二尖瓣病变、甲亢性心脏病等常易发生期前收缩。洋地黄、奎尼丁,拟交感神经类药物、氯仿、环丙烷麻醉药等毒性作用,缺钾以及心脏手术或者心导管检查均可引起。

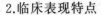

2.临床表现特点

期前收缩可无症状,亦可有心悸或心搏骤停感。频发的期前收缩可导致乏力头晕等,原有心脏病者可诱发或者加重心绞痛或心力衰竭。听诊可发现心律不齐,期前收缩后有较长的代偿间歇。期前收缩的第一心音多增强,第二心音多减弱或消失。期前收缩呈二或三联律时,可听到每两次或三次心搏后有长间歇。期前收缩插入 2 次正规心搏间,可表现为 3 次心搏连续。脉搏触诊可发现间歇脉。

3.辅助检查

依据心电图的特点。

(五)治疗

1.病因治疗

积极治疗病因,消除诱因。如改善心肌供血,控制炎症,纠正电解质紊乱,防止情绪紧张和过度疲劳。

2.对症治疗

偶发期前收缩无重要临床意义,不需特殊治疗,亦可用小量镇静药或 β 受体阻滞药;对症状明显、呈联律的期前收缩需应用抗心律失常药物治疗,如频发房性、交界区性期前收缩常选用维拉帕米、β 受体阻滞药等;室性期前收缩常选用利多卡因、胺碘酮等;洋地黄中毒引起的室性期前收缩应立即停用洋地黄,并给予钾盐和苯妥英钠治疗。

二、室性心动过速

室性心动过速(ventricular tachycardia,VT),简称室速,是指起源于希氏束分叉以下部位、自发、连续 3 个和 3 个以上、频率>100 次/分的室性心动过速。如果是心脏程序刺激诱发时,指连续 6 个和 6 个以上的心室搏动。常见于器质性心脏病,如冠心病、急性心肌梗死或急性缺血、各种心肌病等。也见于心肌炎、风心病、二尖瓣脱垂、主动脉瓣狭窄、先天性心脏病中伴有肺动脉高压和右室发育不良者。亦可由严重电解质紊乱、药物中毒,或心脏手术引起。

一次室速发作的持续时间超过 30 秒,或不到 30 秒即引起血流动力学的紊乱,必须紧急处理者,为持续性室速。若发作不足 30 秒即自动终止,则为非持续性室速。

(一)临床表现

(1)轻者可无自觉症状或仅有心悸、胸闷、乏力、头晕、出汗等轻微的不适感。

(2)器质性心脏病并发室速,特别伴发频率较快者常出现血流动力学紊乱,出现心慌、胸闷、气促、低血压、休克、眩晕和昏厥,也可出现急性心力衰竭、急性肺水肿、呼吸困难、心绞痛,心肌梗死和脑供血不足,甚至发展为心室扑动/心室颤动、阿-斯综合征而猝死。

(3)心率 130~200 次/分,节律整齐或轻微不齐,第一心音强弱不等,颈静脉搏动与第一心音不一致,可见"大炮波"。有血流动力学障碍者可出现血压降低、呼吸困难、大汗、四肢冰冷等表现。

(二)心电图检查

(1)连续出现 3 个或 3 个以上宽大畸形的 QRS 波,QRS 间期>0.12 秒,P 波与 QRS 波之间无固定关系,常伴 ST-T 改变。

(2)心室率 100~250 次/分,心律规则或略不规则。

(3)可有房室分离、心室夺获或(和)室性融合波。

(4)可有单形性和多形性室速。

(5)室速前后可见室性期前收缩,形态通常一致,但也有不一致者。

(6)室速可自行终止,终止前常有频率和节律的改变,也可转变为室扑或室颤,转变前多有心室率的加速。

(三)治疗原则

(1)无器质性心脏病患者发生非持续性室速,如无症状及晕厥发作,无需进行治疗。持续性室速发作,无论有无器质性心脏病,均应给予治疗。有器质性心脏病的非持续性室速亦应考虑治疗。

(2)无血流动力学障碍者,可应用利多卡因、索他洛尔、普罗帕酮等药物终止室速。药物无效时,可选用胺碘酮或直流电复律。

(3)有血流动力学障碍者,首选同步直流电复律。

(4)洋地黄中毒引起的室速,不宜用电复律,应给予药物治疗。

(5)消除诱发室性心动过速的诱因,如纠正低钾血症、休克,停用洋地黄制剂等。

(6)积极治疗原发病,如积极治疗心功能不全,冠脉血运重建改善心肌供血等。

(四)疗效标准

1.痊愈

通过射频消融消除室速病灶使其不再发作或通过ICD自动转复治疗室速发作或治疗原发疾病、消除室速的诱发因素后室速不再发作。

2.好转

通过各种治疗手段室速发作频率、持续时间明显减少。

3.加重

室速发作频率、持续时间明显增加,临床症状加重。

(五)预防复发

(1)去除病因,如治疗心肌缺血,纠正水、电解质平衡紊乱,治疗低血压、低钾血症,治疗充血性心力衰竭等有助于减少室速发作的次数。

(2)窦性心动过缓或房室传导阻滞时,心室率过于缓慢,有利于室性心律失常的发生,可给予阿托品治疗,或应用人工心脏起搏。

(3)考虑药物长期治疗的毒副作用,最好通过电生理检查来筛选。

(4)QT间期延长的患者优先选用ⅠB类药,如美西律。普罗帕酮疗效确切,不良反应较少,亦可优先选用。

(5)β受体阻滞剂能降低心肌梗死后猝死发生率,对预防心梗后心律失常的疗效较好。

(6)维拉帕米对大多数室速无预防效果,但可应用于"维拉帕米敏感性室速"患者,此类患者常无器质性心脏病基础,QRS波群呈右束支传导阻滞伴有电轴左偏。

(7)单一药物无效时,可选用作用机制不同的药物联合应用,各自用量均可减少。

(8)缓慢性心律失常基础上出现的室速,可考虑安装起搏器,并合用抗心律失常药物。

(9)发作时有明显血流动力学障碍者,特别是对心梗后室速或其他高危室速,通过射频消融术不能根治的室性心动过速者,可植入ICD预防心脏性猝死。

(10)持续性室速或心脏骤停复苏后患者,如有器质性心脏病,首选ICD。

(11)特发性室速,可经导管射频消融术予以根治。

三、尖端扭转型室性心动过速

尖端扭转型室速（torsade de pointes，TDP）是多形性室性心动过速的一个特殊类型，发作时 QRS 波形态多变，振幅与波峰呈周期性改变，主波方向沿等电位线向上或向下波动而近似扭转。通常在原发或继发性 QT 间期延长（LQTS）的基础上发生。病因可为先天性、低钾或低镁血症、应用ⅠA 或某些ⅠC 类药物、吩噻类和三环类抗抑郁药、颅内病变、心动过缓（特别是三度房室传导阻滞）等。

（一）临床表现

（1）心律绝对不规则、脉搏细速、常可闻及分裂的心音和奔马律。

（2）面色苍白、四肢厥冷，可伴有不同程度的神经、精神症状。

（二）心电图检查

（1）发作时 QRS 波群的振幅与波群呈周期性改变，宛如围绕等电位线扭转，频率 200～250 次/分。

（2）可发生在窦性心动过缓或完全性传导阻滞基础上。

（3）QT 间期通常＞0.5 秒，U 波明显，T-U 波融合，有时这种异常仅出现在心动过速前一个心动周期。

（4）室性期前收缩发生在舒张晚期，落到前面 T 波终末部分可诱发室速。

（5）长-短周期序列之后易诱发尖端扭转。

（6）短联律间期的尖端扭转型室速，其前无长间歇或心动过速，配对间期极短，易发展为室颤。

（7）无 QT 间期延长的多形性室速有时类似于尖端扭转型室速，应予以鉴别。

（三）治疗原则

（1）纠正可逆性诱因及病因，尤其是导致 QT 间期延长的病变或药物。

（2）首先静脉注射硫酸镁（硫酸镁 2 g，稀释至 40 mL 缓慢注射，然后 8 mg/min 静脉滴注）。

（3）避免使用ⅠA 类、ⅠC 类和Ⅲ类可加重 QT 间期延长的药物。

（4）缓慢心律失常时，临时选用异丙基肾上腺素或阿托品或起搏治疗。

（5）先天性长 QT 综合征者，可选用 β 受体阻滞剂、左颈胸交感神经切断术或 ICD 等。

（四）预防复发

（1）β 受体阻滞剂长期口服。

（2）获得性药物或电解质紊乱造成的扭转性室速，清除诱因可预防复发。

四、心室扑动与心室颤动

心室扑动与心室颤动（ventricular flutter and ventricular fibrillation），简称室扑与室颤，分别为心室肌快而微弱的无效收缩或各部位心室肌不协调乱颤，心脏无排血，心音和脉搏消失，心、脑等器官和周围组织血液灌注停止，导致阿-斯综合征发作和猝死。室扑与室颤为致命性心律失常，常见于急性心肌梗死、心肌炎、完全性房室传导阻滞、阿-斯综合征的过程中、严重低钾血症与高钾血症、引起 Q-T 间期延长与尖端扭转的药物、心脏手术、低温麻醉、心血管造影或心导管检查术、严重缺氧、电击以及溺水等。

（一）临床表现

（1）意识丧失，抽搐，呼吸不规则或停顿甚至死亡。

(2)心音消失,脉搏摸不到,血压测不出,瞳孔散大,对光反射消失等。

(二)心电图检查

(1)心室扑动呈正弦波图形,波幅大而规则,频率 150～300 次/分,不能区分 QRS 波群与 ST-T 波群,很快转为室颤。

(2)心室颤动无法识别 QRS 波群、ST 段与 T 波,代之以形态,振幅和间期绝对不规则的小振幅波,频率为 250～500 次/分,持续时间较短,若不及时抢救,心电活动很快消失。

(三)治疗原则

(1)立即进行心肺脑复苏。

(2)电除颤,若无效,静脉注射肾上腺素,再次电除颤。若无效,静脉注射胺碘酮后电除颤。

(四)预防

(1)病因防治。

(2)监测室性心律失常,或以心电图运动负荷试验或临床电生理技术诱发室性快速心律失常,以识别发生原发性室颤的高危患者。

(3)应用抗心律失常药物消除室速、减少复杂性室性期前收缩(如室性期前收缩连发、多源性室性期前收缩、伴 R-on-T 的室性期前收缩)。

(4)用起搏器或手术治疗慢性反复发作的持久性室速或预激综合征伴心室率快速的房颤、房扑患者。

(5)冠状动脉旁路移植术,或经皮冠状动脉球囊扩张术、旋切术、旋磨术、激光消融术、支架放置术等改善心肌供血;室壁瘤及其边缘部内膜下组织切除以切断室性心律失常的折返途径。

(6)急性心肌梗死后长期应用 β 受体阻滞剂。

五、护理

(一)一般护理

(1)执行内科一般护理常规。

(2)严重心律失常患者应卧床休息;当心律失常发作导致心悸、胸闷、头晕等不适时采取高枕卧位或半卧位,避免左侧卧位,因左侧卧位时患者常能感觉到心脏搏动而使不适感加重。

(3)给氧:根据患者心律失常的类型及缺氧症状,对伴有血流动力学障碍出现胸闷、发绀的患者,给予 2～4 L/min 的氧气吸入。

(4)保持大便通畅,心动过缓患者避免排便时屏气,以免兴奋迷走神经而加重心动过缓。

(二)饮食护理

(1)给予低热量、易消化的饮食,避免饱餐及摄入浓茶、咖啡等易诱发心律失常的兴奋性食物,禁止吸烟和酗酒。

(2)合并低钾血症患者进食含钾高的食物(如橙子、香蕉等)。

(三)用药护理

严格按医嘱按时按量给予抗心律失常药物,静脉注射速度宜慢(腺苷除外),一般 5～15 分钟内注完,静脉滴注药物时尽量用输液泵调节速度。胺碘酮静脉用药易引起静脉炎,应选择大血管,配制药物浓度不要过高,严密观察穿刺局部情况,谨防药物外渗。观察患者意识和生命体征,必要时监测心电图,注意用药前、用药过程中及用药后的心率、心律、PR 间期、QT 间期等变化,以判断疗效和有无不良反应。

(四)并发症护理

猝死护理。

1.评估危险因素

评估引起心律失常的原因,如有无冠心病、心力衰竭、心肌病、心肌炎、药物中毒等,有无电解质紊乱、低氧血症和酸碱平衡失调等。遵医嘱配合治疗,协助纠正诱因。

2.心电监护

对严重心律失常患者,应持续心电监护,严密监测心率、心律、心电图、生命体征、血氧饱和度变化。早期识别易猝死型心律失常,严密监测。

3.配合抢救

备好抗心律失常药物及其他抢救药品、除颤器、临时起搏器等。一旦发生猝死立即配合抢救。

(五)病情观察

(1)对严重心律失常患者,应持续心电监护,密切监测心率、心律、血氧饱和度和血压,并及时记录病情变化,包括:心律失常的类型、发作的频率和起止方式,患者出现的症状。

(2)当出现频发、多源、成对或"R on T"现象的室性期前收缩、阵发性室性心动过速、窦性停搏、二度和三度房室传导阻滞等严重心律失常时,应立即通知医师处理。

(3)配合医师进行危重患者的抢救,保证各种仪器(如除颤仪、心电图机、心电监护仪、临时起搏器等)处于正常备用状态。

六、延续护理

(一)综合护理评估

1.健康基本情况评估

(1)一般情况评估:评估患者意识状态,观察脉搏,呼吸,血压有无异常。询问患者饮食习惯与嗜好,饮食量和种类。评估患者有无水肿,水肿部位、程度;评估患者皮肤有无破溃、压仓、手术伤口及外伤等。

(2)病史评估:询问患者有无明确药物过敏史;评估患者有无药物不良反应;评估患者既往史及家族史;询问患者有无跌倒史。

2.疾病相关评估

(1)①评估患者心律失常的类型、发作频率、持续时间等;询问患者有无心悸、胸闷、乏力、头晕、晕厥等伴随症状。②评估患者此次发病有无明显诱因:体力活动、情绪波动、饮茶、喝咖啡、饮酒、吸烟,应用肾上腺素、阿托品等药物。③评估患者有无引起心律失常的基础疾病:甲状腺功能亢进、贫血、心肌缺血心力衰竭等可引起窦性心动过速;甲状腺功能减退、严重缺氧、颅内疾病等可引起窦性心动过缓;窦房结周围神经核心肌的病变、窦房结动脉供血减少、迷走神经张力增高等可导致窦房结功能障碍。

(2)评估患者对疾病的认知:评估患者对疾病知识的了解程度,对治疗及护理的配合程度、经济状况等,评估患者的交流、抑郁程度。

常规行心电图、胸部 X 线、超声心动图、24 小时动态心电图作为早期筛查,心内电生理检查,可明确进一步手术。常规采血测定生化、甲状腺功能、血常规等指标,评估心律失常的危险因素。

3.心理、社会评估

大部分心律失常会影响血流动力学,使患者有各种不适的感受,严重者有濒死感,从而产生焦虑、恐惧及挫败感。因此,要评估焦虑、恐惧及挫败感的程度,另外还要评估患者的应急能力及适应情况。可应用症状自评量表。

(二)连续护理实施

根据心律失常患者临床治疗护理常规,射频消融术及起搏器植入术术前、术后护理制订连续护理方案。使患者掌握术前、术中、术后注意事项,预防和减少高危患者并发症的发生。指导患者保存术前、术后及复查的影像学资料,医护人员追踪患者术后恢复情况,减少心律失常复发率及术后并发症发生率。

1.入院时

患者从社区的疾病预防及健康观察,转到医院的治疗阶段。主要由社区医师、心内科医师及护士参与,明确患者心律失常分型及发病的原因,了解患者在家中服药的情况及患者的心理情绪状态。

(1)治疗相关方面。对社区建立健康档案的患者,护士要全面了解患者的既往健康信息。对所有患者应用心内科患者连续护理认知问卷对身体、心理及社会状况进行评估。协助患者完成必需的检查项目:血常规、尿常规、便常规;肝肾功能、电解质、血糖、血脂;血沉、C 反应蛋白;凝血功能、血型;感染性疾病筛查;胸部 X 线、心电图;24 小时动态心电图。告知患者检查注意事项。

(2)护理相关方面。对某些功能性心律失常的患者,应鼓励其维持正常规律的生活和工作,注意劳逸结合。对严重心律失常患者疾病发作时,嘱患者绝对卧床休息。饱食、饮用刺激性饮料(浓茶、咖啡等)、吸烟、酗酒均可诱发心律失常,应予以避免,指导患者少食多餐,选择清淡、易消化、低盐低脂和富含营养的饮食。心功能不全的患者应限制钠盐的摄入,对服用利尿剂的患者应鼓励多食用富含钾的食物,如橘子、香蕉等,避免出现低血钾而诱发的心律失常。

(3)社会心理方面:患者入院后,责任护士要建立良好的护患关系,使其以更加积极和健康的心态面对疾病,积极进行心理疏导,缓解紧张、焦虑的情绪。告知患者手术及麻醉方式,减少患者因知识缺乏造成的恐惧,必要时遵医嘱可用镇静药物。

2.住院时

医疗团队由主管医师、护士组成。按照诊疗指南,对患者进行手术及非手术治疗。

(1)治疗相关方面。护士根据医嘱应用抗心律失常药物,对患者进行输液治疗;术后在监测患者心律的同时,对患者预防出血的注意事项及观察重点进行健康宣教,告知患者饮食注意事项,预防患者术后消化道反应。协助患者练习床上大小便、保证充足的睡眠。

(2)护理相关方面,包括药物护理、射频消融术护理、起搏器植入术的护理。

1)抗心律失常药物护理:严格遵医嘱给予抗心律失常药物,注意给药途径、剂量、给药速度等。口服给药应按时按量服用,静脉注射时应在心电监护下缓慢给药,观察用药中及用药后的心率、心律、血压、脉搏、呼吸、意识变化,观察疗效和药物不良反应,及时发现药物引起的心律失常。

2)射频消融术护理:①伤口的护理:患者回病房后测血压 1 次/小时,连续测 6 次,动脉穿刺口,沙袋加压 6 小时,严密观察穿刺部位有无渗血、渗液及双下肢足背动脉搏动情况,观察双下肢皮肤温度、色泽有无异常变化,如有异常及时通知医师。②体位的护理:嘱患者患侧肢体制动,卧床休息12 小时;穿刺侧肢体术后伸直,制动 10～12 小时(动脉穿刺时)或 6 小时(静脉穿刺时),平卧位休息,保持髋关节制动,可进行足部的屈曲、后伸、内旋、外旋等;术后12 小时(动脉穿刺)

或 6 小时（静脉穿刺）解绷带,解绷带后 1 小时可下床活动。③饮食要求:患者至解除制动之前,进食软食、半流质饮食,避免辛辣、产气多的食物,进食时头偏向一侧。④病情观察:出现特殊情况,及时和医师取得联系处理,心电监护 24 小时,严密观察生命体征及病情变化,观察有无心律失常的发生,对于室性期前收缩的射频消融治疗术后尤其要观察有无室性心动过速,同时给予 24 小时动态心电图监测,观察有无心律失常的发生及心律失常的形态,经常巡视患者,询问有无胸闷、心悸等不适症状,做好患者生命体征的监护。

3）永久性人工起搏器植入术的护理。①伤口护理:穿刺点用 0.5 kg 沙袋压迫 4～6 小时,观察伤口有无渗血,可在相应部位重新加压包扎,每日换药时,注意观察伤口皮肤色泽、有无血肿形成。若皮下脂肪少,皮肤伤口张力较大,沙袋可采用简短压迫,术后静脉输液治疗,并注意观察体温变化,连续测体温 3 日,4 次/天,同时注意伤口有无感染现象。一般术后 7～9 日拆线。②体位护理:手术后取平卧位或左侧卧位,动作轻柔不宜翻动体位,以免电极导管移位,24 小时禁止翻身,协助其在床上大小便。24 小时后指导患者可在床上轻度活动,72 小时后可在床边轻度活动,不要过度向前弯腰,活动时指导患者要循序渐进,由肢端关节活动开始。避免用力搓擦,避免用力上举术侧手臂,避免突然弯腰、甩手、振臂等动作。③心电监护:术后心电监护 36～48 小时,严密观察起搏心电图,观察起搏的感知和起搏功能,并每日描记全导联心电图 1 次,尤其注意观察是否为有效起搏心律,以便尽早发现电极移位。

（3）社会心理方面。射频消融术及起搏器植入术术后患者常因疼痛、强迫体位等因素,出现失眠、焦虑、恐惧等,应积极给予干预,告知患者可能出现疼痛的时间、程度,护士根据疼痛评估尺,给予患者减轻疼痛的措施,可以让患者的注意力集中于某项活动,如听轻音乐、阅读、看电视等,形成疼痛以外的专注力,也可进行放松疗法,依次放松各个部位肌肉,体验全身肌肉紧张和放松的感觉。指导患者多食用一些高热量、高蛋白、高纤维素,富含胶原蛋白、微量元素、维生素 A 及维生素 C 的易消化吸收食物,注意补充水量,保持体内的水和电解质平衡。

3.出院前

在住院治疗转到居家康复的过渡阶段,心内科护士需要对患者进行心理指导:护士要根据病情需要讲解按时复查和按时服药的重要性和必要性,使其积极配合。

（1）治疗相关方面。指导患者掌握疾病的基本知识,教会患者及家属饮食管理,起搏器监测的时间及方法,告知患者及家属出院时门诊复查时间,饮食的控制、锻炼的注意事项,复查资料保存的注意事项、联系医师及随访护士的方法。护士建立心律失常患者健康档案,医院保留患者家庭住址及联系方式,教会患者自测脉搏的方法以及指导患者及家属学习心肺复苏相关知识。

（2）护理相关方面,包括射频消融术护理、起搏器植入术护理。

1）射频消融术护理:①告知患者出院后穿刺点局部保持干燥,在穿刺点长好以前尽量避免沾水,如果穿刺点出现红、肿、热、痛,就提示发生了感染,应及时就医;②患者出院后 1 周内避免抬重物及特殊劳动如给自行车打气,这样可以有效地预防渗血的发生;③术后 1～2 周即可进行相对正常的生活和工作,但应避免重体力劳动或运动,1～2 个月后可恢复完全正常的生活和工作;④出院后 1～2 周复查心电图 1 次,以后 1～3 个月复查心电图 1 次直到半年,必要时复查胸部 X 线、超声心动图及动态心电图。

2）永久性人工起搏器植入术护理:①教会患者学会自测脉搏,2 次/天,每次至少 3 分钟,取其每分钟的平均值并记录,如果每分钟少于预置心率 5 次即为异常,应及时到医院就诊。②用半导体收音机检测起搏器的功能,此方法适用于无自身心率的患者,具体方法:首先打开收音机,选择中波波段没有播音的区域,然后把收音机放在起搏器埋藏区,可听到规律的脉冲信号,根据信号的频率自测起搏频率。③避免接触高压电、内燃机、雷达、微波炉等强磁性物体;随身携带起搏器识别卡,写明何时安装起搏器及其类型,以便就医或通过机场安全门时,顺利通过检查。④告知患者出院后伤口局部保持干燥,在伤口愈合前尽量避免沾水,如伤口出现红、肿、热、痛,提示发生了感染,应及时就医。

心内科护士建立射频消融术及起搏器植入术术后患者健康档案,医院保留患者家庭住址及联系方式。

(3)社会心理方面。指导患者及家属掌握本病的康复治疗知识与自我护理方法,帮助分析和消除不利于疾病康复的因素,解除患者的心理负担,调整好睡眠,保证患者休息。

4.出院后

患者出院后出现心律失常复发及起搏器异位、感染等术后并发症,会严重影响治疗效果,甚至危及患者生命,需要加强相关护理。

(1)治疗相关方面。复诊指导,射频消融术出院后1~2周复查心电图1次,以后每1~3个月复查心电图1次直到半年,必要时复查胸部X线,超声心动图及动态心电图;永久性起搏器植入术后复查原则,3个月内每半月随访1次,3个月后每月随访1次,以后每半年随访1次。待接近起搏器限定年限时,要缩短随访时间。若自觉心悸、胸闷、头晕、黑蒙或自测脉搏缓慢,应立即就医。

(2)护理相关方面,包括饮食指导、活动指导、用药指导。

1)饮食指导:合理的饮食可使病情得到控制,预防并发症的发生。饮食宜低盐、低脂、清淡、易消化、高纤维素,多食新鲜蔬菜和水果,保持大便通畅,忌饱餐,宜少食多餐,每顿七八分饱,每日可增至5餐。忌刺激性饮料,如浓茶、咖啡等,嗜烟酒等均可诱发心律失常。合并心力衰竭及使用利尿剂时应限制钠盐的摄入,多进含钾的食物,以减轻心脏负荷和防止低血钾症而诱发心律失常。

2)活动指导:保持良好的心情,改善生活方式,注意生活细节,促进身心休息。无器质性心脏病者应积极参加体育锻炼,调整自主神经功能,器质性心脏病患者可根据心功能情况适当活动,注意劳逸结合,避免情绪激动、过度兴奋或悲伤。最好由医师根据病情制订运动处方,选择正确的运动方式、强度、频率及时间,一般以太极拳、慢跑、步行等为主,3~4次/周,每次30分钟。

3)用药指导。①快钠通道阻滞剂:常用的有奎尼丁、普鲁卡因胺等。常见的不良反应有恶心、呕吐、腹泻,视觉、听觉障碍,窦性停搏、房室传导阻滞等。指导患者饭后服用,学会自测脉搏,服药期间勿驾驶、高空操作,避免靠近火源等。②β受体拮抗剂:常用的有普萘洛尔、美托洛尔等。可减慢心率,常见的不良反应有心动过缓、窦性停搏、房室传导阻滞、乏力、胃肠不适、加重胰岛素的低血糖及停药综合征等,应注意不要突然停药。③钾通道阻滞剂:常用的有胺碘酮、索他洛尔等。常见的不良反应有转氨酶增高,角膜色素沉着,心动过缓,最严重的心外毒性为肺纤维化。指导患者定期检查,按医嘱服药,逐渐减量,复查肝功能。④钙通道阻滞剂:有维拉帕米等。常见的不良反应有低血压、心动过缓、房室传导阻滞等。指导患者体位改变时应缓慢,如睡醒后先躺一会儿,然后再慢慢坐起,定期检查心电图。

(3)社会心理方面。保持乐观情绪,避免紧张焦虑和情绪激动,多参加益于健康的娱乐活动,保持身心轻松、愉快。避免过度劳累和用脑过度,生活有规律,保证充足睡眠。随访护士可通过计算机、微信等网络信息平台与患者及其家属之间相互沟通。随访护士向患者及家属了解患者

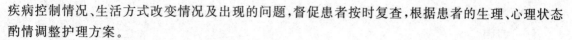

疾病控制情况、生活方式改变情况及出现的问题,督促患者按时复查,根据患者的生理、心理状态酌情调整护理方案。

(三)院外延伸护理

延续性护理是通过一系列的行动设计以确保患者在不同的健康照护场所(如从医院到家庭)及同一健康照护场所接收到不同水平的协作性与连续性照护,通常是指从医院到家庭的延续,包括经由医院制订出院计划、转诊、患者回归家庭或社区后的持续性随访与指导,心律失常患者,接受手术或非手术治疗后,因为起搏器的植入和长期服药,需要心内科医护人员给予连续护理。建立患者的随访档案,可以及时记录病情,有效预防并发症的发生。主管医师是随访的主导因素,随访护士是患者规律复查观察病情,及时反馈的关键因素。没有开展心律失常患者连续护理的医院,患者可以自行保存治疗相关资料,还可通过互联网平台、手机客户端、电话沟通等多媒体方式与主管医师或心内科专业人员保持联系,随时接受指导。

1.随访时间

包括:①起搏器植入术随访时间,植入后1、3、6个月进行随访;此后每3~6个月随访1次;电池耗竭是每个月随访1次。②心律失常射频消融术随访时间,1~2周复查心电图1次,以后每1~3个月复查心电图1次直到半年,必要时复查胸部X线,超声心动图及动态心电图;服用抗凝药物遵医嘱随访。

2.随访内容

包括:①起搏器植入术随访内容。全身情况和症状,如原有的头晕、黑蒙、晕厥等是否消失;患者的主要体征,如血压、心脏大小、有无杂音等;患者心功能状态是否有改善;起搏心电图观察起搏器的感知功能和起搏功能是否正常;有无合并症包括局部伤口愈合情况及其他合并症。②心律失常射频消融术后随访内容。心悸、心慌等症状是否消失;1~2周复查心电图1次,以后1~3个月复查心电图1次直到半年,必要时复查胸部X线,超声心动图及动态心电图;24小时动态心电图是否正常。

3.随访方式

设定专人负责定期拨打随访电话或门诊复查。射频消融术及起搏器植入术是逐渐发展起来的一种治疗心律失常的技术,可延长患者的寿命,改善生活质量。随着技术的成熟及普遍的开展,越来越多的术后患者需要更长期、更广泛的连续护理服务,对护理工作也提出更高的要求,也是我们今后完善的目标。社区-家庭相互联系的统一整体,使心律失常患者能够得到连续、专业的指导。

(代珊珊)

第二节　心搏骤停

一、心脏骤停的处理

心脏骤停又称循环骤停,是指心脏突然停止跳动,使有效循环功能骤然停止,并随即出现(20~30秒后)呼吸停止,意识丧失,瞳孔散大等。此种情况是一种极其凶险的病症,如能及时而正确地抢救,不少患者可以获救,若抢救不及时或措施不力,常导致死亡。

(一)病因

1.心脏疾患

冠心病是引起心脏骤停的主要原因,也见于心律失常、风湿性心脏病、先天性心脏病、心肌病、心肌炎、阿-斯综合征、Q-T间期延长等。

2.药物中毒及变态反应

如丁卡因、太尼丁、洋地黄、酒石酸锑钾、依米丁、有机磷农药、安眠药、大量输血所致的枸橼酸中毒;青霉素及某些血清制剂等,引起变态反应时,亦可发生心脏骤停。

3.酸碱平衡失调及电解质紊乱

严重的低钾血症、高钾血症、酸中毒等均可导致心脏骤停。

4.手术及麻醉意外

心脏导管检查,放置心脏起搏器电极,心血管造影,气管插管,麻醉诱导及心脏手术等过程中,由于机械性刺激与迷走神经过度兴奋而致心脏骤停。

5.其他

触电、溺水、肺功能不全、急性肺栓塞等均可引起心脏骤停。

(二)诊断要点

(1)突然意识丧失并伴全身抽搐。

(2)大动脉搏动消失。

(3)心音消失。

(4)呼吸不规则或停止。

(5)瞳孔散大。

(6)皮肤及黏膜发绀。

(7)血压测不到。

(8)手术视野出血停止。

以上几点前三者是主要条件,后五项为次要依据。若发现上述表现,应迅速作出心脏骤停的诊断,并给予抢救。如条件许可立即描记心电图,以确定是心室颤动还是心室停搏或心电-机械分离。

(三)病情判断

(1)一般认为,心脏骤停在4分钟内开始复苏者多能获救,而超过12分钟者几乎无一存活。

(2)心脏骤停前,空腹比饱餐者预后要好。

(3)发生于慢性病晚期的心脏停搏,即使复苏及时,预后亦较差,存活率为10%～20%。

(4)心脏复苏后,呼吸未能马上复苏或难以复苏者,预后极差。

(5)急性下壁心肌梗死并发缓慢性心律失常或心搏停顿所致的心脏骤停,预后良好。

(6)急性广泛前壁心肌梗死合并房室或室内传导阻滞引起的心脏骤停,预后不良。

(7)继发与急性大面积心肌梗死及血流动力学异常的心脏骤停,发生缓慢性心律失常或心搏停顿以及心电机械分离的机会很大,即时死亡率高达59%～89%,心脏复苏往往不易成功。即使复苏成功,亦难以维持稳定的血流动力学状态。

二、复苏后监护

复苏后治疗是高级生命支持(ALS)的重要组成部分。ROSC恢复和稳定的起始阶段患者仍有很高的病死率。最初 72 小时的预后很难评估,也很难估计复苏存活者以后能否恢复正常生活。因此,复苏后治疗,对改善血流动力学不稳定和多器官功能衰竭的早期病死率,以及脑损伤引起的病死率,有重要的潜在意义。

复苏后的阶段,医务人员应:①优化血流动力学、呼吸和神经支持;②确认并治疗引起心脏骤停的可逆性病因;③监测体温,并考虑体温和代谢调节障碍的处理措施。

(一)循环系统功能监护

复苏后治疗的主要目标是重建有效的器官和组织灌注。ROSC 恢复后的院外或院内患者,医务人员应考虑和处理引起心脏骤停的原因,及所有缺氧、缺血、再灌注损伤的问题。可能出现明显的心肌损伤和血流动力学不稳定,需要使用血管加压药。50%的复苏后综合征患者在发病后 24 小时内由于心血管功能不稳定死亡。

医护人员应该反复评估和处理生命体征异常或心律失常,并深入评估患者的病情可能出现的变化。确认并处理任何心脏的、电解质的、毒理学的、肺的和神经性的致心脏停止原因是很重要的。护士必须严密监测血压、脉搏、心率、心律、血容量、心肌收缩力以及末梢循环。血压应维持在患者基础水平之上以保证组织灌注,及时调整血管活性药物。心率尽可能保持在 80～100 次/分;注意观察心律变化,特别是出现室性心律必须及时处理。常规监测中心静脉压(CVP),将 CVP、主动脉压与尿量三者结合起来分析,应每小时记录尿量,同时计算出入量,以判断血容量与心肌收缩力,及时发现少尿或出入量失衡,以此指导输液速度。末梢循环反映有效循环血量,循环充盈不佳时,即使血压正常,也应认为有效循环血量不足。帮助患者变换体位时动作要缓慢,防止突然发生直立性低血压。

(二)体温的监护

脑复苏最重要的两个因素是脑循环状态与脑温,适当的低温可以降低脑细胞的代谢,防止脑水肿、降低颅内压。亚低温治疗在临床上又称冬眠疗法或人工冬眠,它是利用对中枢神经系统具有抑制作用的镇静药物,使患者进入睡眠状态,再配合物理降温,使患者体温处于可控性的低温状态,从而达到使中枢神经系统处于抑制状态,对外界及各种病理性刺激的反应减弱,对机体具有保护作用;降低机体新陈代谢及组织器官氧耗;改善血管通透性,减轻脑水肿及肺水肿;提高血中氧含量,促进有氧代谢;改善心肺功能及微循环等目的。

亚低温治疗常用于心肺复苏后患者、颅脑损伤及重型颅脑手术后患者、低温麻醉患者、高热惊厥或超高热患者、感染中毒性休克早期患者及颅内感染等患者。

1.亚低温治疗的实施

用氯丙嗪 100 mg、异丙嗪 50 mg 及哌替啶 50 mg 加生理盐水稀释到 50 mL,用微量注射泵先以 5 mL/h 的速度从静脉泵入,待患者逐渐进入冬眠状态,对外界的刺激反应明显减弱,瞳孔缩小,光反射迟钝,呼吸平稳,频率相对较慢,深反射减弱或消失后,用冰袋联合控温机的控温帽、控温毯或单独利用控温机的控温帽、控温毯对患者进行物理降温,把患者的肛温控制在 34～35 ℃,鼻腔温度控制在 33～34 ℃,同时冬眠合剂的泵入速度改为 0.5～2.0 mL/h 持续静脉维持。

环境要求:亚低温治疗的患者最好置于一安静、空气新鲜的单间里,室温应控制在 20～25 ℃之间,以免因为室温过高而影响患者体温的下降和稳定。同时应定时进行室内空气消毒,净化室内空气,以减少感染发生率。

2.亚低温治疗的原则

临床证明亚低温治疗对心肺复苏后的脑复苏、中毒性脑病、颅脑损伤及颅脑手术后脑功能的恢复具有重要的作用。一般来说,对有亚低温治疗指征的患者,应尽早、尽快实施亚低温治疗,使患者进入冬眠状态,只有这样才能有效降低机体各重要器官(尤其是脑)结构、功能上的损害程度。冬眠深度不应过深,以患者进入睡眠状态为宜,冬眠过深容易出现呼吸、循环意外。亚低温治疗持续时间不宜过长,一般为 3~5 天,最长为 5~7 天,患者度过危险期后即可停止,因为时间越长,并发症越多。

3.神经系统观察

亚低温对脑组织无损害,但低温可能掩盖颅内血肿的症状,应特别提高警惕。复温过快、发生肌颤易引起颅内压增高。因此,应注意颅内压的监测,严密观察意识、瞳孔、生命体征的变化,必要时给予脱水和激素治疗。

4.呼吸监测及护理

(1)呼吸频率及节律:亚低温治疗的患者由于冬眠合剂的影响,中枢神经系统处于抑制状态,因此呼吸频率相对较慢,但节律整齐。若患者呼吸频率太慢或快慢不等,且胸廓呼吸动度明显变小,出现点头样呼吸,应考虑呼吸中枢抑制过度,因此应立即停用冬眠合剂,必要时予呼吸中枢兴奋剂静脉滴入或行机械通气。

(2)人工气道护理:冬眠合剂中的异丙嗪具有明显的抗组胺作用,可使呼吸道分泌物变黏稠。若亚低温治疗过程中患者出现呼吸困难、发绀、吸气"三凹征",呼吸机频繁高压报警,听诊气道内有干鸣音,提示呼吸道梗阻。因此应重视患者人工气道的管理,定时、及时吸痰,清除呼吸道分泌物,保持呼吸道通畅,同时应重视人工气道的湿化及温化,纠正、维持患者水平衡,以维持呼吸道黏液-纤毛的正常排痰功能,防止呼吸道分泌物潴留,肺部感染发生,痰栓形成及缺氧。

5.循环监测

进行亚低温治疗的患者,应严密观察循环系统功能,其中主要有 ECG、血压、脉搏、肢端循环及面色等。正常情况下,若亚低温治疗有效,由于冬眠合剂的抗肾上腺素能作用,患者应表现为微循环改善,肢端温暖,面色红润,血压正常,脉搏整齐有力,心率偏慢。若患者出现面色苍白,肢端发绀,血压下降,心律不齐,说明微循环障碍,冬眠过深及体温太低,应立即停用冬眠药物并给予保暖,纠正水、电解质及酸碱平衡失调,必要时使用血管活性药物改善微循环。

6.体温监测

体温监测是亚低温治疗中的一个重点项目。亚低温治疗是否有效,有否并发症的发生,在一定程度上与体温的控制情况密切相关。若患者的体温超过 36 ℃,亚低温治疗的效果较差;若低于 33 ℃,易出现呼吸、循环功能异常;体温低于 28 ℃易出现室颤。对于体温过低的患者,应适当降低冬眠合剂的量,必要时停用并对患者采取加盖被子、用温水袋等保暖措施。

7.物理降温的实施

在亚低温治疗中,使用冬眠合剂的时候必须配合物理降温。一般使用降温机或冰袋,应在患者进入冬眠状态,各种反应减弱或消失后开始物理降温,否则在降温过程中患者易出现寒战反应而引起机体代谢增加。降温速度以 1.0~1.5 ℃/h 为宜,3~4 小时即可达到治疗温度。在进行物理降温时,应避免患者冻伤。

8.体位护理

冬眠合剂中的氯丙嗪和哌替啶具有扩张血管降血压作用,因此亚低温治疗中的患者最好平卧位,不能使患者突然坐起、激烈翻动或搬动,否则易出现循环不稳、直立性低血压。

9.复温护理

亚低温治疗结束复温时应先撤去物理降温,让体温自然恢复,同时逐渐降低冬眠合剂的量,最后停用冬眠合剂。切忌突然停用冬眠合剂,以免病情反复。若体温不能自行恢复,可采用加盖被子、用温水袋等方法协助复温。

10.基础护理

亚低温治疗的患者对外界的刺激反应差,容易出现各种并发症,因此应做好患者的皮肤、口腔、泌尿道等护理,勤翻身、拍背,必要时使用气垫床,以防止肺部感染、泌尿系统感染及压疮等发生。氯丙嗪易引起便秘,因此应注意观察患者有无腹胀、便秘出现,必要时进行灌肠或使用缓泻剂。

(三)呼吸系统监护

自主循环恢复后,自主呼吸未必立即恢复,或即使恢复但不正常,因此要继续监测呼吸频率、节律、呼吸深度、SaO_2,定时血气监测。使用人工辅助通气时,选择合适的通气参数和通气模式,注意观察气道压力,避免使用 PEEP,观察颈静脉回流情况,防止因气道压力过高影响静脉回流而加重脑水肿。同时密切观察气管导管的位置、导管深度,有无人机对抗。自主呼吸出现的早晚,提示脑功能损害的程度,除原发性脑损伤外,还应及时发现潜在的危害,避免继发性脑损害。当出现呼吸深大、表浅、双吸气、点头样呼吸及潮式呼吸,为中枢缺氧性损害、呼吸系统不畅、肺部感染、代谢紊乱、脑水肿引起呼吸功能不全。无自主呼吸是由于缺氧、脑水肿影响延髓呼吸中枢的结果。呼吸困难、面色发绀为呼吸系统阻塞症状,肺部感染而致。保持呼吸道通畅的方法是反复吸痰,清除呼吸道分泌物。

(四)中枢神经系统的监测

部分患者获心肺复苏成功,但终因不可逆性脑功能损害而致死亡或遗留有严重的后遗症,因此脑复苏至关重要。①首先降温,降低体温可降低颅内压和脑代谢,提高脑组织对缺氧的耐受性,减轻或预防脑水肿,因此降温宜尽早实施。②脱水疗法,遵医嘱应用 20%甘露醇(1~2 g),联合使用呋塞米。脱水治疗时严密观察尿量、血压,防止脱水过度造成血容量不足,维持血压稳定。③轻的脑损害自主呼吸均在 30 分钟内恢复,随之意识约在数小时内恢复,较重的脑损害,其中枢神经系统功能恢复缓慢,可达数日至 10 余日,同时出现惊厥或不自主动作。严重脑损害表现反射消失,四肢痉挛,并可产生失语、失明、麻痹、痴呆或癫痫等,应注意观察意识、瞳孔、肢体运动功能,有无癫痫发作及中心体温。癫痫发作会增加脑部氧耗量,加重脑水肿与脑损伤,一旦有癫痫发作必须被及时控制。有些不典型癫痫发作仅表现为皱眉、口角抽动,要仔细观察,防止漏诊。根据需要做双频脑电图监测,处理及时,以免发生窒息与误吸。

(五)急性肾衰竭的观察

心肺复苏患者病情危重、变化快、处理难、死亡率高,加强对重要脏器的维护,尽可能避免或逆转器官功能衰竭的发生,是挽救患者生命的重要环节。因此,心肺复苏患者应常规留置导尿管,精确计算尿量,及时鉴别肾衰竭,如心功能和血压正常但每小时尿量<30 mL,应用呋塞米40~100 mg 静脉注射,处置后仍无尿或少尿,提示肾衰竭。由于已使用大剂量脱水剂和利尿剂,临床可表现为尿量正常甚至增多,但血肌酐升高,表示属非少尿型急性肾衰竭,通知医师按急性肾衰处理。还应定时检查血清尿素氮和肌酐浓度、电解质浓度,鉴别尿少为肾前性、肾后性或肾性功能衰竭。维护有效血循环,纠正缺氧、酸中毒,预防肾衰竭的发生。必要时行血液透析治疗

心肺复苏后患者重要器官的监测与护理以及进一步生命支持是抢救成功至关重要的因素,ICU 护士要不断提高专科护理知识与护理技能,做到全面精细的监测;综合性预见性的评估;及

时准确协调的处置;早期识别和护理干预,尽可能避免或逆转器官功能衰竭的发生,挽救患者生命。

(代珊珊)

第三节 慢性肺源性心脏病

一、疾病概述

(一)概念

慢性肺源性心脏病,简称慢性肺心病,是由肺组织、肺血管或胸廓的慢性病变引起肺组织结构和(或)功能异常,产生肺血管阻力增加,肺动脉压力增高,使右心室扩张或(和)肥厚,伴或不伴右心衰竭的心脏病,并排除先天性心脏病和左心病变引起者。

(二)相关病理生理

由于肺功能和结构的不可逆性改变,发生反复的气道感染和低氧血症,导致一系列体液因子和肺血管的变化,使肺血管阻力增加,肺动脉血管的结构重塑,产生肺动脉高压。肺血管阻力增加的功能性因素包括缺氧、高碳酸血症和呼吸性酸中毒使肺血管收缩、痉挛,其中缺氧是肺动脉高压形成最重要的因素。

肺循环阻力增加时,右心室发挥其代偿功能,以克服肺动脉压升高的阻力而发生右心室肥厚。肺动脉高压早期,右心室尚能代偿,舒张末期压仍正常。随着病情的进展,特别是急性加重期,肺动脉压持续升高,超过右心室的代偿能力,右心失代偿,右心排血量下降,右心室收缩末期残留血量增加,舒张末压增高,促使右心室扩大和右心室功能衰竭。

慢性肺心病除发现右心室改变外,也有少数可见左心室肥厚。由于缺氧、高碳酸血症、酸中毒、相对血流量增多等因素,使左心负荷加重。如病情进展,则可发生左心室肥厚,甚至导致左心衰竭。

(三)慢性肺源性心脏病的病因与诱因

1.病因

(1)支气管、肺疾病:以慢性阻塞性肺疾病(COPD)最为多见,占80%~90%,其次为支气管哮喘、支气管扩张、重症肺结核、肺尘埃沉着症、结节病、间质性肺炎、过敏性肺泡炎、嗜酸性肉芽肿、药物相关性肺疾病等。

(2)胸廓运动障碍性疾病:较少见,严重的脊椎后凸、侧凸、脊椎结核、类风湿关节炎、胸膜广泛粘连及胸廓成形术后造成的严重胸廓或脊椎畸形,以及神经肌肉疾病(如脊髓灰质炎),均可引起胸廓活动受限、肺受压、支气管扭曲或变形,导致肺功能受损。气道引流不畅,肺部反复感染,并发肺气肿或纤维化。

(3)肺血管疾病:慢性血栓栓塞性肺动脉高压、肺小动脉炎、累及肺动脉的过敏性肉芽肿病,以及原因不明的原发性肺动脉高压,均可引起肺血管阻力增加、肺动脉高压和右心室负荷加重,发展成慢性肺心病。

(4)其他:原发性肺泡通气不足及先天性口咽畸形、睡眠呼吸暂停低通气综合征等均可产生

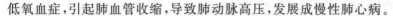

低氧血症,引起肺血管收缩,导致肺动脉高压,发展成慢性肺心病。

2.诱因

呼吸道感染,各种变应原、有害气体、粉尘吸入等。

(四)临床表现

本病发展缓慢,临床上除原有肺、胸疾病的各种症状和体征外,主要是逐步出现肺、心力衰竭及其他器官损害的征象。按其功能的代偿期与失代偿期进行分述。

1.肺、心功能代偿期

(1)症状:咳嗽、咳痰、气促,活动后可有心悸、呼吸困难、乏力和劳动耐力下降。急性感染可使上述症状加重。少有胸痛或咯血。

(2)体征:可有不同程度的发绀和肺气肿体征。偶有干、湿啰音,心音遥远,P2>A2,三尖瓣区可出现收缩期杂音或剑突下心脏搏动增强,提示有右心室肥厚。部分患者因肺气肿使胸膜腔内压升高,阻碍腔静脉回流,可有颈静脉充盈。此期肝界下移是膈下降所致。

2.肺、心功能失代偿期

(1)呼吸衰竭:①症状有呼吸困难加重,夜间为甚,常有头痛、失眠、食欲下降,但白天嗜睡,甚至出现表情淡漠、神志恍惚、谵妄等肺性脑病的表现;②体征有明显发绀、球结膜充血、水肿,严重时可有视网膜血管扩张、视盘水肿等颅内压升高的表现。腱反射减弱或消失,出现病理反射。因高碳酸血症可出现周围血管扩张的表现,如皮肤潮红、多汗。

(2)右心衰竭:①症状有气促更明显,心悸、食欲缺乏、腹胀、恶心等;②体征有发绀更明显,颈静脉怒张,心率增快,可出现心律失常,剑突下可闻及收缩期杂音,甚至出现舒张期杂音。肝大且有压痛,肝颈静脉回流征阳性,下肢水肿,重者可有腹水。少数患者可出现肺水肿及全心衰竭的体征。

3.并发症

(1)肺性脑病。

(2)酸碱失衡及电解质紊乱:可发生各种不同类型的酸碱失衡及电解质紊乱。

(3)心律失常:多表现为房性期前收缩及阵发性室上性心动过速,其中以紊乱性房性心动过速最具特征性。

(4)休克:慢性肺心病休克并不多见,一旦发生,预后不良。发生原因有严重感染、失血(多由上消化道出血所致)和严重心力衰竭或心律失常。

(5)弥散性血管内凝血(DIC)。

(五)辅助检查

1.X线检查

除肺、胸基础疾病及急性肺部感染的特征外,尚有肺动脉高压症,右心室增大征皆为诊断慢性肺心病的主要依据。个别患者心力衰竭控制后可见心影有所缩小。

2.心电图检查

主要表现有右心室肥大改变。

3.超声心动图检查

通过测定右心室流出道、右心室内径、右心室前壁的厚度、右心室内径比值、右肺动脉内径或肺动脉干及右心房增大等指标,可诊断慢性肺心病。

4.血气分析

慢性肺心病肺功能失代偿期可出现低氧血症或合并高碳酸症,当 $PaO_2 < 8.0$ kPa(60 mmHg)、$PaCO_2 > 6.7$ kPa(50 mmHg)时,表示有呼吸衰竭。

5.血液检查

红细胞及血红蛋白可升高。全血黏度及血浆黏度可增加,红细胞电泳时间常延长;合并感染时白细胞总数增高,中性粒细胞增加。部分患者血清学检查可有肾功能或肝功能改变;血清钾、钠、氯、钙、镁均可有变化。

6.其他

肺功能检查对早期或缓解期慢性肺心病患者有意义。痰细菌学检查对急性加重期慢性肺心病可以指导抗生素的选用。

(六)主要治疗原则

积极控制感染;通畅呼吸道,改善呼吸功能;纠正缺氧和二氧化碳潴留;控制呼吸和心力衰竭;以治肺为主,治心为辅;积极处理并发症。

(七)急性加重期的药物治疗

1.控制感染

参考痰菌培养及药敏试验选择抗生素。在还没有培养结果前,根据感染的环境及痰涂片革兰氏染色选用抗生素。社区获得性感染以革兰氏阳性菌占多数,医院感染则以革兰氏阴性菌为主,或选用二者兼顾的抗生素。常用的有青霉素类、氨基糖苷类、喹诺酮类及头孢菌素类抗感染药物,必须注意可能继发真菌感染。

2.控制心力衰竭

慢性肺心病心力衰竭的治疗与其他心脏病心力衰竭的治疗有其不同之处,因为慢性肺心病患者一般在积极控制感染、改善呼吸功能后心力衰竭便能得到改善,患者尿量增多,水肿消退,不需加用利尿药。但对治疗无效的重症患者,可适当选用利尿药、正性肌力药或扩血管药物。

(1)利尿药:原则上宜选用作用轻的利尿药,小剂量使用。利尿药应用后可出现低钾、低氯性碱中毒,痰液黏稠不易排痰和血液浓缩,应注意预防。

(2)正性肌力药:慢性肺心病患者由于慢性缺氧及感染,对洋地黄类药物的耐受性很低,疗效较差,且易发生心律失常。正性肌力药的剂量宜小,一般约为常规剂量的 1/2 或 2/3,同时选用作用快、排泄快的洋地黄类药物,用药前应注意纠正缺氧,防治低钾血症,以免发生药物毒性反应。

(3)血管扩张药:钙拮抗剂、一氧化氮(NO)、川芎嗪等有一定的降低肺动脉压效果。

3.控制心律失常

一般经过治疗慢性肺心病的感染、缺氧后,心律失常可自行消失。如果持续存在可根据心律失常的类型选用药物。

4.抗凝治疗

应用普通肝素或低分子肝素防止肺微小动脉原位血栓形成。

二、护理评估

(一)一般评估

(1)生命体征(T、P、R、BP):急性加重期合并肺部感染患者体温可升高;心率加快或有心律不齐;呼吸频率常达每分钟 30～40 次;脉压增大,或持续低血压提示患者可能并发休克、消化道出血或 DIC。

(2)评估患者神志,有无白天嗜睡,甚至出现表情淡漠、神志恍惚、谵妄等肺性脑病的表现。

(3)评估咳嗽、咳痰、呼吸困难、发绀等,观察痰的量及性状。

(4)评估患者的营养状况,皮肤和黏膜,查看水肿部位及程度。

(二)身体评估

1.视诊

面部颜色、口唇有无发绀、有无球结膜充血、水肿、皮肤潮红、多汗(二氧化碳潴留、高碳酸血症的体征);颈静脉充盈情况:有无颈静脉怒张(右心衰竭的主要体征)。

2.触诊

(1)测量腹围:观察有无腹水征象;观察平卧时背部有无水肿出现(心源性水肿的特点先是出现在身体下垂部位)。

(2)肝脏肿大并有压痛,肝颈静脉回流征阳性。

(3)下肢有无凹陷性水肿情况(从踝内侧开始检查,逐渐向上),根据每天下肢水肿的部位记录情况与患者尿量情况做动态的综合分析,判断水肿是否减轻,心力衰竭治疗是否有效。

3.叩诊

心界有无扩大。

4.听诊

肺部常可闻及湿啰音和哮鸣音;心尖部第一心音减弱,肺动脉瓣第二心音亢进;剑突下可闻及收缩期杂音,甚至出现舒张期杂音(结合病例综合考虑)。

(三)心理-社会评估

患者在疾病治疗过程中的心理反应与需求,家庭及社会支持情况,引导患者正确配合疾病的治疗与护理。

(四)辅助检查结果评估

1.血气分析

$PaO_2 < 8.0$ kPa(60 mmHg),$PaCO_2 > 6.7$ kPa(50 mmHg)时,提示有呼吸衰竭。根据血 pH 情况,有无酸碱失衡,判断是哪一类型的酸碱失衡。

2.血常规检查

红细胞及血红蛋白可升高,提示全血黏度及血浆黏度可增加;白细胞总数增高,中性粒细胞增加提示合并感染。

3.电解质

肺心病急性加重期由于呼吸衰竭、心力衰竭可引起各种电解质紊乱。应用利尿剂后,其中低血钾和失盐性低钠综合征最为多见,所以需要结合出入量与生化检查结果综合做动态的分析。

4.痰细菌学检查

痰细菌学检查可指导抗生素的选用。

(五)肺心病治疗常用药效果的评估

1.应用强心剂评估要点

用药前后要评估患者血氧分压情况、电解质情况。注意纠正缺氧,防治低钾血症,以免发生药物毒性反应。

2.应用利尿剂评估要点

(1)准确记录患者出入量(尤其是尿量/24 小时),过度脱水引起血液浓缩、痰液黏稠不易排出等不良反应。

(2)血生化检查的结果:长期使用噻嗪类利尿剂有可能导致水、电解质紊乱,产生低钠、低氯和低钾血症。

三、主要护理诊断/问题

(一)气体交换受损
与肺血管阻力增高引起肺淤血、肺血管收缩导致肺血流量减少有关。

(二)清理呼吸道无效
与呼吸道感染、痰多黏稠有关。

(三)活动无耐力
与心肺功能减退有关。

(四)体液过多
与心排血量减少、肾血流灌注量减少有关。

(五)潜在并发症
肺性脑病。

四、护理措施

(一)急性期卧床休息
心肺衰竭时应绝对卧床休息,呼吸困难时取半坐卧位或高枕卧位;下肢水肿者应抬高下肢,恢复期适度活动,以能耐受为度。

(二)饮食
进食高热量、高蛋白、丰富维生素、易消化、无刺激的饮食,重者给予半流质或鼻饲饮食,水肿者,宜限制水和钠盐的摄入。

(三)给氧
持续低流量摄氧,使用呼吸机的患者按机械通气护理常规护理。

(四)保持呼吸道通畅
医护人员需指导和鼓励患者进行有效的咳嗽和排痰。

(五)严密观察生命体征、神志等病情变化
患者烦躁不安时,警惕呼吸衰竭,电解质紊乱,未建立人工气道者慎用镇静剂,以免诱发和加重肺性脑病。给予床栏,防坠床。

(六)水肿患者的护理
做好皮肤护理,预防皮肤完整性受损。

(七)心血管并发症护理
心力衰竭、呼吸衰竭、消化道出血者分别按其相应护理常规护理。

(八)给予心理疏导和支持
帮助患者克服多疑,敏感,依赖等心理。

（九）健康教育

1.疾病预防指导

由于慢性肺心病是各种原发肺胸疾病晚期的并发症，应对高危人群宣传教育，劝导戒烟，积极防治慢性阻塞性肺疾病等慢性支气管肺疾病，以降低发病率。指导腹式和缩唇式呼吸训练，改善通气。

2.疾病知识指导

使患者和家属了解疾病发生、发展过程，减少反复发作的次数。积极防治原发病，避免和防治可能导致病情急性加重的诱因，坚持家庭氧疗等。加强饮食营养，以保证机体康复的需要。病情缓解期应根据肺、心功能及体力情况进行适当的体育锻炼，如散步、气功、太极拳、腹式呼吸、缩唇呼吸等，改善呼吸功能，提高机体免疫功能。

3.就诊指标

（1）体温升高。

（2）呼吸困难加重。

（3）咳嗽剧烈、咳痰不畅。

（4）尿量减少、水肿明显。

（5）患者神志淡漠、嗜睡、躁动、口唇发绀加重等。

五、护理效果评估

（1）患者神志清楚、情绪稳定。

（2）患者自觉症状好转（咳嗽、咳痰、呼吸困难减轻、发绀好转）。

（3）患者体温正常、心率由快变慢，血压平稳。

（4）患者尿量增加、体重减轻、水肿减轻。

（5）患者血气分析、血常规检查、电解质检查均恢复至缓解期水平。

（代珊珊）

第四节 心力衰竭

心力衰竭是由于心脏收缩机能和（或）舒张功能障碍，不能将静脉回心血量充分排出心脏，造成静脉系统淤血及动脉系统血液灌注不足而出现的综合征。

一、病因

（一）基本病因

1.心肌损伤

任何大面积（大于心室面积的40%）的心肌损伤都会导致心脏收缩和（或）舒张功能的障碍。

2.心脏负荷过重

压力负荷（后负荷）过重，心脏排血阻力增大，心排血量降低，心室收缩期负荷过度，引起心室肥厚性心力衰竭；容量负荷（前负荷）过重，心脏舒张期容量增大，心排血量减低，引起心室扩张性心力衰竭。

3.机械障碍

腱索或乳头肌断裂,心室间隔穿孔,心脏瓣膜严重狭窄或关闭不全等引起的心脏机械功能衰退,导致心力衰竭。

4.心脏负荷不足

如缩窄性心包炎、大量心包积液、限制性心肌病等,使静脉血液回心受限,因而心室、心房充盈不足,腔静脉及门脉系统淤血,心排血量减低。

5.血液循环容量过多

如静脉过多、过快输液,尤其在无尿少尿时超量输液、急性或慢性肾炎引起高度水、钠潴留、高度水肿等均引起血液循环容量急剧膨胀而致心力衰竭。

(二)诱发因素

1.感染

感染可增加基础代谢,增加机体耗氧,增加心脏排血量而诱发心力衰竭,尤其呼吸道感染较多见。

2.体力过劳

正常心脏在体力活动时,随身体代谢增高心脏排血量也随之增加。而有器质性心脏病患者体力活动时,心率增快,心肌耗氧量增加,心排血量减少,冠状动脉血液灌注不足,导致心肌缺血,心慌气急,诱发心力衰竭。

3.情绪激动

情绪激动促使儿茶酚胺释放,心率增快,心肌耗氧增加,动脉与静脉血管痉挛,增加心脏前后负荷诱发心力衰竭。

4.妊娠与分娩

风湿性心脏病或先天性心脏病患者,心功能低下,在妊娠 32~34 周,分娩期及产褥期最初 3 天内心脏负荷最重,易诱发心力衰竭。

5.动脉栓塞

心脏病患者长期卧床,静脉系统长期处于淤血状态,容易形成血栓,一旦血栓脱落导致肺栓塞,加重肺循环阻力诱发心力衰竭。

6.水、钠摄入量过多

心功能减退时,肾脏排水排钠机能减弱,如果水、钠摄入量过多可引起水、钠潴留,血容量膨胀。

7.心律失常

心动过速可使心脏无效收缩次数增加而加重心脏负荷;心脏舒张期缩短使心室充盈受限进而降低心排血量,同时心脏氧渗透期缩短不利于心肌代谢。

8.冠脉痉挛

冠状动脉粥样硬化易发生冠脉痉挛,心肌缺血导致心脏收缩或舒张功能障碍。

9.药物反应

因用药或停药不当导致的心力衰竭或心力衰竭恶化不在少数。慢性心力衰竭不该停用强心剂而停用,服用过量洋地黄、利尿药或抗心律失常药,都可导致心力衰竭恶化。

二、病理生理

(一)心脏的代偿机制

正常心脏有比较充足的储备能力,以适应一般生活需要所增加的心脏负担。当心脏功能减退,心排血量降低不足以供应机体需要时,机体将同时通过神经、体液等机制进行调整,力争恢复心排血量。

(1)反射性交感神经兴奋,迷走神经抑制,代偿性心率加快及心肌收缩力加强,以维持心排血量。由于交感神经兴奋,周围血管收缩,小动脉收缩可使血压维持正常而不随心排血量降低而下降;小静脉收缩可使静脉回心血量增加,从而使心搏血量增加。

(2)心肌肥厚:心室扩张、长期的负荷加重,使心肌肥厚和心室扩张,维持心排血量。然而,扩大和肥厚的心脏虽然完成较多的工作,但它耗氧量也随之增加,可是心肌内毛细血管数量并没有相应的增加,所以,扩大肥厚的心肌细胞相对的供血不足。

(3)心率增快:心率加快在一定范围内使心排血量增加,但如果心率太快则心脏舒张期显著缩短,使心室充盈不足,导致心排血量降低及静脉淤血加重。

(二)心脏的失代偿机制

当心脏储备力耗损至不能适应机体代谢的需要时,心功能便由代偿转为失代偿阶段,即心力衰竭。

心力衰竭时,心排血量相对或绝对的降低,一方面供给各器官的血流不足,引起各器官组织的功能改变,血液重新分配,首先为保证心、脑、肾血液供应,皮肤、内脏、肌肉的供血相应有较大的减少。肾血流量减少时,可使肾小球滤过率降低和肾素分泌增加,进而促使肾上腺皮质的醛固酮分泌增加,引起水、钠潴留,血容量增加,静脉和毛细血管充血和压力增加。另一方面,心脏收缩力减弱,不能完全排出静脉回流的血液,心室收缩末期残留血量增多,心室舒张末期压力升高,遂使静脉回流受阻,引起静脉淤血和静脉压力升高,从而引起外周毛细血管的漏出增加,水分渗入组织间隙引起各脏器淤血水肿;肝脏淤血时对醛固酮的灭活减少;以及抗利尿激素分泌增加,肾排水量进一步减少,水、钠潴留进一步加重,水肿发生和加重。

根据心脏代偿功能发挥的情况及失代偿的程度,可将心力衰竭分为三度,或心功能Ⅳ级。

Ⅰ级:有心脏病的客观证据,而无呼吸困难、心悸、水肿等症状(心功能代偿期)。

Ⅱ级:日常劳动并无异常感觉,但稍重劳动即有心悸、气急等症状(心力衰竭一度)。

Ⅲ级:普通劳动亦有症状,但休息时消失(心力衰竭二度)。

Ⅳ级:休息时也有明显症状,甚至卧床仍有症状(心力衰竭三度)。

三、临床表现

心力衰竭在早期可仅有一侧衰竭,临床上以左心衰竭为多见,但左心衰竭后,右心也相继发生功能损害,最后导致全心衰竭。临床表现的轻重,常依病情发展的快慢和患者的耐受能力而不同。

(一)左心衰竭

1.呼吸困难

轻症患者自觉呼吸困难,重者同时有呼吸困难和短促的征象。早期仅发生于劳动或运动时,休息后很快消失。这是由于劳动促使回心血量增加,肺淤血加重的缘故。随着病情加重,轻度劳动即感到呼吸困难,严重者休息时亦感呼吸困难,以致被迫采取半卧位或坐位,为端坐呼吸。

2.阵发性呼吸困难

多阵发性呼吸困难发生于夜间,故又称为阵发性夜间性呼吸困难。患者常在熟睡中惊醒,出现严重呼吸困难及窒息感,被迫坐起,咳嗽频繁,咯粉红色泡沫样痰液。轻者数分钟,重者经1～2小时逐渐停止。阵发性呼吸困难的发生原因,可能为:①睡眠时平卧位,回心血量增加,超过左心负荷的限度,加重了肺淤血;②睡眠时,膈肌上升,肺活量减少;③夜间迷走神经兴奋性增高,使冠状动脉和支气管收缩,影响了心肌的血液供应,发生支气管痉挛,降低心肌收缩性能和肺通气量,肺淤血加重;④熟睡时中枢神经敏感度降低。因此,肺淤血必须达到一定程度后方能使患者因气喘惊醒。

3.急性肺水肿

急性肺水肿是左心衰竭的重症表现,是阵发性呼吸困难的进一步发展。常突然发生,呈端坐呼吸,表情焦虑不安,频频咳嗽,咯大量泡沫状或血性泡沫性痰液,严重时可有大量泡沫样液体由鼻涌出,面色苍白,口唇青紫,皮肤湿冷,两肺布满湿啰音及哮鸣音,血压可下降,甚至休克。

4.咳嗽和咯血

咳嗽和咯血为肺泡和支气管黏膜淤血所致,多与呼吸困难并存,咯白色泡沫样黏痰或血性痰。

5.其他症状

可有疲乏无力、失眠、心悸、发绀等。严重患者脑缺氧缺血时可出现陈-施氏呼吸、嗜睡、眩晕、意识丧失、抽搐等。

6.体征

除原有心脏病体征外,可有舒张期奔马律、交替脉、肺动脉瓣音区第2音亢进。轻症肺底部可听到散在湿性啰音,重症则湿啰音满布全肺。有时可伴哮鸣音。

7.X线及其他检查

X线检查可见左心扩大及肺淤血,肺纹增粗。急性肺水肿时可见由肺门伸向肺野呈蝶形的云雾状阴影。心电图检查可出现心率快及左心室肥厚图形。臂舌循环时间延长(正常10～15秒),臂肺时间正常(4～8秒)。

(二)右心衰竭

1.水肿

皮下水肿是右心衰竭的典型症状。在水肿出现前,由于体内已有水、钠潴留,体液潴留达5 kg以上才出现水肿,故多只有体重增加。水肿多先见于下肢,卧床病员则在腰、背及骶部等低重部位明显,呈凹陷性水肿。重症则波及全身。水肿多于傍晚发生或加重,休息一夜后消失或减轻,伴有夜间尿量增加。这是由于夜间休息时,回心血量比白天活动时增多,心脏能将静脉回流血量排出,心室收缩末期残留血量减少,静脉和毛细血管压力有所减轻,因而水肿减轻或消退。

少数患者可出现胸腔积液和腹水。胸腔积液可同时见于左、右两侧胸腔,但以右侧较多,其原因不甚明了。由于壁层胸膜静脉回流体静脉,而脏层胸膜静脉血流入肺静脉,因而胸腔积液多见于左右心力衰竭并存时。腹水多由心源性肝硬化引起。

2.颈静脉怒张和内脏淤血

坐位或半卧位时可见颈静脉怒张,其出现常较皮下水肿或肝肿出现为早,同时可见舌下、手臂等浅表静脉异常充盈。肝大并压痛可先于皮下水肿出现。长期肝淤血、缺氧可引起肝细胞变性、坏死,并发展为心源性肝硬化,肝功能检查不正常或出现黄疸。若有三尖瓣关闭不全并存,肝脏扪诊呈扩张性搏动。胃肠道淤血常引起消化不良、食欲减退、腹胀、恶心和呕吐等症状。肾淤血致尿量减少,尿中可有少量蛋白和细胞。

3.发绀

右心衰竭者多有不同程度发绀,首先见于指端、口唇和耳郭,较单纯左心功能不全者为显著,其原因除血红蛋白在肺部氧合不全外,与血流缓慢,组织自毛细血管中吸取较多的氧而使还原血红蛋白增加有关。严重贫血者则不出现发绀。

4.神经系统症状

可有神经过敏、失眠、嗜睡等症状。重者可发生精神错乱,可能是脑出血、缺氧或电解质紊乱等原因引起。

5.心脏及其他检查

主要为原有心脏病体征,由于右心衰竭常继发于左心衰竭的基础上,因而左、右心均可扩大。右心扩大引起了三尖瓣关闭不全时,在三尖瓣音区可听到收缩期吹风样杂音,静脉压增高。臂肺循环时间延长,因而臂舌循环时间也延长。

(三)全心衰竭

左、右心功能不全的临床表现同时存在,但患者或以左心衰竭的表现为主,或以右心衰竭的表现为主,左心衰竭肺充血的临床表现可因右心衰竭的发生而减轻。

四、护理

(一)护理要点

(1)减轻心脏负担,预防心力衰竭的发生。

(2)合理使用强心、利尿、扩血管药物,改善心功能。

(3)密切观察病情变化,及时救治急性心力衰竭。

(4)健康教育。

(二)减轻心脏负担,预防心力衰竭

休息可减少全身肌肉活动,减少氧的消耗,减少静脉回心血量及减慢心率,从而减轻心脏负担。根据患者病情适当安排其生活和劳动,可以尽量减轻心脏负荷。对于轻度心力衰竭患者,可仅限制其体力活动,并规定充分的午睡时间或较正常人多一些的夜间睡眠时间。较重的心力衰竭患者均应卧床休息,并尽可能使卧床休息患者的体位舒适。当心力衰竭表现有明显改善时,应尽快允许和鼓励患者逐渐恢复体力活动,恢复体力活动的速度和程度视患者心力衰竭的严重程度和发作时间的长短及患者对治疗的反应等而定。如心脏功能已完全恢复正常或接近正常,则每天可做轻度的体力活动。

饮食应少量多餐,给予低热量、多维生素、易消化食物,避免过饱加重心脏负担。目前由于利尿剂应用方便。对钠盐限制不必过于严格,一般轻度心力衰竭患者每天摄入食盐 5 g 左右(正常人每天摄入食盐 10 g 左右),中度心力衰竭患者给予低盐饮食(含钠 2~4 g),重度心力衰竭患者给予无钠饮食。如果经一般限盐、利尿,病情未能很好控制者,则应进一步严格限盐,摄入量不超过 1 g。饮水量一般不加限制,仅在并发稀释性低钠血症者,限制每天入水量 500 mL 左右。

(三)合理使用强心药物并观察毒性反应

洋地黄类强心苷是目前治疗心力衰竭的主要药物,能直接加强心肌收缩力,增加心排血量,从而使心脏收缩末期残余血量减少,舒张末期压力下降,有利于缓解各器官的淤血,增加尿量,减慢心率。常用的给药方法:负荷量加维持量,在短期内,1～3天给予一定的负荷量,以后每天用维持量,适用于急性心力衰竭、较重的心力衰竭或需尽快控制病情的患者;单用维持量,近年来证实,洋地黄类药物治疗剂量的大小与其增强心肌收缩力作用呈线性关系,故对较轻的心力衰竭和易发生中毒的患者可用较小的剂量,而不采用惯用的洋地黄负荷量法,尤其对慢性心力衰竭更适用。

洋地黄用量的个体差异大,且治疗剂量与中毒剂量较接近,故用药期间需要密切观察洋地黄的毒性反应。洋地黄毒性反应如下。①消化道反应:食欲缺乏、恶心、呕吐、腹泻等;②神经系统反应:头痛、头晕、眩晕、视觉改变(黄视或绿视);③心脏反应:可发生各种心律失常,常见的心律失常类型为室性期前收缩,尤其是呈二联、三联或呈多源性者。其他有房性心动过速伴有房室传导阻滞,交界性心动过速,各种不同程度的房室传导阻滞,室性心动过速,心房纤维颤动等;④血清洋地黄含量:放射性核素免疫法测定血清地高辛含量$<2.0\ \mu g/mL$,或洋地黄毒苷$<20\ \mu g/mL$为安全剂量。中毒者多数大于以上浓度。

使用洋地黄类药物时注意事项:①服药前要先了解病史,如询问已用洋地黄情况,利尿及电解质浓度如何,如果存在低钾、低镁易诱发洋地黄中毒;②心力衰竭反复发作,严重缺氧,心脏明显扩大的患者对洋地黄药物耐受性差,宜小剂量使用;③询问有无合并使用增加或降低洋地黄敏感性的药物,如普萘洛尔、利血平、利尿剂、抗甲状腺药物、维拉帕米、胺碘酮、肾上腺素等可增加洋地黄敏感性;而考来烯胺、抗酸药物、降胆固醇药及巴比妥类药则可降低洋地黄敏感性;④了解肝脏、肾脏功能,地高辛主要自肾脏排泄,肾功能不全的宜减少用量;洋地黄毒苷经肝脏代谢,胆管排泄,部分转化为地高辛;⑤密切观察洋地黄毒性反应;⑥静脉给药时应用5%～20%的GS溶液稀释,混匀后缓慢静推,一般不少于10～15分钟,用药时注意听诊心率及节律的变化。

(四)观察应用利尿剂后的反应

慢性心力衰竭者首选噻嗪类药,采用间歇用药,即每周固定服药2～3天,停用4～5天。若无效可加服氨苯蝶啶或螺内酯。如果上两药联用效果仍不理想可以呋塞米代替噻嗪类药物。急性心力衰竭或肺水肿者,首选呋塞米、依他尼酸钠或汞撒利等快速利尿药。在应用利尿剂1小时后,静脉缓慢注射氨茶碱0.25 g,可增加利尿效果。应用利尿剂后要密切观察尿量,每天测体重,准确记录24小时液体出入量,大量利尿者应测血压、脉搏和抽血查电解质,观察有无利尿过度引起的脱水、低血容量和电解质紊乱的表现,尤其是应用排钾利尿剂后有无乏力、恶心、呕吐、腹胀等低钾表现。对于利尿反应差者,应找出利尿不佳的原因,如了解肾脏功能情况,是否存在低血压、低血钾、低血镁或稀释性低钠血症,以及用药是否合理等。

(五)合理使用扩血管药物并观察用药反应

血管扩张剂可以扩张周围小动脉,减轻心脏排血时的阻力,而减轻心脏后负荷;又可以扩张周围静脉,减少回心血量,减轻心脏前负荷,进而改善心功能。常用的扩张静脉为主的药物有硝酸甘油、硝酸酯类及吗啡类药物;扩张动脉为主的药物有平胺唑啉、肼苯达嗪、硝苯地平;兼有扩张动脉和静脉的药物有硝普钠、哌唑嗪及卡托普利等。在开始使用血管扩张剂时,要密切观察病情和用药前后血压,心率的变化,慎防血管扩张过度、心脏充盈不足、血压下降、心率加快等不良反应。用血管扩张药注意应从小剂量开始,用药前后对比心率,血压变化情况或床边监测血流动力学。根据具体情况,每5～10分钟测量1次,若用药后血压较用药前降低1.33～2.66 kPa应谨慎调整药物浓度或停用。

(六)急性肺水肿的救治及护理

急性肺水肿为急性左心功能不全或急性左心衰竭的主要表现。多因突发严重的左心室排血不足或左心房排血受阻引起肺静脉及肺毛细血管压力急剧升高所致。当肺毛细血管压升高超过血浆胶体渗透压时,液体即从毛细血管漏到肺间质、肺泡甚至气道内,引起肺水肿。典型发作表现为突然严重气急,每分钟呼吸可达30～40次,端坐呼吸,阵阵咳嗽,面色苍白,大汗,常咯出泡沫样痰,严重者可从口腔和鼻腔内涌出大量粉红色泡沫液。发作时心率、脉搏增快,血压在起始时可升高,以后降至正常或低于正常。两肺内可闻及广泛的水泡音和哮鸣音。心尖部可听到奔马律。

1.治疗原则

(1)减少肺循环血量和静脉回心血量。

(2)增加心搏量,包括增强心肌收缩力和降低周围血管阻力。

(3)减少血容量。

(4)减少肺泡内液体漏出,保证气体交换。

2.护理措施

(1)使患者取坐位或半卧位,两腿下垂,减少下肢静脉回流,减少回心血量。

(2)立即皮下注射吗啡10 mg,或哌替啶50～100 mg使患者安静及减轻呼吸困难。但对昏迷、严重休克、呼吸道疾病或痰液极多者忌用,年老、体衰、瘦小者应减量。

(3)改善通气-换气功能,轻度肺水肿早期高流量氧气吸入,开始是2～3 L/min,以后逐渐增至4～6 L/min,氧气湿化瓶内加75%乙醇或选用有机硅消泡沫剂,以降低肺泡内泡沫的表面张力,使泡沫破裂,改善通气功能。肺水肿明显出现即应做气管插管进行加压辅助呼吸,改善通气与氧的弥散,减少肺内分流,提高血氧分压。肺水肿基本控制后,可采用呼吸机间歇正压呼吸,如果动脉血氧分压<9.31 kPa时,可改为持续正压呼吸。

(4)速给毛花苷C 0.4 mg或毒毛旋花子甙K 0.25 mg,加入葡萄糖溶液中缓慢静推。

(5)快速利尿,如呋塞米20～40 mg或依他尼酸钠25 mg静脉注射。

(6)静脉注射氨茶碱0.25 g用50%葡萄糖液20～40 mL稀释后缓慢注入,减轻支气管痉挛,增加心肌收缩力和尿排出。

(7)氢化可的松100～200 mg或地塞米松10 mg溶于葡萄糖中静脉注射。

(七)健康教育

随着人们生活水平的不断提高,对生活质量的要求越来越高。心力衰竭的转归及治愈程度将直接影响患者的生活质量。预防心力衰竭发生以保证患者的生活质量就显得更为重要,首先要避免诱发因素,如气候转换时要预防感冒,及时添加衣服;以乐观的态度对待生活,情绪平稳不要大起大落过于激动;体力劳动不要过重;适当掌握有关的医学知识以便自我保健等。其次,对已明确心功能Ⅱ级、Ⅲ级的患者要按一般治疗标准,合理正确按医嘱服用强心利尿扩血管药物,注意休息和营养,并定期门诊随访。

(代珊珊)

第五节　心源性休克

心源性休克是指由于严重的心脏泵功能衰竭或心功能不全导致心排血量减少,各重要器官和周围组织灌注不足而发生的一系列代谢和功能障碍综合征。

一、临床表现

多数心源性休克患者,在出现休克之前有相应心脏病史和原发病的各种表现,如急性肌梗死患者可表现严重心肌缺血症状,心电图可能提示急性冠状动脉供血不足,尤其是广泛前壁心肌梗死;急性心肌炎者则可有相应感染史,并有发热、心悸、气短及全身症状,心电图可有严重心律失常;心脏手术后所致的心源性休克,多发生于手术1周内。

心源性休克目前国内外比较一致的诊断标准如下。

(1)收缩压低于12.0 kPa(90 mmHg)或原有基础血压降低4.0 kPa(30 mmHg),非原发性高血压患者一般收缩压小于10.7 kPa(80 mmHg)。

(2)循环血量减少的征象:①尿量减少,常少于20 mL/h;②神志障碍、意识模糊、嗜睡、昏迷等;③周围血管收缩,伴四肢厥冷、冷汗,皮肤湿凉、脉搏细弱快速、颜面苍白或发绀等末梢循环衰竭征象。

(3)纠正引起低血压和低心排血量的心外因素(低血容量、心律失常、低氧血症、酸中毒等)后,休克依然存在。

二、诊断

(1)有急性心肌梗死、急性心肌炎、原发或继发性心肌病、严重的恶性心律失常、具有心肌毒性的药物中毒、急性心脏压塞以及心脏手术等病史。

(2)早期患者烦躁不安、面色苍白、诉口干、出汗,但神志尚清;后逐渐表情淡漠、意识模糊、神志不清直至昏迷。

(3)体检心率逐渐增快,心率>120次/分。收缩压<10.7 kPa(80 mmHg),脉压<2.7 kPa(20 mmHg),后逐渐降低,严重时血压测不出。脉搏细弱,四肢厥冷,肢端发绀,皮肤出现花斑样改变。心音低纯,严重者呈单音律。尿量<17 mL/h,甚至无尿。休克晚期出现广泛性皮肤、黏膜及内脏出血,即弥漫性血管内凝血的表现,以及多器官衰竭。

(4)血流动力学监测提示心脏指数降低、左心室舒张末压升高等相应的血流动力学异常。

三、检查

(1)血气分析。

(2)弥漫性血管内凝血的有关检查。血小板计数及功能检测,出凝血时间,凝血酶原时间,凝血因子Ⅰ,各种凝血因子和纤维蛋白降解产物(FDP)。

(3)必要时做微循环灌注情况检查。

(4)血流动力学监测。

(5)胸部 X 线片,心电图,必要时做动态心电图检查,条件允许时行床旁超声心动图检查。

四、治疗

(一)一般治疗

(1)绝对卧床休息,有效止痛,由急性心肌梗死所致者吗啡 3~5 mg 或哌替啶 50 mg,静脉注射或皮下注射,同时予安定、苯巴比妥(鲁米那)。

(2)建立有效的静脉通道,必要时行深静脉插管。留置导尿管监测尿量。持续心电、血压、血氧饱和度监测。

(3)氧疗:持续吸氧,氧流量一般为 4~6 L/min,必要时气管插管或气管切开,人工呼吸机辅助呼吸。

(二)补充血容量

首选右旋糖酐-40 250~500 mL 静脉滴注或 0.9%氯化钠液、平衡液 500 mL 静脉滴注,最好在血流动力学监护下补液,前 20 分钟内快速补液 100 mL,如中心静脉压上升不超过 0.2 kPa (1.5 mmHg),可继续补液直至休克改善,或输液总量达 500~750 mL。无血流动力学监护条件者可参照以下指标进行判断:诉口渴,外周静脉充盈不良,尿量<30 mL/h,尿比重>1.02,中心静脉压<0.8 kPa(6 mmHg),则表明血容量不足。

(三)血管活性药物的应用

首选多巴胺或与间羟胺(阿拉明)联用,从 2~5 μg/(kg·min)开始渐增剂量,在此基础上根据血流动力学资料选择血管扩张剂。①肺充血而心排血量正常,肺毛细血管嵌顿压>2.4 kPa (18 mmHg)。而心脏指数>2.2 L/(min·m²)时,宜选用静脉扩张剂,如硝酸甘油 15~30 μg/min静脉滴注或泵入,并可适当利尿;②心排血量低且周围灌注不足,但无肺充血,即心脏指数<2.2 L/(min·m²),肺毛细血管嵌顿压<2.4 kPa(18 mmHg)而肢端湿冷时,宜选用动脉扩张剂,如酚妥拉明 100~300 μg/min 静脉滴注或泵入,必要时增至 1 000~2 000 μg/min;③心排血量低且有肺充血及外周血管痉挛,即心脏指数<2.2 L/(min·m²),肺毛细血管嵌顿压<2.4 kPa(18 mmHg)而肢端湿冷时,宜选用硝普钠,10 μg/min 开始,每 5 分钟增加 5~10 μg/min,常用量为 40~160 μg/min,也有高达 430 μg/min 才有效。

(四)正性肌力药物的应用

1.洋地黄制剂

一般在急性心肌梗死的 24 小时内,尤其是 6 小时内应尽量避免使用洋地黄制剂,在经上述处理休克无改善时可酌情使用毛花苷 C 0.2~0.4 mg,静脉注射。

2.拟交感胺类药物

对心排血量低,肺毛细血管嵌顿压不高,体循环阻力正常或低下,合并低血压时选用多巴胺,用量同前;而心排血量低,肺毛细血管嵌顿压高,体循环血管阻力和动脉压在正常范围者,宜选用多巴酚丁胺5~10 μg/(kg·min),亦可选用多培沙明 0.25~1.00 μg/(kg·min)。

3.双异吡啶类药物

常用氨力农 0.5~2.0 mg/kg,稀释后静脉注射或静脉滴注,或米力农 2~8 mg,静脉滴注。

(五)其他治疗

1.纠正酸中毒

常用 5%碳酸氢钠或摩尔乳酸钠,根据血气分析结果计算补碱量。

2.激素应用

早期(休克 4～6 小时内)可尽早使用糖皮质激素,如地塞米松 10～20 mg 或氢化可的松 100～200 mg,必要时每 4～6 小时重复 1 次,共用 1～3 天,病情改善后迅速停药。

3.纳洛酮

首剂 0.4～0.8 mg,静脉注射,必要时在 2～4 小时后重复 0.4 mg,继以 1.2 mg 置于 500 mL 液体内静脉滴注。

4.机械性辅助循环

经上述处理后休克无法纠正者,可考虑主动脉内气囊反搏(IABP)、体外反搏、左心室辅助泵等机械性辅助循环。

5.原发疾病治疗

如急性心肌梗死患者应尽早进行再灌注治疗,溶栓失败或有禁忌证者应在 IABP 支持下进行急诊冠状动脉成形术;急性心包压塞者应立即心包穿刺减压;乳头肌断裂或室间隔穿孔者应尽早进行外科修补等。

6.心肌保护

1,6-二磷酸果糖 5～10 g/d,或磷酸肌酸 2～4 g/d,酌情使用血管紧张素转换酶抑制剂等。

(六)防治并发症

1.呼吸衰竭

呼吸衰竭包括持续氧疗,必要时呼气末正压给氧,适当应用呼吸兴奋剂,如尼可刹米 0.375 g 或洛贝林(山梗菜碱)3～6 mg 静脉注射;保持呼吸道通畅,定期吸痰,加强抗感染等。

2.急性肾衰竭

注意纠正水、电解质紊乱及酸碱失衡,及时补充血容量,酌情使用利尿剂如呋塞米 20～40 mg 静脉注射。必要时可进行血液透析、血液滤过或腹膜透析。

3.保护脑功能

酌情使用脱水剂及糖皮质激素,合理使用兴奋剂及镇静剂,适当补充促进脑细胞代谢药,如脑活素、胞磷胆碱、三磷酸腺苷等。

4.防治弥散性血管内凝血(DIC)

休克早期应积极应用右旋糖酐-40、阿司匹林、双嘧达莫等抗血小板及改善微循环药物,有 DIC 早期指征时应尽早使用肝素抗凝,首剂 $(3～6)×10^3$ U 静脉注射,后续以 $(0.5～1.0)×10^3$ U/h 静脉滴注,监测凝血时间调整用量,后期适当补充消耗的凝血因子,对有栓塞表现者可酌情使用溶栓药(如小剂量尿激酶 $[(25～30)×10^4$ U]或链激酶)。

五、护理

(一)急救护理

(1)护理人员熟练掌握常用仪器、抢救器材及药品。

(2)各抢救用物定点放置,定人保管,定量供应,定时核对,定期消毒,使其保持完好备用状态。

(3)患者一旦发生晕厥,应立即就地抢救并通知医师。

(4)应及时给予吸氧,建立静脉通道。

（5）按医嘱准、稳、快地使用各类药物。

（6）若患者出现心脏骤停,立即进行心、肺、脑复苏。

（二）护理要点

1.给氧用面罩或鼻导管给氧

面罩要严密,鼻导管吸氧时,导管插入要适宜,调节氧流量 4～6 L/min,每天更换鼻导管一次,以保持导管通畅。如发生急性肺水肿时,立即给患者端坐位,两腿下垂,以减少静脉回流,同时加用 30％乙醇吸氧,降低肺泡表面张力,特别是患者咯大量粉红色泡沫样痰时,应及时用吸引器吸引,保持呼吸道通畅,以免发生窒息。

2.建立静脉输液通道

迅速建立静脉通道。护士应建立静脉通道一至两条。在输液时,输液速度应控制,应当根据心率、血压等情况,随时调整输液速度,特别是当液体内有血管活性药物时,更应注意输液通畅,避免管道滑脱、输液外渗。

3.尿量观察

单位时间内尿量的观察,对休克病情变化及治疗是十分敏感和有意义的指标。如果患者六小时无尿或每小时少于 20～30 mL,说明肾小球滤过量不足,如无肾实质变说明血容量不足。相反,每小时尿量大于 30 mL,表示微循环功能良好,肾血灌注好,是休克缓解的可靠指标。如果血压回升,而尿量仍很少,考虑发生急性肾衰竭,应及时处理。

4.血压、脉搏、末梢循环的观察

血压变化直接标志着休克的病情变化及预后,因此,在发病几小时内应严密观察血压,15～30 分钟一次,待病情稳定后 1～2 小时观察一次。若收缩压下降到 10.7 kPa(80 mmHg)以下,脉压小于 2.7 kPa(20 mmHg)或患者原有高血压,血压的数值较原血压下降 2.7～4.0 kPa(20～30 mmHg),要立即通知医师迅速给予处理。

脉搏的快慢取决于心率,其节律是否整齐,也与心搏节律有关,脉搏强弱与心肌收缩力及排血量有关。所以休克时脉搏在某种程度上反映心功能,同时,临床上脉搏的变化,往往早于血压变化。

心源性休克由于心排血量减少,末梢循环灌注量减少,血流留滞,末梢发生发绀,尤其以口唇、黏膜及甲床最明显,四肢也因血运障碍而冰冷,皮肤潮湿。这时,即使血压不低,也应按休克处理。当休克逐步好转时,末梢循环得到改善,发绀减轻,四肢转温。所以,末梢的变化也是休克病情变化的一个标志。

5.心电监护的护理

患者入院后立即建立心电监护,通过心电监护可及时发现致命的室速或室颤。当患者入院后一般监测 24～48 小时,有条件可直到休克缓解或心律失常纠正。常用标准Ⅱ导进行监测,必要时描记心电记录。在监测过程中,要严密观察心律、心率的变化,对于频发室早(每分钟 5 个以上)、多源性室早,室早呈二联律、三联律,室性心动过速,R-on-T、R-on-P(室早落在前一个 P 波或 T 波上)立即报告医师,积极配合抢救,准备各种抗心律失常药,随时做好除颤和起搏的准备,分秒必争,以挽救患者的生命。

此外,还必须做好患者的保温工作,防止呼吸道并发症和预防压疮等方面的基础护理工作。

（代珊珊）

第六节　心源性猝死

一、疾病概述

(一)概念和特点

心源性猝死(sudden cardiac death,SCD)是指急性症状发作后以意识突然丧失为特征的、由心脏原因引起的自然死亡。世界卫生组织将发病6小时以内的死亡定为猝死,2007年美国ACC会议上将发病1小时内的死亡定为猝死。

据统计,全世界每年有数百万人因心源性猝死丧生,占死亡人数的15%～20%。美国每年有约30万人发生心源性猝死,占全部心血管病死亡人数的50%以上,而且是20～60岁男性的首位死因。在我国,心源性猝死也居死亡原因的首位,虽然没有大规模的临床流生病学资料报道,但心源性猝死比例在逐年增高,且随年龄增加发病率也逐渐增高,老年人心源性猝死的概率高达80%～90%。

心源性猝死的发病率男性较女性高,美国Framingham 20年随访冠心病猝死发病率男性为女性的3.8倍;北京市的流行病学资料显示,心源性猝死的男性年平均发病率为10.5/10万,女性为3.6/10万。

(二)相关病理生理

冠状动脉粥样硬化是最常见的病理表现,病理研究显示心源性猝死患者急性冠状动脉内血栓形成的发生率为15%～64%。陈旧性心梗也是心源性猝死的病理表现,这类患者也可见心肌肥厚、冠状动脉痉挛、心电不稳与传导障碍等病理改变。

心律失常是导致心源性猝死的重要原因,通常包括致命性快速心律失常、严重缓慢心律失常和心室停顿。致命性快速心律失常导致冠状动脉血管事件、心肌损伤、心肌代谢异常和(或)自主神经张力改变等因素相互作用,从而引起的一系列病理生理变化,引发心源性猝死,但其最终作用机制仍无定论。严重缓慢心律失常和心室停顿的电生理机制是当窦房结和(或)房室结功能异常时,次级自律细胞不能承担起心脏的起搏功能,常见于病变弥漫累及心内膜下浦肯野纤维的严重心脏疾病。

非心律失常导致的心源性猝死较少,常由心脏破裂、心脏流入和流出道的急性阻塞、急性心脏压塞等原因导致。心肌电机械分离是指心肌细胞有电兴奋的节律活动,而无心肌细胞的机械收缩,是心源性猝死较少见的原因之一。

(三)病因与危险因素

1.基本病因

绝大多数心源性猝死发生在有器质性心脏病的患者。Braunward认为心源性猝死的病因有10大类:①冠状动脉疾病;②心肌肥厚;③心肌病和心力衰竭;④心肌炎症、浸润、肿瘤及退行性变;⑤瓣膜疾病;⑥先天性心脏病;⑦心电生理异常;⑧中枢神经及神经体液影响的心电不稳;⑨婴儿猝死综合征及儿童猝死;⑩其他。

(1)冠状动脉疾病:主要包括冠心病及其引起的冠状动脉栓塞或痉挛等。而另一些较少见的,如先天性冠状动脉异常、冠状动脉栓塞、冠状动脉炎、冠状动脉机械性阻塞等都是引起心源性猝死的原因。

(2)心肌问题和心力衰竭:心肌的问题引起的心源性猝死常在剧烈运动时发生,其机制认为是心肌电生理异常的作用。慢性心力衰竭患者由于其射血分数较低常常引发猝死。

(3)瓣膜疾病:在瓣膜病中最易引发猝死的是主动脉瓣狭窄,瓣膜狭窄引起心肌突发性、大面积的缺血而导致猝死。梅毒性主动脉炎、主动脉扩张引起主动脉瓣关闭不全时引起的猝死也不少见。

(4)电生理异常及传导系统的障碍:心传导系统异常、Q-T 间期延长综合征、不明或未确定原因的室颤等都是引起心源性猝死的病因。

2.主要危险因素

(1)年龄:从年龄关系而言,心源性猝死有两个高峰期,即出生后至 6 个月内及 45～75 岁。成年人心源性猝死的发病率随着年龄增长而增长,而老年人是成年人心源性猝死的主要人群。随着年龄的增长,高血压、高血脂、心律失常、糖尿病、冠心病和肥胖的发生率增加,这些危险因素促进了心源性猝死的发生率增加。

(2)冠心病和高血压:在西方国家,心源性猝死约 80% 是由冠心病及其并发症引起。冠心病患者发生心肌梗死后,左心室射血分数降低是心源性猝死的主要预测因素。高血压是冠心病的主要危险因素,且在临床上两种疾病常常并存。高血压患者左心室肥厚、维持血压应激能力受损,交感神经控制能力下降易出现快速心律失常而导致猝死。

(3)急性心功能不全和心律失常:急性心功能不全患者心脏机械功能恶化时,可出现心肌电活动紊乱,引发心力衰竭患者发生猝死。临床上多种心脏病理类型几乎都是由心律失常恶化引发心源性猝死的。

(4)抑郁:其机制可能是抑郁患者交感或副交感神经调节失衡,导致心脏的电调节失调所致。

(5)时间:美国 Framingham 38 年随访资料显示,猝死发生以 7～10 时和 16～20 时为两个高峰期,这可能与此时生活、工作紧张,交感神经兴奋,诱发冠状动脉痉挛,导致心律失常有关。

(四)临床表现

心源性猝死可分为前驱期、终末事件期、心搏骤停与生物学死亡 4 个临床时期。

1.前驱期

前驱症状表现形式多样,具有突发性和不可测性,如在猝死前数天或数月,有些患者可出现胸痛、气促、疲乏、心悸等非特异性症状,但也可无任何前驱症状。

2.终末事件期

终末事件期是指心血管状态出现急剧变化到心搏骤停发生前的一段时间,时间从瞬间到 1 小时不等。心源性猝死所定义时间多指该时期持续的时间。其典型表现包括严重胸痛、急性呼吸困难、突发心悸或眩晕等。在猝死前常有心电活动改变,其中以致命性快速心律失常和室性异位搏动为主,少部分以循环衰竭为死亡原因。

3.心搏骤停

心搏骤停后脑血流急剧减少,患者出现意识丧失,伴有局部或全身的抽搐。心搏骤停刚发生时可出现叹息样或短促痉挛性呼吸,随后呼吸停止。皮肤苍白或发绀,瞳孔散大,二便失禁。

4.生物学死亡

从心搏骤停至生物学死亡的时间长短取决于原发病的性质和复苏开始时间。心搏骤停后

4~6分钟脑部出现不可逆性损害,随后经数分钟发展至生物学死亡。心搏骤停后立即实施心肺复苏和除颤是避免发生生物学死亡的关键。

(五)急救方法

1.识别心搏骤停

在最短时间内判断患者是否发生心搏骤停。

2.呼救

在不影响实施救治的同时,设法通知急救医疗系统。

3.初级心肺复苏

初级心肺复苏即基础生命活动支持,包括人工胸外按压、开放气道和人工呼吸,被简称CBA三部曲。如果具备AED自动电除颤仪,应联合应用心肺复苏和电除颤。

4.高级心肺复苏

高级心肺复苏即高级生命支持,是在基础生命支持的基础上,应用辅助设备、特殊技术等建立更为有效的通气和血运循环,主要措施包括气管插管、电除颤转复心律、建立静脉通道并给药维护循环等。在这一救治阶段应给予心电、血压、血氧饱和度及呼气末二氧化碳分压监测,必要时还需进行有创血流动力学监测,如动脉血气分析、动脉压、中心动脉压、肺动脉压、肺动脉楔压等。早期电除颤对于救治心搏骤停至关重要,如有条件越早进行越好。心肺复苏的首选药物是肾上腺素,每3~5分钟重复静脉推注1 mg,可逐渐增加剂量到5 mg。低血压时可使用去甲肾上腺素、多巴胺、多巴酚丁胺等,抗心律失常药物常用胺碘酮、利多卡因、β受体阻滞剂等。

5.复苏后处理

处理原则是维护有效循环和呼吸功能,特别是维持脑灌注,预防再次发生心搏骤停,维护水、电解质和酸碱平衡,防治脑水肿、急性肾衰竭和继发感染等,其中重点是脑复苏。

(六)预防

1.识别高危人群、采用相应预防措施

对高危人群,针对其心脏基础疾病采用相应的预防措施能减少心源性猝死的发生率,如对冠心病患者采用减轻心肌缺血、预防心梗或缩小梗死范围等措施;对急性心梗、心梗后充血性心力衰竭的患者应用β受体阻滞剂;对充血性心力衰竭患者应用血管紧张素转换酶抑制剂。

2.抗心律失常

胺碘酮在心源性猝死的二级预防中优于传统的Ⅰ类抗心律失常药物。抗心律失常的外科手术治疗对部分药物治疗效果欠佳的患者有一定的预防心源性猝死的作用。近年研究证明,埋藏式心脏复律除颤器(implantable cardioverter defibrillator,ICD)能改善一些高危患者的预后。

3.健康知识和心肺复苏技能的普及

高危人群尽量避免独居,对其及家属进行相关健康知识和心肺复苏技能普及。

二、护理评估

(一)一般评估

(1)识别心搏骤停:当发现无反应或突然倒地的患者时,首先观察其对刺激的反应,并判断有无呼吸和大动脉搏动。判断心搏骤停的指标包括意识突然丧失或伴有短阵抽搐;呼吸断续,喘息,随后呼吸停止;皮肤苍白或明显发绀,瞳孔散大,大小便失禁;颈、股动脉搏动消失;心音消失。

(2)患者主诉:胸痛、气促、疲乏、心悸等前驱症状。

（3）相关记录：记录心搏骤停和复苏成功的时间。

（4）复苏过程中须持续监测血压、血氧饱和度，必要时进行有创血流动力学监测。

（二）身体评估

1.头颈部

轻拍肩部呼叫，观察患者反应、瞳孔变化情况，气道内是否有异物。手指于胸锁乳突肌内侧沟中检测颈总动脉搏动（耗时不超过 10 秒）。

2.胸部

视诊患者胸廓起伏，感受呼吸情况，听诊呼吸音判断自主呼吸恢复情况。

3.其他

观察全身皮肤颜色及肢体活动情况，触诊全身皮肤温湿度等。

（三）心理-社会评估

复苏后应评估患者的心理反应与需求，家庭及社会支持情况，引导患者正确配合疾病的治疗与护理。

（四）辅助检查结果评估

（1）心电图：显示心室颤动或心电停止。

（2）各项生化检查情况和动脉血气分析结果。

（五）常用药物治疗效果的评估

1.血管升压药的评估要点

（1）用药剂量和速度、用药的方法（静脉滴注、注射泵/输液泵泵入）的评估与记录。

（2）血压的评估：患者意识是否恢复，血压是否上升到目标值，尿量、肤色和肢端温度的改变等。

2.抗心律失常药的评估要点

（1）持续监测心电，观察心律和心率的变化，评估药物疗效。

（2）不良反应的评估：应观察用药后不良反应是否发生，如使用胺碘酮可能引起窦性心动过缓、低血压等现象，使用利多卡因可能引起感觉异常、窦房结抑制、房室传导阻滞等。

三、主要护理诊断/问题

（一）循环障碍

与心脏收缩障碍有关。

（二）清理呼吸道无效

与微循环障碍、缺氧和呼吸形态改变有关。

（三）潜在并发症

脑水肿、感染、胸骨骨折等。

四、护理措施

（一）快速识别心搏骤停，正确及时进行心肺复苏和除颤

心源性猝死抢救成功的关键是快速识别心搏骤停和启动急救系统，尽早进行心肺复苏和复律治疗。快速识别是进行心肺复苏的基础，而及时行心肺复苏和尽早除颤是避免发生生物学死亡的关键。

(二)合理饮食

多摄入水果、蔬菜和黑鱼等,可通过改善心律变异性预防心源性猝死。

(三)用药护理

应严格按医嘱用药,并注意观察常用药的疗效和毒副作用,发现问题及时处理等。

(四)心理护理

复苏后部分患者会对曾发生的猝死产生明显的恐惧和焦虑心情,应帮助患者正确评估所面对情况,鼓励患者和积极参与治疗和护理计划的制订,使之了解心源性猝死的高危因素和救治方法。帮助患者建立良好有效的社会支持系统,帮助患者克服恐惧和焦虑的情绪。

(五)健康教育

1.高危人群

对高危人群,如冠心病患者应教育会患者及家属了解心源性猝死早期出现的症状和体征,做到早发现、早诊断、早干预。教会家属基本救治方法和技能,患者外出时随身携带急救物品和救助电话,以方便得到及时救助。

2.用药原则

按时、正确服用相关药物,让患者了解常用药物不良反应及自我观察要点。

五、急救效果的评估

(1)患者意识清醒。

(2)患者恢复自主呼吸和心跳。

(3)患者瞳孔缩小。

(4)患者大动脉搏动恢复。

(代珊珊)

第七章

肝胆外科护理

第一节 肝 脓 肿

一、细菌性肝脓肿

当全身性细菌感染,特别是腹腔内感染时,细菌侵入肝脏,如果患者抵抗力弱,可发生细菌性肝脓肿。细菌可以从下列途径进入肝脏。①胆道:细菌沿着胆管上行,是引起细菌性肝脓肿的主要原因。包括胆石、胆囊炎、胆道蛔虫、其他原因所致胆管狭窄与阻塞等。②肝动脉:体内任何部位的化脓性病变,细菌可经肝动脉进入肝脏。如败血症、化脓性骨髓炎、痈、疖等。③门静脉:已较少见,如坏疽性阑尾炎、细菌性痢疾等,细菌可经门静脉入肝。④肝开放性损伤:细菌可直接经伤口进入肝,引起感染而形成脓肿。细菌性肝脓肿的致病菌多为大肠埃希菌、金黄色葡萄球菌、厌氧链球菌等。肝脓肿可以是单个脓肿,也可以是多个小脓肿,数个小脓肿可以融合成为一个大脓肿。

(一)护理评估

1.健康史

注意询问有无胆道感染和胆道疾病、全身其他部位的化脓性感染特别是肠道的化脓性感染、肝脏外伤病史。是否有肝脓肿病史,是否进行过系统治疗。

2.身体状况

通常继发于某种感染性先驱疾病,起病急,主要症状为骤起寒战、高热、肝区疼痛和肝大。体温可高达 $39\sim40\ ℃$,多表现为弛张热,伴有大汗、恶心、呕吐、食欲缺乏。肝区疼痛多为持续性钝痛或胀痛,有时可伴有右肩牵涉痛,右下胸及肝区叩击痛,增大的肝有压痛。肝前下缘比较表浅的脓肿,可有右上腹肌紧张和局部明显触痛。巨大的肝脓肿可使右季肋区呈饱满状态,甚至可见局限性隆起,局部皮肤可出现凹陷性水肿。严重时或并发胆道梗阻者,可出现黄疸。

3.心理-社会状况

细菌性肝脓肿起病急剧,症状重,如果治疗不彻底容易反复发作转为慢性,并且细菌性肝脓肿极易引起严重的全身性感染,导致感染性休克,患者产生焦虑。

4.辅助检查

(1)血液检查:化验检查白细胞计数及中性粒细胞增多,有时出现贫血。肝功能检查可出现不同程度的损害和低蛋白血症。

(2)X线胸腹部检查:右叶脓肿可见右膈肌升高,运动受限;肝影增大或局限性隆起;有时伴有反应性胸膜炎或胸腔积液。

(3)B超:在肝内可显示液平段,可明确其部位和大小,阳性诊断率在96%以上,为首选的检查方法。必要时可作CT检查。

(4)诊断性穿刺:抽出脓液即可证实本病。

(5)细菌培养:脓液细菌培养有助于明确致病菌,选择敏感的抗生素,并与阿米巴性肝脓肿相鉴别。

5.治疗要点

(1)全身支持疗法:给予充分营养,纠正水和电解质及酸碱平衡失调,必要时少量多次输血和血浆以纠正低蛋白血症,增强机体抵抗力。

(2)抗生素治疗:应使用大剂量抗生素。由于肝脓肿的致病菌以大肠埃希菌、金黄色葡萄球菌和厌氧性细菌最为常见,在未确定病原菌之前,可首选对此类细菌有效的抗生素,然后根据细菌培养和抗生素敏感试验结果选用有效的抗生素。

(3)经皮肝穿刺脓肿置管引流术:适用于单个较大的脓肿。在B型超声引导下进行穿刺。

(4)手术治疗:对于较大的单个脓肿,估计有穿破可能,或已经穿破胸腹腔;胆源性肝脓肿;位于肝左外叶脓肿,穿刺易污染腹腔;慢性肝脓肿,应施行经腹切开引流。病程长的慢性局限性厚壁脓肿,也可行肝叶切除或部分肝切除术。多发性小脓肿不宜行手术治疗,但对其中较大的脓肿,也可行切开引流。

(二)护理诊断及合作性问题

1.营养失调

低于机体需要量,与高代谢消耗或慢性消耗病程有关。

2.体温过高

其与感染有关。

3.急性疼痛

其与感染及脓肿内压力过高有关。

4.潜在并发症

急性腹膜炎、上消化道出血、感染性休克。

(三)护理目标

患者能维持适当营养,维持体温正常,疼痛减轻;无急性腹膜炎休克等并发症发生。

(四)护理措施

1.术前护理

(1)病情观察,配合抢救中毒性休克。

(2)高热护理:保持病室空气新鲜、通风、温湿度合适,物理降温。衣着适量,以及时更换汗湿衣。

(3)维持适当营养:对于非手术治疗和术前的患者,给予高蛋白、高热量饮食,纠正水、电解质平衡失调和低蛋白血症。

(4)遵医嘱正确应用抗生素。

2.术后护理

(1)经皮肝穿刺脓肿置管引流术术后护理:术前做术区皮肤准备,协助医师进行穿刺部位的准确定位。术后向医师询问术中情况及术后有无特殊观察和护理要求。患者返回病房后,观察引流管固定是否牢固,引流液性状,引流管道是否密闭。术后第二天或数天开始进行脓腔冲洗,冲洗液选用等渗盐水(或遵医嘱加用抗生素)。冲洗时速度缓慢,压力不宜过高,估算注入液与引出液的量。每次冲洗结束后,可遵医嘱向脓腔内注入抗生素。待到引流出或冲洗出的液体变清澈,B型超声检查脓腔直径<2 cm即可拔管。

(2)切开引流术术后护理:切开引流术术后护理遵循腹部手术术后护理的一般要求。除此之外,每天用生理盐水冲洗脓腔,记录引流液量,<10 mL或脓腔容积<15 mL,即考虑拔除引流管,改凡士林纱布引流,致脓腔闭合。

3.健康指导

为了预防肝脓肿疾病的发生,应教育人们积极预防和治疗胆道疾病,以及时处理身体其他部位的化脓性感染。告知患者应用抗生素和放置引流管的目的和注意事项,取得患者的信任和配合。术后患者应加强营养和提高抵抗力,定期复查。

(五)护理评价

患者是否能维持适当营养,体温是否正常;疼痛是否减轻,有无急性腹膜炎、上消化道出血、感染性休克等并发症发生。

二、阿米巴性肝脓肿

阿米巴性肝脓肿是阿米巴肠病的并发症,阿米巴原虫从结肠溃疡处经门静脉血液或淋巴管侵入肝内并发脓肿。常见于肝右叶顶部,多数为单发性。原虫产生溶组织酶,导致肝细胞坏死、液化组织和血液、渗液组成脓肿。

(一)护理评估

1.健康史

注意询问有无阿米巴痢疾病史。

2.身体状况

阿米巴性肝脓肿有着跟细菌性肝脓肿相似的表现,两者的区别详见表7-1。

3.心理-社会状况

由于病程长,忍受较重的痛苦,担忧预后或经济拮据等原因,患者常有焦虑、悲伤或恐惧反应。

4.辅助检查

基本同细菌性肝脓肿。

5.治疗要点

阿米巴性肝脓肿以非手术治疗为主。应用抗阿米巴药物,加强支持疗法纠正低蛋白、贫血等,无效者穿刺置管闭式引流或手术切开引流,多可获得良好的疗效。

(二)护理诊断及合作性问题

(1)营养失调:低于机体需要量,与高代谢消耗或慢性消耗病程有关。

表 7-1　细菌性肝脓肿与阿米巴性肝脓肿的鉴别

鉴别要点	细菌性肝脓肿	阿米巴性肝脓肿
病史	继发于胆道感染或其他化脓性疾病	继发于阿米巴痢疾后
症状	病情急骤严重,全身中毒症状明显,有寒战、高热	起病较缓慢,病程较长,可有高热,或不规则发热、盗汗
血液化验	白细胞计数及中性粒细胞可明显增加。血液细菌培养可阳性	白细胞计数可增加,如无继发细菌感染液细菌培养阴性。血清学阿米巴抗体检查阳性
粪便检查	无特殊表现	部分患者可找到阿米巴滋养体或结肠溃面(乙状结肠镜检)黏液或刮取涂片可找阿米巴滋养体或包囊
脓液	多为黄白色脓液,涂片和培养可发现细菌	大多为棕褐色脓液,无臭味,镜检有时可到阿米巴滋养体。若无混合感染,涂片和培养无细菌
诊断性治疗	抗阿米巴药物治疗无效	抗阿米巴药物治疗有好转
脓肿	较小,常为多发性	较大,多为单发,多见于肝右叶

(2)急性疼痛:与脓肿内压力过高有关。

(3)潜在并发症:合并细菌感染。

(三)护理措施

1.非手术疗法和术前护理

(1)加强支持疗法:给予高蛋白、高热量和高维生素饮食必要时少量多次输新鲜血、补充丙种球蛋白,增强抵抗力。

(2)正确使用抗阿米巴药物,注意观察药物的不良反应。

2.术后护理

除继续做好非手术疗法护理外,重点做好引流的护理。宜用无菌水封瓶闭式引流,每天更换消毒瓶,接口处保持无菌,防止继发细菌感染。如继发细菌感染需使用抗生素。

（张亚菲）

第二节　肝血管瘤

肝血管瘤是肝脏的良性肿瘤,以肝海绵状血管瘤最常见。尸检阳性率为 0.4%～7.3%,中年女性多见,可能与内分泌和使用避孕药有关。海绵状血管瘤一般单发,多发生在肝右叶,10%左右为多发,可分布在肝一叶或双侧。肿瘤大小不一,小者仅在显微镜下才能确诊,大者重达 10 余千克。

一、病因及分类

(一)病因

目前肝脏血管瘤一般认为是先天性疾病,确切发病原因不明。具有代表性的观点认为肝血管瘤属血管畸形病变,其增长是由于血窦在血流作用下扩张,造成胶原纤维填充血窦腔,内皮细胞不同程度肿胀脱落,红细胞可大量渗出至间质中。还有学说认为类固醇激素和女性激素在新血管组织的形成中具有重要作用。

(二)肝血管瘤病理分类

1.海绵状血管瘤

其切面呈蜂窝状、充满血液、镜下显示大小不等囊状血窦,其内充满红细胞,可有血栓形成,血窦之间有纤维间隔,纤维隔内见有小血管及小胆管,偶见被压缩之肝细胞索。纤维隔及血窦内的血栓可见钙化或静脉石。

2.肝毛细血管瘤

血管腔窄,纤维间隔组织较多。

3.血管内皮细胞瘤

血管内皮细胞增殖活跃,易导致恶变。

4.硬化性血管瘤

其血管腔闭合,纤维间隔组织较多呈退行性改变。

二、临床表现

肝小血管瘤多无症状及体征,较大血管瘤可有肝区胀痛、食欲缺乏、消化不良等症状,右上腹可触及包块。肝血管瘤内可有机化血栓及纤维组织,可因反复血栓形成造成肿瘤肿胀、牵拉肝包膜引起胀痛。

三、影像学检查

(一)X 线

X 线平片检查多无意义,巨大肝血管瘤可出现右膈肌抬高,消化道受压改变。

(二)超声

B 超检查简单易行,无创伤性,属首选影像学方法。B 型超声可检出直径>2 cm 的肝血管瘤。典型表现为边界清晰的低回声占位伴有后方不明显的回声增强效应;但大多数小血管瘤为强回声,瘤体直径多<5 cm,较大的血管瘤(>5 cm)则表现为内部高低混杂回声,边界不整,形状不一,此为瘤内有纤维性变、血栓形成或坏死所致。当瘤体较大时,其边界可呈清楚的花瓣状或分叶状,内部有时可见散在的点状低回声和少许纤维束光带。因瘤体回声较肝组织强,内部结构易于辨认,因此,诊断符合率高。有时肝癌也可有类似图像,因此需做其他影像学检查加以鉴别。

(三)CT

CT 平扫下肝血管瘤表现为圆形或卵圆形低密度灶,可多发或单发。绝大多数密度均匀,边界清楚,脂肪肝内血管瘤密度较高。瘤内机化较多时呈星状或裂隙状低密度,有时瘤内可显示不定型钙化。肝血管瘤的 CT 增强特征表现如下:早期病灶边缘呈高密度强化与同层之腹主动脉一致;增强区域呈进行性向心性扩展;延迟(>5 分钟)扫描病灶呈等密度充填,再延迟 1 小时后病灶又恢复到平扫时的低密度。有学者把这种征象简称为肝血管瘤特有的对比剂"快进慢出"表现。肝转移瘤则多发于中老年患者,有原发病史。在 CT 增强早期,其边缘或整个病灶出现明显强化。但在肝门静脉期对比剂基本排出,有的可有"牛眼"征,延迟扫描病灶呈低密度,很少出现等密度充填,可与肝血管瘤相鉴别。肝癌的 CT 增强表现为"快进快出"的特有 CT 征象,即为早期(动脉期)整个病灶达到均匀或不均匀之高密度,随后迅速下降与密度上升的肝实质密度接近,2~3分钟肝实质CT值开始下降与继续下降的病灶密度接近,从而出现两次等密度交叉征,然后对比剂迅速排出,恢复到平扫时的低密度影。

(四)MRI

MRI对本病具有特殊的诊断意义,不会遗漏较小的病灶。T_1弱信号,T_2高强度信号,是鉴别肝癌的重要指征。T_2WI表现为特征性的"灯泡征"样高信号,如静脉注射钆螯合物增强扫描可查及直径<1.5 mm的血管瘤,并能提高其诊断正确率。时间的延长是成人肝血管瘤的特征,对儿童则提示血管瘤内无血栓形成。应注意的是,源于胃癌、肉瘤、类癌的肝内转移灶可呈均匀高信号,即所谓"灯泡征",与肝血管瘤极为相似,此时需结合临床病史、肝动脉造影、肝血池显像和肝细针穿刺活检等加以确诊。

(五)选择性血管造影

肝血管瘤动脉造影是肝血管瘤最可靠的诊断方法之一。因为海绵状血管系由扩大的肝血管窦构成,对比剂进入肝血管窦后密度呈很高的染色,形似大小不等的"小棉球"或"爆米花",瘤体巨大的则出现"树上挂果"征。动脉期很早出现,持续时间长,可达20秒甚至更长,即"早出晚归"征,非常具有特征性,与肝癌典型的"快进快出"区别明显。巨型血管瘤同时还显示被推移的肝动脉。当用数字减影进行造影(IA-DSA)时,上述的"早出晚归"征更为清晰。

(六)核素显像

同位素标记红细胞肝扫描对诊断血管瘤具有高度特异性,单光子发射计算机体层扫描(SPECT)肝血流血池显像方法对肝血管瘤的诊断有高度的特异性和敏感性,是诊断本病的最佳方法。SPECT的检查不但能显示病变的形态,而且还能反映病变的生理功能。肝血管瘤胶体显像表现为放射性缺损区。静脉注入^{99m}Tc-RBC经过一定时间与原有血液混均匀,可显示放射性明显高于周围正常肝组织的血管瘤影像,这种过度填充的特点,即为肝血管瘤的特异指征,其他任何占位性病变均无此特点。

四、并发症

(一)肝血管瘤破裂

肝血管瘤破裂可引起急腹症症状,婴幼儿自发性破裂较多见。

(二)肝脏肿大和肝功能异常

血管瘤长大时会引起肝脏肿大和肝功能异常。

(三)血小板减少症和低纤维蛋白原血症

少数患者常因凝血机制障碍而引起此症。

(四)肝囊肿

约有10%的患者可并发肝囊肿。

五、诊断

与原发性肝癌相比,肝血管瘤患者一般病程较长,全身状况良好,肝功能绝大多数均在正常范围内,很少伴有肝炎及肝硬化病史,血AFP均为阴性。总之,肝血管瘤经上述两项以上影像学检查有典型表现者即可诊断,无须再做进一步检查。影像学诊断首选B型超声,次选MRI、多期螺旋CT或同位素标记红细胞扫描,大部分病例均能得到确诊。肝血管造影不列为常规检查项目,可作为对一些诊断不明的病例的补充。个别诊断疑难者,可考虑肝细针穿刺或腹腔镜直视下穿刺活检。

六、治疗

肝血管瘤如果瘤体直径＜5 cm,无临床症状,且动态观察其静止不发展,一般不会破裂出血,定期复查即可。如果瘤体过大,尤其靠近肝表面,理论上可因外力因素导致破裂和腹腔内大出血,危及生命。但事实上,肝血管瘤自发性破裂很少见,迄今全球报道仅几十例,而肝脏手术的危险性远高于前者。尤其靠近肝门及下腔静脉的巨大肝血管瘤,手术切除风险不低于肝癌的切除术。因此,治疗指征应依患者年龄,瘤体大小、部位、症状程度、增长速度,医师手术水平和经验,综合分析决定,避免过度干预。一般认为,肝血管瘤外科手术指征具体包括:①明确的症状(排除其他可能引起类似症状的疾病)。②瘤体破裂或伴有大流量动静脉瘘及凝血功能障碍(Kasabach-Merrit 综合征)。③不能排除其他肝肿瘤。④血管瘤体直径＞10 cm,但当瘤体直径在 5～10 cm,生长迅速也予以考虑。肝血管瘤发展缓慢,多数是通过瘤体本身的不断扩张的血管腔而增大,肝血管瘤周围界限清楚,一般肝血管瘤瘤体本身不发生癌变,且预后良好。⑤年龄小于60 岁,器官功能及健康状况良好。

七、护理与康复

(一)术前护理

(1)病情观察:观察患者的生命体征、腹部体征等。

(2)饮食:术前宜清淡普食,如馒头、米饭等,禁食辣椒等刺激性食物。

(3)并发症的预防及护理:有吸烟史的指导其戒烟;术前呼吸功能训练。

(4)用药:术前 30 分钟遵医嘱使用抗生素静脉滴注。

(5)术前准备:配合医师完成各项化验检查及准备。

(6)术晨备皮,松节油清理肚脐,须开腹手术者需备会阴部皮肤。

(7)心理护理:根据不同患者提供相应的心理护理。

(二)术后护理

1.病情观察

观察生命体征变化,观察胃肠功能恢复情况。

2.饮食

术后当天禁食水,根据胃肠道恢复情况(肠鸣音恢复、排气、排便),逐渐由流食(持续 24 小时)、半流食(持续 24 小时)恢复至正常饮食。

3.体位

患者平卧 6 小时,全麻清醒血压平稳后,给予 30°半坐卧位,鼓励患者早期下床活动。

4.伤口及引流管的护理

密切观察伤口有无渗血,保持敷料清洁干燥;术后放置引流管,应妥善固定并做好标志,胃管保持有效的胃肠减压,密切观察并记录引流液的颜色和量。

5.用药

根据医嘱酌情使用抗生素及抑酸药物,根据患者的进食情况遵医嘱酌情补液治疗。

6.功能锻炼

指导患者进行呼吸功能锻炼,防止肺部并发症的发生。

7.疼痛

评估患者术后切开疼痛的程度,根据评估结果遵医嘱给予相应的止疼药,并观察患者止疼效果。

8.心理护理

了解患者的心理状况,为患者提供相应的心理护理。

(三)家庭护理

1.复查

术后6周复查肝胆超声,复查当天早晨禁食水。

2.饮食指导

宜低脂饮食,减少烹调用油,禁油炸油煎食物;进食高蛋白饮食如鸡蛋、瘦肉等;适当进食粗纤维食物如水果、蔬菜等。

3.伤口护理

注意保持伤口局部清洁干燥,如果出现红肿、疼痛、渗出及时就诊。

(张亚菲)

第八章

泌尿外科护理

第一节　泌尿造口护理

一、泌尿造口的分类及手术方法

泌尿系统造口是指为解决由泌尿系统疾病引起的梗阻,通过外科手术治疗将泌尿道移至回肠或腹壁形成一个开口。其目的主要是使泌尿道排泄物顺利排出,达到减轻尿路梗阻的目的,主要包括肾脏造瘘术、输尿管皮肤造口术、膀胱造口术和回肠代膀胱术。

(一)肾脏造瘘术

1.概述

肾脏造瘘术是通过穿刺或切开肾实质,把导管输送到肾盂内,以行引流,可分为永久性肾造瘘和暂时性肾造瘘。肾造瘘手术可分为经皮肾穿刺造瘘术、原位肾造瘘术、游离肾造瘘术,术后留置的肾造瘘管会加重患者疼痛等不适,可以考虑采用无管化 PNL 术,但是要注意掌握适应证。梗阻无尿、严重肾积水或肾积脓不能耐受复杂手术,以及某些泌尿系统手术术后需暂时肾造瘘,充分引流,改善肾功能,提高手术成功率。输尿管及膀胱无法手术根治的病变如狭窄、炎症、肿瘤,需永久性肾造瘘。肾盂造瘘是切开肾盂把导管直接插入的引流方法,此方法不损伤肾组织。肾盂造瘘管 PNL 术后常规放置肾盂造瘘管可保持引流通畅,降低尿外渗的发生,术后明显出血时可以夹管止血,利于肾穿刺通道的愈合,减少术后感染。肾盂造瘘还可以为有结石残留需要再次 PNL 术的患者提供操作通道。肾造瘘术适于需造瘘时间长的患者,可终生使用,肾盂造瘘脱出后难再放置,适于需短期造瘘的患者。

2.适应证

(1)某些肾、肾盂及输尿管手术后,为确保手术成功。

(2)严重肾积水或肾积脓,肾功能不全,全身情况不允许,未能作根治性手术,或有其他原因必须保存病肾者。

(3)输尿管、膀胱、前列腺等恶性肿瘤,发生梗阻性病变且无法切除根治,如膀胱肿瘤晚期致两侧输尿管堵塞者。

(4)较大肾结石碎石后,常需肾造瘘。

3.常见问题

(1)肾造瘘管周围渗液。①肾造瘘管位置摆放不到位,造瘘管侧孔在肾实质的外面。②肾造瘘管通畅性:手指挤压引流管,做成负压或冲管时感受一下阻力,可通过旋转或适当进退调整造瘘管的位置以改善引流,若引流仍不畅,须行 B 超或 X 线明确导管位置是否正确,切勿盲目调整导管深度,必要时注入少量造影剂进行观察;造瘘管的材料不能太软,否则容易在肾周打折;造瘘管大小要合适,要与扩张鞘的大小相匹配。

(2)经皮肾造瘘管留置时间:留置时间取决于术中出血、结石是否排出情况、引流的尿液颜色、穿刺通道窦道形成情况和避免尿液外渗的情况等,一般首次换管时间为术后 3 周,每隔 2～3 周换一次。如肾盂感染、血尿明显、尿液沉淀物较多,应嘱患者多喝水,同时行补液、抗菌治疗,必要时更换造瘘管。

(二)输尿管皮肤造口术

1.概述

输尿管皮肤造口术是将扩张的一侧输尿管做皮管式输尿管皮肤造口术,主要用于输尿管和膀胱疾病的手术治疗。输尿管皮肤造口术术式主要有输尿管襻皮肤造口术、Y 型输尿管皮肤造口术、输尿管末端皮肤造口术,输尿管皮肤造口术不需要扰乱腹腔内脏器,术后收集尿液方便,但部分易使患者出现并发症。尿路改道手术是改变尿液从尿道口正常排出的手术,可分为临时性和永久性两类。

2.适应证

(1)临时性尿路改道手术的适应证:①严重的膀胱输尿管反流;②输尿管膀胱梗阻性疾病;③难治的尿路感染;④某些尿道梗阻性疾病。

(2)永久性尿路改道手术的适应证:①神经源性膀胱;②异位膀胱;③膀胱切除术后。

3.注意事项

对成人(尤其是高龄)膀胱癌在切除膀胱后,因全身情况差而不宜行复杂手术的高危患者,输尿管皮肤造口术因操作相对简单,手术时间短,全身干扰小,术后无肠吸收尿液所致电解质酸碱平衡紊乱等并发症,可降低重症患者的风险,相对安全等优点,作为一种永久性尿流改道较好的方法已在临床广泛应用。但输尿管末端造口属于永久性不可控尿道改道,影响其生活质量,但比较安全。

(三)膀胱造口术

1.概述

膀胱造瘘在耻骨上膀胱作造瘘术,使尿液引流到体外,可以分为暂时性膀胱造瘘或永久性膀胱造瘘,常用方法有开放性耻骨上膀胱造瘘术和耻骨上穿刺膀胱造瘘术。膀胱造瘘术后需要进行妥善周到的护理,防止产生并发症。

2.适应证

梗阻性膀胱排空障碍所致急性尿潴留,或阴茎、尿道损伤无法从尿道直接插入导尿管,如尿道结石、尿道狭窄、前列腺增生等;泌尿系统手术术后,如经尿道前列腺电切术术后用以冲洗和减压、尿道整形手术、膀胱手术;膀胱或前列腺出血严重者、严重的氮质血症患者、严重尿路感染、插入导尿管引起剧烈疼痛解痉止痛药物无法缓解疼痛者、危重症监护护理需要者。

(四)回肠代膀胱术

1.概述

尿路改道是膀胱全切术后患者面临的重要问题,尿路改道的方式将决定患者的生活质量和对肾脏的损害与否。可控回肠膀胱术的新时期,使回肠造口由"湿"变"干",提高了患者的生活质量,但是患者仍有腹壁造口,需定时插管排尿。后来,有人将Kock的回肠袋改良后直接与尿道吻合,使之成为经尿道外括约肌控制排尿的回肠代膀胱术,尽管仍然在探索阶段,尚有许多问题有待观察和解决,但此手术能使患者像正常人一样经尿道排尿,消除了腹壁造口,将会为更多的泌尿外科医师采用和不断改进。

2.手术适应证

下列情况可选择肠代膀胱手术:①膀胱及邻近器官恶性肿瘤晚期,压迫输尿管下端致尿路梗阻;②膀胱、尿道或女性内生殖器恶性肿瘤行膀胱全切术;③肿瘤病理级别高(Ⅲ级或Ⅱ～Ⅲ级)、肿瘤浸润深度不超过浅肌层(T_2)且无盆腔淋巴结转移,术后无需盆腔放疗者;④神经性膀胱功能障碍,伴输尿管膀胱回流、反复感染、上行性肾积水及肾功能不全;⑤间质性膀胱炎、结核性膀胱炎、腺性膀胱炎、放射性膀胱炎所致膀胱容量过小,无尿道狭窄,尿道外括约肌功能良好,无明显肾、输尿管积水和肾功受损的患者。

(五)可控回肠新膀胱术

1.概述

可控性回肠膀胱术是用回肠套叠形成抗反流乳头瓣,造口有抗失禁功能,防止尿液外溢,有患者间歇自导尿,去除回肠膀胱术所必须依赖的尿袋。

2.适应证

(1)同全膀胱切除术。

(2)已做其他尿路改流手术而不愿意佩戴尿袋的患者。

(3)已经做过其他尿流改道手术而结果不满意的患者。

二、泌尿造口围术期的护理

泌尿系疾病作为我国男性疾病的重要常见病,而泌尿外科手术涉及尿流改道、腹壁造口、临床并发症等问题,造成患者术后机体变化而带来心理方面的改变,这就要求规范的护理来帮助患者恢复。充分的术前准备、术后生命体征的监测、早期活动的促进、造口的观察及并发症的预防都非常重要。

(一)护理评估

1.围术期前的健康教育

造口术前的健康教育是通过有计划、有组织、系统性的教育活动,促使患者减少因相关医学知识缺乏而产生的无助和焦虑,能够了解自身所患的疾病,并理解特殊治疗的必要性,可以正视术后所有需面临的问题,能够自愿配合有利于疾病的康复与治疗方式,能够更快地适应手术后生活,消除或减少影响疾病康复的危险因素,促进患者恢复健康,提高患者生存质量。

2.术前患者的一般评估

患者确诊并确定造口手术治疗方案后,护士应对患者造口相关状况进行评估,评估患者的一般状况及对造口相关知识的掌握情况,收集并分析有关疾病及家庭的相关资料。评估内容大致分为以下几个方面:①评估患者的病情、既往史、身体条件、皮肤情况、生活习惯和生活细节,造口对患者的意义及患者的心理转变过程,如有无疑惑、抑郁、焦虑、烦躁等;②评估患者和家庭对疾病及造口护理相关知识的了解程度和认识情况;③评估患者及家庭的文化背景、受教育程度、知识接受能力和生活习惯,学习环境和学习时间,以确定健康教育的内容及方法;④深入了解家庭功能及活动,交流程度,生活和家庭发生的事件及了解家庭成员的生活细节,如夫妻、子女间的关系,彼此的交流方式及了解他们对工作、生活的态度和忧虑。

每个患者都会因为年龄、文化教育程度、宗教信仰及生活经历等不同而对造口手术的认识和接受程度而存在差异,造口治疗师应根据不同的情况,有针对性地进行心理疏导,使患者树立起战胜疾病的信心,能够早日接受造口手术。

3.评估患者的影响因素

(1)生理因素。评估患者以下的几个方面:①评估患者的视力,视力较差者,术后可以使用已经裁剪好的合适造口大小的造口袋,通过触觉来掌握粘贴造口袋的技巧;②评估患者手指灵活性,如手灵活性较差的患者,可选择一件式的造口袋,并给予更多的耐心和反复帮助耐心指导;③评估患者的听力,对听力有障碍的患者,造口护理健康教育可选择文字或图片等形式进行信息交流;④评估患者的皮肤,了解过敏史,如果患者有全身性皮肤病术前要请皮肤科医师会诊配合治疗。

(2)年龄因素。年轻患者正处于家庭事业的上升期,对未来充满了憧憬和希望,疾病本身的打击加上手术后排尿功能的巨大改变,会使其产生明显的抗拒心理,思想上难以接受,通常表现为感叹命运的不公及情绪低落、悲伤等负面心理。而老年患者更担心的是生活无法自理,以及为给家人带来的麻烦,甚至会遭到家人的嫌弃,表现为悲观和绝望。

(3)情绪、精神及情感状况。造口手术对患者不仅仅是生理上带来的巨大改变,同时也给心理上造成了严重的创伤,大多数患者表现为震惊、忧伤、愤怒,故对患者的心理及精神状况应进行有效的评估,进行针对性的心理疏导,在一定程度协助他们渡过这段困难阶段。

(4)文化背景。许多宗教都有自己不同的宗教风俗习惯。如信奉印度教者左手与身体不洁的地方接触,而右手则用于包括吃饭在内的其他所有活动,这类患者最好选择在左侧进行造口的定位;而信奉伊斯兰教者进行造口定位时应选定下腹部为宜;穆斯林民族每天要祈祷5次以上,造口应该定位于脐以上的位置。护士在术前应充分考虑不同文化背景患者的生活习惯情况。

(5)教育程度。患者接受能力有很大差别且所担心的重点也不同。向患者充分解释有关手术和护理方面的知识时,因不同患者受文化程度等诸多因素的影响,所以接受起来会有很明显的差别。如对于接受能力较差或较慢者,最好使用通俗易懂的语言与之交流。术前可以配合图片、幻灯片、模型、影像或发放相关的宣传手册,让患者有一个初步全面的认识。

(6)职业特点。患者的特殊职业特点也会不同程度地影响造口位置的选择。例如电工需要戴工具带、警察腰间佩戴枪带、体育教练经常弯腰下蹲、司机要长期坐位开车等。这些职业的患者往往在进行造口位置选择时,不能按照常规的造口定位进行造口位置的选择,而是要结合其职业特点选取适合的造口位置。

(7)家庭状况。家庭如果能了解并且帮助患者,患者就能很快地进入角色、采取积极的行动,能够配合康复治疗,这样不仅利于疾病的康复,还可以提高患者的生活质量。让患者的家庭成员了解患者病情,根据患者及家庭的需要制定合理护理计划和目标,并表示尽最大努力促进患者康复,树立起患者及家庭的信心和希望。还要采取积极有效的措施预防并发症,尽快使患者恢复身心健康,恢复日常生活。如果患者病情恶化不可逆,应帮助其家庭改变护理目标,从渴望康复转变到如何让患者安宁地走完一生。

4.术前患者健康指导的内容

成功的术前访谈有利于消除患者的恐惧心理,增强战胜疾病的信心,使患者以最佳的身心状态接受手术治疗,促进术后康复。术前访谈最好在单独的房间进行,环境安静、光线柔和、清洁、保护隐私,可适当播放节奏舒缓的音乐,营造出轻松舒适的交流氛围。

(1)帮助患者认识造口:造口师或护士可以利用文字、图片、照片、影像资料等向患者及家属讲解泌尿系统的生理、解剖、病理、患病情况、手术方式、造口的位置及造口手术后的生理,使之明确泌尿造口手术对患者的重要性。内容要重点突出、主次分明,语言简练通俗易懂,尽量避免应用医学术语,尤其通过照片,患者和家属可直观地获取信息,帮助患者认识造口只是一个排尿途径的改变,对机体的生理功能不会产生影响,只要掌握好造口的护理知识,就不会影响其生活质量。从而帮助患者接受手术、接受造口。

(2)示范、访谈:通过组织造口联谊会,鼓励术前患者参与到活动中,通过造口人的现身说法,结合目前健康生活的展示,通过手术经历相同的造口患者的成功案例,使术前患者亲眼看到重返社会且健康生活着的造口人的实例,可有效地缓解患者心理压力,并增强手术信心。

(3)造口用品展示:介绍造口袋的使用方法及其特点,使患者对造口袋的作用有初步的认识,必要时可让患者试戴造口袋,让其体会造口袋的隐蔽性很高,不会对日常生活造成影响,以消除患者对于术后生活不便的顾虑。

(4)心理辅导:需做膀胱全切术的患者通常认为已到疾病晚期,治愈的希望非常渺茫,多表现为恐惧、焦虑,因此护理中要经常关心患者,了解其心理变化并与之详谈,对畏惧手术及术后排尿方式改变的患者,介绍科室成功的手术经验和完成手术具备的操作技能,使患者减轻心理障碍,消除思想顾虑,以更好的状态接受治疗。

(5)家庭支持:取得患者家庭及亲属的支持,对患者的心理起着直接影响,尤其是患者的配偶。配偶对造口要有较全面的了解,与患者共同参与,给予患者心理上的支持和行动上的帮助。患者由于易发脾气,感情脆弱,对别人的态度十分敏感,家属应给予充分理解,当家庭成员提供照顾时,可以增强患者的自尊感,体会被爱的感觉。

(二)术前准备

1.心理护理

膀胱癌患者的心理负担较大,担心不适应未来排尿习惯和自我形象的变化,会产生焦虑和恐惧等心理。因此,我们应该向患者及家属介绍病情,解释手术的必要性、手术方式、注意事项及术后并发症,使患者有足够的心理准备,积极配合治疗,同时详细介绍病房环境,耐心倾听患者的问题,给出一个明确的答案,针对个体情况进行个性化护理。鼓励患者及其家属给予患者足够的关心和支持。

2.选择造口定位

如果造口位置不当,可导致术后护理困难或引起相关的并发症,如造口脱垂、造口旁疝、皮肤问题等,会加重患者的痛苦,因此术前选择合理的造口位置对于患者术后康复起着非常重要的作用。选择合适的造口位置不仅可以起到预防造口并发症发生的作用,而且还可以使患者在以后的护理中更方便,生活更有自信,加速患者康复并重返社会生活。

(1)术中造口定位的不足①不同体位皮肤皱褶差异:人体在平卧位时,腹部皮肤皱褶最少,坐位、弯腰时腹部皮肤皱褶较多。手术中患者平卧位时认为最理想的造口位置,不等于其他体位时该皮肤区域平整。造口选在活动时皮肤褶皱区域内,体位的改变会影响造口底板使用的时间。②开腹后解剖结构改变:术中当腹腔打开后,腹部的解剖结构发生了改变,术中理想造口位置与关腹后造口位置差异较大,术中皮肤暴露有限,造口与切口、切口与底盘的关系都难以确定。③术中不能有效交流:患者全身麻醉后意识完全丧失,医师无法听取患者对造口位置的特殊需求。

(2)术前评估的内容:造口定位之前要与医师进行沟通,详细了解患者的一般情况、病情、手术方式及术后造口类型。评估患者的身体状况、文化程度、职业特点、宗教背景、患者的合作性及腹部手术史。在术前 3 天,由医师、造口师、责任护士共同为患者实施造口定位。

手术类型:根据手术方式及造口类型,泌尿造口通常选择右下腹部。

与患者进行沟通,全面评估患者,评估患者以下几个方面。①支援系统:经济状况、家属支持的程度、社会援助;②患者适应能力:宗教背景、认识能力、心理准备、家庭状况;③患者术前及术后自我照顾的能力;④身体状况:残障、手部灵巧程度、视力、过敏史;⑤心理反应:患上癌症的反应、心理需要程度。

评估患者配合度:患者对疾病是否认知,能否配合各种体位的变换。

(3)造口的理想位置。①患者自己能看见,且手能触及,便于自我护理。②有足够平坦的腹部皮肤,以利于造口袋的牢固粘贴,不会有渗漏情况,达到延长造口使用时间的目的。③避开瘢痕、皮肤皱褶、凹陷、脐部、髂骨边缘、肋骨弓、耻骨、系腰带处等,不影响生活习惯及正常活动。④位于腹直肌内,因腹直肌内有肌鞘固定,可以减少脱垂、造口旁疝等并发症的发生率。

(4)特殊人群造口位置的选择。①乳房下垂的妇女:过于悬垂的乳房可能会挡住理想造口位置或患者视线,应指导患者戴上文胸,将患者悬垂的乳房最大限度地托起,再进行定位。②同时行结肠造口和泌尿造口:习惯将结肠造口定在左侧,泌尿造口定在右侧,且泌尿造口高于肠造口 2~3 cm,预留足够粘贴两个造口袋的位置。可预防术后其中一个造口出现造口旁疝需要腹带承托时而压迫另一个造口。③放疗的患者:定位时尽量避免放疗部位。因放疗区域皮肤脆弱,更换造口袋时容易损伤皮肤而引起皮肤黏膜分离。④小儿或新生儿:因腹部面积小,定位较困难,应避开手术切口及尽量定在上腹部。⑤脊柱侧凸者:定位在脊柱凸侧,方便自我护理。⑥坐轮椅者:定位较高点,以使患者看到。

(5)定位步骤,介绍如下。

环境准备:在光线充足、温度适宜、能保护患者隐私的环境下进行造口定位,并有一名患者家属陪护,以减轻患者的紧张感。

患者准备:向患者介绍造口定位的目的及重要性,能够主动配合。向患者展示不同类别的造口器具,并介绍其使用方法及其优越性,以消除患者对于术后生活不便的顾虑。通过组织造口联谊会,鼓励术前患者参与到活动中,通过造口患者的现身说法,结合目前健康生活的展示,使术前患者亲眼所见成功范例,以轻松的心境接受手术。

取平卧位:嘱患者身体放松,取平卧位,松解腰带。

观察患者腹部轮廓:注意陈旧瘢痕、脐部、腰围线和髂骨边缘位置,尽量避开脂肪褶皱、瘢痕、受放疗影响严重的皮肤表面、脐、腰线、突起的骨质部位(髂骨或肋骨边缘)及有疝形成的腹壁表面及悬垂的乳房。

辨别腹直肌:患者平卧,操作者一手托起患者的头部,嘱患者眼看脚尖,同时操作者的另一手通过触诊,在腹部可触及一条纵形收缩的肌肉,即为腹直肌,用油性笔以虚线标记出腹直肌的外缘。指导患者重复用力大笑、咳嗽的动作,以准确地找到腹直肌的位置。

初步选择合适位置:沿脐与髂前上棘连线 1/3～1/2 处并位于腹直肌内。造口位置因术式不同而有所差异,回肠膀胱术只需要测量右侧,双输尿管皮肤造口术则需要测量双侧。协助患者调整体位,在坐、立、卧、弯腰等不同体位来仔细检查初步选择造口位置的周围皮肤是否平坦、有无凹陷。坐轮椅的患者,在定位过程中,应让患者坐在他经常使用的轮椅上进行定位。对于腹壁过于松弛或乳房下垂的患者一定要取得患者配合,反复进行姿势的改变,确定每个位置都能看到自己的造口位置,直到满意为止,初步选好造口位置后需用油性笔标记。

造口标记:确定造口位置后,消毒并用油性记号笔画一个直径 2 cm 左右的圆圈,然后覆盖防水透明敷料保护,术中按画好的标记确定造口位置。

(6)造口位置的审评:确定预计造口位置后,尽量选用患者术后可能会佩戴的造口产品,预先为患者扣在预计造口位置上,并在袋中放 100～200 mL 的液体,以感觉造口袋的存在和模拟实际生活,如爬楼梯、蹲马桶、在床上翻身等。通过日常的活动,评估预计造口位置的合理程度,再根据患者试戴的效果,将造口位置优化调整。如患者有过敏及异样感,可在允许范围内将预计造口位置进行调整,最终确定理想的造口位置。

泌尿造口术前定位有其特殊性和其必要性,护理人员要高度重视,以提高造口者术后的生活质量。

3.术前检查

术前完善辅助检查,了解患者重要器官的功能,对于患有糖尿病或高血压的患者,根据其自身的身体状况调整,将血糖或血压控制在理想范围内,确保手术安全性和成功。

4.术前肠道

术前 3 天进无渣半流质饮食,结合口服药抑制肠道细菌。术前 1 天改流质饮食,并服用肠道清洁药物,行清洁灌肠。术前晚 9 时后禁食,12 时后禁水,术晨再次清洁灌肠。

5.皮肤准备

术前一天嘱患者彻底清洁皮肤,刮胡子,剪指甲,清洁会阴,防止感染,有利于术后造口乳头的成活。

(三)术后健康教育

患者在造口后,首先需要学会面对全新的生活,患者的家庭也需要时间适应。在术后早期的适应过程中,患者必须习惯身体外观的改变,了解手术对其日常生活的影响,并掌握自我护理方法。适当的造口护理对减少术后并发症及提高患者术后身体质量有重要意义,让患者在医护人员的协助下尽早动手操作,提高生活自理能力。

1.泌尿造口术后常见问题

(1)尿液的观察:泌尿造口术后的初期 2～3 天,尿液会呈淡红色,后逐渐转为淡黄色。手术后初期常会见一些白色絮状的肠管分泌黏液,初期比较多及黏稠,输尿管支架管拔除后,会随之逐渐减少。

(2)尿液排出量:泌尿造口手术后,尿液会不受控制地不断流出,注意观察尿液是否顺畅流出,并记录尿液的排出量,如血块阻塞尿液流出不畅、尿量少或无尿时要及时报告医师处置。

(3)造口的观察:患者返回病房后,应密切观察造口,包括色泽、高度、直径、颜色、黏膜、分泌物和血液循环。正常造口颜色为牛肉红或粉红色,高出皮肤 1.0～1.5 cm,直径一般为 2.0～2.5 cm,表面平滑且湿润,外形稍水肿,造口的形状可以是圆形、椭圆形或不规则形状。若出现造口颜色暗红甚至发黑、黏膜苍白、出血、充血、造口回缩,应及时向医师报告处理。

(4)周围皮肤的观察:正常的造口周围皮肤表面是无破损,与自身其他皮肤无区别的。若造口周围皮肤出现发红、皮疹、水疱或破损,应立即通知医师处置并寻找原因。

2.患者术后的心理护理

造口患者术后由于造口术引起术后身体外形及排尿方式的改变,所引发的不便会令患者失落、恐惧、不安、无助甚至绝望。造口不仅使一个人的身体发生改变,同时心理的损伤更是严重的。为了使患者平稳渡过这一心理困难时期,这不仅需要家属给予关心、理解和支持,还需要护理人员在做好护理的同时,与患者进行有效的沟通,给予适当的心理干预,促进其心理康复。造口患者术后心理反应阶段有休克阶段、保护性退缩阶段、认识阶段与适应阶段。

(1)休克阶段:患者对自己的病情及所做的手术避而不谈,对自己的处境感到震惊并且逃避现实。医护人员此时只需陪伴并倾听患者诉说,对他的遭遇表示理解。

(2)保护性退缩阶段:患者对治疗及护理不接受,对造口极度排斥,甚至会拒绝自己护理造口而依赖他人。如果鼓励患者自己保护造口,会使患者认为是被嫌弃的,并在感情上表现出极度脆弱和敏感,会长期地否认和不肯接受事实。

医护人员此时须协助患者多看看造口并触摸造口,告诉其困难只是暂时的,所有人都会给他提供帮助,从而唤起患者的自尊和自信。

(3)认识阶段:患者逐步接受事实,并且开始关心造口的护理,想要主动参与造口的护理,而主动寻求医务人员帮助。医护人员此时不仅要为患者进行造口护理健康教育,还要和患者共同探讨日后回到正常生活,此外还应做好家属工作,鼓励家属逐步参与进来。

(4)适应阶段:患者能够成功护理造口,并能熟练掌握护理造口的技术,且在不断摸索中找到了适合自己的一套护理方法,还能主动帮助其他造口患者。医护人员此时应为患者提供造口护理最新的信息和搭建造口患者相互沟通的平台,鼓励患者多参加社会组织与活动,互相交流经验,提高患者生活质量。

(四)泌尿造口护理注意事项

(1)泌尿造口自身没有控制排泄的功能,造口袋下端的排放阀可以控制尿液的排放。泌尿造口袋大多配置了抗反流装置,体位改变时尿液不会回流污染泌尿造口,但泌尿造口易发生逆行感染,应注意预防泌尿系感染。

(2)一般尿液量达到造口袋容积的1/3时排空造口袋,避免造口袋过度膨胀,影响造口袋的黏性、密闭性及使用寿命。夜间休息时为避免多次起床排空造口袋影响睡眠及造口袋过满而脱落,可用配套的延长管将泌尿造口袋和床边尿袋连接起来,睡眠时尽量取平卧或右侧卧位,不可采用俯卧位,避免压迫泌尿造口。床边尿袋应选择较大容量的规格,固定位置需保证不会影响泌尿造口者的体位变换,清晨解除连接前先将泌尿造口袋里的尿液排空至床边尿袋里,分离后及时关闭泌尿造口袋,起床时用手按住泌尿造口部位以减轻对泌尿造口局部的压力,先转身到右侧卧位借助右肘关节用力起床,避免毫无支撑的情况下突然腹部用力,防止泌尿造口旁疝和脱垂的发生。如泌尿造口基部或周围组织鼓起,在站立或用力时明显,躺下时部分会消失,可能已经出现了造口旁疝,严重者引起嵌顿性腹壁疝或肠梗阻,应及时处理。如泌尿造口向外突出且越来越长,可能已经出现了脱垂,脱垂的肠管不能回纳,有变黑等缺血征兆或情况加重时,应尽快回院处理。造口者应注意保持大便通畅,预防感冒,有咳嗽不适时及时就医。

(3)一般床边尿袋每周更换一次,若破损及时更换。一般两件式泌尿造口底盘或一件式泌尿造口袋的使用期限为3～5天,宜选择刚起床还没有进食前更换。造口底盘靠近泌尿造口周围的部分吸收水分后会变为白色,属于正常变化,不需要马上更换造口袋,若底盘吸收的水分越来越多,出现底盘黏胶发白泡起,造口底盘渗漏需立即更换。

(4)揭除泌尿造口底盘时,动作轻柔,避免损伤皮肤,注意观察造口底盘浸湿(泡白)的程度,若泡白的范围达到1/2以上时,提示造口底盘使用的时间应适当缩短。若造口底盘黏胶粘贴在皮肤上难以取下时,可使用剥离剂剥除黏胶,或用清水将底盘边缘湿润后协助剥离,不可强行剥离。

(5)清洁泌尿造口及其周围皮肤时,清洗顺序应由外到内,注意必须将泌尿造口周围皮肤残留的黏胶或防漏膏等清洗干净。泌尿造口周围皮肤不宜使用含有太多香料或消毒剂的肥皂,不需要使用消毒药水来清洁,避免泌尿造口周围皮肤过于干燥而容易受损。

(6)术后6～8周内,泌尿造口随着水肿逐渐消退不断缩小,每次更换造口袋时都要依照泌尿造口的形状或大小的改变裁剪造口袋,裁剪前可先用手指将造口袋向外顶出或拉出,使其远离底盘位置,注意避免剪破造口袋;术后6～8周后,泌尿造口大小基本固定,则不再需要每次测量。

(7)若粘贴造口袋前敞开时间过久,尿液不断从造口处排出浸渍周围皮肤,可能会出现皮肤疼痛、发红、破损发生皮炎,需尽快就医处理,所以粘贴造口袋前不需要敞开1～2小时让皮肤有间歇期。但要保持泌尿造口周围皮肤干爽,避免皮肤上残留的水分会影响造口底盘粘贴的牢固性。

(8)粘贴泌尿造口底盘时,如泌尿造口周围局部有凹陷,需要将凹陷区域填平,可以使用防漏条或底盘材质的补片,将皮肤撑开,从下往上粘贴,粘贴完毕后抚平底盘,让底盘与泌尿造口皮肤完全黏合。最好佩戴造口腰带以增强底盘黏附力,30分钟内避免做剧烈运动。

(9)出院后要注意观察泌尿造口的情况,正常的泌尿造口黏膜为鲜红色、湿润、有光泽,造口底盘裁剪过小或坚硬、泌尿造口脱垂经常摩擦可能会导致泌尿造口供血不足,泌尿造口黏膜颜色变为紫色,造口者应选择柔软且顺应性好的一件式透明的泌尿造口袋,正确裁剪,如泌尿造口严重供血不足,泌尿造口黏膜颜色则变为黑色。两件式造口袋的底盘扣环会压迫泌尿造口周围皮肤表面的微血管,影响泌尿造口的血供,发生泌尿造口缺血坏死时不宜使用两件式造口袋。泌尿造口黏膜与皮肤接触处由于缝线、底盘过硬或是底盘裁剪过小刺激出现的小结节为肉芽肿,是一种良性组织,碰触易出血,如发生此情况应就医处理。

(10)清洁泌尿造口少量渗血时可使用柔软的干纸巾或毛巾稍加压迫即可止血,若发现出血量多无法止血时,需立即就医处理。

三、常见泌尿造口的分类护理

(一)肾造瘘术后

1.护理常规

告知患者及家属引流管的重要性,妥善固定造瘘引流管,可以使用一次性固定带,防止引流管脱落;引流管的开口处和引流袋连接处易发生堵塞,定时挤压引流管,保持引流管通畅;观察引流液性状、颜色和量,如出现引流液颜色和量突然改变及时通知医师。给予患者及家属常规健康教育,与患者充分沟通,使其了解手术的必要性,减少紧张、恐惧心理,病情允许下,协助患者尽早适量床旁活动,但要做好防滑、防摔措施。

2.护理评估

评估患者术后意识恢复情况,心理状态,术区是否存在明显疼痛,引流是否通畅,引流液颜色是否正常,肢体末梢温度,术区敷料的完整性,置管周围皮肤的温度、颜色等,是否存在感染的风险。

3.护理要点

(1)根据术后引流管置管位置,协助患者取仰卧位或侧卧位,防止造瘘管在肾内移位,梗阻或引起出血。如 24 小时后患者无明显出血,指导患者适当活动,促进肠蠕动,减轻腹胀感,鼓励患者积极参与康复锻炼,注意避免因大意疏忽牵拉引流管导致脱管。

(2)每 4 小时检查引流管的通畅性,如反复挤压引流管无法使之通畅,可采用低压冲洗方法冲洗引流管,冲洗液量一般每次不超过 12 mL。

(3)指导患者护理自身的引流管,包括引流管的连接、固定方法,妥善固定,避免脱管、堵管,保持引流的有效性。

(4)准确记录肾造瘘处及膀胱排出液的颜色、性状、量。

(5)保持瘘口处敷料清洁干燥,观察有无尿液外漏,如有浸湿,应及时更换,以免刺激瘘口周围皮肤。每天更换引流袋,严格无菌操作。

(6)拔管前实施夹管试验,观察有无排尿困难、肾区胀痛、发热等反应。拔管后 3～4 天内,告知患者勤排尿,每 2～4 小时排尿一次,以免膀胱过度充盈。

(7)经肾实质造瘘者,避免剧烈活动,重体力劳动,术后应密切观察有无出血。

(8)鼓励患者多饮水,进行生理性膀胱冲洗,围术期遵医嘱给予抗生素,预防尿路感染。

4.注意事项

保持肾造瘘口敷料干燥清洁,如肾造瘘周围渗液,需及时更换敷料,引流袋位置低于引流管开口处,防止液体反流引起逆行感染。定时挤压引流管,压力宜低,动作轻柔,避免暴力导致肾脏出血,必要时可以通过旋转和适当进退来改善引流,保证引流管的通畅。引流管材料不能太软,大小要合适,要与扩张鞘大小匹配。引流管置管位置合适,固定时尽量让组织包围造瘘管紧密一些。

(二)输尿管皮肤造口术

1.护理常规

严密观察生命体征变化,引流管妥善固定并保持通畅,观察体位改变对引流管的影响,记录引流液的颜色和量。下肢可垫一软枕,减少腹部切口张力,减轻疼痛,给予患者心理护理,指导患者及家属共同参与引流管的护理。

2.护理评估

评估引流管的放置位置、通畅性及引流液的量和颜色,引流管处的敷料完整性,引流管周围的皮肤完整性。

3.专科护理

观察皮瓣与输尿管末端开口血供和愈合状况,有无回缩、颜色变紫;成形乳头周围皮肤情况,是否清洁、干燥,必要时使用护肤粉及皮肤保护膜;术后多饮水,防止细菌逆行感染导致发热及输尿管支架堵塞;保持引流管通畅,防止急性肾盂肾炎及造瘘管堵塞;要妥善固定管路,防止输尿管支架脱出,并教会家属如何使用。

4.护理须知

术后需要定期更换造瘘管,一般2~3个月更换一次管路。告知患者及家属切勿使输尿管支架缩入输尿管口内,防止输尿管皮肤造瘘口狭窄,更换造口袋时主要观察皮肤情况,避免刺激性皮炎。

(三)膀胱造口术

1.护理常规

严密观察生命体征,去枕平卧,头偏向一侧,保持呼吸道通畅,引流管妥善固定,保持引流管通畅性,观察并记录引流液颜色、量。

2.护理评估

患者意识及精神状态,四肢末梢温度,引流管的固定位置及通畅程度,造口周围皮肤颜色,是否存在脓性分泌物,敷料的完整性等,尿液气味、量、颜色。

3.护理要点

(1)观察造瘘口周围有无红肿,粘连,分泌物的气味、颜色、量,每天消毒造瘘口周围皮肤,以及时清除脓性分泌物,消毒后用无菌纱布或棉垫覆盖。

(2)消毒时以造瘘口为中心,同时消毒造瘘管,自皮肤向造瘘管远端。引流管位置低于造瘘口。

(3)妥善固定膀胱造瘘管并保持引流通畅,防止扭曲、打折,或者堵塞。

(4)每天更换引流袋,保持引流袋位置低于造瘘口,防止液体反流引起逆行感染。

(5)嘱患者注意个人卫生,每天清洗会阴部,保持衣物和床单位的清洁,如污染及时更换。

(6)定时更换造瘘管,根据造瘘管的材料不同,选择合适的更换时间,一般在1个月左右,更换过程中严格无菌操作。

(7)嘱患者勤饮水,每天饮水量>2 000 mL,进行生理性冲洗,防止感染,随时观察尿液颜色、量和气味。

(四)回肠代膀胱术

1.护理常规

密切观察生命体征,四肢末梢温度,注意保暖,去枕平卧位,头偏向一侧,保持呼吸道通畅,防止呕吐和窒息。持续低流量吸氧,密切观察伤口有无漏尿、出血,保持床单位整洁干燥。

2.饮食护理

术后饮食注意酸碱性,多食水果蔬菜补充维生素,提高尿液酸性,减少感染的发生,避免尿液过碱形成碳酸盐结晶。

3.护理评估

评估患者意识及心理状态,对术后造口的接受能力,能否接受排尿习惯的改变;注意生命体征的变化,是否有水电解质失衡情况的出现。

4.护理要点

(1)左、右输尿管内支架管:左、右输尿管内支架接引流袋,收集双肾的尿液,减少代膀胱的压力,有利于吻合口的愈合。护理时固定好左、右输尿管内支架,保持通畅,防止输尿管狭窄、血块堵塞,若发现引流不畅,以及时检查并冲洗、挤压,冲洗时防止逆行感染,观察并记录引流尿液的颜色和量,一般于术后2周左右拔除。

(2)回肠膀胱造瘘管:妥善固定回肠膀胱造瘘管,定时从上往下进行低压冲洗管道,尽可能排除肠液,保持通畅,防止管道堵塞,观察并记录引流液的颜色和量,一般于术后10～14天拔除。

(3)盆腔引流管:引流盆腔内伤口渗出液,一般接负压引流袋,术后第2天血压稳定后可予半卧位,以利于引流。妥善固定引流管,防止脱管,定时挤压管道,保持通畅。观察并记录引流液的性质、颜色和量,同时也要注意代膀胱内有无漏尿。一般术后2～7天可拔除,若引流液过多,可适当延长拔管时间。

(4)留置尿管:尿管可以充分引流尿液,减少膀胱压力,有利于吻合口愈合。妥善固定尿管,每天会阴护理2次,定时监测体温及血白细胞变化,预防感染的发生。留置导尿管期间需经常挤压并定期冲洗,防止代膀胱分泌的黏液堵塞尿管引起漏尿,冲洗时不可用力过大,每次冲洗量不能过多,防止吻合口裂开。

(5)胃管:胃管连接负压引流器,持续胃肠减压。妥善固定胃管,每天测量长度,以防止滑出,观察并记录引流管的颜色、性质及量。留置胃管期间,做好个人卫生,保持口腔及鼻腔清洁。术后肛门排气后可拔除。

(6)造瘘口护理:保持人工再造膀胱内引流管通畅,每天低压冲洗回肠膀胱,防止黏液堵塞管道,防止尿液外渗刺激周围皮肤,引起湿疹及感染。密切观察回肠乳头黏膜的血供情况,观察其颜色及有无回缩现象,如发现异常及时通知医师。定期瘘口扩张,防止瘘口狭窄,注意扩张瘘口时不可过度用力,避免回肠乳头损伤和造口感染。观察造口袋的舒适及牢固的程度,以及时更换造口袋。保持周围皮肤的清洁和干燥,以及时更换造口周围敷料。

(7)常见并发症护理:尿瘘发生后应保持尿管及各引流管通畅,以及时引出尿液,加强营养支持、抗感染治疗。肺部感染发生后尽早密切观察导尿管引出尿量和创口漏尿量,以判断瘘口大小和漏尿量,用有效抗生素,定时拍背,指导患者有效咳嗽,必要时请呼吸科会诊指导治疗。术后间歇性进行患者的下肢按摩,逐渐增加患者活动量,如无出血倾向,尽量避免使用止血药物,日常治疗避免下肢穿刺,减少下肢静脉损伤。处理并发症的同时,保持造瘘口周围皮肤清洁,防止皮肤破溃。

(8)护理须知:术后引流管较多,需用标签纸分别标识,防止接错,注意伤口敷料,如有渗液及时更换。术后加强基础护理,保持病室及身体的清洁,病情允许下鼓励患者活动四肢,协助患者翻身,适当拍背并给予雾化吸入,预防下肢深静脉血栓、压疮、肺炎的发生。鼓励患者积极参加康复活动,疏导消极情绪,协助患者适应身体外观的改变。告知患者饮水量每天2 000～3 000 mL,增加尿量冲洗尿道,指导患者练习控制新膀胱的能力,每2～3小时排尿1次,养成定时排尿的好习惯。回肠膀胱任何部位的梗阻都可导致肾积水,如有不适及时就诊。

(五)可控回肠新膀胱术

1.护理常规

密切观察生命体征,术后常规给予去枕平卧位,头偏向一侧,保持呼吸道通畅,防止呕吐和窒息。因手术时间长,创伤大,体液丧失多,一定要保证输血输液通畅。因术后引流管多,妥善固定各管路并保持通畅。持续低流量吸氧,密切观察伤口有无漏尿、出血,保持床单位整洁干燥。

2.饮食护理

术后肠道功能恢复、肛门排气后可进食,排气后第一天可进食少量温水,如无腹胀等症状,可逐渐增加到全流质饮食,过渡半流质饮食,9天可恢复至普食,饮食以柔软、清淡,易消化,少脂肪,低刺激性为主。

3.护理评估

评估术后意识恢复情况,心理状态,术区是否存在明显疼痛,引流是否通畅,引流液颜色是否正常,肢体末梢温度,术区敷料的完整性,置管周围皮肤的温度、颜色等,是否存在感染的风险。

4.护理要点

术后引流管多,需用标签纸分别标识,妥善固定各个引流管,防止逆行感染。定时检查各个引流管,保持通畅,如发现异常及时通知医师。每天更换引流袋,记录各个引流的颜色、性质和量。及时更换伤口敷料,加强基础护理,保持病室及身体的清洁,防止感染。术后指导患者逐渐增加活动量,防止肾静脉血栓、压疮和肺炎。指导患者增加肛门外括约肌功能,尽早恢复新膀胱的可控性,保持定时排尿习惯。

四、泌尿造口与周围并发症的处理

(一)造口出血原因

1.原因

造口出血常发生在术后 72 小时内,常见于造口黏膜糜烂,或者因为擦洗时过于用力导致出血,多数是造口黏膜与皮肤连接处发热毛细血管及小静脉出血,以及系膜小动脉未结扎,或者结扎线脱落等都可以引起出血;另外,由于肿瘤放疗、化疗等可以引起毛细血管破裂而引起出血。

2.护理措施

(1)对于较少的出血,可以采用纱布稍加压迫止血。

(2)对于较多的出血,可以使用止血药,如使用云南白药或应用干棉签蘸取肾上腺素溶液涂抹造口出血处。

(3)对于大量的出血则应通知医师采用手术止血。

(4)应注意补充蛋白质和血红蛋白,积极改善患者肾功能。

(二)造口坏死原因

1.原因

通常发生于术后 24～48 小时,是比较严重的早期并发症。通常可由于造口手术缝合过紧或者造口太小,都会造成造口黏膜血供障碍;其他方面也可见于手术中肠管牵拉力过大、扭曲或术中过分修剪肠脂垂,损伤回肠边缘动脉等也会导致黏膜供血不足。

2.分度及护理措施

(1)轻度:表现为造口黏膜边缘暗红色,局部黑色不超过造口黏膜的 1/3,无分泌物、无臭味,造口周围皮肤没有变化。此时应同时解除所有压迫造口物品,拆除缝线或更换底盘等手段恢复供血,同时选用透明造口袋,便于观察造口黏膜颜色。选用浓氯化钠溶液湿敷可以促进坏死组织的脱落,通常每天 2 次,每次 20 分钟。

(2)中度:表现为黏膜呈现 2/3 黑紫色,有分泌物、有异常臭味,擦洗黏膜有出血点。按轻度方法处理后,清除坏死组织,应用造口产品将缺口处用水胶体膏剂或粉剂填充。

(3)重度:表现为全部黏膜呈现漆黑色,有较重的异常气味,擦洗黏膜无出血点。立即通知医师,必须急诊手术,重新造口。

(三)造口水肿

1.原因

造口水肿通常出现于术后 2～5 天出现,通常是因为腹壁开口过小、低蛋白血症、造口底盘内径过小、腹带过紧等原因导致。

2.护理措施

(1)轻度无需处理,会自行消退。

(2)如果水肿加重且呈现灰白色,则需要检查造口血供是否充足,同时用10%氯化钠溶液或者用硫酸镁溶液湿敷每天2~3次。

(四)造口回缩

1.原因

造口回缩是指肠管黏膜平面低于皮肤,主要由于手术室肠管游离不充分,外翻肠管长度不够、造口腹壁开口过大,缝线间距过大或固定不牢导致。手术创伤后可能导致体重下降,造口周围脂肪过多也是引起造口回缩的因素之一。

2.护理措施

轻度回缩使用凸面底盘加腰带即可,但肝硬化、腹水患者除外。造口回缩应使用凸面底盘,松弛的腹壁自然向前、向下膨出并和底盘的周边黏贴。但是应用凸面底盘必须结合应用腹带,这样才能有效地改进造口回缩。严重者可二次手术重建造口。

(五)造口脱垂

1.原因

主要是由于肠管固定于腹壁不牢固,腹壁肌肉薄弱、肠管由造口内向外翻出造成的。造口脱垂是造口患者术后常见的并发症之一,不能妥善处理的话可能会引起水肿和出血。

2.处理方法

(1)手术前对造口进行定位,是预防造口脱垂的关键,术前叮嘱患者尽早进行腹直肌锻炼;术后早期要避免引起腹压增高的动作和行为,养成良好的排便习惯。

(2)轻者用生理盐水纱布覆盖,缓慢将肠造口推出腹腔内,用弹力绷带稍微加压,防止脱垂;较重者可用弹力绷带对尿路造口加压,防止脱垂。

(3)严重者需要重新手术,可切除多余肠段,重建尿路造口。

(六)皮肤与黏膜分离

1.原因

造口皮肤与黏膜分离是指肠造口处黏膜与腹壁皮肤缝合处分离,主要发生在张力过高的情况下建成的造口中,常见的原因多为造口黏膜缺血坏死、伤口感染、营养不良、造口黏膜缝线脱落等。

2.处理方法

(1)用生理盐水清洗造口周围皮肤,评估分离程度。分离的间隙先用消毒剂冲洗,再用生理盐水清洗干净。如果有坏死组织,需要及时进行清创。

(2)分离程度较深者,需分离腔隙需要用抗菌敷料,如藻酸盐银或者亲水纤维银敷料填塞。

(3)避免腹内压增高。

(4)糖尿病患者注意血糖监测。

(七)腹壁疝

1.原因

泌尿生殖系大手术后发生腹壁疝是外科常见问题,疝发生的原因主要包括多次腹部手术、定位在腹直肌外、筋膜切口过大、腹部肌肉薄弱、腹压升高等。传统上,腹壁疝修补是通过开放手术

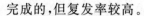

完成的,但复发率较高。

2.处理方法

腹腔镜技术可以用来修补任何类型的泌尿生殖器外科术后切口疝和造口旁疝,腹腔镜腹壁疝修补术是一项新的疝修补术,腹腔镜疝修补术的患者住院时间短,而复发率和并发症发生率低。

（牛冬梅）

第二节　库欣综合征

库欣综合征是因为肾上腺皮质产生过量的糖皮质激素,导致体内脂肪、蛋白质和糖代谢的紊乱,从而产生一系列特征性症状。一般由皮质肿瘤引起的肾上腺皮质增生称为库欣综合征。向心性肥胖是本病最常见的表现,如满月脸、水牛背、腹部脂肪丰满悬垂,四肢相对纤细,此外还表现为面部潮红、充血,皮肤萎缩变菲薄,出现宽大紫纹,毛发增多和痤疮(多毛现象在女性患者更为明显),高血压,骨质疏松,糖代谢紊乱,月经及性功能障碍,精神改变等症状。

一、护理措施

（一）术前护理

(1)心理护理。讲解容貌改变与疾病的关系,树立治愈疾病的信心。

(2)皮质激素分泌过多,可引起糖代谢紊乱,20％的患者有明显的糖尿病症状。术前空腹血糖应控制在 11.1 mmol/L 以下,以提高抗感染的能力。

(3)皮质激素分泌过多,引起骨质疏松,必要时加床档以防患者因肌肉萎缩、疲惫无力、血压高而导致摔伤、坠床,保证患者安全。

(4)皮质激素分泌过多,引起皮肤萎缩变菲薄,出现宽大紫纹,毛发增多和痤疮,应保持床单位平整清洁,避免皮肤破损引起感染。

(5)为防止肿瘤切除后体内糖皮质激素骤减,术前 12 小时及术日晨各肌内注射地塞米松 2 mg。

(6)由于水钠潴留可造成患者血压增高,所以术前观察血压变化,应每天测血压两次,如血压过高者可给予镇静药和降压药。

(7)一般生活护理　给予高蛋白饮食,加强生活护理。

(8)协助患者做好术前检查工作,如大、小剂量地塞米松试验的服药和留尿等。

(9)同外科术前护理,做好皮肤准备、配血、服泻药等处理。

（二）术后护理

1.病情观察

密切监测生命体征,术后每 30 分钟测量血压、脉搏 1 次;血压平稳后改为每 2 小时测量血压、脉搏 1 次。

2.伤口护理

妥善固定肾周引流管,保持通畅;保持伤口敷料清洁、干燥,如有渗血、渗液通知医师及时更换;应用抗生素预防感染。

3.安全护理

患者因骨质疏松,术后卧床及下地活动时应有专人陪伴,避免摔伤、坠床,以保证患者安全。

4.激素治疗

术后第1天每6小时肌内注射地塞米松2 mg,此后逐渐递减,在减量过程中,注意观察患者的反应和主诉,以及时调整用药剂量,防止发生肾上腺皮质危象。

5.肌内注射激素的注意事项

严格掌握药物剂量和注射时间,严格无菌操作,防止注射部位感染和吸收不良。

6.肾上腺皮质危象的观察

术后皮质激素不足,患者可发生急性肾上腺皮质功能低下,表现为头痛、恶心、呕吐、脉快、无力、腹泻、血压下降及昏迷等。应严密观察,有异常及时通知医师。在除外出血情况下,应首先考虑肾上腺皮质功能不足,立即静脉点滴氢化可的松100 mg,观察反应,症状不缓解可加大用药剂量。

7.营养支持

加强营养,维持水、电解质平衡。准确记录出入量,保持出入量平衡,防止补液量过多加重心肺负担;排气后鼓励患者进食高蛋白质、高维生素、易消化食物,以促进伤口愈合。

(三)健康指导

双侧肾上腺大部切除或全部切除的患者,需长期或终身激素替代治疗。指导患者出院后遵医嘱按时服药,不可自行增减药物;向患者及家属讲明肾上腺皮质功能低下的表现,嘱其出现症状随时就诊;注意个人卫生,预防感冒。

二、主要护理问题

(一)自我形象紊乱

与疾病所致的向心性肥胖、痤疮、多毛等形象改变有关。

(二)潜在并发症

如肾上腺皮质危象,与用药剂量调节不良有关。

(三)有受伤的危险

与骨质疏松有关。

(牛冬梅)

第三节　原发性醛固酮增多症

原发性醛固酮增多症简称原醛,是肾上腺皮质腺瘤或肾上腺皮质增生引起大量的醛固酮分泌,导致的一系列贮钠排钾征象。临床主要表现为高血压、高尿钾、低血钾、低肾素活性,即"两高两低"。女性多于男性。

一、护理措施

（一）术前护理

（1）限钠补钾：进食低盐饮食，钠盐限制在每天 5 g 以下，鼓励患者进食含钾高的食物，如香蕉、饮茶等，并同时监测血电解质，如出现低血钾，以及时通知医师，给予补钾：每天服 10％枸橼酸钾 3～4 g，分 3～4 次口服或口服氯化钾缓释片，每天 3 次，每次 1 片。同时严密监测血钾浓度，防止发生高血钾。注意观察尿量，保持出入量平衡；观察血生化恢复情况，待生化测定恢复正常后方可考虑手术。

（2）低血钾时患者软弱无力，严重时发生软瘫，注意保证患者的安全，防止摔伤。

（3）测血压，每天 2 次。对血压高者进行对症处理：口服保钾利尿剂，有减轻水、钠潴留，提高血钾浓度，降低血压的作用。同时分别记录日/夜尿量，为诊断及治疗效果的评定提供依据。

（4）同外科术前护理。

（二）术后护理

（1）监测血压。术后严密监测生命体征，每 1 小时测血压 1 次，平稳后改为每天 2 次。通常血压在 1～6 个月内逐步下降至正常。其间血压高者可辅以降压药物，向患者做必要的解释，减轻焦虑，建立信心。

（2）肿瘤切除后仍需监测血电解质，因术后有可能发生低血钾，静脉补充钾盐时，掌握补钾原则，防止因过度补钾，出现高血钾。同时肾脏严重损害者，补钾应谨慎，以免导致高血钾。

（3）肾上腺皮质功能不足患者的护理，同库欣综合征术后护理。

（4）分别记录日/夜尿量，与术前对照，观察手术效果。

（5）鼓励患者早期活动，手术当天床上活动，术后第 1 天搀扶患者下床活动，利于肠蠕动的早日恢复，减轻腹胀等不适症状。

二、主要护理问题

（一）有受伤的危险

与低血钾有关。

（二）潜在并发症：高血钾

与静脉补钾过量有关。

（三）部分生活自理能力缺陷

与术后补液有关。

（牛冬梅）

第四节　嗜铬细胞瘤

嗜铬细胞瘤大部分（约 90％）位于肾上腺髓质，其余发生在肾上腺外嗜铬组织中。瘤细胞能分泌大量的儿茶酚胺（即肾上腺素及去甲肾上腺素和微量的多巴胺），导致以阵发性或持续性高血压和代谢紊乱为特征的临床症状，临床表现以头痛、心悸、出汗三联征和高血压、高代谢、高血糖"三高征"为特征。多见于 20～50 岁。

一、护理措施

(一)术前护理

1.控制血压

应用 α-肾上腺素能阻滞剂治疗,使血压下降,减轻心脏负担,并使患者原来缩小的血管内容量扩大,减少手术并发症和死亡率。术前通常给予酚苄明 10～20 mg 口服,每 8 小时 1 次,持续用药 1 个月,使血压接近正常。

2.症状的观察和护理

术前需严密监测血压、心率、体重及末梢循环,常规每天监测卧立位血压及心率,病情发生变化时及时通知医师给予处理,并持续监测血压,防止脑出血的发生。当患者出现心律失常、心率快时可遵医嘱给予普萘洛尔口服,术前 3 天应停药,以免术中出现心脏意外。观察体重及末梢循环变化,体重上升、末梢循环恢复(指端皮温变暖)后,方可考虑手术。

3.心理护理

稳定患者情绪,取得密切合作,防止意外发生;向患者讲明按时服药的重要性;工作中要注意言语态度,避免过激语言及不良刺激;告诉患者不可激动,加强同护士之间的沟通,将不良情绪降低至最低。

4.活动与休息

住院期间以卧床休息为主,外出检查应有专人陪同,避免因过度疲劳导致血压升高。

(二)术后护理

1.生命体征的观察

嗜铬细胞瘤切除术后,儿茶酚胺的作用消失,血管容量相对增大,应在 ICU 监测动脉血压,每 15～20 分钟测 1 次。如果血压过低,加快输血或补液速度,提高有效循环血量。若血压仍不能维持正常,应在监护中心静脉压的同时扩容,使用血管收缩药以维持血压,待血压平稳后改为每小时测血压 1 次(血管收缩药物应尽可能减少用药剂量及用药次数)。同时监测每小时尿量和肾功能。停用血管活性药物且血压平稳后可转入普通病房继续治疗。

2.胃管的护理

妥善固定,定时用生理盐水 20 mL 冲洗胃管,保持其通畅。肠蠕动恢复,肛门排气后,即可拔除胃管,少量饮水,并逐渐过渡到正常饮食。

3.静脉通道你

保持静脉补液通畅,建立有效的静脉通路,以防病情突变;有中心静脉插管者每周更换敷料 2 次,保持穿刺部位无渗血;严格无菌操作,预防感染;补液完毕后,用肝素盐水正压封管,避免管道堵塞;保持出入量平衡。

4.适当活动

术后当天即鼓励患者床上活动;术后第 1 天,待血压平稳后,协助患者床边活动,避免肺部感染及下肢静脉血栓等并发症。

5.血压

术后血压多数恢复正常,少数患者在术后 1 周血压及血、尿儿茶酚胺仍偏高,可能与术后应激及储存儿茶酚胺较多有关,故术后 1 个月重测数值更准确。安慰患者不必紧张,配合治疗。

（三）健康指导

术后 1 个月复查血压及血、尿儿茶酚胺，判断治疗效果。

二、主要护理问题

（一）有受伤的危险

与高血压、头痛、头昏有关。

（二）生活自理能力缺陷

与术后卧床有关。

（三）知识缺乏

与不了解疾病的相关知识有关。

（牛冬梅）

第五节　尿 道 下 裂

尿道下裂是男性泌尿系统生殖系最常见的先天畸形。正常情况下，当胚胎第 7 周后尿道皱襞自尿道近段逐渐向龟头端融合成一管形即尿道，当尿道皱襞形成管形发生障碍时即导致尿道下裂。临床上按尿道开口位置分阴茎头型、阴茎体型、阴囊型、会阴型 4 型。主要临床症状有排尿异常为尿线细，自下无射程，排尿时打湿衣裤；阴茎勃起时明显向下弯曲。手术一般分为两期，第一期阴茎矫正术，第二期尿道成形术。

一、护理措施

（一）术前护理

（1）同外科术前护理。

（2）更换内裤，避免漏尿引起尿疹和皮肤溃烂。

（3）术前 3 天开始，每天用肥皂水清洁阴茎冠状沟、阴囊皮肤各一次，并用聚维酮碘棉球局部擦拭。

（4）观察患者有无尿频、尿急等症状，如有应用抗生素积极治疗，防止泌尿系统感染。

（5）心理指导　尽早手术，可促进生殖器正常发育，也可正常排尿。

（二）术后护理

（1）同外科术后护理常规。

（2）尿管固定.妥善固定尿管，保持通畅；尿管同时起到支架作用，操作时注意保护尿管，防止活动时牵拉脱出。

（3）观察血运，保持局部清洁。密切观察阴茎局部情况，阴茎头充血、水肿、颜色发绀等提示血运不佳，以及时通知医师给予处理。

（4）观察排尿情况。观察引流尿液的性质、颜色及量。保持膀胱造瘘管通畅，避免从尿道排尿，保持伤口敷料干燥完整。活动时防止膀胱造瘘管脱出。术后 10～12 天拔除尿管，鼓励患者自行站立排尿，观察排尿出口和尿线。若排尿正常可于 1～2 天后拔除膀胱造瘘管，若排尿困难，通知医师尽早行尿道扩张术。

(5)饮食护理。嘱患者多饮水,每天 1 500～2 000 mL 以上,可起到自然冲洗作用。肛门排气后进流食,减少粪便形成,以防污染伤口。给予高蛋白、高热量、高维生素、易消化饮食,多进粗纤维食物,多吃新鲜蔬菜和水果,保持大便通畅,预防便秘,必要时给予缓泻剂。

(6)减轻疼痛。用支被架支起棉被,避免直接接触伤口,减轻疼痛及污染伤口的机会。尿道下裂修补术后,因膀胱造瘘管、尿道支架管、血块等刺激,可引起膀胱痉挛或尿道肌肉痉挛而致疼痛,尤其术后 1～3 天症状最明显,以后逐渐减轻。术后给予雌激素治疗,7 天每晚口服己烯雌酚 1 mg,防止阴茎勃起而造成伤口疼痛和出血,影响伤口愈合,必要时给予止痛剂。

(7)预防感染。伤口感染是造成尿道成形术失败的主要原因,应积极预防。保持伤口敷料清洁、干燥,应用抗生素预防感染。

(8)心理护理。护士应尊重患者,保护其隐私,取得患者的信任,使其能够主动配合治疗、护理工作,并给患者讲解,如果配合好治疗、护理的工作能够尽快康复,拔除尿管后,就能像正常人一样站立排尿,树立患者战胜疾病的信心,并在其治疗、护理后给予鼓励及表扬。

(三)健康指导

(1)注意休息,术后 1～2 个月内限制剧烈活动,防止伤口裂开。

(2)加强营养,多食高蛋白(鱼、肉类)、富含维生素(蔬菜水果等)的食物。

(3)保持会阴部清洁,注意患者的排尿情况,多喝水,保持大小便通畅。

(4)术后一个月后复诊,行预防性尿道扩张 1 次,有尿道狭窄者定期行尿道扩张,有尿瘘者于术后半年修补。

(5)如有异常(尿线变细、尿漏等),以及时就诊,以免造成尿道狭窄。

二、主要护理问题

(一)疼痛

与手术伤口有关(或与阴茎头肿胀有关)。

(二)生活自理能力部分缺陷

与术后卧位有关。

(三)潜在并发症:感染

与手术有关。

(牛冬梅)

第六节　尿道狭窄

一、概述

由于解剖特点,尿道狭窄绝大多数见于男性,女性少见。男性尿道狭窄是由于各种原因使尿道黏膜或其下的尿道海绵体形成瘢痕,引起尿道管腔管径缩小,或因外伤使尿道分离,在分离处组织纤维化使尿道闭塞。

炎症、外伤、医源性损伤及先天性发育异常,均可导致尿道狭窄或闭锁。临床上以外伤性和炎症性尿道狭窄最为常见。近年来,随着腔内手术的普及,医源性尿道狭窄逐渐增多。炎性尿道狭窄多由淋菌性尿道炎引起,发病率近年来有增加的趋势。

尿道狭窄的另一常见病因是留置尿管不当,置入的导尿管太粗、留置时间过长,使尿道黏膜受压迫,诱发炎症,发生出血坏死,进而发生狭窄。这类尿道狭窄易发生在生理性狭窄和弯曲处,也可发生于全尿道。此外,尿道狭窄的发生率与尿管的材质也有关,橡胶尿管最易诱发,乳胶次之,硅胶最少。

二、尿道狭窄的分类

(一)按病因

1. 先天性尿道狭窄

先天性尿道狭窄如尿道瓣膜、尿道管腔先天性缩窄、尿道先天性狭窄、尿道下裂等。

2. 炎症性尿道狭窄

炎症性尿道狭窄由特异性或非特异性尿道感染所致。特异性感染中,以淋病性尿道狭窄较常见。非特异性尿道感染中,因反复包皮阴茎头炎症所致的尿道外口及阴茎部尿道狭窄较常见。

3. 外伤性尿道狭窄

外伤性尿道狭窄是最常见的后天性尿道狭窄。多因尿道损伤严重、初期处理不当或处理不及时所致。另外还包括部分医源性尿道狭窄,随尿道内器械操作的增多而明显增加。

(二)按临床治疗的难易和局部病变的复杂程度

1. 单纯性尿道狭窄

单纯性尿道狭窄指无并发症,狭窄长度球部尿道在 3cm 以内,后尿道 2cm 以内。

2. 复杂性尿道狭窄

有以下情况者属于复杂性尿道狭窄：

(1)狭窄长度后尿道超过 2cm,前尿道超过 3cm。

(2)有结石、炎症性息肉、憩室、尿道直肠瘘、尿道皮肤瘘等并发症。

(3)尿道括约肌功能障碍。

(4)有假道存在。

(5)有严重骨盆畸形。

(6)并发耻骨骨髓炎。

(7)接近膀胱颈的高位狭窄。

(8)两个以上狭窄。

三、尿道狭窄的诊断

一般根据病史、是否排尿困难、尿频、尿急、尿潴留等症状就可作出诊断。但为明确狭窄程度、长度、部位及是否存在假道、憩室、瘘道等必须做进一步检查,如尿道造影、磁共振成像、超声检查、尿道探子检查及内镜检查等。尿道造影对诊断尿道狭窄有着非常重要的意义。有逆行尿道造影和排尿性膀胱尿道造影两种,对于不严重的尿道狭窄,逆行尿道造影多可满足需要;但严重的尿道狭窄,特别是后尿道狭窄两种方法同时使用时,能获得更佳的显示。磁共振成像、超声检查能了解尿道狭窄的长度、程度及狭窄尿道周围瘢痕组织的厚度,对于手术方式及手术时机的

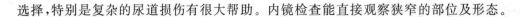

选择,特别是复杂的尿道损伤有很大帮助。内镜检查能直接观察狭窄的部位及形态。

四、治疗

(一)尿道扩张术

尿道扩张术是治疗尿道狭窄的主要手段之一,包括尿道探子扩张术、丝状探条扩张术、气囊扩张术等,适用于尿道狭窄早期,狭窄程度较轻的病例。但是,尿道扩张又是导致假道的主要原因,因为尿道管腔有病变时,尿道壁的瘢痕常使尿道壁表面凹凸不平,有时尿道腔并不十分狭窄,扩张时尿道探子尖顶在瘢痕的凹陷处而受阻,难以深入,稍有不慎就可引起假道,这种情况改用丝状探条多可获得成功。

输尿管镜在治疗尿道狭窄中可发挥镜体小的优点,能直视下到达狭窄部,部分病例可直接扩张通过狭窄段,较易放置导丝。对于一些丝状探条无法通过的尿道狭窄,采用输尿管镜直视下辅助插入可获得成功。

(二)尿道狭窄腔内治疗

腔内手术的优点是与传统开放手术相比更安全、损伤小、可重复、并发症少、住院时间短,可适用于各型尿道狭窄,尤其适用于后尿道狭窄或曾经开放手术而再次开放手术有困难者。尿道开放成形术后复发的患者进行尿道内切开可以取得很好的治疗效果。20世纪80年代以来,随着腔内设备的改进,技术的完善,腔内手术成为治疗单纯性尿道狭窄和部分复杂性尿道狭窄的首选方法。

目前由于冷刀形状、性能及切割方式等原因,单纯尿道内切开不能充分扩大尿道腔道,故其狭窄的复发率极高。据国外报道,不加选择地行单纯尿道内切开,术后狭窄的复发率为78%。用冷刀行尿道内切开操作简单,损伤小,但不能彻底切除瘢痕,所形成的尿道内腔不平整,易引起慢性炎症而导致再狭窄。而尿道内切开及瘢痕电切除术的联合应用能取得较好的效果,被临床广泛应用。尿道内切开及瘢痕切除治疗尿道狭窄多采用冷刀、普通电切、汽化电切、等离子电切及激光等,其各有优缺点。

尿道狭窄腔内治疗的疗效与多种因素有关,其中尿道狭窄长度与经尿道腔内治疗的疗效密切相关已得到公认,但具体腔内治疗技术的选用与狭窄长度尚无统一的标准。目前大多数学者认为其适应证为外伤、炎症或外科手术后造成的病变长度在3cm以内的尿道狭窄,部分学者认为病变长度小于1cm的尿道闭锁亦可为腔内治疗的相对适应证。对合并有未控制的感染或尿漏的尿道狭窄不宜进行腔内切开治疗。狭窄范围过长的病变,虽然也能通过内切开的方法获得尿道通路,但术后难以得到满意的尿路黏膜修复,手术效果不佳。在短期内超过两次以上的内切开术并经过规律尿道扩张治疗仍复发的尿道狭窄者,应考虑开放手术。对于尿道闭锁段较长或伴有对位不好的尿道闭锁有时会导致切开时定位不准,增加了假道形成和出血的机会,这类患者最好选择开放手术治疗。一般无严重并发症的复杂性尿道狭窄可先尝试腔内手术治疗。

难治性较长距离后尿道狭窄／闭锁,临床上处理较困难,常规的尿道内切开术、开放性尿道瘢痕切除及断端吻合术常因为狭窄段过长、致张力大或瘢痕位置高、范围广,手术野狭小、显露不佳、进针不易,造成操作困难而导致较多并发症甚至手术失败。采用尿道内切开结合记忆合金支架置入术治疗尿道狭窄,损伤小、恢复快、疗效好,还能避免开放手术可能引起的尿漏、阴茎勃起功能障碍等并发症。记忆合金支架是一种记忆性钛金属网状支架,冷水时呈收缩、柔软状态,热水时呈膨胀、塑形状态,不易移动、变形。具有较好的适应性,长期放置后没有明显的不适。而且正常尿道黏膜短期内可以爬行生长,完全覆盖支架,避免钙盐附着,结石形成。若需取出支架,在尿道镜下异物钳夹住一根金属丝即可顺利抽出。术后不需保留导尿,早期即可正常排尿,但应避免剧烈活动,防止支架移动。后期若出现排尿困难,常是支架移位、支架未能覆盖的尿道瘢痕处黏膜过度增生,或者是前列腺增生、支架相对变短所致,此时可以取出支架,尿道镜下切除增生的黏膜或前列腺,仍可正常排尿。若无特殊不适,可以终身放置。对于伤后无性功能障碍的患者,置入记忆合金支架后仍可正常性生活,但会出现逆行射精。总之,对于难治性尿道狭窄、闭锁,就尿道狭窄是否决定用尿道支架治疗尚有争论,目前尿道支架尚未列为尿道狭窄的常规治疗方法。

(三)尿道成形重建手术

尿道狭窄是泌尿外科临床治疗中的难题。虽然内镜下尿道内切开手术对部分患者可以获得较好的近期效果,但远期效果仍旧十分不理想。2cm 以上的前尿道狭窄或闭锁一般不适合行端端吻合术,因可导致阴茎弯曲、痛性勃起,而必须行替代物尿道成形术。尿道成形重建手术对于长段尿道狭窄(> 2cm)患者效果确切,复发率低,是首选的治疗方法。

现利用自体组织重建尿道治疗尿道狭窄是泌尿外科常用的术式。目前在临床上常使用的替代物有阴茎局部皮肤,膀胱或颊黏膜及最近开始应用的结肠黏膜。

阴茎包皮是较为理想的尿道成形材料,其最大的优点是取材方便、操作简单、皮肤无毛发,对尿道狭窄段< 8cm 者较为适合。但患者往往因为以往的包皮环切、创伤或反复的手术而缺乏可供尿道成形手术所需的包皮。运用阴茎包皮行尿道成形术最常见并发症是尿道再狭窄,发生率高低与术后时间长短有关。国外报道,采用带蒂皮瓣尿道一期成形 113 例,术后 1 年内尿道再狭窄率为 11%,5 年是 19%,而到 10 年时高达 40%。

膀胱黏膜组织较薄,伸缩性较大。运用膀胱黏膜进行尿道成形术,其主要的并发症是易引起重建尿道口的狭窄,黏膜脱垂和肉芽肿性反应。国外学者对采用膀胱黏膜行复杂性尿道重建手术后的患者进行长期随访,结果表明 66% 的患者有并发症,其中 1/3 的患者需要再手术。采用膀胱黏膜的另一个缺点是膀胱黏膜取材创伤较大,且留下皮肤瘢痕。其次,在许多复杂的病例,其膀胱黏膜也往往因以前做过手术,黏膜有炎症、水肿,尤其是长期膀胱造瘘者而不能被利用。

目前口腔颊黏膜正逐渐成为尿道狭窄成形重建手术中最广泛运用的材料。口腔黏膜的组织学特点是上皮层厚,富含弹性纤维,固有层较薄且非常坚韧,组织弹性好,易于新血管形成,黏膜层内毛细血管密度最高,存活能力最强,适合在较湿的环境中存活,且取材方便,两侧颊部和下唇可同时取材,这些特点使其成为较理想的尿道替代物。缺点是材源有限,作为移植物很难用于复杂性长段尿道狭窄。近 10 余年口腔黏膜尿道成形术已广泛应用于临床治疗复杂性前尿道狭窄。

虽然有很多技术和很多组织被应用于尿道狭窄的修复,并获得较好的疗效,但对于超长段(> 12cm)尿道狭窄或闭锁,尤其是对一些多次治疗失败的复杂性超长段尿道狭窄或闭锁患者的治疗,仍然是临床一个较棘手的难题。在近几年也有采用结肠黏膜进行复杂性尿道狭窄修复的报道,国外有专家将一段经过裁剪的游离空肠通过显微外科移植到外阴部重建尿道,治疗复杂性的长段尿道狭窄,术后排尿通畅,为治疗复杂性的长段尿道狭窄开创了一条新路。但结肠黏膜是否能与颊黏膜一样作为较理想的尿道替代物及两者在治疗尿道狭窄中的价值与差异尚不明确。

(四)组织工程学在尿道重建中的应用

"组织工程"一词是美国国家科学基金会于 1987 年正式提出和确定的。组织工程是材料学、

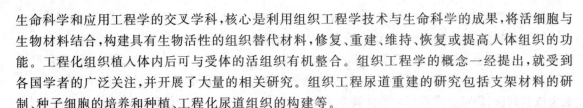
生命科学和应用工程学的交叉学科,核心是利用组织工程学技术与生命科学的成果,将活细胞与生物材料结合,构建具有生物活性的组织替代材料,修复、重建、维持、恢复或提高人体组织的功能。工程化组织植入体内后可与受体的活组织有机整合。组织工程学的概念一经提出,就受到各国学者的广泛关注,并开展了大量的相关研究。组织工程尿道重建的研究包括支架材料的研制、种子细胞的培养和种植、工程化尿道组织的构建等。

1.生物支架材料的研制

组织工程支架材料的主要作用是提供物理强度和张力,是活体组织细胞附着的基本框架和代谢场所,其形态和功能直接影响所构成的组织形态和功能。

理想的生物支架材料应具备以下特点:①良好的生物相容性及生物降解性;②材料本身及降解物无毒性;③一定的机械强度和可塑性;④良好的细胞界面,利于细胞黏附和增殖;⑤适当的孔隙率和孔隙度,有利于细胞长入及营养物质和代谢产物的交换。

根据来源不同,支架材料可分为人工聚合材料和天然生物材料。人工聚合材料主要是一些可生物降解的组织相容性材料,这些材料是晶体或半晶体、热塑性材料,易于加工成各种形状。天然生物材料作为细胞外基质的替代物,包括胶原蛋白、多聚氨基酸、多肽、透明质酸及其复合物、藻酸盐等大分子材料,此类材料多为正常组织的细胞外高分子物质,对细胞的黏附具有优势,但缺乏物理强度,为获得较为理想的三维支架需在成形后加玻璃管、硅胶管等内支撑。

2.种子细胞培养和种植

工程化组织的构建需要大量活性良好的种子细胞。种子细胞可以从异种组织、异体组织或自体组织中获取,其中自体组织细胞由于不引起排斥反应而作为首选。经组织活检获得,经过体外一系列处理后,得到足够数量的细胞后种植于三维支架材料上,使之黏附、分化、生长,并分泌细胞外基质,最终形成"活"的尿道替代材料。将细胞种植于三维支架材料是完成组织工程的重要步骤。其本质都是把种子细胞与支架材料结合得到设计的组织或器官。采用不同的细胞种植技术进行联合培养,在组织工程学中的应用非常重要。

先天性尿道缺损、尿道损伤及后尿道狭窄等尿道疾病的治疗一直是泌尿外科的难题。文献报道的手术治疗方法近300种,改良方法层出不穷,但这些方法常以牺牲正常组织为代价,手术创伤修复组织缺损,效果不佳,并发症多。组织工程为尿道修复与重建提供了广阔的前景,通过研究人员的努力,已经取得了长足的进步。现在已能在体外分离、培养和扩增足够数量的尿路上皮细胞,供组织工程修复尿道使用。还有专家在尿道重建中使用脱细胞膀胱基质移植物取得良好效果,术后形成了正常的尿道黏膜组织。用小块的移植组织修复人尿道下裂和尿道狭窄的临床试验也获得了成功。随着组织工程的兴起及其技术在临床不同领域的成功应用,尿道缺损、损伤、狭窄等的修复与重建出现了新的希望。

五、护理

(一)尿道狭窄腔内治疗护理

1.手术前护理

(1)留置导尿的护理:留置导尿可以解除部分尿道狭窄患者的尿潴留,在护理过程中需注意:①切忌反复粗暴插管,以免加重尿道损伤。②避免快速排空膀胱,膀胱内压骤然降低易引起患者虚脱或膀胱出血。③留置尿管期间鼓励患者多饮水,保持每天尿量2 000 mL以上,以达到内冲洗的作用。④每天清洁尿道口2次。⑤妥善固定尿管,防止牵拉。⑥保持引流系统密闭、通畅,避免引流袋高于膀胱平面及随意打开尿管与引流袋的接头,以防逆行感染。⑦定期更换尿袋。

(2)耻骨上膀胱造瘘管的护理:尿道狭窄若不能插入导尿管者,可行耻骨上膀胱穿刺造瘘,引流尿液。护理上注意保持造瘘口局部干燥,以及时更换敷料,防止感染。拔管之前先夹闭造瘘管,排尿通畅后方可拔除。其他护理措施同留置尿管护理。

(3)心理护理:尿道狭窄患者多病程较长,反复就医,焦虑和自卑感较重,应给予患者心理支持,树立信心。

(4)术前准备:尿道腔内手术前准备与一般外科手术相同。术前需禁食 8 小时,禁饮 4 小时;为了避免术中排便,手术前一天口服灌肠剂清洁肠道;术前备皮、更衣,备皮范围为整个会阴部。

2.术后护理

(1)持续膀胱冲洗及护理:术中出血明显的患者术后需用无菌生理盐水进行持续的膀胱冲洗,以减少出血和血块填塞及凝血块阻塞尿管。膀胱冲洗时间一般为 1~3 天,排出液转为淡红色或淡粉色时,可改为间断冲洗或停止冲洗。

(2)休息与活动:尿道腔内手术后 6 小时即可半卧位,可鼓励患者床上活动,一般停止冲洗后即可逐渐下床活动。

(3)饮食指导:术后 6 小时无恶心、呕吐即可进食,饮食避免辛辣和过于精细。由于便秘时用力解大便容易导致手术创面出血,因此尤应注意防止便秘。

3.病情的自我观察及随访

术后定期门诊复查,出现排尿不畅尿流变细时,以及时行尿道扩张术。

(二)口腔颊黏膜嵌入尿道成形术护理

1.术前护理

(1)局部皮肤的准备及护理。①皮肤清洁:术前 3 天需要彻底的清洁包括阴茎、阴囊、肛周在内的会阴皮肤,每天用稀释后的聚维酮碘溶液(稀释后含碘 0.5%)坐浴 3~5 次,每次 2~3 分钟,要特别注意清洗阴囊皱褶处皮肤。②会阴部备皮:由于该手术对会阴部皮肤要求较严格,因此需术前 3 天即开始备皮,会阴部手术区域皮肤每天备皮 1 次,注意防止皮肤刮伤。

(2)口腔准备:术前 3 天以上安排患者洁牙、治疗牙周疾病、修复龋齿,并用口腔消毒漱口液每天 5 次(早晚及三餐后)。这对于减少口腔中的细菌数量,减轻术后口腔疼痛和保证手术后口腔创面的快速愈合有积极的作用。

(3)抗生素的使用,术前 3 天口服抗生素预防和控制感染。

(4)肠道准备:为防止术后大便污染伤口,以及排便时对伤口的牵拉,尿道成形术的患者术前需进行肠道准备。术前 3 天无渣或少渣饮食,术前 1 天进流质并口服灌肠液,术前 8 小时禁食,术前 4 小时禁饮。

(5)尿管和膀胱造瘘护理同前。

(6)心理护理:复杂性尿道狭窄的患者多有较为严重的心理负担。患者常常多次求医,治疗效果不理想,如果是外伤所致尿道狭窄,患者还承受了较重外伤的打击,不但严重影响生活和工作,还花费了大量的医疗费用,患者承担着较大的家庭、社会压力。复杂性尿道狭窄的患者均为男性,且多为青壮年,对于自己的心理负担常常独自承受,不愿表露。护士应该多与患者及家属沟通交流,鼓励患者表达内心所想,帮助家属理解患者,让患者获得更多的家庭、社会支持。同时多向患者提供尿道狭窄治疗的信息及目前的治疗方案,介绍口腔颊黏膜嵌入尿道成形术成功的病例,增强患者战胜疾病的信心,调动患者配合医护的积极性,有利于疾病康复。

2.术后护理

(1)伤口护理。阴茎段尿道伤口用弹力绷带包扎,并用支被架支撑被盖,防止阴茎受压引起吻合口移位。阴囊和会阴部伤口加压包扎 5 天后改用普通纱布包扎。术后 24 小时内应严密观察伤口渗血、渗液情况,观察阴茎有无水肿。如局部有明显水肿,应重新包扎伤口,以解除压迫,缓解水肿。术后还应注意保持会阴的清洁干燥,避免潮湿。

(2)口腔护理。术后做好口腔护理,保持口腔卫生,早晚及进食后可用抗菌含漱剂漱口,拆线后可使用溃疡愈合药物如外用重组人表皮生长因子衍生物(金因泰)、外用牛碱性成纤维细胞生长因子(贝复剂)等,促进新生组织的生成。并进行张口训练,防止患者因疼痛及紧张心理因素引起张口受限。

(3)感染的预防及护理。①尿道口护理。留置尿管期间注意保持尿道口清洁,每天用 0.5% 碘附清洁尿道口 2～3 次,分泌物多时需及时清洁,预防感染。②保持分泌物排出通畅。保持尿道分泌物能通畅的排出也是术后防止感染的重要措施。每天做好尿管护理的同时,用庆大霉素滴入尿道口每天 3 次,并定时轻轻挤压尿道,将尿道内的分泌物挤出,避免感染。③尿管护理:患者术后需留置硅胶尿管,硅胶尿管刺激性小,可以起到很好的支撑引流作用。术后需妥善固定硅胶尿管,注意保持尿管通畅,避免牵拉,防止尿液逆流,保持整个尿液引流系统密闭。倾倒尿液时,不要一次放空尿袋,尿袋内留 50～100 mL 尿液,以免下次尿液流出启动时增加尿道压力而损伤尿道吻合口黏膜。由于尿道上皮细胞的再生、修复需要 3～4 周,一般尿管需要保留 4 周左右。

(4)出血的预防及护理。应严密观察生命体征及伤口渗血。阴茎勃起及平滑肌痉挛容易导致出血及吻合口黏膜移位。给患者口服溴丙胺太林及地西泮及雌孕激素如去氧孕烯炔雌醇片(妈富隆),可以一定程度防止阴茎勃起。也可采用冷敷腹股沟部位的方法防止阴茎勃起。注意告知患者口服药物的目的和重要性,协助患者按时服药,避免漏服。

(5)饮食指导。患者术后 6 小时即可进食,由于口腔有创面,建议术后 3 天内进流质饮食。3 天后鼓励患者多吃富含纤维的食物,防止大便干燥,以免增加腹压引起伤口出血及吻合口黏膜缺血,必要时可口服缓泻剂。鼓励患者多饮水,以起到内冲洗预防感染的作用。

(6)休息与活动。与普通尿道术后的护理要求有所不同,颊黏膜嵌入尿道成形术后,吻合口需要在低压状态下才有利于愈合,患者术后需卧床 2 周,床头不宜太高,一般 15°～30° 为宜,床头太高会增加会阴部压力,影响吻合口的血供。患者术后早期应避免下肢的外展动作,防止尿道吻合口受牵拉而移位。

(7)皮肤护理。为防止吻合口移位,患者长期卧床,活动受限,容易发生压疮。护理上应协助患者翻身,定时按摩受压部位,促进血液循环,防止压疮的发生。

(8)出院指导。①尿管护理的指导:由于尿道黏膜愈合较缓慢,术后 3～4 周才能拔尿管,因此多数患者带管回家,护理人员需指导患者做好尿管的自我护理,保持尿道口的清洁。②活动指导:告知患者回家后注意休息,出院后 2～3 周继续以卧床为主,可以站立、适当的走动等,但不宜久坐,久坐会影响会阴部血供,可能导致吻合口瘢痕增生。3 个月内避免重体力劳动和增加腹压的动作,3 个月内避免性生活。③术后随访:指导患者按时随访。一般保留尿管 3～4 周,拔管时行顺行尿道造影,若造影无异常则拔除尿管。术后 3 个月复查尿道造影或尿道镜,以后每 6 个月复查一次。患者排尿困难或尿线变细时应及时复诊,尿道造影或尿道镜检发现尿道管腔狭窄小于 16F 尿管或排尿困难需要尿道扩张即确定为尿道狭窄复发,需再次进行治疗。

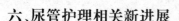

六、尿管护理相关新进展

导尿是基础护理中常用的技术操作之一,在临床上尤其是泌尿外科应用极为广泛,但它所带来的并发症也不容忽视。导尿、长期留置尿管、不恰当的尿管护理可能成为泌尿系感染、尿道损伤、膀胱痉挛、膀胱结石等并发症的原因。近年来,护理界对尿管相关并发症及护理进行了大量的研究。

(一)尿管相关尿路感染及预防

1.留置导尿管

住院患者中,留置导尿管是尿路感染最主要的危险因素。留置导尿削弱了宿主的防御机制,增加逆行感染的机会;同时导尿管可对尿路上皮造成机械性损伤,促进病原细菌定植使尿路感染易于发生。

2.导尿引起尿路感染的常见原因

通过操作将细菌带入泌尿道;置管动作粗暴、尿管型号、材质选择不当使黏膜受损;细菌从尿管外尿道周围黏液鞘进入泌尿道;细菌从尿管或引流装置内部逆行进入;不必要的膀胱冲洗等。

3.抗生素的应用

全身应用抗生素可延缓尿管相关感染的发生。但由于很快产生耐药性,难以杜绝尿管相关泌尿系感染的发生。同时长期预防性使用抗生素可使真菌性尿路感染增加。

4.尿管的选择

尿管的选择对于预防尿路感染也有重要意义,其中型号大小、材质是重要因素。在不影响导尿效果的情况下,尽量选择较为细软的尿管,可以减少黏膜损伤,减少对前列腺管开口处的挤压,减少导尿管与尿道壁间的压力,有利于预防感染。有研究表明:硅胶导尿管,对黏膜刺激小,毒性较小;硅处理乳胶导尿管、塑料导尿管毒性中等;橡胶导尿管具有较大的毒性,易引起尿道炎症。医用硅胶导尿管道壁改型加涂抹缓释抗生素润滑胶的方法,经临床对照试验可明显降低尿路感染发生率。在尿管表面结合一层医用高分子材料——聚乙烯吡咯烷酮,使尿管遇水后具有极为润滑的表面,可减少导尿对黏膜的损伤。一种表面包一层银合金的新型尿管,经临床对照试验证明可以减少菌尿发生。

5.导尿操作注意事项

导尿操作应该严格无菌技术,操作轻柔,尽量减少黏膜损伤,对于尿道狭窄、前列腺增生插管困难者严禁反复插管。导尿操作时,在插管前向尿道内注入兼具局部润滑和麻醉作用的丁卡因缓释剂(利宁)3~5 mL,同时润滑尿管,2~3分钟后再置管,可减轻患者疼痛和黏膜损伤。对于外科手术患者,宜选择在麻醉后行导尿术,可以减少术前导尿所致的患者不适和尿道黏膜损伤,导尿最佳时机在麻醉完全起效后10分钟,加强局部麻醉和尿道润滑效果会更好。

6.保持尿道口清洁

保持尿道口清洁是预防尿管相关泌尿系感染的重要措施,有研究指出用0.5％碘附消毒尿道口可以降低尿路感染的概率。但有专家在2000年的系统评价中指出,目前还没有足够证据说明消毒液清洁尿道口预防尿路感染的效果优于肥皂水清洗。

7.保持引流系统的密闭

保持引流系统的密闭可以使感染率明显降低,是目前公认的预防尿管相关泌尿系感染的有效措施。其中涉及尿管更换时间、集尿袋更换时间、膀胱冲洗等。目前多不主张每天更换集尿袋,频繁更换尿袋会破坏密闭引流系统,造成导尿管末端与集尿袋连接处污染,导致感染率明显增加。但究竟间隔多长时间更换尚存在争议。较多研究建议 7 天更换一次尿袋,留置尿管 10 天以上尿液有混浊、结晶现象者,每周更换 2 次尿袋。也有研究建议集尿袋 3 天更换一次,认为 7 天更换一次则间隔时间太长,尿培养细菌阳性率增加。频繁倒空集尿袋内尿液也会增加污染的可能性。大量研究证明,膀胱冲洗并不能减少留置尿管相关泌尿系感染,甚至由于冲洗破坏了引流系统的密闭,可能损伤膀胱黏膜等原因,反而增加细菌逆行感染的机会。因此医学界不主张做预防性膀胱冲洗,只有当患者存在感染、出血、尿管可能堵塞的情况下才进行膀胱冲洗。鼓励患者多饮水,增加尿量,可以起到稀释尿液、生理性冲洗膀胱的作用,可减少细菌进入尿道的机会,预防感染。

8.其他

由于尿管相关尿路感染的根本原因是由于尿管的置入,因此严格掌握留置尿管的适应证,尽早拔除尿管是防止泌尿系感染的关键。

(二)尿道损伤及预防

尿道裂伤多数由于操作不当引起,如动作粗暴,插管不到位即向球囊内注水,未抽尽球囊内的水即盲目拔管,意识障碍患者自行拔管等。留置 Foley 尿管引起尿道裂伤,在为数不多的文献中报道后,已引起护理界的广泛重视,并采取了预防措施。

1.避免机械性尿道损伤的护理

(1)插管时确定球囊段已进入膀胱方可注水,球囊注水量应有统一标准并做好标示,便于拔管时判断球囊内液体是否抽尽。

(2)做好健康教育,对意识障碍患者做好保护性约束,防止盲目拔管及过度牵拉造成尿道损伤。

(3)拔管时动作轻柔,防止由于球囊回缩不良、体积增大,尿垢附着球囊外壁等情况下盲目拔管引起尿道损伤。

2.留置尿管尿道狭窄的原因

留置尿管引起尿道狭窄几乎均发生于男性,多见于留置尿管时间较长患者。留置尿管尿道狭窄的原因如下。

(1)导尿管材料:与尿管材料有密切关系,导尿管材料的毒性作用,直接损伤了尿道黏膜,尿道黏膜水肿、溃疡增加了细菌感染机会,最终导致尿道狭窄。留置尿管尿道狭窄的报道中,多数与使用过橡胶尿管有关。

(2)感染:感染也是尿道狭窄的重要原因,尿道黏膜化脓性炎症时形成炎性肉芽肿,继之形成瘢痕性尿道狭窄。

(3)尿管型号:选用管径过粗、质地过硬的尿管易对尿道造成机械性损伤。

(4)粗暴操作致尿道裂伤。

(5)尿道解剖:男性尿道的"三个狭窄"和"两个生理弯曲"的解剖学特点使得安置尿管时损伤概率增加。

(6)消毒液:消毒液也会刺激尿道黏膜造成化学性损伤。

(7)全身情况:患者全身情况差、休克、昏迷时,尿道黏膜血流量降低,轻微的损伤也易导致严重的尿道狭窄。

尿道狭窄往往是以上多种因素协同作用的结果。

3.预防尿道狭窄的护理

为防止留置导尿管引起尿道狭窄,应注意以下几点。

(1)严格执行无菌操作,动作轻柔。

(2)选用对组织刺激小的硅胶或硅胶涂层尿管。

(3)在不影响引流效果前提下尽量选细软尿管。

(4)预防和控制尿路感染。

(5)尽可能缩短留置尿管时间。

(6)手术时间长,损伤重,休克昏迷者及需长期引流尿液者,可考虑行膀胱造瘘。

(牛冬梅)

第七节　阴囊 Paget 病

阴囊 Paget 病是乳房外 Paget 病发生在阴囊的皮肤炎性病变,Paget 病由于临床上很像湿疹,故又称湿疹样癌,是一种多发于女性乳房的特殊类型的皮肤癌性疾病。发生于阴囊、阴茎处的 Paget 病较为少见,极易延误诊断,如治疗不彻底容易复发。病因目前尚不清楚。主要临床表现有局部皮肤瘙痒、糜烂、渗液、结痂,脱痂后仍有糜烂渗液,皮损范围逐渐扩大;皮肤病变均表现为红斑样皮损;腹股沟淋巴结肿大。早期及时的阴囊局部广泛切除术是首选的治疗。

一、护理措施

(一)术前护理

1.心理护理

注意倾听患者主诉,以及时了解患者的心理变化,给予患者关心及鼓励。

2.皮肤护理

从术前 3 天开始每天用 1 ： 5 000 的碘伏溶液清洗阴囊部皮肤,每天两次。

3.禁食、禁水

术前常规禁食禁水 12 小时。

(二)术后护理

1.术后护理

同本章第五节尿道下裂术后护理。

2.伤口护理

术后严密观察患者伤口敷料有无渗血、渗液。如发现伤口渗血、渗液,以及时通知医师换药,防止伤口感染。

3.尿管护理

保持尿管通畅,排气后嘱患者多饮水。一般术后第二日拔除尿管。

(三)健康指导

1.注意定期复查

由于疾病容易复发,指导患者发现异常及时复查。

2.饮食指导

指导患者多食蔬菜、水果,少食辛辣、刺激性食物。

3.注意卫生

每天清洗会阴部。

二、主要护理问题

(一)知识缺乏

与缺乏特定的知识来源有关。

(二)潜在并发症

如感染,与手术后伤口有关。

(牛冬梅)

第八节 肾 移 植

肾移植术是将同种异体肾植入患者的体内,代替已丧失功能的病肾,也称同种异体肾移植。经血液透析或腹膜透析治疗无感染、高血压被控制、电解质平衡、有手术指征者、经配型合格的慢性肾衰患者,可行同种异体肾移植术。慢性肾衰竭的发病原因主要有以下几个:肾性肾衰是由肾脏本身病变引起,肾前性肾衰是由于严重脱水、失血、感染、外伤等原因引起的休克造成的急性肾衰竭导致的,肾后性肾衰是由于肿瘤、前列腺增生、神经源性膀胱、尿路结石等原因导致尿路梗阻而引起的。

一、肾移植受者的评估和术前准备

肾移植的适用对象为终末期肾病患者(end-stage renal disease,ESRD)。由于科学和手术技术的进步,受者的绝对禁忌证已非常少,主要包括精神分裂症、未治疗的恶性肿瘤、慢性活动性肝炎、肝硬化、慢性呼吸功能衰竭、活动性结核、顽固性心力衰竭、凝血功能缺陷病、结节性多动脉炎、获得性免疫缺陷病、原发性高草酸尿症及预期寿命少于 5 年者。无绝对禁忌证的患者都是可能的受者,如肾小球肾炎、慢性肾盂肾炎、遗传性疾病、代谢性疾病、全身性疾病、梗阻性尿路疾病、淀粉样变、痛风、中毒性肾病等。

既往有学者认为所有受者都应该行透析准备,时间应在 3 个月左右或更长。现在的研究表明,透析的时间越长,术后的远期存活率越低。在透析前就接受移植(抢先移植)的患者有着最高的远期存活率。但由于供者的匮乏,多数患者只能一边等待,一边靠透析维持生命。一般血透每周 2~3 次,每次 4~5 小时,术前的 24 小时内加透一次,其目的是保持受者内环境中的水电解质稳定,但应避免透析后的容量不足等问题。腹腔透析和血透各有利弊,并不影响移植肾存活率。腹腔透析的心肌损害少于血透,但腹腔感染率高于血透。

移植前输血的利与弊仍有一定争议。赞同者认为移植前输血可以减少排斥反应的发生,无论对尸体或是活体肾移植都有益。而目前更多的学者认为,移植前输血将增加患者的致敏机会,淋巴毒交叉试验阳性率增高可达 50% 以上,使患者等候移植的时间更长,同时病毒性肝炎、艾滋病等血液传播性疾病的感染机会亦相应增加。终末期肾病患者多伴有贫血,使用促红细胞生成素,补充铁剂、叶酸及维生素 B_{12} 等通常能较好地纠正贫血。

受者的免疫诱导治疗是在移植前就预先给予免疫抑制药物,其目的在于减少排斥反应,同时减少术后其他免疫抑制剂用量。免疫诱导治疗在国外已被广泛接受,在国内也逐渐推广,对免疫高危受者应该使用诱导治疗。诱导治疗的药物主要是各种抗体,包括多克隆抗 T 淋巴细胞抗体(ATG、ALG)、单克隆抗 T 淋巴细胞抗体(OKT3)及抗白细胞介素-2 受体单克隆抗体(达利珠单抗、巴利昔单抗)等。由于 OKT3 可能导致"细胞因子释放综合征"等并发症,现已很少用于免疫诱导。而抗白细胞介素-2 受体单克隆抗体安全性和有效性俱佳,但是价格较为昂贵。

二、供者选择

(一)免疫学选择

引起移植排斥反应的抗原被称为移植抗原或组织相容性抗原。在人体已经明确的移植抗原有主要组织相容性抗原(major histocompatibility complex,MHC)、次要组织相容性抗原、ABO 血型抗原、单核细胞/内皮细胞抗原。组织配型主要就是抗原系统的配型检测,目前包括以下 3 个方面。

1.红细胞 ABO 抗原系统检测

采用供者与受者 ABO 血型相容试验。同种异体肾移植时,要求供、受者血型相同,或至少符合输血原则。也就是 O 型血供体器官可移植给任何血型受者,AB 型受者可以接受任何血型供体器官,其他按同血型移植。若供、受者 ABO 血型不合且未予特殊处理,移植后可发生不可逆的超急性排斥。

2.人类白细胞抗原(HLA)配型

人类白细胞抗原(HLA)在器官移植和移植物免疫应答反应中具有非常重要的作用。目前肾移植供-受者的 HLA 配型主要采用 UNOS 提倡的 HLA-A、B、DR 位点配型方案。以 DR 位点为优先选择,其次为 B 位点,最后是 A 位点,一般认为 HLA-DR 位点相符对长期存活的关系更为密切。配型相容程度越好,移植肾存活率越高。但也有研究表明,随着免疫抑制剂的不断发展,HLA 配型的重要性已相当有限。大样本研究发现,只有 6 抗原全配者存活率高于 6 抗原全错配受者,其他错配水平的存活并无明显差异。由于各中心供受者情况不同,免疫抑制剂使用也不一致,仍需大样本、前瞻性研究来进一步明确 HLA 的临床重要性。

HLA 抗原分型技术的发展分为血清学分型和 DNA 分型两个阶段,目前世界上绝大多数实验室均采用 DNA 分型技术。

另一方面,回顾性研究发现采用以上手段所做的 HLA 配型存在缺陷,有些错配影响存活率,有些错配并无明显作用甚至有益。有鉴于此,一种新的配型策略——氨基酸残基配型,于 1996 年被正式提出,但此配型并不是严格的氨基酸残基配型,而是用主要的几个氨基酸残基配型。但其优越性仍需进一步验证。

3.预存抗体的检测

(1)淋巴细胞毒交叉配合试验:检测受者血清中是否有针对供者的抗体。将供者淋巴细胞与受者血清混合,若死亡淋巴细胞 >10%,则淋巴细胞毒交叉配合试验结果为阳性,提示移植后有超急性排斥反应或血管排斥反应的风险。肾移植要求淋巴细胞毒交叉配合试验必须为阴性。

(2)群体反应性抗体(panel reactive antibody,PRA)检测:是通过已知抗原的淋巴细胞与受

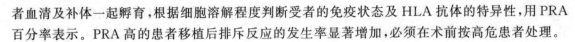

者血清及补体一起孵育,根据细胞溶解程度判断受者的免疫状态及 HLA 抗体的特异性,用 PRA 百分率表示。PRA 高的患者移植后排斥反应的发生率显著增加,必须在术前按高危患者处理。

(二)非免疫学要求

供者自愿捐献,年龄 18～60 岁为宜,排除供者有严重疾病而可能传播到受者如严重全身性感染和艾滋病毒(HIV)感染等疾病;还需排除有严重泌尿系统疾病及肿瘤病史、供肾有严重解剖异常或功能损害者。应当将肾功能基本正常,无严重的高血压、糖尿病病史,无血液病等要求作为供者选择的基本条件。另外,需对活体供肾者进行精神和心理学方面的评估,严重异常者不能作为供者。

三、活体供肾

活体供肾是指在不明显损害供者身体健康及未来生活质量的前提下,用手术方法取出自愿捐出的供肾。按遗传学的规律,活体供肾分为亲属活体和非亲属活体供肾两大类。2007 年,国务院颁布的《人体器官移植条例》规定了人体器官捐献应当遵循自愿无偿的原则;捐献器官的公民应当具有完全民事行为能力,年满 18 周岁;活体器官的接受人限于活体器官捐献人的配偶、直系血亲或者三代以内旁系血亲,或者有证据证明与活体器官捐献人存在因帮扶等形成亲情关系的人员。活体供者涉及法律、宗教、伦理问题,开展单位必须首先弄清楚相关法律法规。活体供肾的捐献必须是在无外在压力尤其需排除来自家庭内部的压力和无商业利益下做出的决定,并且供者必须充分了解手术风险。只有这样活体捐献才能被法律、宗教、生物伦理学所接受。

活体供肾移植的法规在各个国家间各不相同。目前,有关活体供者的选择在不同的移植中心尚存争议。但目前认为,活体供肾移植持续进行的最主要原因在于无论是直系亲属还是非直系亲属供肾,活体肾移植的结果比尸体供肾移植的效果要好。另外,活体肾移植也是一条扩大肾脏来源的途径,能较好地解决目前尸体供肾短缺的问题。

供肾缺乏是影响同种肾移植开展的主要障碍。我国每年约有 150 万人的肾脏疾病进展到尿毒症期,但是每年能够接受传统来源的供器官进行移植的不足 1 万人。并且以尸体肾脏来源为主的供器官数量逐年下降,面对巨大的供器官短缺问题使人们开始考虑推行活体供肾移植的可能性。一些国家已经较早地推行亲属活体肾脏移植,而且移植比例逐年提高,如在日本,亲属器官捐献基本上是唯一来源;在欧美正逐渐成为第二器官主要来源,甚至主要来源;美国 2004 年起活体肾移植已超过尸体肾移植。我国的亲属活体移植起步较晚,2004 年全国共施行亲属活体供肾移植 162 例,2005 年共 270 例,已呈现明显上升趋势,近两年来我国的亲属活体移植开展发展迅速,甚至多家移植中心亲属活体肾移植例数已超过尸体肾移植例数。目前,亲属活体移植正在成为国内移植领域的热点方向。

(一)活体肾脏移植的优势

1.人/肾存活率高

由于亲属活体供者的生物学特点和较好的组织相容性,因此可获得更高的人/肾存活率。据全球最大的肾移植协作组织 OPTN/UNOS(Organ Procurement and Transplantation Network/United Network for Organ Sharing)统计,1995 年至 2002 年实施的活体肾移植,受者 1 年和 5 年存活率分别为 97.6% 和 92.5%,移植肾 1 年和 5 年存活率分别为 94.4% 和 78.7%,长期存活率较尸体供肾肾移植者可提高 10%～15%。

活体供肾可使受者得到抢先移植(未透析过的患者的移植),活体捐献可能使受者完全脱离透析。活体捐献对受者的受益是实在的,移植提高了受者的生活质量,受者没有因为透析而浪费时间。抢先移植也对社会有利,消除了透析费用和残疾补贴。有报道显示,与那些透析后接受肾移植的患者相比,抢先肾移植有着更好的移植物存活率,特别是在活体供肾的受者。近年来,在国外约 65% 的活体捐献肾移植是实行抢先移植,其中 25% 是直系亲属供肾移植。

2.排斥反应的发生率低

国外有资料研究显示,非亲属活体供肾移植排斥反应的发生率为 34%,亲属活体供肾移植为 13.2%,而尸体移植排斥反应的发生率高达 60% 左右。较低的排斥反应发生率可使患者免遭大剂量免疫抑制剂的冲击,并发症发生较少。

3.利于肾功能恢复

活体供肾可避免受到供体低血压、菌血症、过度热缺血和冷缺血等不利影响,减少移植后肾功能延迟恢复的发生。

4.保障供肾质量

进行活体肾脏移植可有条件进行移植前的供受者干预,可选择理想的手术时机,术前可充分进行供肾的各项检查,供肾质量亦有保证。

(二)活体肾移植所面对和要解决的问题

1.供者推广和宣传存在障碍

目前在我国,亲属活体移植还不被人们广泛理解和接受,还没有像西方国家那样的工作体系。

2.保障供者医疗安全的问题

活体肾脏移植是在一个健康的人身上完成一次损害过程,可能会为其带来一系列风险,这就违背了无害原则,在医学伦理学上一直备受争议。尽管有数项研究显示肾移植供者的生存质量并不亚于正常,但这些研究并不完全符合流行病学的严格要求,对这些结果应持审慎态度。对器官移植医师来说,将供者的伤害限制在最小限度,绝对保障供者安全就成为一种严峻的挑战。所以从潜在供体开始,我们就需要一套单独针对供者安全的保障措施,包括供体的选择标准、手术方式的选择、术后并发症的处理及供者的长期随访。

3.心理、社会问题

有学者对亲属活体器官移植供者进行调查的结果显示,器官捐献增进了供受者之间的感情,没有供者对捐献器官表示后悔,并表示愿意再做同样的事,尤其是父母作为供者。但是无论是否能成为供者,他们都更希望在移植前后得到更多的心理、社会方面的支持。

(三)手术方式的选择

1.开放式活体供肾切取术

该术式热缺血时间短、术式简便、开展广泛且成熟,而且可靠安全、出血和损伤等并发症发生率低且易于处理。但是开放式手术切口较长、需切断腹壁肌肉、术后切口疼痛、恢复时间较长、切口愈合影响形体美观等。

2.腹腔镜取肾

包括单纯腹腔镜和手助式腹腔镜供肾切取。该术式 1994 年开始应用,具有切口小、出血少及住院时间短等优势。随着医疗设备的改进及技术进步,手术时间、缺血时间均逐渐缩短,移植效果与开放手术相当。但需要强调的是,手术医师必须具备熟练的腹腔镜技术,保障供者的安全。目前国内外数起供者因出血死亡的病例都是腹腔镜切取供肾,提示血管的处理是手术安全的关键。

(四)活体移植对于受者的问题

1.免疫抑制治疗的合理性和个体化

在成功诱导免疫耐受之前,怎样做到个体化和合理应用免疫抑制剂,以防止免疫过度或免疫不足,是长期以来不断探索的难题。由于缺乏有效评估免疫状态的指标体系,而个体间免疫状态差异极大,目前免疫移植剂的应用仍为经验性用药,缺乏有针对性的个体化治疗。在亲属活体肾脏移植的免疫抑制治疗方案与尸体肾移植没有差别,绝大多数中心仍采用以钙调蛋白抑制剂为主的三联治疗,但不同免疫抑制剂的配搭、调整是近几年临床研究的重点方向。出于经济方面的考虑及对环孢素(CsA)肾毒性的担忧,加之亲属供肾在免疫学上的天然优势,有移植中心开始对亲属活体肾移植受者试行减少或者撤除 CsA 的方案。研究表明,CsA 的免疫抑制作用对移植物的长期存活并未表现出应有的优势,移植肾的 10 年存活率与不用 CsA 者的结果相似,且长期应用 CsA 造成的肾毒性也影响了移植肾的长期存活。并且 HLA 一致的亲属活体肾移植中,46% 受者成功撤除 CsA。还有研究表明,亲属活体肾脏移植术后早期撤除 CsA(移植后 9 个月)与急性排斥反应风险及随之而来的慢性排斥反应发生相关,缓慢撤除 CsA(1 年后)是比较安全的,比长期低剂量 CsA 治疗更加经济。除此之外,激素停用或早期撤除、雷帕霉素替代钙调蛋白抑制剂等都在深入研究中,但迄今为止对免疫抑制剂种类选择、浓度控制等方面均无统一认识。

2.晚期移植物失功能的预防

晚期移植物失功能的主要原因是慢性移植物肾病,其形成机制既有免疫学因素,也有非免疫性因素。随着新型免疫抑制剂的应用,肾移植的近期存活率不断提高,但远期存活却多年停滞不前。相关研究一直是肾移植的重点,但尚未取得突破性进展。主要原因之一是没有找到理想的动物模型能够真正代表临床的表现。在探索有效治疗方法的同时,应以预防为主,尽可能防止其发生。必须做好受者长期随访工作,降低失访率,个体化指导用药,检测肾功能状态变化,做好临床预防工作。

3.同种免疫应答免疫学本质的认识及免疫耐受诱导策略的建立

器官移植临床和基础研究的一切策略都来源于免疫系统的认识。免疫耐受是移植免疫的最终目标,是移植学的"圣杯"。人类的免疫系统高度复杂,动物实验中很多方法都能诱导免疫耐受,但一到人体却难以成功。国外采用骨髓移植联合肾移植,术后 9～14 个月停用免疫抑制剂,取得较好效果。还有学者采用干细胞联合肾脏移植也较成功地建立了免疫耐受。此外,调节性 T 细胞的耐受研究也在临床研究中取得重要进展。这些研究的深入、推广有可能为肾移植带来革命性的进展。

四、供肾的切取和保存

随着近年来国内肝脏移植和胰腺移植数量的逐渐增多,尸体供者的多器官切取已成为最常见的器官切取方式。在腹部器官的联合切取技术中,肝肾联合切取是最常用的方法,其次为胰肾联合切取。肾脏的原位灌注切取技术是腹部多器官切取技术的基础。

获取供肾的完美与否和术后的治疗之间有着不可分割的联系:肾脏的缺血-再灌注损伤(ischemia reperfusion injury,IRI)可以增强移植肾的免疫原性,导致术后急性排斥反应发生率增加;IRI 与术后的移植肾间质纤维化和慢性移植物肾病(chronic allograft nephropathy,CAN)有关。IRI 还可以引起肾小管损伤导致肾功能延迟恢复(delayed graft function,DGF)的发生率升

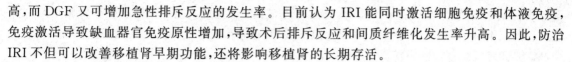

高,而 DGF 又可增加急性排斥反应的发生率。目前认为 IRI 能同时激活细胞免疫和体液免疫,免疫激活导致缺血器官免疫原性增加,导致术后排斥反应和间质纤维化发生率升高。因此,防治 IRI 不但可以改善移植肾早期功能,还将影响移植肾的长期存活。

离体缺血肾在 35～37 ℃常温下(称为热缺血)短时间内即趋于失去活力。为延长供肾的存活时间,肾保存应遵循低温、预防细胞肿胀和避免生化损伤的原则。目前,供体肾的处理和保存方法是采用特制的肾灌洗液(0～4 ℃)快速灌洗,使被灌洗肾的温度迅速而又均匀地降到 10 ℃以下,并尽可能将其内血液洗净,然后保存于 2～4 ℃保存液中直至移植(称为冷缺血)。冷缺血损伤与肾移植术后肾小管和间质的病理变化有关。

传统的 UW 液(university of wisconsin solution)包含乳糖醛酸、木棉糖、羟乙基淀粉,是常见的肾脏保存液。现在已经证实 Celsior 液与 UW 液在保存效果上相当,且价格便宜,是 UW 液的一种良好的替代品。另外,还有长征-1 号多器官保存液(ZC-1 液)、高渗枸橼酸盐腺嘌呤(HCA)液等。中药保存液也已在国内多家移植单位进行有成效的研究和探索。

五、肾移植手术

供肾的修整首先是辨认是否存在解剖变异或取肾的损伤,最常见的变异是多支肾动脉,修整的关键是便于吻合。初次移植患者,手术部位一般首选右侧髂窝,第 2 次肾移植的受者选择第 1 次的对侧,第 3 次选择腹正中切口,移植肾仍安放于右侧髂窝、原移植肾的头侧。

移植肾动脉主要是与髂外动脉或髂内动脉进行吻合,肾静脉主要是与髂外静脉进行吻合。将移植肾的输尿管植入患者的膀胱内,并常规放置输尿管支架管(双 J 管),这样做可以降低泌尿系并发症(如尿漏和梗阻)的发生率。输尿管支架管一般术后 4 周拔除。

双肾移植主要用于边缘供肾,或受体体重过大。2003 年国内实行了改良的单侧双肾移植术,双肾可移植于同侧,其中右肾放在头侧,左肾放在尾侧。如果受者体重过大,将双肾移植于同侧有困难,也可以依次将左右肾移植于两侧。

六、免疫抑制治疗

目前,大多数免疫抑制剂缺乏特异性,因此使用时常同时影响机体的正常免疫应答,全面抑制免疫功能,降低机体对感染的抵抗力、抑制骨髓细胞、胃肠道上皮细胞等,从而诱发贫血、感染、粒细胞减少和胃肠道症状等。理想的免疫抑制治疗应既能保证移植物不被排斥,又尽可能使其毒副作用及对受者免疫系统的影响减至最小限度。免疫抑制治疗的基本原则是联合用药,以增加药物的协同作用,减少单一药物的剂量,从而达到减轻其毒副作用的目的。

(一)糖皮质激素

糖皮质激素是临床上最早也是最常用的免疫移植剂,常与其他免疫抑制剂联合应用。糖皮质激素主要通过抑制 T 淋巴细胞的活性,减弱 T 细胞对特异性抗原及同种异体抗原的作用,达到抑制炎症反应及同种异体移植免疫反应的结果。常用药有泼尼松、氢化可的松、甲泼尼龙等。不良反应可有骨质疏松、易于感染、胃炎和十二指肠溃疡、糖耐量异常、神经精神异常、药物性库欣综合征、高脂血症、白内障等。在移植临床中常用的方法包括冲击治疗(即 3～5 天大剂量静脉给药或口服)和周期性治疗(即小剂量治疗)。

(二)抗代谢类药

现在最常用的、效果最好的是吗替麦考酚酯(霉酚酸酯,MMF),是由真菌酵解物中分离出的

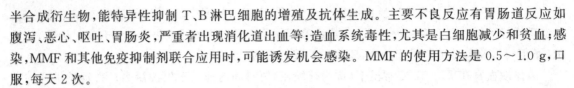

半合成衍生物,能特异性抑制 T、B 淋巴细胞的增殖及抗体生成。主要不良反应有胃肠道反应如腹泻、恶心、呕吐、胃肠炎,严重者出现消化道出血等;造血系统毒性,尤其是白细胞减少和贫血;感染,MMF 和其他免疫抑制剂联合应用时,可能诱发机会感染。MMF 的使用方法是 0.5～1.0 g,口服,每天 2 次。

(三)T 淋巴细胞抑制剂

1.环孢素 A(CsA)

其主要作用是抑制 T 淋巴细胞合成和释放白细胞介素(IL-2)及其他淋巴因子的合成,此外对 B 淋巴细胞也有一定作用,常作为免疫抑制维持治疗的最基本药物之一。CsA 的最主要的不良反应是肾毒性,其他常见不良反应有肝毒性、高血压、神经毒性、高尿酸血症、牙龈增生及多毛症等。常用剂量为 4～6 mg/kg,口服,每天 2 次。由于个体间及不同时间个体对环孢素的吸收有较大差异,临床应用期间需监测血药浓度来指导用药以尽量避免其毒副作用。

2.他克莫司

他克莫司又名普乐可复,通过阻止 IL-2、IL-2 受体等的表达而抑制 T 细胞的活化、增殖。具有极强的免疫抑制作用,其强度为 CsA 的 50～100 倍。他克莫司主要的不良反应为神经毒性和对胰岛功能的毒性作用,高血压发生较少。常用剂量为 0.1～0.3 mg/kg,口服,每天 2 次。

(四)抗淋巴细胞抗体

1.多克隆抗体

抗淋巴细胞球蛋白(antilymphocyte globulin,ALG)或抗胸腺细胞球蛋白(anti-thymocyte globulin,ATG),对 T 淋巴细胞产生直接细胞毒作用。临床多应用于免疫抑制的诱导及排斥反应的治疗,静脉注射。主要不良反应是变态反应、高热、寒战及白细胞减少等。可注射甲基强的松龙预防。

2.单克隆抗体

OKT3 是目前最为有效的单克隆抗体,可与 T 淋巴细胞的 CD3 表面标记结合,使其丧失对抗原的识别能力。主要用于治疗难治性急性排斥反应及激素耐受性排斥反应。常用剂量为 5 mg/d静脉注射。不良反应可有发热、寒战、恶心、呕吐、腹泻、头痛、呼吸困难等。

另外,目前单克隆抗体还包括对抗 IL-2 受体(抗 CD25 抗体)抗体的研究。已纳入临床应用阶段的此类产品有两个,其一达克珠单抗,另一个是巴利昔单抗。达克珠单抗和巴利昔单抗均适用于预防肾移植后急性排斥反应的发生,其疗效和安全性已在国内外获得肯定,但价格较为昂贵,国产的类似药物正在临床试验阶段。

(五)其他免疫抑制剂

1.环磷酰胺

现在不常用。但有报道在移植前,如受体体内预存有抗移植物抗体,或在移植后发生了介导的排斥反应,可以应用环磷酰胺进行治疗。

2.雷公藤多苷

雷公藤多苷具有抑制细胞免疫和体液免疫的作用。有学者认为雷公藤多苷、CsA、皮质激素三联免疫方案较硫唑嘌呤、CsA、皮质激素方案效果更好,其移植肾 1 年和 2 年的生存率明显提高,移植后感染的发生率下降。雷公藤多苷还可治疗移植后蛋白尿。其主要不良反应为骨髓抑制。

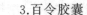

3.百令胶囊

百令胶囊是用人工虫草生产的冬虫夏草粉,具有天然冬虫夏草相似的功能,即具有补虚损、益精气、保肺益肝、止咳化痰和收敛安神等作用。冬虫夏草有多种化学成分,如腺嘌呤、尿嘧啶、甘露醇、麦角固醇和硬脂酸等。实验发现,人工虫草具有明显的免疫抑制作用。目前百令胶囊在临床上应用已非常广泛,主要用于肾移植后应用硫唑嘌呤或吗替麦考酚酯出现骨髓抑制后替代前两种药物,其临床疗效已得到肯定。能够有效降低急性排斥的发生率;减轻急性排斥的严重程度,减缓慢性排斥反应的进展,并在一定程度上能够减轻患者的蛋白尿,有利于受者肝损害的恢复。目前尚未发现百令胶囊对肝肾功能具有毒副作用。

另外,还有一些处于实验阶段的免疫抑制剂,比如 15-脱氧精胍素(DSG)、FTY720、来氟米特等。

七、护理措施

(一)术前护理

(1)心理护理:详细评估患者对疾病的心理冲突程度及对接受肾移植的心理准备,通过护理活动与患者建立良好的护患关系,鼓励患者接受现实。向患者讲解有关肾移植的相关知识及术后应注意的问题,以解除顾虑和恐惧,增强信心。

(2)术前常规检查及配型。术前查 HLA(人类白细胞抗原)、淋巴细胞毒及 PRA(抗群体反应性抗体)。

(3)血液透析(或腹膜透析)充分有效的透析治疗可减轻氮质血症,纠正水、电解质和酸碱平衡紊乱,减少体内水钠潴留,控制高血压,改善心功能。规律透析时间一般在 3 个月以上,使机体处于较"理想"状态。术前 24 小时以内必须增加透析一次。

(4)纠正贫血,增加免疫耐受力。以输血细胞或新鲜血为宜。陈旧血内钾离子含量高,易导致血钾过多,对肾衰患者尤要注意。

(5)预防感染。有感染灶者不可手术,必须完全清除。咽拭子培养和清洁中段尿培养为阴性者,方可手术。

(6)配足术中用血,并急查血电解质,作为与术后对照的指标,观察疗效。

(7)卫生宣教。评估患者的一般情况,并向患者及家属做简短宣教。术后患者所住房间实行保护性隔离,谢绝家属探视及陪伴,患者由护士专人护理,防止感染。将呼叫器使用方法告诉患者,家属留好联系电话,取得理解与支持。

(8)术前应口服免疫抑制剂。如术前晚口服吗替麦考酚酯 500 mg,次日上手术前再口服吗替麦考酚酯 500 mg,以减轻术后排异反应。

(9)患者房间进行紫外线照射消毒。每天 3 次,每次 30～60 分钟。

(二)术后护理

1.隔离性保护

术后执行保护性隔离,设专人护理。

2.严密监测生命体征

持续心电、血氧、血压监测,每小时测量 1 次,术后第 2 天血压平稳,改为 4 小时测量 1 次。

3.尿液的观察

(1)多尿期的护理:肾移植术后常有 3～5 天的多尿期,尿量最多者可达 8 000 mL/d,将尿管接一次性精密储尿器,测量每小时尿量。严密观察出入量变化,以及时调整输液速度及量,维持水、电解质平衡,遵循"量出为入"的原则,24 小时出入总量差额不超过 1 500 mL。

(2)少尿与无尿护理:当尿量＜30 mL/h 时,通知医师给予必要的处理,少尿的原因可能为低血压、移植肾血流灌注不良、肾后性梗阻、急性肾衰、急性排斥、尿外渗等。

(3)尿的颜色及比重:术后最初 3 天内可有轻度的血尿,属正常现象,但要保持尿管通畅,适当减少翻身活动及移植肾侧屈腿次数。尿比重与尿量成反比,与尿中固定成分成正比。

(4)严密观察病情:为预测肾移植术后是否发生排斥反应,严密观察病情尤为重要,常见的排斥症状及体征有体温突然升高至 38.5 ℃以上(但要除外应用免疫抑制剂的不良反应)并多发生在凌晨 4～5 时;移植肾区胀痛,尿量显著减少,体重增加,血压升高,检查发现移植肾明显肿大,个别患者出现精神症状,如烦躁不安、精神恍惚、过激行为、自行拔引流管等。以上症状同时出现或仅出现若干项。对任何一项症状的出现,护理人员都应及时与医师取得联系,以便对排斥反应早做诊断。

4.注意事项

免疫抑制剂可预防和减少排斥反应的发生,提高移植肾存活率,但应掌握药物的不良反应。目前临床常用的药物如舒莱(巴利西单克隆抗体)等,用药过程中,应注意用药前半小时给予地塞米松 5 mg 静脉入壶,舒莱入 0.9％生理盐水 100 mL 中慢滴,半小时之内输完。

5.各种管道的护理

术后常留置肾上极、肾下极引流管各一根及尿管,分别妥善固定,保持通畅,注意引流液颜色、量。如引流量突然增加,颜色呈尿色,提示有尿瘘发生的可能,应保持充分引流。

6.预防感染

患者因应用免疫抑制剂,抵抗力低下,容易发生感染,需积极防治。用紫外线等定时消毒室内空气,每天 3 次,保持温度、湿度适宜;口腔护理,应用复方硼酸溶液漱口,饭前、饭后均要漱口。已进食者,鼓励患者生食大蒜,起到杀菌作用。如有真菌感染引起的口腔炎,可使用 1％过氧化氢溶液漱口。对病毒引起的疱疹,可口服阿昔洛韦 100～200 mg,每天 3 次;每 2 小时翻身、拍背 1 次,帮助按压伤口,鼓励患者咳痰,给予雾化吸入,每天 2 次,雾化器需专人专用,预防交叉感染;女患者会阴冲洗,用聚维酮碘棉球擦拭男患者尿道,每天 2 次,保持局部清洁。鼓励患者多饮水,严格记录入量,保持出入量平衡。更换尿袋或放尿液时应无菌操作,预防泌尿系统感染。肾移植患者皮肤干燥,脱屑,每天清洁皮肤 2 次,勤换衣裤,保持床单平整,清洁,防止皮肤破溃。观察伤口敷料,如有渗血、渗液,通知医师,以及时更换,保持干燥,遵医嘱应用抗生素。

7.饮食护理

术后肠蠕动恢复后,可进流食,逐步改为半流食、普食。移植肾功能恢复,血肌酐正常后,鼓励患者进食高蛋白质、高热量、富含维生素的低脂饮食。尿量多时,可不限制盐的摄入。

8.保持大便通畅

观察患者排便情况,如术后 3 天未解大便,应给予少量缓泻剂,避免用力排便,腹压增高,造成移植肾血管破裂。

9.动静脉外瘘的护理

动静脉外瘘可作为移植肾未完全恢复功能前挽救生命的一条途径。因此即使行肾移植术,仍应完好保留动静脉外瘘,禁止在此肢体测血压,抽血及输血,可做布套加以保护,但松紧适中。

（三）健康指导

（1）观察排异反应。肾移植术后，排斥反应是一个漫长的过程，随时都有可能发生，向患者及家属讲明，引起重视，取得合作，术后 3 个月以内以轻度劳动为宜，终生不可负重。

（2）自我监测血压、尿量、体重。

（3）预防感染。因终身服用免疫抑制剂，抵抗力相对低，建议不去公共场所，防止交叉感染，小伤口及时处理。感冒及时治疗，防止发生肺部感染。

（4）用药指导。对于肾移植患者来说，抗排异药应终身服用。抗排异药应定时、定量服用，不得漏服。慎用对肾脏有损害的药物，应遵医嘱服用。应用免疫抑制药物需定期监测血药浓度，防止药物中毒。

（5）养成良好的生活习惯。禁烟、禁酒，建立良好的睡眠习惯。

（6）定期复查，监测移植肾功能。早期发现排异征兆，早期治疗。

八、护理新进展

（一）肾移植术后的观察和监测

术后监护的初期应当特别注意血压、血容量、血浆渗透压与尿量的变化。肾移植术后的尿量与血压、血容量、血浆渗透压有密切关系。

1.血压

术后的理想血压是控制在 17.3/10.7 kPa（130/80 mmHg）左右，此时移植肾灌注良好。如果患者术前使用长效降压药，应注意适当停用或降低用量，否则易造成术中升压困难，在开放血流时移植肾灌注和充盈不佳，引起术后无尿。如术前患者是低血压，应及早给予升压药物。大多数患者的血压往往过高，收缩压超过 21.3 kPa（160 mmHg），甚至达到 26.7 kPa（200 mmHg），对这一类患者，可以选用酚妥拉明、硝酸甘油等进行降压，也可以选择一些口服降压药，如非洛地平缓释片、美托洛尔等。

2.血容量

术后中心静脉压（central veinal pressure，CVP）维持在 0.785～1.470 kPa 较理想，如果中心静脉压太低，特别是同时伴有血浆渗透压低，可能出现无尿或少尿，此时在心功能允许的范围内，应适当加快速度补充晶体液和胶体液，如给予 20％人血清蛋白 50～100 mL 静脉滴注。如果补液试验过程中，心率明显加快而仍然无尿，可能是容量足够但心功能差，要暂时控制补液，给予正性肌力药物或与多巴胺合用，血压升高后再用利尿药。如果患者术前容量偏多，术中又由于某种原因输液、输血过多，导致术后容量负荷过重，此时应严格控制入量，防止急性左心衰的发生。

3.血浆渗透压

如果患者血浆渗透压较低，可以每天用 20％人血清蛋白 50～100 mL 静脉滴注。对于多囊肾的患者，应增加人血白蛋白的用量，以提高血浆胶体渗透压，使多囊肾移植患者尿量明显增加。

对于术后血压、血容量、血浆渗透压都正常，但尿少或无尿的患者，可能是血管痉挛引起。此外，还有可能是肾功能延迟恢复，肾功延迟恢复一般需要数天甚至 1 个月，最长可能达 120 天才开始排尿，在这期间需要依赖透析治疗。

（二）水电解质平衡的维持

1.多尿期的观察和处理

移植肾的血液循环建立以后，约有 60％的患者出现多尿，一般在术后第 1～3 天出现，尿量可达 500～1 500 mL/h。第 5～7 天后尿量开始逐渐减少到正常范围(2 000～2 500 mL/d),肾功能也迅速恢复正常。

出现多尿期的原因:①患者术前有不同程度的水、钠潴留及血尿素氮值增高引起渗透性利尿;②术中使用甘露醇和利尿药物;③移植肾的缺血-再灌注损伤,导致肾小管重吸收功能下降,原尿浓缩不足,尿生成增多。

在多尿期,排出的尿内含有高浓度的钠和钾,氯化物则较少,此期如处理不当,容易引起低钾血症、低钠血症和严重脱水等并发症。应按"量出为入"的原则补充葡萄糖液和晶体溶液,平衡液应占晶体液总量的一半,当排尿量>300 mL/h 时,晶体液与葡萄糖液的比例可以为 2∶1,而晶体液成分中,平衡液的比例常占 2/3。术后第一个 24 小时内的补液原则:排尿量<200 mL/h 时,应控制补液速度;排尿量为 200～500 mL/h 时,补液量等于尿量;尿量>500 mL/h 时,补液量为尿量的 70%,个别具体情况应具体处理。同时护理上尤其要注意加强对出入量的管理,应每天监测电解质水平并及时校正,维持水、电解质平衡。

2.少尿或无尿的观察与处理

移植术后倘若患者尿量<30 mL/h,并有明显体液不足的症状,则首先应考虑血容量问题。有些患者因术前透析过度脱水,加上术中创伤渗血较多,而又未及时补足,则术后常可出现少尿甚至无尿。此种情况可在短时间内增加输液量,若尿量随之增加,则可认为容量不足,必须调整输液速度,待血容量补足后再予以呋塞米等利尿剂。若经以上处理后,尿量仍不增加,而且血压有上升趋势,则应减慢输液速度,并进一步寻找少尿或无尿是否由以下原因所致:①肾后性梗阻;②尿外渗;③移植肾动、静脉栓塞;④急性肾小管坏死;⑤急性排斥反应。

(1)水中毒:水盐负荷超载是少尿或无尿期患者始终存在的危险,可引起水肿、低钠血症、肺水肿、心力衰竭和脑水肿,是肾移植术后早期的主要死亡原因之一。少尿或无尿期患者应严格控制液体的出入量。每天入水量可根据下列公式计算:每天需要液量=显性失水量+非显性失水量—内生水量。非显性失水指皮肤、呼吸道蒸发的水分,可按每小时 0.5～0.6 mL/kg 或 15 mL/kg 计算。当室温高于 30 ℃,每升高 1 ℃,丢失水分增加 13%。发热时体温每增高 1 ℃,额外失水每小时 0.1 mL/kg,呼吸快而深者,24 小时内的失水量最高可达 1 000 mL 左右,这些因素在计算补液量时也必须考虑在内。显性失水量包括尿、粪、呕吐、引流、失血、透析等临床可见的失液情况。内生水指由食物氧化的细胞新陈代谢所释放的水分。非显性失水与内生水难以精确计算,每天的大致补液量可按前 1 天尿量加 500 mL 计算。必须指出,上述计算所得的每天入水量仅为补液时的参考,不能机械使用,需密切结合临床观察掌握。

补液的方式可以采用静脉和口服两种,评估和监测补液是否合适的指标有中心静脉压、体重和水肿程度等。

(2)电解质失衡:少尿或无尿可引起电解质失衡,主要有高钾血症、高磷血症、高镁血症、低钠血症、低氯血症、低钙血症、代谢性酸中毒等。肾脏排钾功能障碍是高钾血症产生的关键,高磷血症、高镁血症也均是由于排泄减少而引起,低钠和低氯血症则由稀释性低钠引起。少尿或无尿期时尿酸化功能减弱,机体内源性的酸化物质不能排出,因此导致代谢性酸中毒的发生。

高钾时可以采取 10%葡萄糖酸钙、5%碳酸氢钠、50%葡萄糖 60 mL+常规胰岛素 10 U 等方法降低。严重电解质紊乱时也可采用血液透析等方法纠正。

(三)外科方面的护理

1.切口引流管护理

术中放置在移植肾周围、膀胱前间隙的引流管,要妥善固定并保持其通畅,同时注意观察引流液的性质、量,有无出血、漏尿的情况发生。血性引流液是观察术后并发出血的最直接指标。若引流血性液不止,且出现局部血肿,并有扩大趋势,同时脉搏增快、血压下降,可能发生了肾血管吻合口漏血或破裂出血,应立即做好紧急手术准备。引流液肌酐与尿液相同,可以作为漏尿的证据,少量的漏尿通常经留置导尿管而停止。但腹水外渗常被误为漏尿,液体生化和常规检查有助鉴别,渗出液肌酐应与血清肌酐水平相近。切口引流管放置时间根据引流情况决定,如拔得太早,血液、尿液积聚会成为感染的温床,引流时间太长,细菌逆行侵入,同样易招致感染,一般在术后 48~72 小时拔除。

2.支架管护理

输尿管与膀胱吻合,为防止吻合口狭窄、输尿管梗阻和漏尿,可放置双J管。带管期间应避免剧烈活动、伸展运动,多饮水,勤解小便,1 个月内拔除。

3.留置导尿管护理

现在一般采用的硅胶导尿管,拔除时间目前报道术后 2~7 天不等。最佳时机目前缺乏随机对照研究,尚需循证护理。留置期间,做好常规尿管护理。

4.伤口护理

查看伤口敷料是否松散、移位,若有渗湿及时更换,观察切口情况,了解有无外科并发症(出血、血肿、尿漏、肾破裂等)。必要时行渗出液检查以便及时发现漏尿。

5.移植肾区观察

移植肾区的隆起、疼痛、硬度增加等往往是出血和排斥反应的表现,应注意观察。

(四)移植术后主要并发症的观察及护理

1.感染

感染是肾移植术后最常见的死亡原因,死亡率高达 40%~78%。近年来,由于组织配型的进展,减少了免疫抑制药物的剂量,预防性应用抗生素及对反复发生的严重排斥反应患者采取了较积极的摘肾保命的原则,使感染导致的死亡率明显下降。尽管如此,感染仍是导致肾移植患者死亡的首位原因,其中以肺部感染和败血症的病死率最高,感染的主要原因有移植受者因尿毒症长期血液透析,常常存在贫血、凝血功能障碍、蛋白质消耗,导致免疫力减退;患者承受了一次较大的手术,抵抗力暂时下降;术前带有病原菌未得到及时治疗,术后大剂量应用免疫抑制药物。感染既可为细菌感染,也可为真菌、病毒或原虫感染。

(1)细菌感染:细菌感染约占 2/3 以上,常见部位有尿路、肺部、伤口和全身感染。其中败血症和肺部感染的病死率最高。多数发生在手术后 1~6 个月内,常易激发急性排斥的发生,一旦两者同时发生,使诊断和治疗更为复杂化,预后多不良。而值得提出的是,革兰阳性杆菌不仅是败血症和尿路感染常见的细菌,而且在肺部感染中也多见。细菌感染又常与病毒、真菌或原虫等感染并存。肾移植患者的肺部感染发病率较正常人群高 5~24 倍。肺部感染的病因仍以细菌感染为主,其次为真菌及病毒。

肾移植患者肺部感染的治疗原则:针对细菌选用强有力的抗生素;给予全身支持治疗;调节好免疫抑制药物的应用;当感染难以控制时要果断地切除移植肾,确保生命安全。

(2)真菌感染:肾移植受者的真菌感染引起的死亡率居高不下。主要病原菌有曲霉菌、念珠菌、隐球菌等。部位以肺和肠道多见,其次为尿路、中枢神经系统和皮肤,多在手术后 6 周发生,曲霉菌感染死亡率高。对真菌感染患者应给予积极治疗,可选用几种肾毒性较低的药物。现已证明,伊曲康唑在体外具有很强的抗真菌活性,可用于治疗组织胞浆菌病、酵母菌病、孢子丝菌病、副球孢子菌病和曲霉菌病。另外,氟康唑可以作为肾移植受者球孢子菌的首选治疗或者其他药物治疗后的巩固用药。

患重度真菌感染的肾移植受者,应对其使用的免疫抑制方案进行严格的评估。类固醇的用量应降至最低,环孢素或他克莫司的血药浓度应当维持在治疗的下限,而辅助性药物可短暂停用。临床抗真菌方案无效的患者,必须停止使用免疫抑制药物,尽管可能因此而失去移植物。

(3)病毒感染:病毒感染的发生率高,常见的有带状疱疹、单纯疱疹、巨细胞病毒(CMV)、EB病毒、水痘疱疹病毒、流感感染等。以巨细胞、水痘病毒等为代表的病毒在正常免疫状态下一般不致病,但在免疫功能低下时会引起发病。对某些病毒感染的治疗不仅仅局限于发现之后的治疗,更应该做到的是及时预防。某些研究表明,在术后前 3 个月内无预防 CMV 用药,CMV 病的发生率为 20%～30%。治疗可以选择更昔洛韦、缬更昔洛韦等药物。同时,利用免疫球蛋白静脉输入可以增强患者抵抗力,减少感染尤其是肺部感染的发生概率。

在预防感染方面,护理主要应该做好以下几点:①加强术后的消毒隔离工作,如限制人流量、病室定时通风换气、消毒等;②密切观察感染的征兆,如体温和分泌物的变化,以便早期发现,以及时治疗;③为预防肺部感染,患者麻醉完全清醒后,给其讲述有效咳嗽的重要性,并教其方法,做深而慢的呼吸;术后前 7～10 天常规给予呼吸道氧气雾化吸入 2～3 次/天,以湿化呼吸道和稀释痰液,促进痰液的排出,并注意痰液的变化;保持合适的体位,定时给患者翻身和拍背,必要时遵医嘱给予止咳排痰药;保持室内具有一定的温度和湿度;④做好口腔护理是预防呼吸道感染的重要步骤,应观察口腔黏膜有无充血、肿胀、糜烂、溃疡及异常颜色。

2.排斥反应

各种排斥反应是导致移植肾功能丧失的主要原因之一,可发生在肾移植后的任何时候。根据排斥反应的发病机制、病理学形态、发生时间及临床表现的不同,常分为超急性排斥、加速排斥、急性排斥和慢性排斥。临床上往往出现各类排斥反应类型之间的区别并不十分明显,而且有两种类型排斥反应重叠的现象。

(1)超急性排斥反应。超急性排斥反应是在血管接通数分钟至数小时内,移植肾脏功能突然、不可逆转的丧失,这种排斥形式是由于受者体内存在针对供者同种异体组织抗原的天然(预存)抗体,由抗供者内皮细胞抗原的抗体介导,其常见原因是 ABO 血型的不相容性。超急性排斥反应发生在术中表现为血供恢复后,移植肾由红润迅速变为暗红或青紫,遍布出血灶,体积逐渐肿大甚至破裂。如发生在术后,突然出现无尿或少尿,移植区剧烈疼痛、肿胀。

(2)加速性排斥反应。加速性排斥反应是发生在移植后 5 天内的记忆应答。这些应答可能包括预致敏 B 细胞产生广泛的低亲和力抗供体抗体及细胞毒 T 淋巴细胞的活化增殖。移植肾功能往往迅速丧失,严重时可有移植肾的破裂出血。加速性排斥反应的治疗困难,可以采用激素冲击、OKT3、血浆置换或免疫吸附,但总体成功率<30%。

(3)急性排斥反应。急性排斥反应是同种异体肾脏移植后最普遍的排斥反应类型,占排斥反应的 40%。急性排斥反应可以发生在任何时间,但最常发生在肾脏移植后 7～90 天之间。临床表现为发热、头晕、鼻塞、腹泻等症状,移植肾区肾脏大、压痛、胀痛,尿量减少,血肌酐、尿素氮上升,血压升高并伴有不明原因的情绪改变。急性排斥反应如果未被控制,则移植肾脏肿胀,血管闭塞和坏死。

（4）慢性排斥反应。慢性排斥反应一般发生在术后 6 个月后,至少有一半的移植肾脏在 10 年内最终由于慢性排斥反应而失去功能。移植肾脏存活 1 年后,慢性排斥反应所引起的肾脏损害每年以 3％～5％的速度递增。与急性排斥反应相比,慢性排斥反应难以通过免疫抑制治疗控制。临床表现为患者开始出现慢性进行性肾功能减退,并伴随蛋白尿、血尿、血压增高、贫血,一般呈不可逆转性改变。

对于肾移植患者,为了早期发现排斥反应,护理上应注意观察以下几点:①患者主诉有腹胀、关节酸痛、疲倦、头痛、食欲减退、情绪不稳定、易激动、浑身难受或烦躁不安等症状时,往往是排斥反应的先兆。②体温升高:表现为体温突然升高,低热或高热,一般在 38 ℃左右。急性可逆性排斥反应除非合并感染,体温很少见达 39 ℃以上。儿童出现高热者多见。热型不规则,但每天多不降至正常。少数伴畏寒。可出现类似感冒的症状。伴低热者早期肾功能改变多不显著,持续高热者常伴肾功能减退。早期单有发热常易误诊为感染,或合并感染时仅作出感染诊断。上述症状出现,有时较尿量显著减少或血肌酐上升早 1～4 天。术后头 4 周内发生不明原因的发热,应多考虑急性排斥反应引起。移植肾存活 1 年以上发生的排斥反应多无明显发热,全身症状反应亦轻微。③体重增加:每天监测体重,若持续增加应考虑排斥反应的可能。④尿量减少:尿量减少是排斥反应的主要指标,若尿量减少至原来的 1/3 时,应警惕排斥反应的发生。⑤血压变化:尤其是血压的突然升高,常应怀疑是排斥反应的可能,急性排斥反应患者出现高血压者占 62％,移植肾存活 1 年以上血压突然再度升高或对治疗有效的降压药物失去反应,则有助于诊断排斥反应。⑥移植肾区情况:主要观察移植肾区有否隆起、触痛及移植肾硬度,移植肾硬度是提示排斥反应的重要指标。⑦化验检查:观察血肌酐、尿素氮有无上升,内生肌酐清除率有无降低,蛋白定量有否增高等。⑧体格检查及注意各种培养结果,了解有无感染存在。⑨患者病情发展至需切除移植物时,应及时做好手术准备和配合。

3.消化道出血

手术、麻醉、凝血功能障碍,应用大剂量皮质激素,原有胃、十二指肠溃疡患者,均可发生应激性溃疡导致消化道出血。症状可有呕血、黑便等,严重时可出现失血性休克。为预防和治疗消化道出血,术前应详细询问有无胃、十二指肠溃疡病史,术后应用 H_2 受体阻断药或质子泵抑制剂,还可以运用一些保护胃黏膜的药物。同时动态监测患者生命体征,观察有无呕血、黑便及发生的时间、颜色、性质,准确记录出入量。

4.移植后糖尿病

移植后糖尿病是大量使用糖皮质激素及 CsA 所致的并发症之一,3 次空腹血糖≥7.8 mmol/L 和糖耐量异常即可诊断。术后长期监测患者血糖变化,逐渐减少免疫抑制剂使用,使之达到既能防止排斥反应发生,又能兼顾糖尿病的治疗。根据糖尿病的轻重程度,采用饮食控制、降糖药物等治疗。观察皮肤,特别是双足。告之患者,如有疖、痈或皮肤损伤等及时就诊。

5.精神系统并发症

糖皮质激素、CsA 和他克莫司均有神经毒性,可有程度不同的精神症状。主要表现为性格改变、异常兴奋、躁狂、谵妄,可出现情绪激动、易怒、狂躁、伴有自杀倾向、情感障碍和共济失调,甚至幻想、妄想综合征等。出现上述症状时应首先了解病史,确定可能诱因。多与患者沟通交流,了解其思想状况,做好心理护理,想办法加以疏导。尽量选用一些肝肾毒性小的药物如地西泮、苯巴比妥等缓解患者的症状,使其休息,利于疾病康复。注意密切观察病情变化,加强巡视,严格交接班,做好各种护理记录。

6.其他

肾移植术后的并发症还包括术后的出血,心血管系统并发症,泌尿道并发症,急性肾小管坏死等。应严密观察,以及时处理。

(五)腹腔镜取肾术后供体的护理

供体术后早期护理主要侧重于 3 个方面。

1.镇痛

可以通过安置镇痛泵和注射止痛剂实现。

2.排痰及早期活动

鼓励术后咳嗽及深呼吸以防止肺不张和肺炎发生,鼓励术后早期床上活动以预防深静脉血栓形成。

3.维持一定的尿量

应用补液和利尿剂维持每小时尿量在 1 mL/kg 以上,早期拔除导尿管。供体通常在术后第 4~5 天肠功能恢复后出院。

4.并发症的观察

术后可能的并发症,包括肺炎、肺不张、尿路感染、伤口感染和气胸。

5.健康教育

供者出院时健康教育非常重要,其重点在于独肾的情况下如何保护自己的生命安全,保障生活质量,如何进行长期的健康随访等。国外有调查研究表明由于供者在捐出肾脏后对自我的健康更为重视,体检频率增加,其生存时间反而比普通人群更高。

(牛冬梅)

第九章

肛肠外科护理

第一节　痔

痔是肛垫的病理性肥大、移位及肛周皮下血管丛血流淤滞形成的团块。痔是一种常见病、多发病,其发病率占肛门直肠疾病的首位,约为80.6%。随着年龄的增长,发病率逐渐增高。任何年龄皆可发病,但以20~40岁为最多。主要表现为便血、肿物脱出及肛缘皮肤突起症状。

一、病因与发病机制

痔的确切病因尚不完全明了,可能与以下学说有关。

(一)肛垫下移学说

1975年Thomson提出肛垫病理性肥大和下移是内痔的原因,亦是目前临床上最为接受的痔的原因学说。肛垫具有协助肛管闭合、节制排便。若肛垫发生松弛,导致肛垫病理性肥大、移位,从而形成痔。

(二)静脉曲张学说

早在18世纪Huter在解剖时发现痔内静脉中呈连续扩张为依据,认为痔静脉扩张是内痔发生的原因。但现代解剖已证实痔静脉丛的扩张属生理性扩张,内痔的好发部位与动脉的分支类型无直接联系。

(三)血管增生学说

认为痔的发生是由于黏膜下层类似勃起的组织化生而成。

(四)慢性感染学说

直肠肛管区的感染易引起静脉炎,使周围的静脉壁和周围组织纤维化、失去弹性、扩张而形成痔。

此外,长期饮酒、嗜食刺激性食物、肛周感染、长期便秘、慢性腹泻、妊娠分娩及低膳食纤维饮食等因素都可诱发痔的发生。

二、临床表现

临床上,痔分为内痔、外痔、混合痔及环形痔4种(图9-1)。

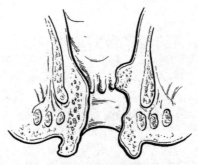

图 9-1 痔的分类

(一)内痔

临床上最多见,占 64.1%。主要临床表现是无痛性便血和肿物脱出。常见于右前、右后和左侧。根据内痔的脱出程度,将内痔分为 4 期。Ⅰ期:便时带血、滴血或喷射状出血,色鲜红,便后自行停止,无肛内肿物脱出。Ⅱ期:常有便血,色鲜红,排便时伴有肿物脱出肛外,便后可自行还纳。Ⅲ期:偶有便血,便后或久站、久行、咳嗽、劳动用力、负重远行增加腹压时肛内肿物脱出,不能自行还纳,需休息或手法还纳。Ⅳ期:痔体增大,肛内肿物脱出肛门外,不能还纳,或还纳后又脱出。

1.便血

其便血特点是无痛性、间歇性便后出鲜血,是内痔及混合痔的早期的常见症状。便血较轻时表现为大便表面附血或手纸上带血,继而滴血,严重时则可出现喷射状出血。长期出血可导致患者发生缺铁性贫血。

2.肿物脱出

常是晚期症状。轻者可自行回纳,重者需手法复位,严重时,因不能还纳,常可发生嵌顿、绞窄。

3.肛门疼痛

单纯性内痔无疼痛,当合并有外痔血栓形成内痔、感染或嵌顿时,可出现肛门剧烈疼痛。

4.肛门瘙痒

痔块外脱时常有黏液或分泌物流出,可刺激肛周皮肤引起肛门瘙痒。

(二)外痔

平时无感觉,仅见肛缘皮肤突起或肛门异物感。当排便用力过猛时,肛周皮下静脉破裂形成血栓或感染,出现剧烈疼痛。

(三)混合痔

兼有内痔和外痔的症状同时存在。

三、辅助检查

(一)直肠指诊

内痔早期无阳性体征,晚期可触到柔软的痔块。其意义在于除外肛管直肠肿瘤性疾病。

(二)肛门镜检查

肛门镜检查是确诊内痔的首选检查方法。不仅可见到痔的情况,还可观察到直肠黏膜有无充血、水肿、溃疡、肿块等,以及排除其他直肠疾病。

（三）直肠镜检查

图文并茂,定位准确,防止医疗纠纷,可准确诊断痔、直肠肿瘤等肛肠疾病。

（四）肠镜检查

对于年龄超过45岁便血者,应建议行电子结肠镜检查,除外结直肠肿瘤及炎症性肠病等。

四、治疗要点

痔的治疗遵循3个原则:①无症状的痔无须治疗,仅在合并出血、痔块脱出、血栓形成和嵌顿时才需治疗;②有症状的痔重在减轻或消除其主要症状,无须根治;③首选保守治疗,失败或不宜保守治疗时才考虑手术治疗。

（一）非手术治疗

1.一般治疗

一般治疗适用于痔初期及无症状静止期的痔。

（1）调整饮食:多饮水,多吃蔬菜、水果,如韭菜、菠菜、地瓜、香蕉、苹果等,忌食辣椒、芥末等辛辣刺激性食物。多进食膳食纤维性食物,改变不良的排便习惯。

（2）热水坐浴:改善局部血液循环,有利于消炎及减轻瘙痒症状。便后热水坐浴擦干、便纸宜柔软清洁、肛门要保温、坐垫要柔软。

（3）保持大便通畅:通过食物来调整排便,养成定时排便,每1～2天排出一次软便,防止便秘或腹泻。

（4）调整生活方式,改变不良的排便习惯,保持排便通畅,禁烟酒。

2.药物治疗

药物治疗是内痔首选的治疗方法,能润滑肛管,促进炎症吸收,减轻疼痛,解除或减轻症状。局部用痔疾洗液或硝矾洗剂(张有生方)熏洗坐浴,可改善局部血液循环,有消肿、止痛作用;肛内注入痔疮栓剂(膏)或奥布卡因凝胶,有止血、止痛和收敛作用。

3.注射疗法

较常用,适用于Ⅰ期、Ⅱ期内痔。年老体弱、严重高血压、有心、肝、肾等内痔患者均可适用。常用的硬化剂有聚桂醇注射液、芍倍注射液、消痔灵注射液等。

4.扩肛疗法

扩肛疗法适用于内痔、嵌顿或绞窄性内痔剧痛者。

5.胶圈套扎疗法

胶圈套扎疗法适用于单发或多发Ⅰ～Ⅲ期内痔的治疗。

6.物理治疗

物理治疗包括HCPT微创技术、激光治疗及铜离子电化学疗法等。

（二）手术治疗

当非手术治疗效果不满意,痔出血、脱出严重时,则有必要采用手术治疗。常用的方法主要有以下6种。

1.内痔结扎术

常用于Ⅱ～Ⅲ期内痔。

2.血栓外痔剥离术

血栓外痔剥离术适用于血栓较大且与周围粘连者或多个血栓者。

3.外剥内扎术

目前临床上最常用的术式,是在 Milligan-Morgan 外切内扎术和中医内痔结扎术基础上发展演变而成,简称外剥内扎术。适用于混合痔和环状痔。

4.分段结扎术

适于环形内痔、环形外痔、环形混合痔。

5.吻合器痔上黏膜环切术

该方法微创、无痛,是目前国内外首选的治疗方法(图 9-2)。主要适用于Ⅱ～Ⅳ期环形内痔、多发混合痔、以内痔为主的环状混合痔,也适用于直肠前突和直肠内脱垂。由于此手术保留了肛垫,不损伤肛门括约肌,故与传统手术相比具有术后疼痛轻、住院时间短、恢复快、无肛门狭窄及大便失禁、肛门外形美观等优点,临床效果显著。

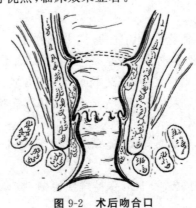

图 9-2　术后吻合口

6.选择性痔上黏膜切除术

选择性痔上黏膜切除术是一种利用开环式微创痔吻合器进行治疗的手术方式。适用于Ⅱ～Ⅳ期内痔、混合痔、环状痔、严重脱垂痔、直肠前突、直肠黏膜脱垂等。可准确定位目标组织,做到针对性切除,并保护非痔脱垂区黏膜组织,该术式更加符合肛管形态和生理,有效预防术后大出血、肛门狭窄等并发症,值得临床推广应用。

五、护理评估

(一)术前评估

1.健康史

(1)了解患者有无长期饮酒的习惯,有无喜食刺激性食物或低纤维素饮食的习惯。

(2)有无长期便秘、腹泻史,长期站立、坐位或腹压增高等因素。或有痔疮药物治疗、手术史;有无糖尿病、血液疾病史。

(3)了解患者有无肛隐窝炎、肛周感染、营养不良等情况促进痔的形成。

(4)家族中有无家族性息肉、家族中有无大肠癌或其他肿瘤患者。

(5)既往是否有溃疡性结肠炎、克罗恩病、腺瘤病史、手术治疗史及用药情况。

2.身体状况

(1)注意观察患者的生命体征、神志、尿量、皮肤弹性等。

(2)排便时有无疼痛及排便困难,大便是否带鲜血或便后滴血、喷血,有无黏液,有无脓血、便血量、发作次数等。

（3）注意患者的营养状况，有无消瘦、头晕、眼花、乏力等贫血的体征。

（4）肛门有无肿块脱出，能否自行回纳或用手推回，有无肿块嵌顿史。

（5）直肠指诊肛门有无疼痛、指套退出有无血迹、直肠内有无肿块等。

3.心理-社会状况

（1）疾病认知：了解患者及家属对疾病相关知识的认知程度，评估患者及家属对所患疾病及站立方法的认识，对手术的接受程度，对痔传统手术或微创手术知识及手术前配合知识的了解和掌握程度。

（2）心理承受程度：患者和家属对接受手术及手术可能导致的并发症带来的自我形象紊乱和生理功能改变的恐惧、焦虑程度和心理承受能力。

（3）经济情况：家庭对患者手术及并发症进一步治疗的经济承受能力。

（二）术后评估

1.手术情况

了解麻醉方式、手术方式，手术过程是否顺利，术中有无出血、出血部位、出血量，有无输血及输血量。

2.病情评估

观察患者神志和生命体征变化，生命体征是否平稳，切口敷料是否渗血，出血量多少，引流是否通畅，引流液的颜色、性质和引流量，切口愈合情况，大便是否通畅，有无便秘或腹泻等情况。

3.切口情况

切口渗出、愈合情况，有无肛缘水肿、切口感染，引流是否通畅，有无假性愈合情况。定期进行血常规、血生化等监测，以及时发现出血、切口感染、吻合口出血、吻合口瘘等并发症的发生。

4.评估手术患者的肛门直肠功能

有无肛门狭窄、肛门失禁，包括排便次数、控便能力等。

5.心理-社会状况

患者对手术后康复知识的了解程度。评估患者有无焦虑、失眠，家庭支持系统等。

六、护理诊断

（一）恐惧

与出血量大或反复出血有关。

（二）便秘

与不良饮食、排便习惯及惧怕排便有关。

（三）有受伤的危险

出血与血小板减少、凝血因子缺乏、血管壁异常有关。

（四）潜在并发症

尿潴留、肛门狭窄、排便失禁等。

七、护理措施

（一）非手术治疗护理/术前护理

1.调整饮食

嘱患者多饮水，多进食新鲜蔬菜、水果，多食粗粮，少食辛辣刺激性食物，忌烟酒。养成良好生活习惯。适当增加运动量,促进肠蠕动,切忌久站、久坐、久蹲。

2.热水坐浴

便后及时清洗,保持局部清洁舒适。必要时用 1∶5 000 高锰酸钾溶液或复方荆芥熏洗剂熏洗坐浴,控制温度在 43～46 ℃,每天 2 次,每次 20～30 分钟,可有效改善局部血液循环,减轻出血、疼痛症状。

3.痔块还纳

痔块脱出时应及时还纳,嵌顿性痔应尽早行手法复位,防止水肿、坏死;不能复位并有水肿及感染者用复方荆芥熏洗剂坐浴,局部涂痔疮膏,用手法再将其还纳,嘱其卧床休息。注意动作轻柔,避免损伤。

4.纠正贫血

缓解患者的紧张情绪,指导患者进少渣食物,术前排空大便,必要时灌肠,做好会阴部备皮及药敏试验,贫血患者应及时纠正。贫血体弱者,协助完成术前检查,防止排便或坐浴时晕倒受伤。

5.肠道准备

术前 1 天予全流质饮食,手术当天禁食,术前晚口服舒泰清 4 盒,饮水 2 500 mL 或术晨甘油灌肠剂 110 mL 灌肠,以清洁肠道。

(二)术后护理

1.饮食护理

术后当天应禁食或给无渣流食,次日半流食,以后逐渐恢复普食。术后 6 小时内尽量卧床休息,减少活动。6 小时后可适当下床活动,如厕排尿、散步等,逐渐延长活动时间,并指导患者进行轻体力活动。

2.疼痛护理

因肛周末梢神经丰富,痛觉十分敏感,或因括约肌痉挛、排便时粪便对创面的刺激、敷料堵塞过多导致大多数肛肠术后患者创面剧烈疼痛。疼痛轻微者可不予处理,但疼痛剧烈者应给予处理。指导患者采取各种有效止痛措施,如分散注意力、听音乐等,必要时遵医嘱予止痛药物治疗。

3.局部坐浴

术后每次排便或换药前均用 1∶5 000 高锰酸钾溶液或痔疾洗液熏洗坐浴,控制温度在 43～46 ℃,每天 2 次,每次 20～30 分钟,坐浴后用凡士林油纱覆盖,再用纱垫盖好并固定。

4.保持大便通畅

术后早期患者有肛门下坠感或便意,告知其是敷料压迫刺激所致;术后 3 天内尽量避免解大便,促进切口愈合,可于术后 48 小时内口服阿片酊以减少肠蠕动,控制排便。术后第 2 天应多吃新鲜蔬菜和水果,保持大便通畅。如有便秘,可口服液体石蜡或麻仁软胶囊等润肠通便药物,宜用缓泻剂,忌用峻下剂或灌肠。避免久站、久坐、久蹲。

5.避免剧烈活动

术后 7～15 天应避免剧烈活动,防止大便干燥,以防痔核或吻合钉脱落而造成继发性大出血。

6.并发症的观察与护理

(1)尿潴留:因手术、麻醉刺激、疼痛等原因造成术后尿潴留。若术后 8 小时仍未排尿且感下腹胀痛、隆起时,可行诱导、热敷或针刺帮助排尿。对膀胱平滑肌收缩无力者,肌内注射新斯的明 1 mg(1 支),增强膀胱平滑肌收缩,可以排尿。必要时导尿。

（2）创面出血：术后 7～15 天为痔核脱落期，因结扎痔核脱落、吻合钉脱落、切口感染、用力排便等导致创面出血。如患者出现恶心、呕吐、头昏、眼花、心慌、出冷汗、面色苍白等并伴肛门坠胀感和急迫排便感进行性加重，敷料渗血较多，应及时通知医师行相应消除处理。

（3）切口感染：直肠肛管部位由于易受粪便、尿液等的污染，术后易发生切口感染。应注意术前改善全身营养状况；术后 2 天内控制好排便；保持肛门周围皮肤清洁，便后用 1：5 000 高锰酸钾液坐浴；切口定时换药，充分引流。

（4）肛门狭窄：术后观察患者有无排便困难及大便变细，以排除肛门狭窄。术后 15 天左右应行直肠指诊如有肛门狭窄，定期扩肛。

八、护理评价

（1）患者便血、脱出明显减轻或消失。

（2）患者及家属知晓所患疾病名称、手术术式、优缺点及相关知识，能复述并遵从护士指导。

（3）患者是否能正确面对手术，积极参与手术的自我护理并了解手术并发症的预防和处理，如大出血、切口感染、肛门狭窄等。未发生并发症或并发症被及时发现和处理。

（4）患者排便正常、顺畅，无腹泻、便秘或排便困难。肛周皮肤完整清洁无损。

九、健康教育

（1）指导患者合理搭配饮食，多饮水，多食蔬菜、水果及富含纤维素的食物，少食辛辣等刺激性食物，忌烟酒。

（2）指导患者养成良好的排便习惯，保持排便通畅，避免久蹲、久坐。

（3）便秘时，应增加粗纤维食物，必要时口服适量蜂蜜或润肠通便药物。

（4）出院后近期可坚持熏洗坐浴，保持会阴部卫生清洁，并有利于创面愈合。

（5）术后适当活动，切勿剧烈活动。若出现创面出血，随时与医师联系，以及早处理。

（6）术后早期做提肛运动，每天 2 次，每次 30 分钟，促进局部血液循环。一旦出现排便困难或便条变细情况时，应及时就诊，定期进行肛门扩张。

（戴亚婕）

第二节　肛　裂

肛裂是指齿状线以下肛管皮肤全层破裂形成的慢性溃疡，主要表现为便后肛门疼痛、便血、便秘三大症状。其发病率仅次于痔位居第二位，可发生于任何年龄，但多见于青壮年。具有"四最"特点：病变最小、痛苦最大、诊断最易、治法最多。

一、病因与发病机制

（一）解剖因素

肛门外括约肌浅部在肛门后方形成肛尾韧带，较硬，伸缩性差，并且皮肤较固定，肛直角在此部位呈 90°，且肛门后方承受压力较大，故后正中处易受损伤。

（二）外伤因素

大便干硬，排便时用力过猛，可损伤肛管皮肤，反复损伤使裂伤深及全层皮肤，形成溃疡。肛门镜等内镜检查或直肠指检方法不当，也容易造成肛管后正中的皮肤损伤，形成肛裂。

（三）感染因素

齿状线附近的慢性炎症，如发生在肛管后正中处的肛窦炎，可向下蔓延而致肛管皮下脓肿，脓肿破溃后形成溃疡，加之肛门后正中的血供较其他部位差，肛管直肠的慢性炎症易引起内括约肌痉挛又加重了缺血，致使溃疡不易愈合。

肛裂与肛管纵轴平行，其溃疡多<1 cm。一般地，将肛管裂口、前哨痔和肛乳头肥大称为肛裂"三联征"（图 9-3）。按病程分为：①急性（早期）肛裂，可见裂口边缘整齐，底浅，呈红色并有弹性，无瘢痕形成；②慢性（陈旧性）肛裂，因反复发作，底深，边缘不整齐、增厚纤维化，肉芽灰白，伴有肛乳头肥大、前哨痔及皮下瘘形成。

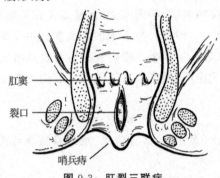

肛窦

裂口

哨兵痔

图 9-3　肛裂三联症

二、临床表现

肛裂患者的典型临床表现是疼痛、便秘和便血。

（一）疼痛

肛裂可因排便引起肛门周期性疼痛，这是肛裂的主要症状。排便时，粪块刺激溃疡面的神经末梢，立刻感到肛门灼痛或剧痛，便后数分钟疼痛缓解，此期称疼痛间歇期。

（二）便血

排便时常在粪便表面或便纸上有少量新鲜血迹或滴鲜血。出血的多少与裂口的大小，深浅有关，但很少发生大出血。

（三）便秘

因肛门疼痛不愿排便，久而久之引起便秘，粪便变得更为干硬，排便时会使肛裂进一步加重，形成恶性循环。这种恐惧排便现象可导致大便嵌塞。

三、辅助检查

（1）用手牵开肛周皮肤视诊，可看见裂口或溃疡，此时，应避免强行直肠指诊或肛门镜检查。

（2）若发现侧位的慢性溃疡，应想到有否结核、癌、克罗恩病及溃疡性结肠炎等罕见病变，必要时行活组织病理检查。

四、治疗要点

(一)非手术治疗

1.调整饮食

对于急性新鲜肛裂,通过调整饮食、软化大便,可以缓解肛裂症状,促使裂口愈合。增加多纤维食物如蔬菜、水果等,增加每天饮水量,纠正便秘。

2.局部坐浴

用温热盐水或中药坐浴,温度43～46 ℃,每天2～3次,每次20～30分钟。温水坐浴可松弛肛门括约肌,改善局部血液循环,促进炎症吸收,减轻疼痛,并清洁局部,以利创口愈合。

3.口服药物

口服缓泻剂如福松或液状石蜡,使大便松软、润滑,以利排便。

4.外用药物

通过局部用药物如太宁栓可缓解内括约肌痉挛以达到手术效果。新近用于临床的奥布卡因凝胶可有效缓解肛管括约肌痉挛性疼痛,改善局部血液循环,促进肛裂愈合,疼痛剧烈者可以选用。必要时局部应用长效麻药封闭治疗,可有效缓解疼痛,部分病例可以使溃疡愈合。

5.扩肛疗法

适用于急性或慢性肛裂不伴有肛乳头肥大及前哨痔者。优点是操作简便,不需要特殊器械,疗效迅速。

(二)手术治疗

对经久不愈,非手术治疗无效的慢性肛裂可采用以下手术方法治疗。目前国内常用的术式有:①肛裂切除术;②肛裂切除术加括约肌切断术;③V-Y肛门成形术;④肛裂切除纵切横缝术等。实践证明,肛裂切除术加括约肌切断术的效果较好,可作为首选式式。

五、护理评估

(一)术前评估

1.健康史

了解患者疼痛部位多与病灶位置及疾病性质有关。注意询问患者疼痛的部位、持续的时间、急缓、性质及病程长短,有无明确的原因或诱因;了解患者有无长期便秘史,便秘发生的时间、病程长短、有无便意感,起病原因或诱因;排便的次数和量;有无便血、肛门疼痛、腹痛、腹胀、嗳气、食欲减退、肛门坠胀、排便不尽、反复排便等伴随症状,甚至用手挖便的情况;有无用药史,效果如何。有无焦虑、烦躁、失眠、抑郁,乃至性格改变等精神症状。评估患者有无肛窦炎、直肠炎等诱发肛管溃疡的因素。

2.身体评估

(1)便秘的原因很多,有功能性便秘和器质性便秘两种,应加以区分。

(2)有无便后肛周出现烧灼样或刀割样剧烈疼痛,缓解后又再次出现剧痛,持续30分钟至数小时不等。

(3)因惧怕肛周疼痛而不敢排便。便后滴新鲜血,或便中带新鲜血。

(4)肛裂便秘,多伴便后手纸染血、肛门剧痛,呈周期性。

(5)了解肛门局部检查结果,有无发现裂口、肛乳头肥大、哨兵痔、肛窦炎、皮下瘘、肛门梳硬结。

3.心理-社会状况

评估患者及家属对肛裂相关知识的了解程度及心理承受能力,以及对治疗、护理等的配合程度。

(二)术后评估

1.手术情况

了解患者术中采取的麻醉方式、手术方式,手术过程是否顺利,术中有无出血及其量。

2.康复状况

观察患者生命体征是否平稳,手术切口愈合情况,有无发生出血、肛门狭窄、排便失禁等并发症。

3.心理-社会状况

评估患者有无焦虑、失眠,家庭支持系统等。了解患者及其家属对术后康复知识的掌握程度;是否担心并发症及预后等。

六、护理诊断

(一)排便障碍

与患者惧怕疼痛不愿排便有关。

(二)急性疼痛

与粪便刺激及肛管括约肌痉挛、手术创伤有关。

(三)潜在并发症

增加了结直肠肿瘤发生的风险。

七、护理措施

(一)非手术治疗护理/术前护理

1.心理支持

向患者详细讲解有关肛裂知识,鼓励患者克服因害怕疼痛而不敢排便的情绪,配合治疗。

2.调理饮食

增加膳食中新鲜蔬菜、水果及粗纤维食物的摄入,少食或忌食辛辣和刺激性食物,多饮水,以促进胃肠蠕动,防止便秘。

3.热水坐浴

每次排便后应热水坐浴,清洁溃疡面或创面,减少污染,促进创面愈合,水温43~46 ℃,每天2~3次,每次20~30分钟。

4.肠道准备

术前3天少渣饮食,术前1天流质饮食,术前日晚灌肠,尽量避免术后3天内排便,有利于切口愈合。

5.疼痛护理

遵医嘱适当应用止痛剂,如肌内注射吗啡、消炎栓纳肛等。

(二)术后护理

1.术后观察

有无渗血、出血、血肿、感染和尿潴留并发症发生,如有急事报告医师,并协助处理。

2.保持大便通畅

鼓励患者多饮水,多进食新鲜蔬菜、水果、粗纤维食物,指导患者养成每天定时排便的习惯,进行适当的户外锻炼,防止便秘。便秘者可服用缓泻剂或液体石蜡等,也可选用蜂蜜、番泻叶等泡茶饮用,以润滑、松软大便利于排便。

3.局部坐浴

术后每次排便或换药前均用 1∶5 000 高锰酸钾溶液或痔疾洗液熏洗坐浴,控制温度在 43～46 ℃,每天 2 次,每次 20～30 分钟,坐浴后用凡士林油纱覆盖,再用纱垫盖好并固定。

4.术后常见并发症的预防和护理

(1)切口出血:多发生于术后 7～12 天,常见原因多为术后大便干结、用力排便、换药粗暴等导致创面裂开、出血。预防措施:保持大便通畅,防止便秘;避免腹内压增高的因素如剧烈咳嗽、用力排便等;切忌换药动作粗暴,轻轻擦拭。密切观察创面的变化,一旦出现创面大量渗血,紧急压迫止血,并报告医师处理。

(2)肛门狭窄:大便变细或肛门狭窄者,遵医嘱可于术后 10～15 天行扩肛治疗。

(3)排便失禁:多由于术中不慎损伤肛门括约肌所致。询问患者排便前有无便意,每天的排便次数、量及性状。若为肛门括约肌松弛,可于术后 3 天开始指导患者进行提肛运动,每天 2 次,每次 30 分钟;若发现患者会阴部皮肤常有黏液及粪便污染,或无法随意控制排便时,立即报告医师,以及时处理。

八、护理评价

(1)患者术后焦虑情绪得到缓解,心态平和,积极配合治疗。

(2)术后患者疼痛、便血得到缓解,自诉伤口疼痛可耐受,疼痛评分 2～3 分。

(3)未发生肛门狭窄、肛门失禁等并发症,或得到及时发现和处理。

九、健康教育

(1)指导患者养成定时排便的习惯,避免排便时间延长。保持排便通畅,鼓励患者有便意时,尽量排便,纠正便秘。

(2)多饮水,多吃蔬菜、水果及富含纤维素的食物,禁止饮酒及食辛辣等刺激性食物。

(3)出现便秘时,应增加粗纤维食物,必要时口服适量蜂蜜或润肠通便药物。

(4)出院时如创面尚未完全愈合者,便后温水坐浴,保持创面清洁,促进创面早期愈合。

(5)大便变细或肛门狭窄者,遵医嘱可于术后 10～15 天行扩肛治疗。

(6)肛门括约肌松弛者,手术 3 天后做肛门收缩舒张运动,大便失禁者需二次手术。

(戴亚婕)

第三节　肛　　瘘

肛瘘是指肛门直肠因肛门周围间隙感染、损伤、异物等病理因素形成的与肛门周围皮肤相通,形成异常通道的一种疾病。肛瘘是常见的直肠肛管疾病之一,发病年龄以 20～40 岁青壮年为主,男性多于女性。

一、病因与发病机制

大多数肛瘘由直肠肛周脓肿发展而来。由内口、瘘管和外口三部分组成。内口即原发感染灶,外口为脓肿破溃处或手术切开引流部位,内外口之间由脓腔周围增生的纤维组织包绕的管道即瘘管,近管腔处有炎性肉芽组织。其内口多在肛窦内及其附近,外口位于肛门周围的皮肤上,内、外口既可为单个,也可以为多个。由于致病菌不断由内口进入,而瘘管迂曲,少数存在分支,常引流不畅,且外口皮肤生长速度较快,常发生假性愈合并形成脓肿。脓肿可从原外口溃破,也可从他处穿出形成新的外口,反复发作,发展为有多个瘘管和外口的复杂性肛瘘。

二、临床表现

肛门周围流脓水、潮湿、瘙痒,甚至出现湿疹。外口处有脓性、血性、黏液性分泌物流出,有时有粪便及气体排出。外口因假性愈合或暂时封闭时,脓液积存,形成脓肿,可出现肛周肿痛、发热、寒战、乏力等症状。脓肿破溃或切开引流后,脓液排出,症状缓解,上述症状反复发作是肛瘘的特点。

三、辅助检查

(一)直肠指诊
在内口处有轻压痛,瘘管位置表浅时可触及硬结内口及条索样肛瘘。

(二)探针检查
探针检查是最常用、最简便、最有效的方法。自外口处插入,沿瘘管轻轻探向肠腔,可找到内口的位置。

(三)染色检查
自外口注入 1‰亚甲蓝溶液,检查确定内口位置。

(四)实验室检查
发生肛周脓肿时,血常规中可出现白细胞计数及中性粒细胞比例增高。

(五)X 线造影
碘油造影或 70%泛影葡胺造影,适用于高位复杂性肛瘘的检查。检查自外口注入造影剂,可判定瘘管的分布、多少、位置、走行和内口的位置。

(六)MRI 检查
可清晰显示瘘管位置及括约肌间的关系,明确肛瘘分型。

另外,特别注意复杂性肛瘘青年患者是否合并炎症性肠病可能,必要时行肠镜检查。

四、治疗要点

肛瘘一般不能自愈,必须手术治疗。手术成败的关键在于:①准确寻找和处理内口;②切除或清除全部瘘管和无效腔;③合理处理肛门括约肌;④创口引流通畅。

(一)堵塞法
堵塞法适用于单纯性肛瘘。瘘管用 1‰甲硝唑、生理盐水冲洗后,自外口注入生物蛋白胶。治愈率较低。

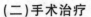

(二)手术治疗

1.肛瘘切开术

主要应用于单纯性括约肌间型肛瘘和低位经括约肌间型肛瘘。用探针自外口进入瘘管,沿瘘管到达位于齿状线附近的内口。将探针上方的组织切开,将肉芽组织用刮匙刮除,若存在高位盲道或继发分支,则需彻底清除。

2.肛瘘切除术

在瘘管切开的基础上,将瘘管壁全部切除,直至健康组织,并使创面呈内小外大,以利引流。

3.肛瘘切开挂线术

肛瘘切开挂线术适用于距肛缘 3～5 cm,有内外口的单纯性肛瘘、高位单纯性肛瘘,或坐位复杂性肛瘘切开、切除的辅助治疗。利用橡皮筋或有腐蚀作用药线的机械性压迫作用,使结扎处组织发生血运障碍而坏死,以缓慢切开肛瘘。

4.经肛直肠黏膜瓣内口修补术

经肛直肠黏膜瓣内口修补术是治疗复杂性肛瘘的一种保护括约肌的技术,切除内口及其周围约 1 cm 的全厚直肠组织,然后游离其上方的直肠瓣,并下移修复内口处缺损。通过清除感染灶,游离内口上方直肠黏膜肌瓣或内口下方肛管皮瓣覆盖缝合于内口上,阻碍直肠内容物使之不能进入瘘管管道。

五、护理评估

(一)术前护理评估

1.健康史

了解有无肛管直肠周围脓肿自行溃破或切开引流的病史。

2.病情评估

(1)肛门皮肤有无红、肿。

(2)肛周外口有无反复流脓及造成皮肤瘙痒感。

(3)了解直肠指检、内镜及钡灌肠造影等检查结果。

3.心理-社会状况

对肛瘘的认知程度及心理承受能力。

4.其他

自理能力。

(二)术后护理评估

(1)肛门皮肤有无红、肿、疼痛,肛周外口有无反复流脓及造成皮肤瘙痒感。

(2)了解辅助检查结果及手术方式。

(3)患者的饮食及排便情况。

(4)评估患者对术后饮食、活动、疾病预防的认知程度。

六、护理诊断

(一)急性疼痛

与肛周炎症及手术有关。

（二）完整性受损

与肛周脓肿破溃、皮肤瘙痒、手术治疗等有关。

（三）潜在并发症

肛门狭窄、肛门松弛。

七、护理措施

（一）术前护理措施

（1）观察患者有无肛门周围皮肤红、肿、疼痛、流脓或排便困难。症状明显时，嘱其卧床休息，肛门局部给予热水坐浴，以减轻疼痛，利于大便的排出。

（2）鼓励患者进高蛋白、高热量、高维生素、易消化的少渣饮食，多食新鲜蔬菜、水果及脂肪类食物，保持大便通畅。

（3）急性炎症期，遵医嘱给予抗生素，每次排便后用清水冲洗干净，再用 1：5 000 高锰酸钾溶液温水坐浴，每次 20 分钟，每天 3 次。

（4）术前 1 天半流质饮食，术前晚进食流质，视所采取的麻醉方式决定术前是否禁食禁饮。术前晚按医嘱给予口服泻药，但应具体应用时视患者有无长期便秘史进行调整。若排便不充分时，可考虑配合灌肠法，洗至粪便清水样，肉眼无粪渣为止。

（5）准备手术区域皮肤，保持肛门皮肤清洁，予修剪指甲。

（二）术后护理措施

（1）腰麻、硬膜外麻醉，术后需去枕平卧 6 小时，避免脑脊液从蛛网膜下腔针眼处漏出，致脑脊液压力降低引起头痛。监测脉搏、呼吸、血压 6～8 小时，至生命体征平稳。

（2）加强伤口换药，避免假性闭合。伤口距离肛门近，有肠黏液或粪便污染时，需拆除敷料，温水冲洗、1：5 000 的高锰酸钾溶液或中药熏洗坐浴，洗净沾在伤口上的粪渣和脓血水；伤口换药要彻底、敷料填塞要达深部，保证有效引流，避免无效腔。如行挂线术的患者创面换药至挂线脱落后 1 周。

（3）做好排便管理术前给予口服泻药或清洁灌肠，术后给予轻泻软便药乳果糖或麻仁丸及纤维增加剂，使粪便松软，易于排出。排便后及时坐浴和换药，以保持伤口和肛门周围皮肤清洁。

（4）肛门括约肌松弛者，术后 3 天可指导患者进行提肛运动。

八、护理评价

（1）能配合坐浴、换药，肛周皮肤清洁，术后伤口未发生二次感染。

（2）能配合术后的饮食、活动及提肛训练技巧。

（3）掌握复诊指征。

九、健康教育

（1）饮食指导：术后 1～2 天少渣半流饮食，之后正常饮食，忌辛辣刺激性食物如辣椒及烈性酒等，多食粗纤维富营养的食物，如新鲜蔬菜、水果等，切忌因惧怕疼痛而少吃饭或不吃饭。鼓励患者多饮水，防止便秘。

（2）肛门伤口的清洁：每天排便后用 1：5 000 高锰酸钾溶液或痔疮洗液坐浴，坐浴时应将局部创面全部浸入药液中，药液温度适中。平时排便后，可用温水清洗肛门周围，由周边向中间洗净分泌物。

（3）术后活动指导：手术创面较大，而伤口尚未完全愈合期间，应尽量少走路，避免伤口边缘因用力摩擦而形成水肿，延长创面愈合时间。创面愈合后 3 个月左右不要长时间骑自行车，以防愈合的创面因摩擦过多而引起出血。

（4）如发现排便困难或大便失禁，应及时就诊。

（戴亚婕）

第四节　肛隐窝炎与肛乳头炎

肛隐窝炎与肛乳头炎均为常见病，只是由于其症状较轻而易被忽视。临床上这两种疾病多为伴发而可视为一种疾病。

肛隐窝炎（又称肛窦炎）是指肛隐窝、肛门瓣的急、慢性炎症性疾病。由于炎症的慢性刺激，常可并发肛乳头炎、肛乳头肥大。其临床症状是肛门部不适、潮湿、瘙痒，甚至有分泌物、疼痛等。通常由于症状较轻，又在肛门内部，易被忽视。有研究表明肛隐窝炎是引起肛肠感染性疾病的主要原因。据统计约有 85％的肛门周围脓肿、肛瘘、肛乳头肥大等是由肛窦感染所引起。因此，对本病的早期诊断和治疗，对预防严重的肛管直肠部位感染性疾病有积极的意义。

肛乳头炎是由于排便时创伤或齿状线附近炎症引起的疾病。常与肛窦炎并发，是肛裂、肛瘘等疾病的常见并发症。

一、病因与发病机制

（一）解剖因素

肛隐窝炎的发生与肛门部位的解剖特点有着密切的关联。肛隐窝的结构呈杯状，底在下部，开口朝上，不仅引流差，还使积存的粪渣或误入的外物通过肛管时，引发感染和损伤。

（二）机械因素

干硬粪便通过肛管时，超过了肛管能伸张的限度，造成肛窦及肛门瓣的损伤。

（三）细菌侵入

肛窦中存在大量细菌，当排便时肛窦加深呈漏斗状，造成粪渣积存，肛腺分泌受阻，细菌易繁殖，病原菌从其底部侵入肛腺，引起肛隐窝炎，继而向周围扩散引发其他肛肠疾病。

（四）病理改变

局部水肿、充血、组织增生。

二、临床表现

轻度的肛隐窝炎和肛乳头炎常无明显的症状，病变程度较重时可出现以下表现。

（一）肛隐窝炎临床表现

1.肛门不适

往往会有排便不尽、肛门坠胀及异物感。

2.疼痛

疼痛为常见症状,一般为灼痛或撕裂样痛。撕裂样痛多为肛门瓣损伤或肛管表层下炎症扩散所致,排便时加重。若肛门括约肌受炎性刺激,可引起括约肌轻度或中度痉挛性收缩使疼痛加剧,常有短时间阵发性钝痛,或疼痛持续数小时,严重者疼痛可通过阴部内神经、骶神经、会阴神经出现放射性疼痛。

3.肛门潮湿、瘙痒、分泌物

由于肛隐窝炎和肛门瓣的炎症致使分泌物增加。肛门周围组织炎性水肿可引起肛门闭锁不全性渗出,出现肛门潮湿、瘙痒。

(二)肛乳头炎临床表现

发生急性炎症时,而引起肛内不适感或隐痛。长时期炎症刺激可引起肛乳头肥大,并随多次排便动作使肥大的乳头逐渐伸长而成为带蒂的白色小肿物,质地较硬,不出血。该肿物起源齿状线,在排便时脱出肛门外,同时加重肛门潮湿和瘙痒症状。

三、辅助检查

直肠指诊和肛门镜是主要的检查手段。明确诊断可以通过上述的临床表现,再结合直肠指诊和肛门镜即可。

(一)直肠指诊

检查时常会感到肛门括约肌较紧张,转动手指时在齿线附近可扪及明显隆起或凹陷,并伴有明显触痛,多在肛管后方中线处。

(二)肛门镜检查

检查时可看见肛窦和肛门瓣充血、水肿,轻压肛窦会有分泌物溢出,肛乳头炎也肿大、充血。

四、治疗要点

(一)肛隐窝炎

1.非手术治疗

包括中药灌肠,每天2次;栓剂有止痛栓、消炎栓。方法:大便后清洗肛门,坐浴后将栓剂轻轻塞入肛门内,每天2次,每次1～2粒;化腐生肌膏外敷,同时配合坐浴等治疗。

2.手术治疗

对于药物治疗无效者,可行肛窦切开术等。肛窦切开术方法:先用钩形探针钩探加深的肛隐窝,然后沿探针切开肛隐窝到内括约肌,切断部分内括约肌,切除病窦及结节,做梭形切口至皮肤,创面修整,使引流通畅。可在切口上方黏膜缝合1针以止血。注意切除不可过深以防术后出血,本术式可彻底根治肛窦炎。

(二)肛乳头炎

1.非手术治疗

适用于急性肛乳头炎,方法:同肛隐窝炎的非手术治疗处理。

2.手术治疗

可行肛乳头切除术。方法:患者侧卧位,在骶麻下用止血钳将肛乳头基底部钳夹,用丝线结扎,然后切除。对术后患者,应每天中药熏洗坐浴,口服润肠通便的药物,防止大便干燥,影响伤口愈合。同时,在3～5天后以手指扩张肛管,以免伤口粘连。

五、护理评估

(一)术前评估

1.健康史

(1)一般情况:包括性别、年龄、婚姻状况。

(2)家族史:了解患者家庭中有无肿瘤等病史。

(3)既往史:了解患者有无习惯性便秘、肠炎等病史。

2.身体情况

(1)主要症状与体征:评估患者大便性质、次数,大便后有无疼痛、坠胀,肛门有无肿物脱出,有无分泌物从肛门流出,肛周皮肤有无瘙痒等情况。

(2)辅助检查:直肠指诊、肛门镜等检查结果异常。

(3)心理-社会状况:了解患者对本病及手术的认知情况、心理承受能力,家庭对患者支持度,患者承担手术的经济能力等。

(二)术后评估

1.手术情况

了解术后手术、麻醉方式及术中情况。

2.康复情况

了解术后生命体征是否平稳,伤口出血和愈合情况,有无感染并发症发生,肛门功能恢复情况。

3.心理-社会状况

了解患者情绪变化,对术后护理相关知识的知晓及配合程度。

六、护理诊断

(一)疼痛

疼痛与排便时肛管扩张,刺激肛管引起括约肌痉挛有关。

(二)便秘

便秘与不良饮食或不良的排便习惯或患者恐惧排便疼痛等因素有关。

(三)潜在并发症

感染,与直肠肛管脓肿、肛门周围脓肿与积存粪渣,细菌繁殖引起局部感染,并向周围组织扩张有关。

七、护理措施

(一)非手术治疗护理

1.缓解疼痛

(1)坐浴:便后用中药熏洗坐浴或温水坐浴,可松弛肛门括约肌,改善局部血液循环,缓解肛门疼痛。坐浴过程中注意观察患者意识、神志、面色等防止虚脱;严格控制水温防止烫伤。

(2)药物:疼痛明显者,可遵医嘱口服止痛药或肛门内塞入止痛或消炎栓,注意观察用药后的反应。

2.肛门护理

每次大便后及时清洗肛门,定期更换内裤,保持局部清洁干燥。肛门局部瘙痒时,勿用手抓挠,以免损伤皮肤。

3.保持大便通畅

(1)饮食上要多饮水,多食含粗纤维多的蔬菜和水果。如笋类纤维素含量达到30%~40%。此外,还有蕨菜、菜花、菠菜、南瓜、白菜、油菜菌类等;水果有其红果干、桑葚干、樱桃、酸枣、黑枣、大枣、小枣、石榴、苹果、鸭梨等,其中含量最多的是红果干,纤维素含量接近50%。少食辛辣刺激的食物,防止大便干燥,引起便秘。

(2)养成良好的排便习惯。每天定时排便,适当增加机体活动量,促进肠蠕动,利于排便。

(3)对于排便困难者,必要时服用缓泻剂或灌肠,以润肠松软大便,促进大便的排出。

(二)手术治疗护理

1.术前护理

(1)心理护理:多与患者沟通,讲解疾病的相关知识及术前术后注意事项等,消除患者紧张的心理,积极配合治疗,使其以良好的心态迎接手术。

(2)肠道准备:术前1天晚上7点开始口服润肠药如聚乙二醇电解质散,排便数次。晚10点起禁食水。术日晨首先给肥皂水500 mL灌肠,排一次便后,再给予甘油灌肠剂110 mL肛门灌注。

2.术后护理

(1)病情观察:观察患者神志、生命体征是否平稳、有无肛门坠胀疼痛、伤口敷料有无渗血等,发现异常,以及时报告医师,给予相应处理。

(2)饮食与活动:手术当日给予清淡的半流食,术后第1天开始进普食。可选择高蛋白、高热量、高维生素的饮食。手术当日卧床休息,术后第1天开始下地活动,以后逐渐增加活动量。目的是防止由于过早排便造成伤口出血或感染。

(3)伤口换药:每天伤口换药1~2次,换药时评估伤口创面肉芽生长情况。换药时注意消毒要彻底,动作要轻柔,以免增加患者痛苦。

(4)排便的护理:术后控制大便2天,术后第1天晚上口服润肠药如聚乙二醇电解质散,术后第二日早晨开始排便,以后保持每天排成形软便一次。便后首先用温水冲洗伤口,再用中药熏洗坐浴10分钟。目的是清洁伤口,减轻疼痛,促进创面愈合、预防感染的发生。熏洗坐浴过程中要防止患者虚脱、烫伤等意外发生。

八、护理评价

(1)患者疼痛缓解或消失。

(2)患者排便正常。

(3)并发症能够被有效预防或及时发现并得到相应治疗。

九、健康教育

(1)加强饮食调节,防止大便干燥。多食新鲜的水果和蔬菜,多饮水,禁食辣椒等刺激性食物。

(2)积极锻炼身体,增强体质,增进血液循环,加强局部的抗病能力。

(3)保持肛门清洁,勤换内裤,坚持每天便后清洗肛门,防止感染。

(4)积极防治便秘及腹泻,对预防肛隐窝炎和肛乳头炎的形成有重要意义。

(5)一旦发生肛隐窝炎或肛乳头炎,应早期医治,以防止并发症的发生。

(戴亚婕)

第十章

肿瘤科护理

第一节 甲状腺癌

一、概述

甲状腺癌是头颈部肿瘤中常见的恶性肿瘤,是最常见的内分泌恶性肿瘤,占全身肿瘤的1％。发病率按国家或地区而异。甲状腺癌可发生于任何年龄阶段,女性多于男性,男女比例为1∶3,20～40岁为发病高峰期,50岁后明显下降。

(一)病因

发生的原因不明,相关因素如下。

1.电离辐射

电离辐射是唯一一个已经确定的致癌因素。放射线对人体有明显的癌作用,尤其是儿童及青少年,被照射的小儿年龄越小、发生癌的危险度越高。

2.碘摄入异常

摄碘过量或缺碘均可使甲状腺的结构和功能发生改变,高碘或缺碘地区甲状腺癌发病率升高。

3.性别和激素

甲状腺的生长主要受促甲状腺素(TSH)支配,神经垂体释放的TSH是甲状腺癌发生的促进因子。有实验表明,甲状腺乳头状癌组织中女性激素受体含量较高。

4.遗传因素

5％～10％甲状腺髓样癌患者及3.50％～6.25％乳头状癌患者有明显的家族史,推测这类癌的发生可能与染色体遗传因素有关。

5.甲状腺良性病变

如腺瘤样甲状腺肿和功能亢进性甲状腺肿等一些甲状腺增生性疾病偶尔发生癌变。

(二)病理分型

目前原发性甲状腺癌分为分化型甲状腺癌(乳头状癌、滤泡状癌)、髓样癌、未分化癌等。

1.分化型甲状腺癌

(1)乳头状癌:是甲状腺癌中最常见的类型,占甲状腺癌的80%以上。分化良好,恶性程度低,病情发展缓慢、病程长、预后好。一般以颈淋巴结转移最为多,血行转移较少见,血行转移中以肺转移为多见。

(2)滤泡状癌:较乳头状癌少见,世界卫生组织将嗜酸性细胞癌纳入滤泡状癌中。滤泡状癌占甲状腺癌的10.6%～15.0%,居第二位,发展缓慢、病程长、预后较好,以滤泡状结构为主要组织学特征。患病年龄比乳头状癌患者大。播散途径主要是通过血液转移到肺、骨和肝,淋巴转移相对较少。在分化型甲状腺癌中,其预后不及乳头状癌好,以嗜酸性细胞癌的预后最差。

2.髓样癌

髓样癌较少见,发生在甲状腺滤泡旁细胞,亦称为C细胞的恶性肿瘤。C细胞的特征主要为分泌甲状腺降钙素及多种物质,并产生淀粉样物等。发病主要为散发性,少数为家族性。女性较多,以颈淋巴结转移较为多见。

3.未分化癌

此类甲状腺癌,较少见,约占甲状腺癌的1%,恶性程度较高,发展快,预后极差。以中年以上男性多见。未分化癌生长迅速,往往早期侵犯周围组织,常发生颈淋巴结转移,血行转移亦较多见。

(三)临床表现

1.症状

(1)颈前肿物:早期缺乏特征性临床表现,但95%以上的患者均有颈前肿块,质地硬而固定,表面不平。乳头状癌、滤泡状癌、髓样癌等类型颈前肿物生长缓慢,而未分化癌颈前肿物发展迅速。

(2)周围结构受侵的表现:晚期常压迫喉返神经、气管、食管而产生声音嘶哑、呼吸困难或吞咽困难等症状。

(3)其他脏器转移的表现,以及耳、枕、肩、等处疼痛。

(4)内分泌表现:可伴有腹泻或阵发性高血压,甲状腺髓样癌可出现与内分泌有关的症状,如顽固性腹泻(多为水样便)和阵发性高血压。

2.体征

(1)甲状腺结节:多呈单发,活动受限或固定,质地偏硬且不光滑。

(2)颈淋巴结肿大:乳头状癌、未分化癌、髓样癌等类型颈淋巴结转移率高,多为单侧颈淋巴结肿大。滤泡状癌以血行转移为多见。

(四)辅助检查

1.影像学检查

(1)B超检查:甲状腺B超检查有助于诊断。恶性肿瘤的超声检查可见边界不清,内部回声不均匀,瘤体内常见钙化强回声。

(2)单光子发射计算机断层显像检查:可以明确甲状腺的形态及功能,一般将甲状腺结节分为三种:热结节、温结节、凉(冷)结节,甲状腺癌大多表现为凉(冷)结节。

(3)颈部CT、MRI检查:可提出良、恶性诊断依据。明确显示甲状腺肿瘤的癌肿侵犯范围。

(4)X线检查:颈部正侧位片可观察有无胸骨后扩展、气管受压或钙化等,常规胸片可观察有无转移等。

(5)PET检查:对甲状腺良恶性病变的诊断准确率高。

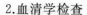

2.血清学检查

血清学检查包括甲状腺功能检查、血清甲状腺球蛋白、血清降钙素等。

3.病理学检查

(1)细胞学检查:细针穿刺细胞学检查是最简便的诊断方法,诊断效果取决于穿刺取材方法及阅片识别细胞的经验。

(2)组织学检查:确诊应由病理组织切片,活检检查来确定。

(五)治疗

以外科手术治疗为主,配合内、外照射治疗、内分泌治疗、化学治疗等。

1.手术治疗

如确诊为甲状腺癌,应及时行原发肿瘤和颈部转移灶的根治手术。

2.放射治疗

(1)外放射治疗:甲状腺癌对放射线的敏感性与甲状腺癌的分化程度成正比,分化越好,敏感性越差;分化越差,敏感性越高。分化型甲状腺癌如甲状腺乳头状癌对放射线的敏感性较差,其邻近组织如甲状软骨、气管软骨、食管及脊髓等,均对放射线耐受性差,照射剂量过大时常造成严重并发症,一般不宜采用外放射治疗。未分化癌恶性程度高,肿瘤发展迅速,手术切除难以达到根治目的,临床以外放射治疗为主,放疗通常宜早进行。对于手术后有残余者或手术无法切除者,术后也可辅助放疗。常规放疗照射剂量为大野照射 50 Gy,然后缩野针对残留区加量至 60～70 Gy。如采用 IMRT 可以提高靶区治疗剂量,在保护重要器官的情况下,高危区的单次剂量可提高至 2.20～2.25 Gy。

(2)内放射治疗:分化好的乳头状癌与滤泡状癌具有吸碘功能,特别是两者的转移灶都可能吸收放射性核素^{131}碘(^{131}I)。临床上常采用^{131}I 来治疗分化型甲状腺癌的转移灶,一般需行甲状腺全切或次全切除术后,以增强转移癌对碘的摄取能力后再行^{131}I 治疗。不同组织类型肿瘤吸碘不同,未分化型甲状腺癌几乎不吸碘,其次是髓样癌。

3.化学治疗

甲状腺癌对化疗敏感性差。分化型甲状腺癌对化疗反应差,化疗主要用于不可手术、摄碘能力差或远处转移的晚期癌,相比而言,未分化癌对化疗则较敏感,多采用联合化疗,常用药物为多柔比星及顺铂、多柔比星、环磷酰胺,加紫杉类等。

4.内分泌治疗

术后长期服用甲状腺素片可以抑制 TSH 分泌及预防甲状腺功能减退,对预防甲状腺癌复发有一定疗效。对生长缓慢的分化型甲状腺癌疗效较好,对生长迅速的未分化甲状腺癌无明显疗效。

甲状腺癌的预后与病理类型、临床分期、根治程度、性别及年龄有关。年龄<15 岁或>45 岁者预后较差,女性好于男性。有学者等报道甲状腺癌的 10 年生存率乳头状癌可达 74％～95％,滤泡状癌为 43％～95％。未分化癌预后极差,一般多在数月内死亡,中位生存率仅为 2.5～7.5 个月,2 年生存率仅为 10％。

二、护理

(一)护理措施

1.饮食护理

饮食营养应均衡,宜进食高蛋白、低脂肪、低糖、高维生素无刺激性软食,除各种肉、鱼、蛋、奶外,多吃新鲜蔬菜、水果等。戒烟禁酒,少食多餐。如出现进食时咳嗽、声音嘶哑者,应减少流质饮食,细嚼慢咽,量宜少,并注意防止食物进入气管。忌食肥腻黏滞食物,油炸、烧烤等热性食物和坚硬不易消化食物。

2.保持呼吸道通畅

指导患者做深呼吸及咳嗽运动,有痰液及时咳出。对声嘶患者多给予生活上的照顾及精神安慰。

3.放疗期间的护理

(1)^{131}I内放射治疗护理:放射性核素^{131}I是治疗分化型甲状腺癌转移的有效方法,其疗效依赖于肿瘤能否吸收碘。已有报道,^{131}I对分化型甲状腺癌肺转移及淋巴结转移治疗效果较好。给药前至少2周给予低碘饮食(日摄碘量在$20\sim30~\mu g$),避免食用含碘高的食物如海带、紫菜、海鱼、海参、山药等,碘盐可先在热油中炸烧使碘挥发后食用,同时鼓励患者多吃新鲜蔬菜、水果、蛋、奶、豆制品及瘦肉。并防止从其他途径进入人体的碘剂,如含碘药物摄入、皮肤碘酒消毒、碘油造影等。患者空腹口服^{131}I 2小时后方可进食,以免影响药物吸收。口服^{131}I后应注意以下几点。①2小时后嘱患者口含维生素C含片,或经常咀嚼口香糖,促进唾液分泌,以预防放射性唾液腺炎,并多饮水,以及时排空小便,加速放射性药物的排泄,以减少膀胱和全身照射。②注意休息,加强口腔卫生。避免剧烈运动和精神刺激,并预防感染、加强营养。③建立专用粪便处理室,勿随地吐痰和呕吐物,大小便应该使用专用厕所,便后多冲水,严禁与其他非核素治疗的患者共用卫生间,以免引起放射性污染。建立核素治疗患者专用病房。④服药后勿揉压甲状腺,以免加重病情。⑤2个月内禁止用碘剂、溴剂,以免影响^{131}I的重吸收而降低治疗效果。⑥服药后应住^{131}I治疗专科专用隔离病房或住单间7~14天,以减少对周围人群不必要的辐射;指导患者正确处理排泄物和污染物,衣裤、被褥进行放置衰变处理且单独清洗。⑦女性患者1年内避免妊娠。^{131}I治疗后3~6个月定期随访,不适随诊,以便及时预测疗效。

(2)放疗时加强口腔护理,嘱患者多饮水,常含话梅或维生素C,促进唾液分泌,预防或减轻唾液腺的损伤。饭前、饭后及临睡时用复方硼砂溶液漱口。黏膜溃疡者进食感疼痛,可用2%利多卡因漱口或局部喷洒金因肽。

(3)观察放疗期间的咽喉部情况,对放疗引起的咽部充血、喉头水肿应行雾化吸入,根据病情需要在雾化器内可加入糜蛋白酶、地塞米松、庆大霉素等药物,雾化液现配现用,防止污染。每天1次,严重时可行2~3次。出现呼吸不畅甚至窒息时,应立即通知医师,并做好气管切开的准备。

(二)健康教育

1.服药指导

甲状腺癌行次全或全切除者,指导患者应遵医嘱终身服用甲状腺素片,勿擅自停药或增减剂量,目的在于抑制TSH的分泌,使血中的TSH水平下降,使残存的微小癌减缓生长,甚至消失,防止甲状腺功能减退和抑制TSH增高。所有的甲状腺癌术后患者服用适量的甲状腺素片可在一定程度上预防肿瘤的复发。

2.功能锻炼

卧床期间鼓励患者床上活动,促进血液循环和切口愈合。头颈部在制动一段时间后,可开始逐步练习活动,促进颈部的功能恢复。颈淋巴结清扫术者,斜方肌可能受到不同程度损伤,因此,切口愈合后应开始肩关节和颈部的功能锻炼,随时注意保持患肢高于健侧,以纠正肩下垂的趋势。特别注意加强双上肢的活动,应至少持续至出院后 3 个月。

3.定期复查

复查时间,第 1 年应为每 1~3 个月复查 1 次。第 2 年可适当延长,每 6~12 个月复查 1 次。5 年以后可每 2~3 年随诊 1 次。指导患者在日常生活中可间断性用双手轻柔触摸双侧颈部及锁骨窝内有无小硬结出现,有无咳嗽、骨痛等异常症状,一旦出现,随时复查及时就医。

(何 梅)

第二节 乳 腺 癌

乳腺癌是女性最常见的恶性肿瘤之一,发病率逐年上升,部分大城市乳腺癌占女性恶性肿瘤之首位。

一、病因

乳腺癌的病因尚未完全明确,研究发现乳腺癌的发病存在一定的规律性,具有高危因素的女性容易患乳腺癌。

(1)激素作用:雌酮及雌二醇对乳腺癌的发病有直接关系。

(2)家族史:一级亲属患有乳腺癌病史者的发病率是普通人群的 2~3 倍。

(3)月经婚育史:月经初潮早、绝经年龄晚、不孕及初次足月产年龄较大者发病率会增高。

(4)乳腺良性疾病:乳腺小叶有上皮增生或不典型增生可能与本病有关。

(5)饮食与营养:营养过剩、肥胖等都会增加发病机会。

(6)环境和生活方式:北美等发达国家发病率约为发展中国家的 4 倍。

二、临床表现

早期乳腺癌往往不具备典型的症状和体征,不易引起重视,常通过体检或乳腺癌筛查发现。以下为乳腺癌的典型体征。

(一)乳腺肿块

80%的乳腺癌患者以乳腺肿块首诊。

(1)早期:肿块多位于乳房外上象限,典型的乳腺癌多为无痛性肿块,质地硬,表面不光滑,与周围分界不清。

(2)晚期:①肿块固定;②卫星结节;③皮肤破溃。

(二)乳头溢液

非妊娠期从乳头流出血液、浆液、乳汁、脓液,或停止哺乳半年以上仍有乳汁流出者。

(三)皮肤改变

皮肤出现"酒窝征""橘皮样改变"或"皮肤卫星结节"。

(四)乳头、乳晕异常

乳头、乳晕异常表现为乳头皮肤瘙痒、糜烂、破溃、结痂、脱屑、伴灼痛,以致乳头回缩。

(五)腋窝淋巴结肿

初期可出现同侧腋窝淋巴结肿大,肿大的淋巴结质硬、可推动。晚期可在锁骨上和对侧腋窝摸到转移的淋巴结。

三、辅助检查

(一)X 线检查

钼靶 X 线摄片是乳腺癌诊断的常用方法。

(二)超声显像检查

超声显像检查主要用途是鉴别肿块囊性或实性,超声检查对乳腺癌诊断的正确率为80%～85%。

(三)磁共振检查

软组织分辨率高,敏感性高于 X 线检查。

(四)肿瘤标志物检查

(1)癌胚抗原。

(2)铁蛋白。

(3)单克隆抗体:用于乳腺癌诊断的单克隆抗体 CA15-3 对乳腺癌诊断符合率为33.3%～57.0%。

(五)活体组织检查

乳腺癌必须确定诊断方可开始治疗,目前检查方法虽然很多,但至今只有活检所得的病理结果方能做唯一确定诊断的依据。

1.针吸活检

其方法简便,快速,安全,可代替部分组织冰冻切片,阳性率较高,在 80%～90%,且可用于防癌普查。

2.切取活检

由于本方法易促使癌瘤扩散,一般不主张用此方法,只在晚期癌为确定病理类型时可考虑应用。

3.切除活检

疑为恶性肿块时切除肿块及周围一定范围的组织即为切除活检。

四、处理原则及治疗要点

(一)外科手术治疗

对早期乳腺癌患者,手术治疗是首选。

(二)辅助化疗

乳腺癌术后辅助化疗和内分泌治疗能提高生存率,降低复发率。辅助化疗方案应根据病情和术后病理情况决定,一般用 CMF(环磷酰胺＋甲氨蝶呤＋氟尿嘧啶)、CAF(环磷酰胺＋阿霉素＋氟尿嘧啶)、CAP(环磷酰胺＋多柔比星＋顺铂)方案,根据具体情况也可选用 NA(长春瑞滨＋表柔比星)、NP(长春瑞滨＋顺铂)、TA(紫杉醇＋阿霉素)或 TC(紫杉醇＋环磷酰胺)等方案。

(三)放射治疗

1.乳腺癌根治术后或改良根治术后辅助放疗

术后病理≥4 个淋巴结转移,或原发肿瘤直径＞5 cm,或肿瘤侵犯肌肉者,术后做胸壁和锁骨上区放疗;术后病理检查腋窝淋巴结无转移或有 1~3 个淋巴结转移者,放疗价值不明确,一般不需要做放疗;腋窝淋巴结未清扫或清扫不彻底的患者,也需放疗。

2.乳腺癌保乳术后放疗

所有保乳手术患者,包括浸润性癌、原位癌早期浸润和原位癌的患者均应术后放疗。但对于年龄≥70 岁,$T_1N_0M_0$,且 ER(＋)的患者可考虑术后单纯内分泌治疗,不做术后放疗。

（四）内分泌治疗

（1）雌激素受体(ER)(＋)和/或孕激素受体(PR)(＋)或激素受体不明显者,不论年龄、月经情况、肿瘤大小、腋窝淋巴结有无转移,术后均应给予内分泌治疗。ER(＋)和 PR(＋)者内分泌治疗的疗效好(有效率为 60%~70%);(ER)或(PR)1 种(＋)者,疗效减半;ER(－)、PR(－)者内分泌治疗无效(有效率为 8%~10%),预后也差。然而 CerbB-2(＋)者,其内分泌治疗效果均不佳,且预后差。

（2）常用药物。①抗雌激素药物:他莫昔芬(三苯氧胺)、托瑞米芬(法乐通)。②降低雌激素水平的药物:阿那曲唑(瑞宁得)、来曲唑(氟隆)。③抑制卵巢雌激素合成:诺雷得(戈舍瑞林)。

（五）靶向治疗

靶向治疗适用于癌细胞 HER-2 高表达者,可应用曲妥珠单抗,单独使用或与化疗药物联合应用均有一定的疗效,可降低复发转移风险。

五、护理评估

（一）健康史

（1）询问与本病相关的病因、诱因或促成因素。

（2）主要评估的一般表现及伴随症状与体征。

（3）了解患者的既往史、家族史。

（二）身体状况

（1）观察患者的生命体征,有无发热。

（2）有无皮肤瘙痒。

（3）有无乏力、盗汗与消瘦等。

（三）心理-社会状况

（1）评估时应注意患者对自己所患疾病的了解程度及其心理承受能力,以往的住院经验,所获得的心理支持。

（2）家庭成员及亲友对疾病的认识,对患者的态度。

（3）家庭应对能力,以及家庭经济情况,有无医疗保障等。

六、护理措施

（一）心理护理

（1）做好患者及家属的思想工作,减轻焦虑。

（2）向患者解释待治疗结束后可以佩戴假乳或乳房重建术来矫正。

（3）向患者解释脱发只是应用化疗药物暂时出现的一个不良反应,化疗后头发会重新生长出来。

（4）指导患者使用温和的洗发液及软梳子,如果脱发严重,可以将头发剃光,然后佩戴假发或者戴帽子。

(5)坚持患肢的功能锻炼,使患肢尽可能地恢复正常功能,减轻患者的水肿,以免影响美观。

(二)肢体功能锻炼的护理

术后 24 小时内,活动腕关节,练习伸指、握拳、屈腕运动;术后 1~3 天,进行前臂运动,屈肘伸臂,注意肩关节夹紧;术后 4~7 天,可进行肘部运动,用患侧手刷牙、吃饭等,用患侧手触摸对侧肩及同侧耳;术后一周,进行摆臂运动,肩关节不能外展;术后 10 天,可进行托肘运动及爬墙运动(每天标记高度,直至患肢高举过头)。功能锻炼一般每天锻炼 3~4 次,每次 20~30 分钟为宜。

(三)饮食护理

指导患者加强营养支持,为患者提供高蛋白,高维生素,高热量,无刺激性,易消化的食物,如瘦肉、蛋、奶、鱼、橘皮、海带、紫菜、山楂、鱼、各种瓜果等,禁服用含有雌激素的保健品。鼓励患者多饮水,每天饮水量≥2 000 mL。

(四)乳腺癌化疗皮肤护理

乳腺癌的化疗方案中大多数都是发泡性药物,化学性静脉炎的发病率很高,静脉保护尤为重要,护士在进行静脉穿刺过程中应选择粗直,弹性良好的血管,有计划的更换使用血管,并在化疗后指导患者局部涂擦多磺酸黏多糖(喜疗妥)以恢复血管的弹性。

(五)乳腺癌放疗皮肤护理

选择宽大柔软的全棉内衣。照射野可用温水和柔软毛巾轻轻蘸洗,禁止用肥皂和沐浴液擦洗或热水浸浴。局部放疗的皮肤禁用碘酒、乙醇等刺激性药物,不可随意涂抹药物和护肤品。局部皮肤避免粗糙毛巾、硬衣领、首饰的摩擦;避免冷热刺激如热敷、冰袋等;外出时,局部放疗的皮肤防止日光照射,如头部放疗的患者外出时要戴帽子,颈部放疗的患者外出时要戴围巾。放射野位于腋下、腹股沟、颈部等多汗、皱褶处时,要保持清洁干燥,并可在室内适当暴露通风。局部皮肤切忌用手指抓挠,勤修剪指甲,勤洗手。护士应严密观察患者静脉滴注化疗药物时的用药反应,如静脉滴注紫杉醇类药物时,用药前遵医嘱应用地塞米松,用药前半小时肌内注射异丙嗪及苯海拉明等抗过敏药物;用药时给予血压监测,注意观察患者的血压变化,如出现过敏症状,应立即停药,遵医嘱给予对症处置。

七、健康教育

(1)向患者讲解肢体水肿的原因,要避免患肢提重物,避免在患肢静脉输液、测血压等。注意术后患肢的功能锻炼,保持血液通畅。穿衣先穿患侧,脱衣先脱健侧。

(2)护士应做好随访工作,定期检查患者功能锻炼的情况,以及时给予指导。

(3)指导患者术后 5 年内避免妊娠,防止乳腺癌复发。

(4)患者在治疗过程中配合医师监测血常规变化,每周化验血常规一次,定期复查。

(5)内分泌治疗的患者应定期复查子宫内膜,预防子宫内膜癌的发生。

八、乳腺癌自查方法

(一)对镜自照法

首先面对镜子,两手叉腰,观察乳房的外形。然后再将双臂高举过头,观察两侧乳房的形状、轮廓有无变化;乳房皮肤有无红肿、皮疹、浅静脉怒张、皮肤皱褶、橘皮样改变等异常;观察乳头是否在同一水平线上,是否有抬高、回缩、凹陷,有无异常分泌物自乳头溢出,乳晕颜色是否有改变。最后,放下两臂,双手叉腰,两肘努力向后,使胸部肌肉绷紧,观察两侧乳房是否等高、对称,乳头、乳晕和皮肤有无异常。

(二)平卧触摸法

首先取仰卧位,右臂高举过头,并在右肩下垫一小枕头,使右侧乳房变平。然后将左手四指并拢,用指端掌面检查乳房各部位是否有肿块或其他变化。检查方法有三种:一是顺时针环形检查法,即用四个手指从乳头部位开始环形地从内向外检查。二是垂直带状检查法,即用四手指指端自上而下检查整个乳房。三是楔形检查法,即用四手指指端从乳头向外呈放射状检查。然后用同样方法检查左侧乳房,并比较两侧乳房有何不同。最后用拇指和示指轻轻挤捏乳头,如有透明或血性分泌物应及时报告医师。

(三)淋浴检查法

淋浴时,因皮肤湿润更容易发现乳房问题。方法是用一手指指端掌面慢慢滑动,仔细检查乳房的各个部位及腋窝是否有肿块。

(何　梅)

第十一章

妇 科 护 理

第一节 外阴、阴道创伤

外阴、阴道部位置虽较隐蔽,但损伤并不少见。此处组织薄弱、神经敏感、血管丰富,受伤后损害重,较疼痛。解剖上前为尿道口,后为肛门,易继发感染,使病情复杂化。

一、护理评估

(一)病因评估

(1)分娩:分娩是导致外阴、阴道创伤的主要原因。

(2)外伤:如骑跨在自行车架上或自高处跌落骑跨于硬物上,外阴骤然触于锐器上,创伤有时可伤及阴道,甚至穿过阴道损伤尿道、膀胱或直肠。

(3)幼女受到强暴所致软组织受损。

(4)初次性交可使处女膜破裂:绝大多数可自行愈合,偶可见裂口延至小阴唇、阴道或伤及穹隆,引起大量阴道流血。

(二)身心状况

1.症状

疼痛为主要症状,程度可轻可重,患者常坐卧不安,行走困难,随着局部肿块的逐渐增大,疼痛也越来越严重,甚至出现疼痛性休克;水肿或血肿导致局部肿胀,也是常见症状;少量或大量血液自阴道或外阴创伤处流出。

2.体征

患者出血多,可出现脉搏快、血压低等出血性休克或贫血的体征。妇科检查外阴肿胀出血,形成外阴血肿时,可见外阴部有紫蓝色肿块突起,有明显压痛。

(三)心理-社会状况

由于是意外事件,且创伤又涉及女性最隐蔽部位,患者及家属常表现出明显的忧虑和担心。

二、辅助检查

出血多者红细胞计数及血红蛋白值下降,合并感染者,可见白细胞计数增高。

三、护理诊断及合作性问题

(一)疼痛

与外阴、阴道的创伤有关。

(二)恐惧

与突发创伤事件,担心预后对自身的影响有关。

(三)感染

与伤口受到污染,未得到及时治疗有关。

四、护理目标

(1)患者疼痛缓解,舒适感增加。

(2)患者无感染发生或感染被及时发现和控制,体温、血常规正常。

五、护理措施

(一)一般护理

患者平卧、给氧。做好血常规检查,建立静脉通道,配血,必要时输血。

(二)心理护理

对患者及家属表示理解,护士应使用亲切温和的语言给予安慰,鼓励他们面对现实,积极配合治疗。

(三)病情监测

密切观察患者生命体征及尿量变化,并准确记录;严密观察患者血肿的大小及其变化,有无活动性出血;术后观察患者阴道及外阴伤口有无出血,有无进行性疼痛加剧或阴道、肛门坠胀等再次血肿的症状。

(四)治疗护理

1.治疗原则

根据不同情况,给予相应处理,原则是止痛、止血、抗休克和抗感染。

2.治疗配合

(1)预防和纠正休克:立即建立静脉通道,做好输血、输液准备,遵医嘱及时给予患者止血药、镇静药、镇痛药;做好手术准备。

(2)配合护理:对损伤程度轻,血肿直径<5 cm 的患者,采取正确的体位,避免血肿受压;及时给予患者止血、止痛药;24 小时内可冷敷,降低局部神经敏感性和血流速度,有利于减轻患者的疼痛和不适;还可以用丁字带、棉垫加压包扎,预防血肿扩散。24 小时后热敷或外阴部烤灯,促进血肿或水肿的吸收。保持外阴清洁,每天外阴冲洗 3 次,大小便后立即擦洗。血肿较大者,需手术切开血肿行血管结扎术后消炎抗感染。

(3)术前准备:需要急诊手术的应进行皮肤、肠道的准备。

(4)术后护理:术后常需外阴加压包扎或阴道压塞纱条,患者疼痛较重,应积极止痛。外阴包扎松解或阴道纱条取出后,注意观察患者阴道及外阴伤口有无再次血肿的症状。保持外阴清洁,遵医嘱给予抗生素预防感染。

（五）健康指导

减少会阴部剧烈活动，避免疼痛；合理膳食；保持心情平静。保持局部清洁、干燥；遵医嘱用药；发现异常，以及时就诊。

（六）护理评价

评价护理目标是否达到，护理措施的实施情况，健康指导是否落实到位，有无新的护理问题出现。

（景丽华）

第二节　外阴炎及阴道炎

一、外阴炎

外阴炎是妇科常见病，是外阴部的皮肤与黏膜的炎症，可发生于任何年龄，以生育期及绝经后妇女多见。

（一）护理评估

1.健康史

（1）病因评估：外阴炎主要指外阴部的皮肤与黏膜的炎症，以大、小阴唇为多见。由于外阴与尿道、肛门、阴道邻近且暴露，同时，阴道分泌物、月经血、产后的恶露、尿液、粪便的刺激、糖尿病患者的糖尿的长期浸渍，均可引起外阴不同程度的炎症，此外，穿化纤内裤、紧身内裤、使用卫生巾使局部透气性差等，均可诱发外阴部的炎症。

（2）病史评估：评估有无外阴炎的因素存在，有无糖尿病、阴道炎病史。

2.身心状况

（1）症状：外阴瘙痒、疼痛、红、肿、灼热，性交及排尿时加重。

（2）体征：局部充血、肿胀、糜烂，常有抓痕，严重者形成溃疡或湿疹。慢性炎症者，外阴局部皮肤或黏膜增厚、粗糙、皲裂等。

（3）心理-社会状况：了解病程，了解患者对症状的反应，有无烦躁、不安等心理。

（二）护理诊断及合作性问题

1.皮肤或黏膜完整性受损

与皮肤黏膜炎症有关。

2.舒适改变

与外阴瘙痒、疼痛、分泌物增多有关。

3.焦虑

与性交障碍、行动不便有关。

（三）护理目标

（1）患者皮肤与黏膜完整。

（2）患者病情缓解或好转，舒适感增加。

（3）患者情绪稳定，积极配合治疗与护理。

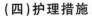

（四）护理措施

1.一般护理

炎症期间宜进食清淡且富含营养的食物，禁食辛辣、刺激性食物。

2.心理护理

患者常出现烦躁不安、焦虑紧张，应帮助患者树立信心，减轻心理负担，坚持治疗，讲究患者常出现烦躁不安、焦虑紧张，应帮助患者树立信心，减轻心理负担，坚持治疗，讲究卫生。

3.病情监护

积极寻找病因，消除刺激原。

4.治疗护理

（1）治疗原则：去除病因，积极治疗原发病，如阴道炎、尿瘘、粪瘘、糖尿病等。

（2）治疗配合：保持外阴清洁干燥，局部使用约 40 ℃的 1∶5 000 高锰酸钾溶液坐浴，每天2 次，每次15～30分钟，5～10 次为 1 个疗程。如有破溃，可涂抗生素软膏或紫草油，急性期可用物理治疗。

（五）健康指导

（1）卫生宣教，指导妇女穿棉质内裤，减少分泌物刺激，对公共场所，如游泳池、公共浴室等谨慎出入，注意经期、孕期、产期及流产后的生殖道清洁，防止感染。

（2）定期妇科检查，积极参与普查与普治。

（3）指导用药方法及注意事项。

（4）加强性道德教育，纠正不良性行为。

（六）护理评价

（1）患者诉说外阴瘙痒症状减轻，舒适感增加。

（2）患者焦虑缓解或消失，掌握了卫生保健常识，能养成良好卫生习惯。

二、前庭大腺炎

细菌侵入前庭大腺腺管内致腺管充血、水肿称为前庭大腺炎。

（一）护理评估

1.健康史

（1）病因评估：前庭大腺腺管开口位于小阴唇与处女膜之间，在性交、流产、分娩或其他情况污染外阴部时，病原体易侵入引起炎症，因此，以育龄妇女多见，主要病原体为葡萄球菌、链球菌、大肠埃希菌、淋病奈瑟菌及沙眼衣原体等。急性炎症发作时，细菌先侵犯腺管，腺管口因炎症肿胀阻塞，渗出物不能排出，积存而形成脓肿，称为前庭大腺脓肿（又称巴氏腺脓肿），多发于一侧。如急性炎症消退，腺管口粘连阻塞，分泌物不能外流，脓液转清，则形成前庭大腺囊肿，多为单侧，大小不等，可持续数年不增大。患者往往无自觉症状。

（2）病史评估：了解患者有无反复的外阴感染史及卫生习惯。

2.身心状况

（1）症状：初起时局部肿胀、疼痛、烧灼感，行走不便，可伴有大小便困难等。有时可出现发热等全身症状（表 11-1）。

（2）体征：外阴部皮肤红肿、压痛明显。当脓肿形成时，疼痛加剧，并可触及波动感，脓肿直径可达5～6 cm。

表 11-1　前庭大腺炎临床类型及身体状况

临床类型	身体状况
急性期	(1)大阴唇下 1/3 处疼痛、肿胀,严重时行走受限。检查局部可见皮肤红、肿、热、压痛 (2)脓肿形成时,可触及波动感,脓肿直径可达 5～6 cm,可自行破溃。如破口大,引流通畅,脓液流出后炎症消退;如破口小,引流欠佳,炎症持续不退或反复发作。 (3)可出现全身不适、发热等全身症状
慢性期	慢性期囊肿形成,患者感到外阴部有坠胀感或性交不适。检查时局部可触及囊性肿物,大小不一,有时可反复急性发作

(3)心理-社会状况:了解病程,了解患者对症状的反应,有无烦躁、不安等心理,患者常有因害羞或怕痛而未及时诊治的心理障碍。

(二)辅助检查

取前庭大腺开口处分泌物做细菌培养,确定病原体。

(三)护理诊断及合作性问题

(1)皮肤完整性受损:与脓肿自行破溃或手术切开引流有关。

(2)疼痛:与局部炎症刺激有关。

(四)护理目标

(1)患者皮肤保持完整。

(2)疼痛缓解或好转。

(五)护理措施

1.一般护理

急性期患者应卧床休息,饮食易消化,富含营养。

2.心理护理

患者常常烦躁不安、焦虑紧张,应尊重患者,为患者保密,以解除其忧虑,使其积极治疗,帮助其建立治愈疾病的信心和生活的勇气。

3.病情监护

观察患者的生命体征,重点观察体温变化,观察伤口愈合情况。

4.治病护理

(1)治疗原则:急性期局部热敷或坐浴,抗生素消炎治疗;脓肿形成或囊肿较大时,切开引流或行囊肿造口术,保持腺体功能,防止复发。

(2)治疗配合:急性炎症发作时,取前庭大腺开口处分泌物做细菌培养,确定病原体。根据细菌培养结果和药物敏感试验选用抗生素口服或肌内注射。脓肿形成或囊肿较大时,切开引流或行囊肿造口术,并放置引流条。术后保持局部清洁,引流条每天更换一次,外阴用 1∶5 000 氯己定棉球擦拭,每天擦洗外阴 2 次,也可用清热解毒中药热敷或坐浴,每天 2 次。

(六)健康指导

(1)向患者及家属讲解此病的病因及预防措施,指导患者注意外阴清洁卫生。

(2)告知患者及家属月经期、产褥期禁止性交;月经期应使用消毒卫生巾预防感染;术后注意事项及正确用药。告知患者相关卫生保健常识,养成良好卫生习惯。

(七)护理评价

(1)患者诉说外阴不适症状减轻,舒适感增加。

(2)患者接受医护人员指导,焦虑缓解或消失。

三、滴虫性阴道炎

阴道炎是阴道黏膜及黏膜下结缔组织的炎症,是妇科常见病。正常健康妇女由于解剖结构、组织特点,阴道对病原体的侵入有自然防御功能。当各种因素导致自然防御功能降低,阴道内生态平衡遭到破坏时,病原体侵入导致阴道炎症。幼女及绝经后妇女由于雌激素缺乏,阴道上皮薄,阴道抵抗力低,比青春期及育龄期妇女更易受感染。

滴虫性阴道炎是由阴道毛滴虫引起的最常见的阴道炎。阴道毛滴虫主要寄生于女性阴道,也可存在于尿道、尿道旁腺及膀胱。男性可存在于包皮皱襞、尿道及前列腺内。滴虫适宜生长在温度为 25～40 ℃,pH 为 5.2～6.6 的潮湿环境。月经前后,阴道内酸性减弱,接近中性,隐藏在腺体及阴道皱襞中的滴虫常得以繁殖,而发生滴虫性阴道炎。此病的传播途径有经性交的直接传播及经游泳池、浴盆、厕所、衣物、器械等途径的间接传播。

(一)护理评估

1.健康史

(1)病因评估:阴道毛滴虫呈梨形,体积为多核白细胞的 2～3 倍。滴虫顶端有 4 根鞭毛,体部有波动膜,后端尖并有轴柱凸出。活的滴虫透明无色,如水滴,鞭毛随波动膜的波动而活动(图 11-1)。阴道毛滴虫极易传播,pH 在 4.5 以下时便受到抑制甚至致死。pH 上升至 7.5 时,其繁殖可完全被抑制。在妊娠期和月经来潮前后,阴道 pH 升高,可使阴道毛滴虫的感染率和发病率升高。

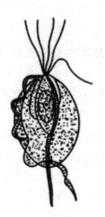

图 11-1　滴虫模式图

(2)病史评估:评估发作与月经周期的关系,既往阴道炎病史,个人卫生情况;分析感染经过;了解治疗经过。

2.身心状况

(1)症状:主要症状为白带呈稀薄泡沫状,量多及伴有外阴、阴道口瘙痒。如有其他细菌混合感染,白带可呈黄绿色、血性、脓性且有臭味。局部可有灼热、疼痛、性交痛。合并尿路感染,可有尿频、尿痛、血尿。阴道毛滴虫能吞噬精子,阻碍乳酸生成,影响精子在阴道内存活,可致不孕。

（2）体征：妇科检查时可见阴道黏膜充血，严重时有散在的出血点。有时可见阴道后穹隆处有液性或脓性泡沫状分泌物。

（3）心理-社会状况：患者常因炎症反复发作而烦恼，出现无助感。

（二）辅助检查

（1）悬滴法：在玻片上加 1 滴温生理盐水，自阴道后穹隆处取少许分泌物混于生理盐水中，用低倍镜检查，如有滴虫，可见其活动。阳性率可达 80%～90%。取分泌物检查前 24～48 小时，避免性交、阴道灌洗及阴道上药。

（2）培养法：适于症状典型而悬滴法未见滴虫者，可用培养基培养，其准确率可达 98%。

（三）护理诊断及合作性问题

（1）知识缺乏：缺乏对疾病传染途径的认识及缺乏阴道炎治疗的知识。

（2）舒适改变：与外阴瘙痒、分泌物增多有关。

（3）组织完整性受损：与分泌物增多、外阴瘙痒、搔抓有关。

（四）护理目标

（1）患者能说出疾病传染的途径、阴道炎的治疗与日常防护知识。

（2）患者分泌物减少，舒适度提高。保持组织完整性，无破损。

（五）护理措施

1.一般护理

注意个人卫生，保持外阴部清洁、干燥，避免搔抓外阴导致皮肤破损。

2.心理护理

消除患者因疾病带来的烦恼，减轻其对确诊后的心理压力，增强治疗疾病的信心。告知患者夫妇滴虫性阴道炎的传播途径、临床表现、治疗方法和注意事项，减轻他们的焦虑心理，同时鼓励他们积极配合治疗。

3.病情观察

观察患者的外阴瘙痒症状、阴道分泌物的量及颜色等。

4.治疗护理

（1）治疗原则：杀灭阴道毛滴虫，保持阴道的自净作用，防止复发，夫妻双方要同时治疗，切断直接传染途径。

（2）治疗配合。①局部治疗：增强阴道酸性环境，用 1% 乳酸溶液、0.5% 醋酸溶液或 1：5 000 高锰酸钾溶液冲洗阴道后，每晚睡前用甲硝唑 200 mg，置于阴道后穹隆，每天一次，10 天为 1 个疗程。②全身治疗：甲硝唑每次 200～400 mg，每天 3 次口服，10 天为 1 个疗程。③指导患者正确用药，按疗程坚持用药，注意冲洗液的浓度、温度。④观察用药后反应：甲硝唑口服后偶见胃肠道反应，如食欲缺乏、恶心、呕吐及白细胞计数减少、皮疹等，一旦发现，应报告医师并停药。妊娠期、哺乳期妇女应慎用，因为药能通过胎盘进入胎儿体内，并可由乳汁排泄。

（六）健康指导

（1）做好卫生宣教，积极开展普查普治，消灭传染源，严格禁止滴虫阴道炎或带虫者进入游泳池。医疗单位做好消毒隔离，防止交叉感染。治疗期间勤换内裤，内裤、坐浴及洗涤用物应煮沸消毒 5～10 分钟以消灭病原体，禁止性生活，避免交叉或重复感染的机会。哺乳期妇女在用药期间或用药后 24 小时内不宜哺乳。经期暂停坐浴、阴道冲洗及阴道用药。

（2）夫妻应双双检查，男方若查出毛滴虫，夫妻应同治，有助于提高疗效，治疗期间应禁止性生活。

(3)治愈标准:治疗后应在每次月经干净后复查1次,连续3次均为阴性,方为治愈。

(七)护理评价

(1)患者自诉外阴不适症状减轻,舒适感增加,悬滴法试验连续3个周期复查为阴性。

(2)患者正确复述预防及治疗此疾病的相关知识。

四、外阴阴道假丝酵母菌病

外阴阴道假丝酵母菌病(vulvovaginal candidiasis,VVC)也称外阴阴道念珠菌病,是一种常见的外阴、阴道炎,80%～90%的病原体为白假丝酵母菌,其发病率仅次于滴虫阴道炎。白假丝酵母菌是真菌,不耐热,加热至60 ℃,持续1小时,即可死亡;但对干燥、日光、紫外线及化学制剂的抵抗力较强。

(一)护理评估

1.健康史

(1)病因评估:念珠菌为条件致病菌,可存在口腔、肠道和阴道而不引起症状。当阴道内糖原增多、酸度增加、局部细胞免疫力下降时,念珠菌可繁殖并引起炎症,故外阴阴道假丝酵母菌病多见于孕妇、糖尿病患者及接受大量雌激素治疗者。此外,长期应用抗生素、服用皮质类固醇激或免疫缺陷综合征等,可以改变阴道内微生物之间的相互制约关系,易发此症;紧身化纤内裤、肥胖可使会阴局部的温度及湿度增加,也易使念珠菌得以繁殖而引起感染。

(2)传播途径评估:①内源性感染为主要感染,假丝酵母菌除寄生阴道外,还可寄生于人的口腔、肠道,这些部位的假丝酵母菌可互相传染。②通过性交直接传染。③通过接触感染的衣物等间接传染。

(3)病史评估:了解有无糖尿病及长期使用抗生素、雌激素、类固醇皮质激素病史,了解个人卫生习惯及有无不洁性生活史。

2.身心状况

(1)症状:外阴、阴道奇痒,坐卧不安,痛苦异常,可伴有尿痛、尿频、性交痛。阴道分泌物为干酪样或豆渣样。

(2)体征:妇科检查见小阴唇内侧、阴道黏膜红肿并附着白色块状薄膜,容易剥离,下面为糜烂及溃疡。

(3)心理-社会状况:患者常因外阴瘙痒痛苦不堪,由于影响休息与睡眠,产生忧虑与烦躁,评估患者心理障碍及影响疾病治疗的原因。

3.辅助检查

(1)悬滴法:在玻片上加1滴温生理盐水,自阴道后穹隆处取少许分泌物混于生理盐水中,用低倍镜检查,若找到白假丝酵母菌的芽孢和假菌丝即可确诊。

(2)培养法:适于症状典型而悬滴法未见白假丝酵母菌者,可用培养基培养。

(二)护理诊断及合作性问题

1.焦虑

与易复发,影响休息与睡眠有关。

2.组织完整性受损

与分泌物增多、外阴瘙痒、搔抓有关。

（三）护理目标

（1）患者情绪稳定，积极配合治疗与护理。

（2）患者病情改善，舒适度提高。

（3）保持组织完整性，组织无破损。

（四）护理措施

1.一般护理

注意个人卫生，保持外阴部清洁、干燥，避免搔抓外阴以免皮肤破损。

2.心理护理

向患者讲解外阴阴道假丝酵母菌病的病因、治疗方法和注意事项等，消除患者的顾虑和焦虑心理，使其积极配合治疗。

3.病情观察

观察患者的外阴瘙痒症状、阴道分泌物的量及颜色等。

4.治疗护理

（1）治疗原则：消除诱因，改变阴道酸碱度，根据患者情况选择局部或全身应用抗真菌药杀灭致病菌。

（2）用药护理。①局部治疗：用2%～4%碳酸氢钠溶液冲洗阴道或坐浴，再选用制霉菌素栓剂、克霉唑栓剂、咪康唑栓剂等置于阴道内，一般7～10天为1个疗程。②全身用药：若局部用药效果较差或病情顽固者，可选用伊曲康唑、氟康唑、酮康唑等口服。③用药注意：孕妇要积极治疗，否则阴道分娩时新生儿易感染发生鹅口疮。妊娠期坚持局部治疗，禁用口服唑类药物。勤换内裤，内裤、坐浴及洗涤用物应煮沸消毒5～10分钟以消灭病原体，避免交叉和重复感染的机会。④用药护理：嘱阴道灌洗或坐浴应注意药液浓度和治疗时间，灌洗药物要充分溶化，温度一般为40 ℃，切忌过烫，以免烫伤皮肤。

（五）健康指导

（1）做好卫生宣教，养成良好的卫生习惯，每天洗外阴、换内裤。切忌搔抓。

（2）约15%男性与女性患者接触后患有龟头炎，对有症状男性也应进行检查与治疗。

（3）鼓励患者坚持用药，不随意中断疗程。

（4）嘱积极治疗糖尿病等疾病，正确使用抗生素、雌激素，以免诱发外阴阴道假丝酵母菌病。

（六）护理评价

（1）患者分泌物减少，性状转为正常，舒适感增加。

（2）患者正确复述预防及治疗此疾病的相关知识，做到积极配合并坚持治疗。

五、萎缩性阴道炎

萎缩性阴道炎属非特异性阴道炎，常见于绝经后及卵巢切除后或盆腔放射治疗者。绝经后的萎缩性阴道炎又称老年性阴道炎。

（一）护理评估

1.健康史

（1）病因评估：①妇女绝经后；②手术切除卵巢；③产后闭经；④药物假绝经治疗；⑤盆腔放射治疗后等。由于雌激素水平降低，阴道上皮萎缩变薄，上皮细胞内糖原减少，阴道内pH增高，阴道自净作用减弱，局部抵抗力降低，致病菌入侵后易繁殖引起炎症。

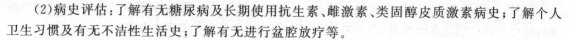

（2）病史评估：了解有无糖尿病及长期使用抗生素、雌激素、类固醇皮质激素病史；了解个人卫生习惯及有无不洁性生活史；了解有无进行盆腔放疗等。

2.身心状况

（1）症状：白带增多，多为黄水状，严重感染时可呈脓性，有臭味。黏膜有浅表溃疡时，分泌物可为血性，有的患者可有点滴出血，可伴有外阴瘙痒、灼热、尿频、尿痛、尿失禁等症状。

（2）体征：妇科检查可见阴道皱襞消失，上皮菲薄，黏膜出血，表面可有小出血点或片状出血点；严重时可形成浅表溃疡，阴道弹性消失、狭窄、慢性炎症、溃疡还可引起阴道粘连，导致阴道闭锁。

（3）心理-社会状况：老年人常因思想比较保守，不愿就医而出现无助感。其他患者常因知识缺乏而病急乱投医，因此，应注意评估影响患者不愿就医的因素及家庭支持系统。

3.辅助检查

取分泌物检查，悬滴法排除滴虫性阴道炎和外阴阴道假丝酵母菌病；有血性分泌物时，常需做宫颈刮片或分段诊刮排除宫颈癌和子宫内膜癌。

（二）护理诊断及合作性问题

（1）舒适改变：与外阴瘙痒、疼痛、分泌物增多有关。

（2）知识缺乏：与缺乏绝经后妇女预防保健知识有关。

（3）有感染的危险：与局部分泌物增多、破溃有关。

（三）护理目标

（1）患者分泌物减少，性状转为正常，舒适感增加。

（2）患者正确复述预防及治疗此疾病的相关知识，做到积极配合并坚持治疗。

（3）患者无感染发生或感染被及时发现和控制，体温、血常规正常。

（四）护理措施

1.一般护理

嘱患者保持外阴清洁，勤换内裤。穿棉织内裤，减少刺激等。

2.心理护理

使患者了解老年性阴道炎的病因和治疗方法，减轻其焦虑；对卵巢切除、放疗者给予心理安慰与相关医学知识解释，增强其治疗疾病的信心；解释雌激素替代疗法可缓解症状，帮助其建立治愈疾病的信心。

3.病情观察

观察白带性状、量、气味，有无外阴瘙痒、灼热及膀胱刺激症状等。

4.治疗护理

（1）治疗原则：增强阴道黏膜的抵抗力，抑制细菌生长繁殖。

（2）治疗配合。①增加阴道酸度：用0.5%醋酸或1%乳酸溶液冲洗阴道，每天1次。阴道冲洗后，将甲硝唑200 mg或氧氟沙星200 mg，放入阴道深部，每天1次，7～10天为1个疗程。②增加阴道抵抗力：针对病因给予雌激素制剂，可局部用药，也可全身用药。将己烯雌酚0.125～0.250 mg，每晚放入阴道深部，7天为1个疗程。③全身用药：可口服尼尔雌醇，首次4 mg，以后每2～4周1次，每晚2 mg，维持2～3个月。

（五）健康指导

（1）对围绝经期、老年妇女进行健康教育，使其掌握预防老年性阴道炎的措施及技巧。

（2）指导患者及其家属阴道灌洗、上药的方法和注意事项。用药前洗净双手及会阴,减少感染的机会。自己用药有困难者,指导其家属协助用药或由医务人员帮助使用。

（3）告知使用雌激素治疗可出现的症状,嘱乳癌或子宫内膜癌患者慎用雌激素制剂。

（六）护理评价

（1）患者分泌物减少,性状转为正常,舒适感增加。

（2）患者正确复述预防及治疗此疾病的相关知识,做到积极配合并坚持治疗。

（景丽华）

第三节 子宫颈炎

子宫颈炎是指子宫颈发生的急性或慢性炎症。子宫颈炎是妇科常见疾病之一,包括宫颈阴道部炎症及宫颈管黏膜炎症。临床上分为急性子宫颈炎和慢性子宫颈炎。临床多见的子宫颈炎是急性子宫颈管黏膜炎,若急性子宫颈炎未经及时诊治或病原体持续存在,可导致慢性子宫颈炎症。

由于宫颈管黏膜上皮为单层柱状上皮,抗感染能力较差,当遇到多种病原体侵袭、物理化学因素刺激、机械性子宫颈损伤、子宫颈异物等,引起子宫颈局部充血、水肿,上皮变性、坏死,黏膜、黏膜下组织、腺体周围大量中性粒细胞浸润,或子宫颈间质内有大量淋巴细胞、浆细胞等慢性炎细胞浸润,可伴有子宫颈腺上皮及间质增生和鳞状上皮化生。因子宫颈阴道部鳞状上皮与阴道鳞状上皮相延续,亦可由阴道炎症引起宫颈阴道部炎症。

病原体种类。①性传播疾病的病原体:主要是淋病奈瑟菌及沙眼衣原体。②内源性病原体:与细菌性阴道病病原体、生殖道支原体感染有关。

一、护理评估

（一）健康史

1.一般资料

年龄、月经史、婚育史,是否处在妊娠期。

2.既往疾病史

详细了解有无阴道炎、性传播疾病及子宫颈炎症的病史,包括发病时间、病程经过、治疗方法及效果。

3.既往手术史

详细询问分娩手术史,了解阴道分娩时有无宫颈裂伤;是否做过妇科阴道手术操作及有无宫颈损伤、感染史。

4.个人生活史

了解个人卫生习惯,分析可能的感染途径。

（二）生理状况

1.症状

（1）急性子宫颈炎:阴道分泌物增多,呈黏液脓性,阴道分泌物的刺激可引起外阴瘙痒及灼热感;可出现月经间期出血、性交后出血等症状;常伴有尿道症状,如尿急、尿频、尿痛。

（2）慢性子宫颈炎:患者多无症状,少数患者可有阴道分泌物增多,呈淡黄色或脓性,偶有接触性出血、月经间期出血,偶有分泌物刺激引起外阴瘙痒或不适。

2.体征

（1）急性子宫颈炎:检查见脓性或黏液性分泌物从子宫颈管流出;用棉拭子擦拭子宫颈管时,容易诱发子宫颈管内出血。

（2）慢性子宫颈炎:检查可见宫颈呈糜烂样改变,或有黄色分泌物覆盖子宫颈口或从宫颈管流出,也可见子宫颈息肉或子宫颈肥大。

3.辅助检查

（1）实验室检查:分泌物涂片做革兰染色,中性粒细胞＞30/HP;阴道分泌物湿片检查白细胞＞10/HP;做淋菌奈瑟菌及沙眼衣原体检测,以明确病原体。

（2）宫腔镜检查:镜下可见血管充血,宫颈黏膜及黏膜下组织、腺体周围大量中性粒细胞浸润,腺腔内可见脓性分泌物。

（3）宫颈细胞学检查:宫颈刮片、宫颈管吸片,与宫颈上皮瘤样病变或早期宫颈癌相鉴别。

（4）阴道镜及活组织检查:必要时进行,以明确诊断。

（三）高危因素

（1）性传播疾病,年龄＜25岁,多位性伴侣或新性伴侣且为无保护性交。

（2）细菌性阴道病。

（3）分娩、流产或手术致子宫颈损伤。

（4）卫生不良或雌激素缺乏,局部抗感染能力差。

（四）心理-社会因素

1.对健康问题的感受

是否存在因无明显症状,而不重视或延误治疗。

2.对疾病的反应

是否因病变在宫颈,又涉及生殖器官与性,而不愿及时就诊;或因阴道分泌物增多引起不适;或治疗效果不明显而烦躁不安;或遇有白带带血或接触性出血时,担心疾病的严重程度,疑有癌变而恐惧、焦虑。

3.家庭、社会及经济状况

家人对患者是否关心;家庭经济状况及是否有医疗保险。

二、护理诊断

（一）皮肤完整性受损

其与宫颈上皮糜烂及炎性刺激有关。

（二）舒适的改变

其与白带增多有关。

（三）焦虑

其与害怕宫颈癌有关。

三、护理措施

(一)症状护理

1.阴道分泌物增多

观察阴道分泌物颜色、性状、气味及量,选择合适的药液进行阴道冲洗。在不清楚种类时,不可滥用冲洗液,指导患者勤换会阴垫及内裤,保持外阴清洁干燥。

2.外阴瘙痒与灼痛

嘱患者尽量避免搔抓,防止外阴部皮肤破损,减少活动,避免摩擦外阴。

(二)用药护理

药物治疗主要用于急性子宫颈炎。

1.遵医嘱用药

(1)经验性抗生素治疗:在未获得病原体检测结果前,采用针对衣原体的经验性抗生素治疗,阿奇霉素 1 g,单次顿服,或多西环素 100 mg,每天 2 次,连服 7 天。

(2)针对病原体的抗生素治疗:临床上除选用抗淋病奈瑟菌的药物外,同时应用抗衣原体感染的药物。对于单纯急性淋病奈瑟菌性子宫颈炎,常用药物有头孢菌素,如头孢曲松钠 250 mg,单次肌内注射,或头孢克肟 400 mg,单次口服等;对沙眼衣原体所致子宫颈炎,治疗药物有四环素类,如多西环素 100 mg,每天 2 次,连服 7 天。

2.用药观察

注意观察药物的不良反应,若出现不良反应,立即停药并通知医师。

3.用药注意事项

注意药物的半衰期及有效作用时间;注意药物的配伍禁忌;抗生素应现配现用。

4.用药指导

若病原体为沙眼衣原体及淋病奈瑟菌,应对性伴侣进行相应的检查和治疗。

(三)物理治疗及手术治疗的护理

1.宫颈糜烂样改变

若为无症状的生理性柱状上皮异位,无需处理;对伴有分泌物增多、乳头状增生或接触性出血,可给予局部物理治疗,包括激光、冷冻、微波等,也可以给予中药作为物理治疗前后的辅助治疗。

2.慢性子宫颈黏膜炎

针对病因给予治疗,若病原体不清可试用物理治疗,方法同上。

3.子宫颈息肉

配合医师行息肉摘除术。

4.子宫颈肥大

一般无需治疗。

(四)心理护理

(1)加强疾病知识宣传,引导患者正确认识疾病,以及时就诊,接受规范治疗。

(2)向患者解释疾病与健康的问题,鼓励患者表达自己的想法。对病程长、迁延不愈的患者,给予关心和耐心解说,告知疾病的过程及防治措施;对病理检查发现宫颈上皮有异常增生的病例,告知通过密切监测,坚持治疗,可阻断癌变途径,以缓解焦虑心理,增加治疗的信心。

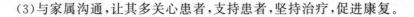

(3)与家属沟通,让其多关心患者,支持患者,坚持治疗,促进康复。

四、健康指导

(一)讲解疾病知识
向患者讲解子宫颈炎的疾病知识,告知及时就诊和规范治疗的重要性。

(二)个人卫生指导
嘱患者保持外阴清洁,每天清洗外阴 2 次,养成良好的卫生习惯,尤其是经期、孕产期及产褥期卫生,避免感染发生。

(三)随访指导
告知患者,物理治疗后有分泌物增多,甚至有多量水样排液,在术后 1～2 周脱痂时可有少量出血,是创面愈合的过程,不必应诊;如出血量多于月经量则需到医院就诊处理;在物理治疗后 2 个月内禁止性生活、盆浴和阴道冲洗;治疗后经过 2 个月经周期,于月经干净后 3～7 天来院复查,评价治疗效果,效果欠佳者可进行第二次治疗。

(四)体检指导
坚持每 1～2 年做 1 次体检,以及早发现异常,以及早治疗。

五、注意事项

(1)治疗前,应常规做宫颈刮片行细胞学检查。

(2)在急性生殖器炎症期不做物理治疗。

(3)治疗时间应选在月经干净后 3～7 天内进行。

(4)物理治疗后可出现阴道分泌物增多,甚至有大量水样排液,在术后 1～2 周脱痂时可有少许出血。

(5)应告知患者,创面完全愈合时间为 4～8 周,期间禁盆浴、性交和阴道冲洗。

(6)物理治疗有引起术后出血、宫颈管狭窄、感染的可能,应定期复查,观察创面愈合情况直到痊愈,同时检查有无宫颈管狭窄。

(景丽华)

第四节　盆腔炎性疾病

盆腔炎性疾病(PID)是指女性上生殖道的一组炎性疾病,主要包括子宫内膜炎、输卵管炎、输卵管卵巢脓肿、盆腔腹膜炎。最常见的是输卵管炎及输卵管卵巢脓肿。

女性生殖系统具有比较完善的自然防御功能,当自然防御功能遭到破坏,或机体免疫力降低、内分泌发生变化或外源性病原体入侵而导致子宫内膜、输卵管、卵巢、盆腔腹膜、盆腔结缔组织发生炎症。感染严重时,可累及周围器官和组织,当病原体毒性强、数量多、患者抵抗力低时,常发生败血症及脓毒血症,若未得到及时治疗可能发生盆腔炎性疾病后遗症。

一、护理评估

(一)健康史

(1)了解既往疾病史、用药史、月经史及药物过敏史。

(2)了解流产、分娩的时间、经过及处理。

(3)了解本次患病的起病时间、症状、疼痛性质、部位、有无全身症状。

(二)生理状况

1.症状

(1)轻者无症状或症状轻微不易被发现,常表现为持续性下腹痛,活动或性交后加重;发热、阴道分泌物增多等。

(2)重者可表现为寒战、高热、头痛、食欲减退;月经期发病者可表现为经量增多、经期延长;腹膜炎者出现消化道症状,如恶心、呕吐、腹胀等;若脓肿形成,可有下腹包块及局部刺激症状。

2.体征

(1)急性面容、体温升高、心率加快。

(2)下腹部压痛、反跳痛及肌紧张。

(3)检查见阴道充血;大量脓性臭味分泌物从宫颈口外流;穹隆有明显触痛;宫颈充血、水肿、举痛明显;子宫体增大有压痛且活动受限;一侧或双侧附件增厚,有包块,压痛。

3.辅助检查

(1)实验室检查:宫颈黏液脓性分泌物,或阴道分泌物 0.9%氯化钠溶液湿片中见到大量白细胞;红细胞沉降率升高;血 C 反应蛋白升高;宫颈分泌物培养或革兰染色涂片淋病奈瑟菌阳性或沙眼衣原体阳性。

(2)阴道超声检查:显示输卵管增粗、输卵管积液,伴或不伴有盆腔积液、输卵管卵巢肿块。

(3)腹腔镜检查:输卵管表面明显充血;输卵管壁水肿;输卵管伞端或浆膜面有脓性渗透物。

(4)子宫内膜活组织检查证实子宫内膜炎。

(三)高危因素

1.年龄

盆腔炎性疾病高发年龄为 15~25 岁。

2.性活动及性卫生

初次性交年龄小、有多个性伴侣、性交过频及性伴侣有性传播疾病;有使用不洁的月经垫、经期性交等。

3.下生殖道感染

性传播疾病,如淋病奈瑟菌性宫颈炎、衣原体性宫颈炎及细菌性阴道炎。

4.子宫腔内手术操作后感染

刮宫术、输卵管通液术、子宫输卵管造影术、宫腔镜检查、人工流产、放置宫内节育器等手术时,消毒不严格或术前适应证选择不当,导致感染。

5.邻近器官炎症直接蔓延

如阑尾炎、腹膜炎等蔓延至盆腔。

6.复发

盆腔炎性疾病再次发作。

(四)心理-社会因素

1.对健康问题的感受

是否存在因无明显症状或症状轻,而不重视致延误治疗。

2.对疾病的反应

是否由于慢性疾病过程长,患者思想压力大而产生焦虑、烦躁情绪;若病情严重,则担心预后,患者往往有恐惧、无助感。

3.家庭、社会及经济状况

是否存在因炎症反复发作,严重影响妇女生殖健康甚至导致不孕,且增加家庭与社会经济负担。

二、护理诊断

(一)疼痛

其与感染症状有关。

(二)体温过高

其与盆腔急性炎症有关。

(三)睡眠形态紊乱

其与疼痛或心理障碍有关。

(四)焦虑

其与病程长治疗效果不明显或不孕有关。

(五)知识缺乏

其与缺乏经期卫生知识有关。

三、护理措施

(一)症状护理

1.密切观察

分泌物增多,观察阴道分泌物颜色、性状、气味及量,选择合适的药液进行阴道冲洗。在不清楚阴道炎的种类时,不可滥用冲洗液,指导患者勤换会阴垫及内裤,保持外阴清洁干燥。

2.支持疗法

卧床休息,取半卧位,有利于脓液积聚于直肠子宫陷凹,使炎症局限;给高热量、高蛋白、高维生素饮食或半流质饮食,以及时补充丢失的液体;对出现高热的患者,采取物理降温,出汗时及时更衣,保持身体清洁舒服;若患者腹胀严重,应行胃肠减压。

3.症状观察

密切监测生命体征,测体温、脉搏、呼吸、血压,每 4 小时 1 次;物理降温后 30 分钟测体温,以观察降温效果。若患者突然出现腹痛加剧、寒战、高热、恶心、呕吐、腹胀,应立即报告医师,同时做好剖腹探查的准备。

(二)用药护理

1.门诊治疗

指导患者遵医嘱用药,了解用药方案并告知注意事项。常用方案:头孢西丁钠 2 g,单次肌内注射,同时口服丙磺舒 1 g,然后改为多西环素 100 mg,每天 2 次,连服 14 天,可同时加服甲硝唑

400 mg,每天 2~3 次,连服 14 天;或选用其他第三代头孢菌素与多西环素、甲硝唑合用。

2.住院治疗

严格遵医嘱用药,了解用药方案并密切观察用药反应。

(1)头霉素类或头孢菌素类药物:头孢西丁钠 2 g,静脉滴注,每 6 小时 1 次。头孢替坦二钠 2 g,静脉滴注,每 12 小时 1 次。加多西环素 100 mg,每 12 小时 1 次,静脉输注或口服。对不能耐受多西环素者,可用阿奇霉素替代,每次 500 mg,每天 1 次,连用 3 天。对输卵管卵巢脓肿患者,可加用克林霉素或甲硝唑。

(2)克林霉素与氨基糖苷类药物联合方案:克林霉素 900 mg,每 8 小时 1 次,静脉滴注;庆大霉素先给予负荷量(2 mg/kg),然后予维持量(1.5 mg/kg),每 8 小时 1 次,静脉滴注;临床症状、体征改善后继续静脉应用 24~48 小时,克林霉素改口服,每次 450 mg,1 天 4 次,连用 14 天;或多西环素 100 mg,每 12 小时1 次,连续用药 14 天。

3.观察药物疗效

若用药后 48~72 小时,体温持续不降,患者症状加重,应及时报告医师处理。

4.中药治疗

主要为活血化瘀、清热解毒药物。可遵医嘱指导服中药或用中药外敷腹部,若需进行中药保留灌肠,按保留灌肠操作规程完成。

(三)手术护理

1.药物治疗无效

经药物治疗 48~72 小时,体温持续不降,患者中毒症状加重或包块增大者。

2.脓肿持续存在

经药物治疗病情好转,继续控制炎症数天(2~3 周),包块仍未消失但已局限化。

3.脓肿破裂

突然腹痛加剧、寒战、高热、恶心、呕吐、腹胀,检查腹部拒按或有中毒性休克表现。

(四)心理护理

(1)关心患者,倾听患者诉说,鼓励患者表达内心感受,通过与患者进行交流,建立良好的护患关系,尽可能满足患者的合理需求。

(2)加强疾病知识宣传,解除患者思想顾虑,增加其对治疗的信心。

(3)与家属沟通,指导家属关心患者,与患者及家属共同探讨适合个人的治疗方案,取得家人的理解和帮助,减轻患者心理压力。

四、健康指导

(一)讲解疾病知识

向患者讲解盆腔炎性疾病的疾病知识,告知及时就诊和规范治疗的重要性。

(二)个人卫生指导

保持会阴清洁做好经期、孕期及产褥期的卫生宣传。

(三)性生活指导及性伴侣治疗

注意性生活卫生,月经期禁止性交。

(四)饮食生活指导

给高热量、高蛋白、高维生素饮食,增加营养,积极锻炼身体,注意劳逸结合,不断提高机体抵抗力。

（五）随访指导

对于抗生素治疗的患者，应在 72 小时内随诊，明确有无体温下降、反跳痛减轻等临床症状改善。若无改善，需做进一步检查。对沙眼衣原体及淋病奈瑟菌感染者，可在治疗后 4～6 周复查病原体。

五、注意事项

（一）倾听患者主诉

应仔细倾听患者主诉，全面了解患者疾病史，认真阅读治疗方案，制订相应的护理计划，配合完成相应治疗和处理。

（二）预防宣传

（1）注意性生活卫生，减少性传播疾病。

（2）及时治疗下生殖道感染。

（3）进行公共卫生教育，提高公民对生殖道感染的认识，明白预防感染的重要性。

（4）严格掌握妇科手术指征，做好术前准备，严格无菌操作，预防感染。

（5）及时治疗盆腔炎性疾病，防止后遗症发生。

（景丽华）

第五节　围绝经期综合征

绝经是每一个妇女生命过程中必然发生的生理过程。绝经提示卵巢功能衰退，生殖功能终止，绝经过渡期是指围绕绝经前、后的一段时期，包括从绝经前出现与绝经有关的内分泌、生理学和临床特征起，至最后一次月经后一年。

围绝经期综合征（menopausal syndrome，MPS）以往称为更年期综合征，是指妇女在绝经前、后由于卵巢功能衰退、雌激素水平波动或下降所致的以自主神经功能紊乱为主，伴有神经心理症状的一组症候群。多发生于 45～55 岁，约 2/3 的妇女出现不同程度的低雌激素血症引发的一系列症状。绝经分为自然绝经和人工绝经。自然绝经是指卵巢内卵泡生理性耗竭所致的绝经；人工绝经是指双侧卵巢经手术切除或受放射线损坏导致的绝经，后者更易发生围绝经期综合征。

一、护理评估

（一）健康史

了解患者的发病年龄、职业、文化水平及性格特征，询问月经情况及生育史，有无卵巢切除或盆腔肿瘤放疗，有无心血管疾病及其他疾病病史。

（二）身体状况

1.月经紊乱

半数以上妇女出现 2～8 年无排卵性月经，表现为月经频发、不规则子宫出血、月经稀发（月经周期超过 35 天)以至绝经,少数妇女可突然绝经。

2.雌激素下降相关征象

(1)血管舒缩症状:主要表现为潮热、出汗,是血管舒缩功能不稳定的表现,是围绝经期综合征最突出的特征性症状。潮热起自前胸,涌向头颈部,然后波及全身。在潮红的区域患者感到灼热,皮肤发红,紧接着大量出汗。持续数秒至数分钟不等。此种血管功能不稳定可历时 1 年,有时长达 5 年或更长。

(2)精神神经症状:常有焦虑、抑郁、激动、喜怒无常、脾气暴躁、记忆力下降、注意力不集中、失眠多梦等。

(3)泌尿生殖系统症状:出现阴道干燥、性交困难及老年性阴道炎,排尿困难、尿频、尿急、尿失禁及反复发作的尿路感染。

(4)心血管疾病:绝经后妇女冠状动脉粥样硬化性心脏病(简称冠心病)、高血压和脑出血的发病率及死亡率逐渐增加。

(5)骨质疏松症:绝经后妇女约有 25%患骨质疏松症、腰酸背痛、腿抽搐、肌肉关节疼痛等。

3.体格检查

全身检查注意血压、精神状态、皮肤、毛发、乳房改变及心脏功能,妇科检查注意生殖器官有无萎缩、炎症及张力性尿失禁。

(三)心理-社会状况

因家庭和社会环境的变化或绝经前曾有精神状态不稳定等,更易引起患者心情不畅、忧虑、多疑、孤独等。

(四)辅助检查

根据患者的具体情况不同,可选择血常规、尿常规、心电图及血脂检查、B 超、宫颈刮片及诊断性刮宫等。

(五)处理要点

1.一般治疗

加强心理治疗及体育锻炼,补充钙剂,必要时选用镇静剂、谷维素。

2.激素替代疗法

补充雌激素是关键,可改善症状、提高生活质量。

二、护理问题

(一)自我形象紊乱

与对疾病不正确认识及精神神经症状有关。

(二)知识缺乏

缺乏性激素治疗相关知识。

三、护理措施

(一)一般护理

改善饮食,摄入高蛋白质、高维生素、高钙饮食,必要时可补充钙剂,能延缓骨质疏松症的发生,达到抗衰老效果。

（二）病情观察

（1）观察月经改变情况，注意经量、周期、经期有无异常。

（2）观察面部潮红时间和程度。

（3）观察血压波动、心悸、胸闷及情绪变化。

（4）观察骨质疏松症的影响，如关节酸痛、行动不便等。

（5）观察情绪变化，如情绪不稳定、易怒、易激动、多言多语、记忆力降低。

（三）用药护理

指导应用性激素。

1.适应证

主要用于治疗雌激素缺乏所致的潮热多汗、精神症状、老年性阴道炎、尿路感染，预防存在高危因素的心血管疾病、骨质疏松症等。

2.药物选择及用法

在医师指导下使用，尽量选用天然性激素，剂量个体化，以最小有效量为佳。

3.禁忌证

原因不明的子宫出血、肝胆疾病、血栓性静脉炎及乳腺癌等。

4.注意事项

（1）雌激素剂量过大可引起乳房胀痛、白带多、头痛、水肿、色素沉着、体重增加等，可酌情减量或改用雌三醇。

（2）用药期间可能发生异常子宫出血，多为突破性出血，但应排除子宫内膜癌。

（3）较长时间的口服用药可能影响肝功能，应定期复查肝功能。

（4）单一雌激素长期应用，可使子宫内膜癌危险性增加，雌、孕激素联合用药能够降低风险。坚持体育锻炼，多参加社会活动；定期健康体检，积极防治围绝经期妇女常见病。

（四）心理护理

使患者及其家属了解围绝经期是必然的生理过程，介绍减轻压力的方法，改变患者的认知、情绪和行为，使其正确评价自己。

（五）健康指导

（1）向围绝经期妇女及其家属介绍绝经是一个生理过程，绝经发生的原因及绝经前、后身体将发生的变化，帮助患者消除因绝经变化产生的恐惧心理，并对将发生的变化做好心理准备。

（2）介绍绝经前、后减轻症状的方法，适当的摄取钙质和维生素 D；坚持锻炼如散步、骑自行车等。合理安排工作，注意劳逸结合。

（3）定期普查，更年期妇女最好半年至一年进行 1 次体格检查，包括妇科检查和防癌检查，有选择地做内分泌检查。

（4）绝经前行双侧卵巢切除术者，宜适时补充雌激素。

（董　静）

第六节　功能失调性子宫出血

功能失调性子宫出血(dysfunctional uterine bleeding,DUB)简称功血,为妇科常见病。它是由于调节生殖系统的神经内分泌机制失常引起的异常子宫出血,而全身及内、外生殖器官无器质性病变存在。常表现为月经周期长短不一、经期延长、经量过多或不规则阴道出血。功血可分为排卵性功血和无排卵性功血两类,约85%患者属无排卵性功血。功血可发生于月经初潮至绝经期间的任何年龄,约50%患者发生于绝经前期,育龄期约占30%,青春期约占20%。

一、护理评估

(一)健康史

1.无排卵性功血

(1)青春期:与下丘脑-垂体-卵巢轴调节功能未健全有关,过度劳累、精神紧张、恐惧、忧伤、环境及气候改变等应激刺激,以及肥胖、营养不良等因素易导致下丘脑-垂体-卵巢轴调节功能紊乱,卵巢不能排卵。

(2)绝经过渡期:因卵巢功能衰退,卵巢对促性腺激素敏感性降低,卵泡在发育过程中因退行性变而不能排卵。

(3)生育期:可因内、外环境改变,如劳累、应激、流产、手术或疾病等引起短暂无排卵。亦可因肥胖、多囊卵巢综合征、高催乳素血症等因素长期存在,引起持续无排卵。

2.排卵性功血

黄体功能不足原因在于神经内分泌调节功能紊乱,导致卵泡期卵泡刺激素(FSH)缺乏,卵泡发育缓慢,雌激素分泌减少,正反馈作用不足,黄体生成素(LH)峰值不高,使黄体发育不全、功能不足。子宫内膜不规则脱落者,由于下丘脑-垂体-卵巢轴调节功能紊乱或黄体机制异常引起萎缩过程延长。

评估时注意了解患者的发病年龄、月经史、婚育史及发病诱因,有无性激素治疗不当及全身性出血性疾病史。

(二)身体状况

1.月经紊乱

(1)无排卵性功血:最常见的症状是子宫不规则性出血,特点是月经周期紊乱,经期长短不一,经量多少不定。可先有数周或数月停经,然后阴道流血,量较多,持续2~3周或更长时间,不易自止,无腹痛或其他不适。

(2)排卵性功血:黄体功能不足者月经周期缩短,月经频发(月经周期短于21天),不易受孕或怀孕早期易流产;子宫内膜不规则脱落者月经周期正常,但经期延长,长达9~10天,多发生于产后或流产后。

2.贫血

因出血多或时间长,患者出现头晕、乏力、面色苍白等贫血征象。

3.体格检查

体格检查包括全身检查和妇科检查,排除全身性疾病及生殖器官器质性病变。

(三)心理-社会状况

青春期患者常因害羞而影响及时诊治,生育期患者担心影响生育而焦虑,围绝经期患者因治疗效果不佳或怀疑为恶性肿瘤而焦虑、紧张、恐惧。

(四)辅助检查

1.诊断性刮宫

诊断性刮宫可了解子宫内膜反应、子宫内膜病变,达到止血的目的。不规则流血者可随时刮宫,用以止血。确定有无排卵或黄体功能,于月经前一天或者月经来潮 6 小时内做诊断性刮宫,无排卵性功血的子宫内膜呈增生期改变,黄体功能不足显示子宫内膜分泌不良。子宫内膜不规则脱落,于月经周期第 5~6 天进行诊断性刮宫,增生期与分泌期子宫内膜共存。

2.B 超检查

了解子宫内膜厚度及生殖器官有无器质性改变。

3.血常规及凝血功能检查

了解有无贫血、感染及凝血功能障碍。

4.宫腔镜检查

直接观察子宫内膜,选择病变区进行活组织检查。

5.卵巢功能检查

判断卵巢有无排卵或黄体功能。

(五)处理要点

1.无排卵性功血

青春期和生育期患者以止血、调整周期、促排卵为原则。围绝经期患者以止血、防止子宫内膜癌变为原则。

2.排卵性功血

黄体功能不足的治疗原则是促进卵泡发育,刺激黄体功能及黄体功能替代,分别应用氯米芬、人绒毛膜促性腺激素(HCG)和孕酮;子宫内膜不规则脱落的治疗原则是促使黄体及时萎缩,子宫内膜及时完整脱落,常用药物有孕激素和 HCG。

二、护理问题

(一)潜在并发症

贫血。

(二)知识缺乏

缺乏性激素治疗的知识。

(三)有感染的危险

与经期延长、机体抵抗力下降有关。

(四)焦虑

与性激素使用及药物不良反应有关。

三、护理措施

(一)一般护理

患者体质往往较差,应加强营养,改善全身情况,可补充铁剂、维生素 C 和蛋白质。成人体内大约每 100 mL 血中含 50 mg 铁,行经期妇女,每天从食物中吸收铁 0.7～2.0 mg,经量多者应额外补充铁。向患者推荐含铁较多的食物如猪肝、胡萝卜、葡萄干等。按照患者的饮食习惯,为患者制订适合于个人的饮食计划,保证患者获得足够的营养。

(二)病情观察

观察并记录患者的生命体征、出量及入量,嘱患者保留出血期间使用的会阴垫及内裤,以便更准确地估计出血量,出血较名者,督促其卧床休息,避免过度疲劳和剧烈活动,贫血严重者,遵医嘱做好配血、输血、止血措施,执行治疗方案,维持患者正常血容量。

(三)对症护理

1.无排卵性功血

(1)止血:对大量出血患者,要求在性激素治疗 8 小时内见效,24～48 小时内出血基本停止,若 96 小时以上仍不止血者,应考虑有器质性病变存在。

1)性激素止血。①雌激素:应用大剂量雌激素可迅速提高血内雌激素浓度,促使子宫内膜生长,短期内修复创面而止血,主要用于青春期功血。目前多选用妊马雌酮 2.5 mg 或己烯雌酚 1～2 mg。②孕激素:适用于体内已有一定水平雌激素的患者。常用药物如甲羟孕酮或炔诺酮,用药原则同雌激素。③雄激素:拮抗雌激素、增加子宫平滑肌及子宫血管张力而减少出血,主要用于围绝经期功血患者的辅助治疗,可随时停用。④联合用药:止血效果优于单一药物,可用三合激素或口服短效避孕药,血止后逐渐减量。

2)刮宫术:止血及排除子宫内膜癌变,适用于年龄大于 35 岁、药物治疗无效或存在子宫内膜癌高危因素的患者。

3)其他止血药:卡巴克洛和酚磺乙胺可减少微血管的通透性,氨基己酸、氨甲苯酸、氨甲环酸等可抑制纤维蛋白溶酶,有减少出血量的辅助作用,但不能赖以止血。

(2)调整月经周期:一般连续用药 3 个周期。在此过程中务必积极纠正贫血,加强营养,以改善体质。

1)雌、孕激素序贯疗法:人工周期,通过模拟自然月经周期中卵巢的内分泌变化,将雌、孕激素序贯应用,使子宫内膜发生相应变化,引起周期性脱落。适用于青春期功血或生育期功血者,可诱发卵巢自然排卵。雌激素自月经来潮第 5 天开始用药,妊马雌酮 1.25 mg 或己烯雌酚 1 mg,每晚 1 次,连服 20 天,于服雌激素最后 10 天加用甲羟孕酮每天 10 mg,两药同时用完,停药后 3～7 天出血。于出血第 5 天重复用药,一般连续使用 3 个周期。用药 2～3 个周期后,患者常能自发排卵。

2)雌、孕激素联合疗法:可周期性口服短效避孕药,适用于生育期功血、内源性雌激素水平较高者或绝经过渡期功血者。

3)后半周期疗法:于月经周期的后半周期开始(撤药性出血的第 16 天)服用甲羟孕酮,每天 10 mg,连服 10 天为 1 个周期,共 3 个周期为 1 个疗程。适用于青春期或绝经过渡期功血者。

(3)促排卵:适用于育龄期功血者。常用药物如氯米芬、人绒毛膜促性腺激素(HCG)等。于月经第 5 天开始每天口服氯米芬 50 mg,连续 5 天,以促进卵泡发育。B 超监测卵泡发育接近成

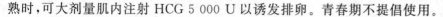

熟时,可大剂量肌内注射 HCG 5 000 U 以诱发排卵。青春期不提倡使用。

(4)手术治疗:以刮宫术最常用,既能明确诊断,又能迅速止血。绝经过渡期出血患者激素治疗前宜常规刮宫,最好在子宫镜下行分段诊断性刮宫,以排除子宫内细微器质性病变。对青春期功血刮宫应持慎重态度。必要时行子宫次全切除或子宫切除术。

2.排卵性功血

(1)黄体功能不足:药物治疗如下。①黄体功能替代疗法:自排卵后开始每天肌内注射黄体酮 10 mg,共 10~14 天,用以补充黄体分泌孕酮的不足。②黄体功能刺激疗法:通常应用 HCG 以促进及支持黄体功能。于基础体温上升后开始,隔天肌内注射 HCG 1 000~2 000 U,共 5 次,可使血浆孕酮明显上升,随之正常月经周期恢复。③促进卵泡发育:于月经第 5 天开始,每晚口服氯米芬 50 mg,共 5 天。

(2)子宫内膜不规则脱落:药物治疗如下。①孕激素:自排卵后第 1~2 天或下次月经前 10~14 天开始,每天口服甲羟孕酮 10 mg,连续 10 天,有生育要求可肌内注射黄体酮。②HCG:用法同黄体功能不足。

3.性激素治疗的注意事项

(1)严格遵医嘱正确用药,不得随意停服或漏服,以免使用不当引起子宫出血。

(2)药物减量必须按规定在血止后开始,每 3 天减量 1 次,每次减量不超过原剂量的 1/3,直至维持量,持续用至血止后 20 天停药。

(3)雌激素口服可能引起恶心、呕吐等胃肠道反应,可饭后或睡前服用;对存在血液高凝倾向或血栓性疾病史者禁忌使用。

(4)雄激素用量过大可能出现男性化不良反应。

(四)预防感染

(1)测体温、脉搏。

(2)指导患者保持会阴部清洁,出血期间禁止盆浴及性生活。

(3)注意有无腹痛等生殖器官感染征象。

(4)按医嘱使用抗生素。

(五)心理护理

注意情绪调节,避免过度紧张与精神刺激。特别是青春期少女,父母们不仅要关注女孩的学习状况与膳食状况,还要重视女孩的情绪变化,与其多沟通,了解其内心世界的变化,帮助其释放不良情绪,以使其保持相对稳定的精神-心理状态,避免情绪上的大起大落。

(六)健康指导

(1)宜清淡饮食,多食富含维生素 C 的新鲜瓜果、蔬菜。注意休息,保持心情舒畅。

(2)强调严格掌握雌激素的适应证,并合理使用,对更年期及绝经后妇女更应慎用,应用时间不宜过长,量不宜大,并应严密观察反应。

(3)月经期避免剧烈运动,禁止盆浴及性生活,保持会阴部清洁。

（董　静）

第七节 子宫内膜异位症

子宫内膜异位症是指具有生长功能的子宫内膜生长在子宫腔内壁以外引起的症状和体征。异位的子宫内膜绝大多数局限在盆腔内的生殖器官和邻近器官的腹膜面,故临床上称为盆腔子宫内膜异位症。当子宫内膜生长在子宫肌层内称子宫腺肌病,部分患者两者可合并存在。

子宫内膜异位症的发病率近年来明显增高,是目前常见的妇科病之一。多见于 30～40 岁的妇女。本病为良性病变,但有远距离转移和种植能力。初潮前无发病者,绝经后异位的子宫内膜组织可逐渐萎缩吸收,妊娠或使用性激素抑制卵巢功能可暂时阻止本病的发展,因此,子宫内膜的发病与卵巢的周期性变化有关。也发生周期性出血,引起周围组织纤维化、粘连,病变局部形成紫蓝色硬结或包块。卵巢的子宫内膜异位症最为常见,卵巢内的异位内膜因反复出血而形成多个囊肿,但以单个多见,故又称为卵巢子宫内膜异位囊肿。囊肿内含暗褐色黏稠的陈旧血,状似巧克力液体,故又称为卵巢巧克力囊肿。

一、护理评估

(一)病史

1.月经史

初潮年龄,月经周期、经期、经量是否正常,有无痛经或其他伴随症状。痛经的性质,是否为进行性加重。

2.婚育史

结婚年龄,婚次,夫妻性生活情况,有无经期性交,生育情况,足月产、早产、流产次数,现有子女数等。

3.既往病史

有无先天性生殖道畸形、子宫手术或经期盆腔检查等情况。

(二)身心状态

1.身体状态

(1)痛经:痛经是子宫内膜异位症的典型症状,其特点为继发性和进行性加重。疼痛多位于下腹部和腰骶部,可放射至阴道、会阴、肛门或大腿,常于月经来潮前 1～2 天开始,经期第一天最为剧烈,以后逐渐减轻,至月经干净时消失。

(2)月经失调:部分患者有经量增多和经期延长,少数出现经前期点滴出血。月经失调可能与卵巢无排卵、黄体功能不足等有关。

(3)性交痛:由于异位的内膜出现在子宫直肠陷凹或病变导致子宫后倾固定,性交时子宫颈受到碰撞及子宫收缩和向上提升,可引起疼痛。

(4)不孕:占 40% 左右,其不孕的原因可能与盆腔内器官和组织广泛粘连和输卵管的蠕动减弱,影响卵细胞的排出、摄取和受精卵的运行有关。

2.心理状态

由于疼痛、不孕造成患者顾虑重重,心理压力大,需要手术的患者会有紧张、恐惧等心理问题。

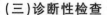

（三）诊断性检查

1.妇科检查

典型者子宫后倾固定,盆腔检查可扪及盆腔内有触痛性结节或子宫旁有不活动的囊性包块。

2.辅助检查

（1）B超检查:可确定卵巢子宫内膜异位囊肿的位置、大小和形状。

（2）腹腔镜检查:可发现盆腔内器官或子宫直肠陷凹、子宫骶骨韧带等处有紫蓝色结节。

二、护理诊断

（一）焦虑

其与不孕和需要手术有关。

（二）知识缺乏

其与缺乏自我照顾及与手术相关的知识有关。

（三）舒适改变

其与痛经及手术后伤口有关。

三、护理目标

（1）患者能正确认识疾病的性质及发生原因,消除紧张、恐惧的心理,坚定治疗信心。

（2）患者自觉疼痛症状缓解。

四、护理措施

（1）心理护理:许多年轻患者因顽固的痛经、不孕等情况而焦虑。护理人员应多关心和理解患者,说明该病只要坚持用药或采取必要的手术便可改善症状,鼓励患者树立信心,积极配合治疗,对尚未生育的患者应给予指导和帮助,促使其尽早受孕。

（2）做好卫生宣传教育工作,防止经血逆流,如有先天性生殖道畸形或后天性炎性阴道狭窄、宫颈粘连等应及时手术。凡进入宫腔内的经腹手术,应保护腹壁切口和子宫切口,防止子宫内膜种植到腹壁切口或子宫切口。经期应避免盆腔检查和性交。

（3）使用激素治疗患者,应介绍服药的注意事项及用后可能出现的反应（恶心、食欲缺乏、闭经、乏力或体重增加等）,使其解除思想顾虑,提高治疗效果。

（4）用药期间注意有无卵巢子宫内膜异位囊肿破裂的征象,如出现急性腹痛应及时通知医师,并做好剖腹探查的各项准备。

（5）对需要手术者应按腹部手术做好术前准备和术后护理。

（6）出院健康教育,加强患者对病程及治疗的认识,指导伤口处理和康复教育,术后6周避免盆浴和性生活,6周后来院复查。

五、评价

（1）患者无焦虑的表现,并对治疗充满信心。

（2）患者能按时服药并了解药物的反应。

（3）自觉症状缓解和消失。

（董　静）

第八节 子宫脱垂

子宫脱垂是指子宫从正常位置沿阴道下降,子宫颈外口达到坐骨棘水平以下,甚至子宫部分或全部脱出阴道口外,常伴有阴道前后壁膨出。

一、护理评估

(一)健康史

1.病因与发病机制

(1)分娩损伤:分娩损伤是最主要的原因。在分娩过程中,产妇过早屏气,第二产程延长或经阴道手术助产,盆底肌肉、筋膜及子宫韧带过度伸展,甚至撕裂,分娩后未及时修补或修补不佳。产褥期产妇过早体力劳动,过高的腹压会压迫子宫向下移位发生脱垂。

(2)长期腹压增加:如长期慢性咳嗽、习惯性便秘、久站、久蹲等使腹内压增高,迫使子宫向下移位,导致脱出,产褥期腹压增加更容易导致子宫脱垂。

(3)盆底组织发育不良或退行性变:子宫脱垂偶见于未产妇女,主要为先天性盆底组织发育不良所致。老年妇女盆底组织萎缩退化或支持组织削弱,也可发生子宫脱垂。

2.病史评估

了解患者分娩史,评估其有无第二产程延长、阴道助产等难产史,产后恢复情况;了解患者有无慢性病病史,如长期慢性咳嗽等;是否存在先天性盆底组织发育不良。

(二)身心状况

1.症状

子宫脱垂轻度时(Ⅰ度)可无自觉症状,加重后(Ⅱ、Ⅲ度)出现以下症状。

(1)下坠感及腰背酸痛:常在久站、走路与重体力劳动时加重,卧床休息后症状减轻。

(2)肿物自阴道脱出:走路、蹲或排便等腹压增加时,阴道口有一肿物脱出。轻者平卧休息后可自行恢复,重者不能自行恢复,需用手还纳,甚至用手也难以还纳,行走不便。

(3)阴道分泌物增多:脱出的子宫及阴道壁由于反复摩擦而发生感染,有脓血性分泌物渗出。

(4)大小便异常:由于膀胱、尿道膨出,患者常伴有尿频、尿急甚至尿潴留或压力性尿失禁。直肠膨出的患者可伴有便秘和排便困难等。

2.体征

患者取膀胱截石位,根据患者向下用力屏气时子宫下降的程度,将子宫脱垂分为三度。

Ⅰ度:轻型为子宫颈外口距处女膜处小于 4 cm,但未达处女膜缘;重型为宫颈外口已达处女膜缘,检查时在阴道口可见子宫颈。

Ⅱ度:轻型为宫颈已脱出阴道口,但宫体仍在阴道内;重型为宫颈或部分宫体脱出阴道口外。

Ⅲ度:子宫颈及宫体全部脱出至阴道口外。脱出的子宫及阴道壁由于长期暴露摩擦,导致宫颈及阴道壁可见溃疡,有少量阴道出血或脓性分泌物。

3.心理-社会状况

由于长期的子宫脱垂使患者行动不便,不能从事体力劳动,使工作和生活受到影响,患者感到烦恼、痛苦;严重会影响性生活,患者常出现烦躁、焦虑、情绪低落等。

二、辅助检查

注意检查血常规,注意张力性尿失禁及妇科检查情况。

三、护理诊断及合作性问题

(1)焦虑:与长期的子宫脱出影响日常生活和工作有关。

(2)舒适的改变:与子宫脱出影响行动有关。

(3)组织完整性受损:与外露子宫、阴道前后壁长期摩擦有关。

四、护理目标

(1)患者情绪稳定,能配合治疗、护理活动。

(2)患者病情缓解,舒适感增加。

(3)患者组织完整,无受损。

五、护理措施

(一)一般护理

(1)指导患者保持外阴干燥、清洁,每天用流水冲洗外阴,禁止使用刺激性强的药液。有溃疡者每天用 0.02% 高锰酸钾液坐浴 1~2 次,每次 20~30 分钟,勤换内衣裤。

(2)有肿块脱出者及早就医,以及时回纳脱出物并教会患者正确的回纳手法,病情重不能回纳者,应卧床休息,减少下地活动次数和时间。

(3)教给患者做盆底肌肉锻炼,如做提肛运动;指导患者避免增加腹压的因素,如咳嗽、久站及久蹲等;保持大便通畅,每天进食蔬菜应保持 500 g。

(4)每天为患者提供酸性果汁,可保持尿液呈酸性,不利于细菌生长;指导患者练习卧床排尿;若有肿块脱出影响排尿,指导患者排尿前先将脱出物还纳;尿潴留留置尿管者,应间歇放尿以训练膀胱功能。排尿功能恢复正常后,鼓励患者每天饮水 2 000 mL 以上。

(5)嘱患者加强营养,进食高蛋白、高维生素食物,增强体质。

(二)心理护理

帮助患者树立战胜疾病的信心,耐心讲解子宫脱垂的知识和预后,鼓励病友间交流沟通,促进积极因素。

(三)病情监护

观察患者有无外阴异物感,子宫脱垂的程度;注意阴道分泌物的颜色、气味、性状。

(四)治疗护理

1.治疗原则

治疗以安全、简单、有效为原则。

(1)非手术治疗:用于Ⅰ度轻型子宫脱垂,年老不能耐受手术或需要生育者。①支持疗法:注意休息,增加营养,保持大便通畅,避免重体力劳动,治疗增加腹压的疾病,加强盆底肌的锻炼。②子宫托:子宫托是一种支持子宫和阴道壁使其维持在阴道内不脱出的工具,适用于各度子宫脱垂及阴道前后壁膨出的患者。重度子宫脱垂伴盆底肌明显萎缩及宫颈或阴道壁有炎症或有溃疡者均不宜使用,经期和妊娠期停用。

(2)手术治疗:适用于非手术治疗无效或Ⅱ度、Ⅲ度子宫脱垂者。手术方式主要包括阴道前后壁修补术;阴道前后壁修补加主韧带缩短及宫颈部分切除术,也叫曼彻斯特(Manchester)手术;经阴道子宫全切除及阴道前后壁修补术;阴道纵隔成形术等。

2.治疗配合及特殊专科护理

(1)支持治疗的护理:教会患者做盆底肌肉锻炼增强盆底肌肉张力。做缩肛运动,用力收缩3～10秒,放松5～10秒,每次连续5～10分钟,每天3～4次,持续3个月。

(2)教会患者使用子宫托(图11-2)。①放托:患者排空直肠、膀胱,洗净双手,取半卧位或蹲位,双腿分开,一手持子宫托盘呈倾斜位进入阴道内,将托柄向内、向上旋转,直至托盘达子宫颈,向下屏气,使托盘吸附于宫颈,托柄弯曲度朝前,对正耻骨弓后面。②取托:手指捏住托柄轻轻摇晃,待负压消失后向后外方牵拉取出。③注意事项:放置子宫托之前阴道应有一定水平的雌激素作用,绝经后的妇女可用阴道雌激素霜剂,4～6周后再使用子宫托;经期和妊娠期停用;选择大小合适的子宫托,以放置后不脱出又无不适为宜;每晚取出洗净,次晨放入,切忌久置不取,以免过久压迫导致生殖道糜烂、溃疡甚至瘘;放托后,分别于第1、3、6个月时到医院检查1次,以后每3～6个月到医院复查。

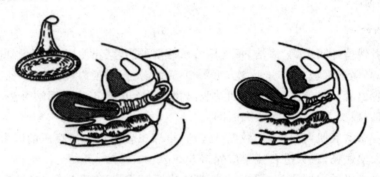

图 11-2　喇叭形子宫托及放置

(3)做好术前、术后护理。术前护理同外阴、阴道手术护理。术后除按外阴、阴道手术患者的护理外,应卧床休息7～10天,留尿管10～14天。避免增加腹压,坚持肛提肌锻炼。

六、健康指导

休息3个月,3个月内禁止性生活、盆浴,半年内避免重体力劳动;术后2个月、3个月分别门诊复查;宣传产后护理保健知识,进行产后体操锻炼和盆底肌锻炼,增强体质;积极治疗便秘、慢性咳嗽等长期性疾病;实行计划生育。

七、护理评价

评价护理目标是否达到,护理措施的实施情况,健康指导是否落实到位,有无新的护理问题出现。

(董　静)

第十二章

产科护理

第一节 产科患者的常规护理

一、概述

产科常规护理包括入院护理、住院护理和出院护理,属于产科责任护士(助产士)的基本工作范畴,具体包括入院接诊、床位安置、护理评估、治疗处置、病情和产程观察、健康教育和出院指导等内容。由于孕产妇不是一般意义上的患者,且任何问题都有可能涉及胎儿和家庭,故产科护理与其他临床科室的护理相比有其特色和不同的专科护理要求,应全面考虑孕产妇、胎婴儿、家庭经济、文化背景、社会心理等。

二、护理评估

(一)健康史

1.年龄

年龄过小易发生难产;年龄过大,尤其是 35 岁以上的高龄初产妇,易并发妊娠期高血压疾病、产力异常等。

2.职业

患者在工作中是否接触有毒、有害、放射性物质。

3.本次妊娠经过

妊娠早期有无病毒感染史、用药史、发热史、出血史;饮食营养、运动、睡眠、大小便情况;胎动开始时间。

4.推算预产期

按末次月经推算预产期。如孕妇记不清末次月经日期或为哺乳期月经尚未来潮而受孕者,可根据早孕反应开始出现时间、胎动开始时间、子宫底高度和 B 超检查的胎囊大小、头臀长度、胎头双顶径及股骨长度值推算出预产期。

5.月经史和孕产史

初潮年龄,月经周期,持续时间。了解初产妇孕次和流产史;了解经产妇既往孕产史,如有无难产史、早产史、死胎死产史、分娩方式、有无产后出血和会阴三度裂伤史等,了解出生时新生儿情况。

6.既往史和手术史

重点了解妊娠前有无高血压、心脏病、血液病、肝肾疾病、结核病、糖尿病和甲状腺功能亢进等内分泌疾病;做过何种手术;有无食物、药物过敏史。

7.家族史

询问家族中有无妊娠合并症、双胎及其他遗传性疾病。

8.配偶情况

着重询问配偶有无不良嗜好、健康状况和有无遗传性疾病。

(二)临床表现

1.症状

(1)疼痛:询问疼痛发生时间、部位、性质及伴随症状,鉴别生理性疼痛与病理性疼痛、临产与假临产。

(2)阴道流血:根据出血的量、颜色和性状,鉴别病理性出血(胎盘/血管前置、胎盘早剥等)和临产前征兆(见红)。

(3)阴道流液:观察阴道流液时间、量、颜色、性状、pH 及能否自主控制,判断是破膜还是一过性尿失禁。

(4)其他:有无头昏、头痛、视物模糊等自觉症状。

2.体征

(1)宫缩:通过触诊法或胎儿电子监护仪监测宫缩,观察宫缩的规律性,如持续时间、间歇时间和强度,确定是否临产。假临产特点为宫缩持续时间短(<30 秒)且不恒定,间歇时间长且不规律,宫缩强度不增加,宫缩时宫颈管不短缩,宫口不扩张,常在夜间出现,清晨消失,给予强镇静药物能抑制宫缩。临产开始的标志为规律且逐渐增强的子宫收缩,持续约 30 秒,间歇 5~6 分钟,同时伴随进行性宫颈管消失、宫口扩张和胎先露部下降;用强镇静药物不能抑制宫缩。随着产程进展,宫缩持续时间渐长(50~60 秒),强度增加,间歇期渐短(2~3 分钟),当宫口近开全时,宫缩持续时间可长达 1 分钟或以上,间歇期仅 1~2 分钟。

(2)宫口扩张:通过阴道检查或肛查(不建议使用)确定宫口扩张程度。当宫缩渐频繁并增强时,宫颈管逐渐缩短直至消失,宫口逐渐扩张。潜伏期扩张速度较慢,活跃期后加快,当宫口开全时,宫颈边缘消失。

(3)胎先露下降:通过阴道检查明确颅骨最低点与坐骨棘平面之间的关系。潜伏期胎头下降不明显,活跃期加快。

(4)胎膜破裂:胎膜多在宫口近开全时自然破裂,前羊水流出。未破膜者,阴道检查时触及有弹性的前羊水囊;已破膜者,则直接触及先露部,推动先露部时流出羊水。

(三)辅助检查

(1)实验室检查:血常规、尿常规、出凝血时间、血型(ABO 和 Rh)、肝肾功能、乙肝抗原抗体、糖耐量、梅毒螺旋体、HIV 筛查、阴道分泌物等。

(2)B 型超声检查。

(3)胎儿电子监护。

(4)其他:心电图等。

(四)高危因素

(1)年龄:不足 18 岁或大于等于 35 岁。

(2)疾病:妊娠合并症与并发症。

(3)异常分娩史。

(4)其他:酗酒、吸毒等。

(五)心理-社会因素

1.分娩意愿

了解其选择自然分娩或剖宫产的原因。

2.宗教信仰

患者有无因宗教信仰的特殊要求。

3.家庭及社会支持度

家族成员对分娩的看法和医院提供的服务。

4.对分娩过程的感知

患者对分娩的恐惧、自身和胎儿安全的担忧、自我形象的要求、母亲角色适应和行为反应。

5.对医院环境感知

隐私保护、环境舒适性要求等。

三、护理措施

(一)入院护理

(1)接诊:热情接待孕产妇,询问就诊原因,初步评估孕产妇情况,包括面色、体态、精神状态,根据情况安排护理工作流程。

(2)安置孕产妇:依孕产妇自理能力,将其送达已准备好的房间和床位;协助安放母婴生活用品。

(3)收集资料:①入院证;②门诊资料(包括围生期保健手册);③历次产检记录及辅助检查报告单;④分娩计划书。

(4)建立病历,填写床头卡、手腕带并完成放置和佩戴。

(5)测量生命体征、体重,填写三测单,完成首次护理评估单的书写。

(6)通知管床医师,协助完成产科检查,遵医嘱完成相应辅助检查及处理;根据孕产妇的情况和自理能力,与医师共同确定护理级别,提供相应级别的护理。

(7)介绍管床医师、责任护士、病房环境、生活设施及使用方法、作息时间、家属探视陪伴相关制度。

(8)根据入院评估情况,制订个性化护理计划。

(二)住院护理

1.一般护理

(1)观察生命体征:每天测量体温、脉搏、呼吸、血压,如患者有血压升高或妊娠期高血压疾病等,应酌情增加测量次数,并报告医师给予相应处理。每周测 1 次体重。

(2)遵医嘱进行相应治疗处理。

(3)活动与休息:指导孕产妇保证足够的睡眠,护理活动应不打扰其休息。鼓励其适当活动,有合并症或并发症等应征求医师意见。

（4）清洁与舒适：病室每天开窗通风；指导孕产妇穿棉质衣服，保持个人卫生和会阴部清洁；协助并指导家属为生活不能自理的孕产妇进行脸部清洁、口腔护理、会阴护理、足部护理。

（5）排尿与排便：了解每天排便情况，指导产妇勤排尿，多吃含纤维素的食物，增加饮水量，适当活动。

（6）晨晚间护理：观察和了解孕产妇夜间睡眠质量及产科情况，整理床单位，满足孕产妇清洁、舒适和安全的需要，创造良好的环境，保障母婴休息。

2.阴道分娩孕产妇的护理

（1）产前护理：①指导并协助孕妇采取舒适体位，以左侧卧位为宜，增加胎盘血供。②指导孕妇数胎动，每天 3 次，每次 1 小时。③每 4 小时听一次胎心，胎膜破裂和有异常时酌情增加次数；必要时行胎儿电子监护。如胎心异常，以及时给予氧气吸入，患者取左侧卧位，并通知医师及时处理。④密切观察产兆，了解宫缩开始和持续时间、频率及强度；适时阴道检查了解宫口软硬度、扩张情况和是否破膜。⑤观察阴道流液：发现破膜立即听胎心，观察羊水的量、色及性状；保持外阴清洁，避免不必要的阴道检查，预防感染。若先露高浮，应取头低足高位，预防脐带脱垂。⑥营养和休息：鼓励患者进食，适当活动、保存体力，指导应对和放松技巧。

（2）产时护理：确诊临产且满足产房转入标准时，转入产房分娩。

（3）产后护理。①每天测量生命体征 4 次，体温超过 38 ℃时及时报告医师。②子宫复旧和恶露：产后入病房，2 小时内每 30 分钟按压宫底一次，观察阴道出血量、颜色和性状，准确测量产后 24 小时出血量。每天在同一时间评估宫底高度、子宫收缩情况，同时观察恶露量、颜色和气味，如发现异常，以及时排空膀胱，按摩子宫，遵医嘱给宫缩剂。如恶露有异味，提示有感染的可能，配合医师做好血标本和组织标本的采集及使用抗生素。③会阴护理：保持局部清洁干燥。产后数小时内用冰袋冷敷，以减轻疼痛不适，24 小时后红外线治疗。每天用 0.05％聚维酮碘消毒液或 2‰苯扎溴铵擦洗或冲洗会阴 2～3 次，大便后清洗外阴，保持局部清洁干燥。会阴有缝线者，每天检查有无红肿、硬结、分泌物，取伤口对侧卧位。如有会阴伤口疼痛剧烈或有肛门坠胀感，应报告医师，排除阴道壁或会阴血肿；如患者出现伤口感染，遵医嘱处理，提前拆线，定时换药；会阴水肿者予 50％硫酸镁湿热敷。④排尿和排便护理：保持大小便通畅，鼓励患者多饮水，多吃蔬菜及含纤维素食物。产后 4～6 小时内尽早排尿，若排尿困难可改变体位，解除思想顾虑，温水冲洗、热敷下腹部、针灸或新斯的明注射，无效时导尿。⑤产后 1 小时进流食或清淡半流饮食，以后进普通饮食。乳母注意增加蛋白质、维生素和铁的摄入。⑥给予活动指导，鼓励尽早下床活动。⑦乳房护理和母乳喂养指导。

3.术前护理

（1）术前禁饮食：择期手术前禁食 6 小时以上，禁饮水 4 小时以上，急诊手术即刻禁食禁饮。

（2）术前皮肤准备：备皮（新的观念不主张），孕妇情况及医院条件允许可指导或协助孕产妇沐浴、更换手术衣、剪指甲，取下义齿、首饰等物品并交家属保管。

（3）药物过敏试验：遵医嘱进行抗生素、局麻药皮试并详细记录结果。

（4）遵医嘱完善相关辅助检查，必要时备血。

（5）送孕妇至手术室前，听胎心、测血压、完善病历。

（6）与手术室工作人员核查身份和物品，做好交接并记录。

4.术后护理

（1）手术结束，由麻醉师和产科医师或手术室助产士送产妇及新生儿回母婴休息室，与病区

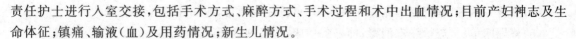

责任护士进行入室交接,包括手术方式、麻醉方式、手术过程和术中出血情况;目前产妇神志及生命体征;镇痛、输液(血)及用药情况;新生儿情况。

(2)安置床位,搬移尽量平稳,注意保护伤口、导管,防止滑脱或污染。

(3)根据麻醉方式选择适当卧位。全麻未清醒者专人守护,去枕平卧,头偏向一侧;腰麻、硬膜外麻醉患者术后平卧 6 小时,血压平稳后,可用枕头或抬高床头;6 小时后协助其翻身,定期检查皮肤受压情况,鼓励产妇肢体活动,防止下肢静脉血栓形成。

(4)观察生命体征和病情变化:持续心电监护测血压、脉搏、氧饱和度,30 分钟记录一次直至平稳。

(5)切口护理:观察腹部伤口有无渗血、渗液,保持局部清洁干燥。

(6)观察子宫收缩及阴道出血情况:定时观察宫底位置、软硬度,观察阴道流血的量、色和性状,准确估计出血量,有异常及时报告医师。

(7)加强管道护理:标识清晰,避免管道折叠,确保通畅;观察并记录引流液的量及性质。

(8)饮食与排泄:术后 6 小时内禁食禁饮,之后进无糖无乳流质,肛门排气后逐步过渡到半流质、普食。适当补充维生素和纤维素,保证营养,以利于乳汁的分泌。术后 24 小时拔除尿管,鼓励产妇下床活动,适量饮水,尽早排尿。

(9)指导母乳喂养:分娩后 1 小时内行母婴皮肤接触、早吸吮不少于 30 分钟。

5.心理护理

(1)主动沟通,介绍住院环境、分娩手术相关知识、可能出现的情况和配合方法,缓解因陌生环境、分娩、手术等引起的不良情绪。

(2)观察情绪变化,鼓励孕妇表达分娩经历和内心感受,给予其帮助和疏导。

(3)根据母亲角色适应阶段进行对应护理。①依赖期:产后 3 天内,让产妇休息,医务人员和家属共同完成产妇和新生儿的日常护理。②依赖-独立期:产后 3 天开始,医务人员及家属加倍关心产妇,耐心指导并鼓励产妇参与照护新生儿,促使产妇接纳孩子与自己。③独立期指导产妇及丈夫正确应对压力、照护新生儿、家庭模式和生活方式的改变等,培养新的家庭观念。

6.危急状况处理

(1)阴道流水:密切观察阴道流液时间、量、性质、伴随症状,测定 pH,判断是否破膜。若确诊破膜,立即让产妇平卧、听胎心、检查胎先露是否固定,同时报告医师进行相应处理。

(2)阴道流血:密切观察流血时间,正确估计出血量、性质及伴随症状,同时报告医师进行相应处理。

(3)头昏、头痛:立即监测血压、脉搏等生命体征,警惕子痫等疾病发生,同时报告医师进行相应处理。

(4)胎心、胎动异常:判断是否出现胎儿宫内窘迫及脐带脱垂,做相应的应急处理。

(三)出院护理

(1)按常规完成出院体检,去除手腕带;评估产妇产后/术后恢复情况、饮食及睡眠情况、自护和护理新生儿的能力。

(2)进行新生儿沐浴和体检,评估新生儿情况,包括体重、生理性黄疸消退及母乳喂养情况,更换褓褓,去除手腕带。

(3)完成出院宣教,发放出院指导手册;有出院带药者,详细说明使用方法及注意事项;交代产后随访,定期复查。

(4)签署并执行出院医嘱,完善住院病历;审核住院项目,通知住院处结账。

(5)整理床单位,进行终末消毒;铺好备用床,准备迎接新入院者。

（景丽华）

第二节 自然流产

妊娠不足28周、胎儿体重不足1 000 g而终止者,称为流产。妊娠12周前终止者,称为早期流产;妊娠12周至不足28周终止者,称为晚期流产。流产分为自然流产和人工流产。自然流产占妊娠总数的10%～15%,其中早期流产占80%以上。

一、病因

自然流产的病因包括胚胎因素、母体因素、免疫功能异常和环境因素。

(一)胚胎因素

染色体异常是早期流产最常见的原因,半数以上与胚胎染色体异常有关。染色体异常包括数目异常和结构异常。除遗传因素外,感染、药物等因素也可引起胚胎染色体异常。若发生流产,多为空孕囊或已退化的胚胎。少数至妊娠足月可能娩出畸形儿,或有代谢及功能缺陷。

(二)母体因素

1.全身性疾病

全身性疾病(如严重感染、高热等疾病)会刺激孕妇的子宫强烈收缩导致流产;引发胎儿缺氧(如严重贫血或心力衰竭)、胎儿死亡(如细菌毒素和某些病毒如巨细胞病毒、单纯疱疹病毒经胎盘进入胎儿血液循环)或胎盘梗死(如孕妇患慢性肾炎或高血压)均可导致流产。

2.生殖器官异常

子宫畸形(如子宫发育不良、双子宫、子宫纵隔等)和子宫肿瘤(如黏膜下肌瘤等),均可影响胚胎着床发育而导致流产。宫颈重度裂伤、宫颈内口松弛引发胎膜早破而发生晚期自然流产。

3.内分泌异常

黄体功能不足、甲状腺功能减退、严重糖尿病血糖未能控制等,均可导致流产。

4.强烈应激与不良习惯

妊娠期无论严重的躯体(如手术、直接撞击腹部、性交过频)或心理(过度紧张、焦虑、恐惧、忧伤等精神创伤)的不良刺激均可导致流产。孕妇过量吸烟、酗酒,过量饮咖啡、二醋吗啡(海洛因)等,均有导致流产的报道。

5.免疫功能异常

胚胎及胎儿属于同种异体移植物。母体对胚胎及胎儿的免疫耐受是胎儿在母体内得以生存的基础。若孕妇于妊娠期间对胎儿免疫耐受降低可致流产。

6.环境因素

过多接触放射线和砷、铅、甲醛、苯、氯丁二烯、氧化乙烯等化学物质,都有可能引起流产。

二、病理

孕 8 周前的早期流产,胚胎多先死亡。随后发生底蜕膜出血并与胚胎绒毛分离、出血,已分离的胚胎组织作为异物有可引起子宫收缩,妊娠物多能完全排出。因这时胎盘绒毛发育不成熟,与子宫蜕膜联系尚不牢固,胚胎绒毛易与底蜕膜分离,出血不多。早期流产时胚胎发育异常,一类是全胚发育异常,即生长结构障碍,包括无胚胎、结节状胚、圆柱状胚和发育阻滞胚;另一类是特殊发育缺陷,以神经管畸形、肢体发育缺陷等最常见。孕 8~12 周时胎盘绒毛发育茂盛,与底蜕膜联系较牢固,流产的妊娠物往往不易完整排出,部分妊娠物滞留在宫腔内,影响子宫收缩,导致出血量较多。孕 12 周以后的晚期流产,胎盘已完全形成,流产时会先出现腹痛,然后排出胎儿、胎盘。胎儿在宫腔内死亡过久,被血块包围,形成血样胎块而引起出血不止;也可因血红蛋白长久被吸收而形成肉样胎块,或胎儿钙化后形成石胎。其他尚可见压缩胎儿、纸样胎儿、浸软胎儿、脐带异常等病理表现。

三、临床表现

临床表现主要为停经后阴道流血和腹痛。

(一)孕 12 周前的早期流产

开始时绒毛与蜕膜剥离,血窦开放,出现阴道流血,剥离的胚胎和血液刺激子宫收缩,排出胚胎或胎儿,产生阵发性下腹部疼痛。胚胎或胎儿及其附属物完全排出后,子宫收缩,血窦闭合,出血停止。

(二)孕 12 周后的晚期流产

晚期流产的临床过程与早产和足月产相似,胎儿娩出后胎盘娩出,出血不多。

由此可见,早期流产的临床全过程表现为先出现阴道流血,而后出现腹痛。晚期流产的临床全过程表现为先出现腹痛(阵发性子宫收缩),而后出现阴道流血。

四、临床类型

按自然流产发展的不同阶段,分为以下临床类型。

(一)先兆流产

先兆流产是指妊娠 28 周前先出现少量阴道流血,常为暗红色或血性白带,无妊娠物排出,随后出现阵发性下腹痛或腰背痛。妇科检查可见宫颈口未开,胎膜未破,子宫大小与停经周数相符。经休息及治疗后症状消失,可继续妊娠;若阴道流血量增多或下腹痛加剧,可发展为难免流产。

(二)难免流产

难免流产是指流产不可避免。在先兆流产基础上,阴道流血量增多,阵发性下腹痛加剧,或出现阴道流液(胎膜破裂)。产科检查可见宫颈口已扩张,有时可见胚胎组织或胎囊堵塞于宫颈口内,子宫大小与停经周数基本相符或略小。

(三)不全流产

不全流产是指难免流产继续发展,部分妊娠物排出宫腔,且部分残留于宫腔内或嵌顿于宫颈口处,或胎儿排出后胎盘滞留宫腔或嵌顿于宫颈口,影响子宫收缩,导致大量出血,甚至发生休克。产科检查见宫颈口已扩张,宫颈口有妊娠物堵塞及持续性血液流出,子宫小于停经周数。

(四)完全流产

完全流产是指妊娠物已全部排出,阴道流血逐渐停止,腹痛逐渐消失。产科检查可见宫颈口已关闭,子宫接近正常大小。

自然流产的临床过程简示如下图所示(图12-1)。

$$先兆流产 \begin{cases} 继续妊娠 \\ 难免流产 \begin{cases} 不全流产 \\ 完全流产 \end{cases} \end{cases}$$

图12-1　自然流产的临床过程

(五)其他特殊情况

流产有以下3种特殊情况。

1.稽留流产

稽留流产又称过期流产。指胚胎或胎儿已死亡滞留宫腔内未能及时自然排出者。典型表现为早孕反应消失,有先兆流产症状或无任何症状,子宫不再增大反而缩小。若已到中期妊娠,孕妇腹部不见增大,胎动消失。产科检查可见宫颈口未开,子宫较停经周数小,质地不软,未闻及胎心。

2.复发性流产

复发性流产是指连续自然流产3次及3次以上者。每次流产多发生于同一妊娠月份,其临床经过与一般流产相同。早期流产常见原因为胚胎染色体异常、免疫功能异常、黄体功能不足、甲状腺功能减退症等。晚期流产常见原因为子宫畸形或发育不良、宫颈内口松弛、子宫肌瘤等。宫颈内口松弛常发生于妊娠中期,胎儿长大,羊水增多,宫腔内压力增加,羊膜囊经宫颈内口突出,宫颈管逐渐缩短、扩张。患者常无自觉症状,一旦胎膜破裂,胎儿立即娩出。

3.流产合并感染

在流产过程中,若阴道流血时间长,有组织残留于宫腔内或非法堕胎,有可能引起宫腔感染,常为厌氧菌及需氧菌混合感染,严重感染可扩展至盆腔、腹腔甚至全身,并发盆腔炎、腹膜炎、败血症及感染性休克。

五、处理

确诊流产后,应根据自然流产的不同类型进行相应处理。

(一)先兆流产

卧床休息,禁性生活,必要时给予对胎儿危害小的镇静剂。黄体功能不足者可肌内注射黄体酮注射液10～20 mg,每天或隔天一次,也可口服维生素 E 保胎治疗;甲状腺功能减退者可口服小剂量甲状腺片。经治疗2周,若阴道流血停止,B超检查提示胚胎存活,可继续妊娠。若临床症状加重。B超检查发现胚胎发育不良(β-HCG 持续不升或下降),表明流产不可避免,应终止妊娠。此外,应重视心理治疗,使其情绪安定,增强信心。

(二)难免流产

一旦确诊,应尽早使胚胎及胎盘组织完全排出。早期流产应及时行刮宫术,对妊娠物应仔细检查,并送病理检查。晚期流产时,子宫较大,出血较多,可用缩宫素 10～20 U 加于 5％葡萄糖

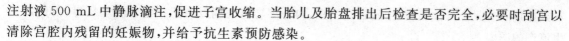

注射液 500 mL 中静脉滴注,促进子宫收缩。当胎儿及胎盘排出后检查是否完全,必要时刮宫以清除宫腔内残留的妊娠物,并给予抗生素预防感染。

(三)不全流产

一经确诊,应尽快行刮宫术或钳刮术,清除宫腔内残留组织。阴道大量出血伴休克者,应同时输血输液,并给予抗生素预防感染。

(四)完全流产

流产症状消失,B 超检查证实宫腔内无残留物,若无感染征象,不需特殊处理。

(五)稽留流产

处理较困难,胎盘组织机化,与子宫壁紧密粘连,致使刮宫困难。稽留时间过长可能发生凝血功能障碍,导致弥散性血管内凝血,造成严重出血。处理前应检查血常规、出凝血时间、血小板计数、血纤维蛋白原、凝血酶原时间、凝血块收缩试验及血浆鱼精蛋白副凝试验(3P 试验)等,并做好输血准备。子宫 <12 孕周者,可行刮宫术,术中肌内注射缩宫素,手术时应特别小心,避免子宫穿孔,一次不能刮净,于 5~7 天后再次刮宫。子宫 >12 孕周者,应静脉滴注缩宫素,促使胎儿、胎盘排出。若出现凝血功能障碍,应尽早使用肝素、纤维蛋白原及输新鲜血、新鲜冷冻血浆等,待凝血功能好转后,再行刮宫。

(六)复发性流产

染色体异常夫妇应于孕前进行遗传咨询,确定是否可以妊娠;女方通过产科检查、子宫输卵管造影及宫腔镜检查明确子宫有无畸形与病变,有无宫颈内口松弛等。宫颈内口松弛者应在妊娠前行宫颈内口修补术,或于孕 14~18 周行宫颈内口环扎术,术后定期随诊,提前住院,待分娩发动前拆除缝线。若环扎术后有流产征兆,治疗失败,应及时拆除缝线,以免造成宫颈撕裂。当原因不明的习惯性流产妇女出现妊娠征兆时,应及时补充维生素 E、肌内注射黄体酮注射液10~20 mg,每天 1 次,或肌内注射绒毛膜促性腺激素(HCG)3 000 U,隔天 1 次,用药至孕 12 周时即可停药。应安抚患者情绪并嘱卧床休息、禁性生活。有学者对不明原因的复发流产患者行主动免疫治疗,将丈夫的淋巴细胞在女方前臂内侧或臀部做多点皮内注射,妊娠前注射 2~4 次,妊娠早期加强免疫 1~3 次,妊娠成功率达 86% 以上。

(七)流产合并感染

治疗原则为在控制感染的同时尽快清除宫内残留物。若阴道流血不多,先选用广谱抗生素 2~3 天,待感染控制后再行刮宫。若阴道流血量多,静脉滴注抗生素及输血的同时,先用卵网钳将宫腔内残留大块组织夹出,使出血减少,切不可用刮匙全面搔刮宫腔,以免造成感染扩散。术后应继续用广谱抗生素,待感染控制后再行彻底刮宫。若已合并感染性休克者,应积极进行抗休克治疗,病情稳定后再行彻底刮宫。若感染严重或有盆腔脓肿形成,应行手术引流,必要时切除子宫。

六、护理

(一)护理评估

1.病史

停经、阴道流血和腹痛是流产孕妇的主要症状。应详细询问患者停经史、早孕反应情绪;阴道流血的持续时间与阴道流血量;有无腹痛,腹痛的部位、性质及程度。此外,还应了解阴道有无水样排液,排液的色、量和有无臭味,以及有无妊娠产物排出等。对于既往病史,应全面了解孕妇在妊娠期间有无全身性疾病、生殖器官疾病、内分泌功能失调及有无接触有害物质等,以识别发生流产的诱因。

2.临床表现

流产孕妇可因出血过多而出现休克,或因出血时间过长、宫腔内有残留组织而发生感染。因此,护士应全面评估孕妇的各项生命体征。判断流产类型,尤其须注意与贫血及感染相关的征象。

各型流产的具体临床表现见表 12-1。

表 12-1　各型流产的临床表现

类型	病史			妇科检查	
	出血量	下腹痛	组织排出	宫颈口	子宫大小
先兆流产	少	无或轻	无	闭	与妊娠周数相符
难免流产	中至多	加剧	无	扩张	相符或略小
不全流产	少至多	减轻	部分排出	扩张或有物堵塞或闭	小于妊娠周数
完全流产	少至无	无	全部排出	闭	正常或略大

流产孕妇的心理状况以焦虑和恐惧为特征。孕妇面对阴道流血往往会不知所措,甚至有过度严重化情绪,同时对胎儿健康的担忧也会直接影响孕妇的情绪反应,孕妇可能会表现伤心、郁闷、烦躁不安等。

3.诊断检查

(1)产科检查:在消毒条件下进行妇科检查,进一步了解宫颈口是否扩张、羊膜是否破裂、行无妊娠产物堵塞于宫颈口内;子宫大小与停经周数是否相符、有无压痛等,并应检查双侧附件有无肿块、增厚及压痛等。

(2)实验室检查:多采用放射免疫方法对绒毛膜促性腺激素(HCG)、胎盘生乳素(HPL)、雌激素和孕激素等进行定量测定,如测定的结果低于正常值,提示有流产可能。

(3)B超检查:超声显像可显示有无胎囊、胎动、胎心等,从而可诊断并鉴别流产及其类型,指导正确处理。

(二)护理诊断

1.有感染的危险

感染与阴道出血时间过长、宫腔内有残留组织等因素有关。

2.焦虑

焦虑与担心胎儿健康等因素有关。

(三)护理目标

(1)出院时护理对象无感染征象。

(2)先兆流产孕妇能积极配合保胎措施,继续妊娠。

(四)护理措施

对于不同类型的流产孕妇,处理原则不同,其护理措施也有差异。护理时在全面评估孕妇身心状况的基础上,综合病史及诊断检查,明确基本处理原则,认真执行医嘱,积极配合医师,为流产孕妇进行诊断,并为之提供相应的护理措施。

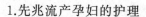

1.先兆流产孕妇的护理

先兆流产孕妇需卧床休息,禁止性生活,禁用肥皂水灌肠,以减少各种刺激。护士除了为其提供生活护理外,通常遵医嘱给孕妇适量镇静剂、孕激素等。随时评估孕妇的病情变化,如是否腹痛加重、阴道流血量增多等。此外,由于孕妇的情绪状态也会影响其保胎效果,因此护士还应注意观察孕妇的情绪反应,加强心理护理,从而稳定孕妇情绪,增强保胎信心。护士需向孕妇及家属讲明以上保胎措施的必要性,以取得孕妇及家属的理解和配合。

2.妊娠不能再继续者的护理

护士应积极采取措施,以及时采取终止妊娠的措施,协助医师完成手术过程,使妊娠产物完全排出,同时开放静脉,做好输液、输血准备,并严密检测孕妇的体温、血压及脉搏。观察其面色、腹痛、阴道流血及与休克有关的征象。有凝血功能障碍者应予以纠正,然后再行引产或手术。

3.预防感染

护士应检测患者的体温、血常规及阴道流血,以及分泌物的性质、颜色、气味等,并严格执行无菌操作规程,加强会阴部的护理。指导孕妇使用消毒会阴垫,保持会阴部清洁,维持良好的卫生习惯。当护士发现感染征象后应及时报告医师,并按医嘱进行抗感染处理。此外,护士还应嘱患者流产后1个月返院复查,确定无禁忌证后,方可开始性生活。

4.协助患者顺利渡过悲伤期

患者由于失去婴儿,往往会出现伤心、悲哀等情绪反应,护士应给予同情和理解,帮助患者及家属接受现实,顺利渡过悲伤期。此外,护士还应与孕妇及其家属共同讨论此次流产的原因,并向他们讲解有关流产的相关知识,帮助他们为再次妊娠做好准备。有习惯性流产史的孕妇在下一次妊娠确诊后卧床休息,加强营养,禁止性生活;补充 B 族维生素、维生素 E、维生素 C 等;治疗期必须超过以往发生流产的妊娠月份。病因明确者,应积极接受对因治疗。黄体功能不足者,按医嘱正确使用黄体酮治疗,以预防流产。子宫畸形者须在妊娠前先进行矫正手术。宫颈内口松弛者应在未妊娠前做宫颈内口松弛修补术。如已妊娠,则可在妊娠14~16周时行子宫内口缝扎术。

(五)护理评价

(1)护理对象体温正常,血红蛋白及白细胞数正常,无出血、感染征象。

(2)先兆流产孕妇配合保胎治疗,继续妊娠。

(景丽华)

第三节 早 产

早产是指妊娠满 28 周至不足 37 周(196~258 天)间分娩者。此时娩出的新生儿称为早产儿,体重为 1 000~2 499 g,各器官发育尚不够健全,出生孕周越小,体重越轻,预后越差。国内早产占分娩总数的 5%~15%。约 15%早产儿于新生儿期死亡。近年来由于早产儿治疗学及监护手段的进步,其生存率明显提高,伤残率下降,国外学者建议将早产定义时间上限提前到妊娠 20 周。

一、病因

诱发早产的常见原因:①胎膜早破、绒毛膜羊膜炎最常见,30％～40％早产与此有关;②下生殖道及泌尿道感染,如 B 族溶血性链球菌、沙眼衣原体、支原体感染、急性肾盂肾炎等;③妊娠并发症与合并症,如妊娠期高血压疾病、妊娠期肝内胆汁淤积症,妊娠合并心脏病、慢性肾炎、病毒性肝炎、急性肾盂肾炎、急性阑尾炎、严重贫血、重度营养不良等;④子宫过度膨胀及胎盘因素,如羊水过多、多胎妊娠、前置胎盘、胎盘早剥、胎盘功能减退等;⑤子宫畸形,如纵隔子宫、双角子宫等;⑥宫颈内口松弛;⑦每天吸烟＞10 支,酗酒。

二、临床表现

早产的主要临床表现是子宫收缩,最初为不规则宫缩,常伴有少许阴道流血或血性分泌物,以后可发展为规则宫缩,其过程与足月临产相似,胎膜早破较足月临产多见。宫颈管先逐渐消退,然后扩张。妊娠满 28 周至不足 37 周出现至少 10 分钟一次的规则宫缩,伴宫颈管缩短,可诊断先兆早产。妊娠满 28 周至不足 37 周出现规则宫缩(20 分钟≥4 次,或 60 分钟≥8 次,持续＞30 秒),伴宫颈缩短≥80％,宫颈扩张 1 cm 以上,诊断为早产临产。部分患者可伴有少量阴道流血或阴道流液。以往有晚期流产、早产史及产伤史的孕妇容易发生早产。诊断早产一般并不困难,但应与妊娠晚期出现的生理性子宫收缩相区别。生理性子宫收缩一般不规则、无痛感,且不伴有宫颈管消退和宫口扩张等改变。

三、处理原则

若胎膜未破,胎儿存活,无胎儿窘迫,无严重妊娠并发症及合并症时,应设法抑制宫缩,尽可能延长孕周;若胎膜已破,早产不可避免时,应设法提高早产儿存活率。

四、护理

(一)护理评估

1.病史

详细评估可致早产的高危因素,如孕妇以往有流产、早产史或本次妊娠期有阴道流血史,则发生早产的可能性大,应详细询问并记录患者既往出现的症状及接受治疗的情况。

2.身心诊断

妊娠晚期者子宫收缩规律(20 分钟≥4 次),伴以宫颈管消退≥75％,以及进行性宫颈扩张 2 cm 以上时,可诊断为早产者临产。

早产已不可避免时,孕妇常会不自觉地把一些相关的事情与早产联系起来而产生自责感;由于孕妇对结果的不可预知,恐惧、焦虑、猜测也是早产孕妇常见的情绪反应。

3.辅助检查

通过全身检查及产科检查,结合阴道分泌物的生化指标检测,核实孕周,评估胎儿成熟度、胎方位等;观察产程进展,确定早产的进程。

(二)可能的护理诊断

1.有新生儿受伤的危险

受伤与早产儿发育不成熟有关。

2.焦虑

焦虑与担心早产儿预后有关。

(三)预期目标

(1)新生儿不存在因护理不当而产生的并发症。

(2)患者能平静地面对事实,接受治疗及护理。

(四)护理措施

1.预防早产

孕妇良好的身心状况可减少早产的发生,突发的精神创伤也可诱发早产,因此,应做好孕期保健工作,指导孕妇加强营养,保持平静心情。避免诱发宫缩的活动,如抬举重物、性生活等。高危孕妇必须多卧床休息,以左侧卧位为宜,以增加子宫血液循环,改善胎儿供氧,慎做肛查和引导检查等,积极治疗并发症。宫颈内口松弛者应于孕 14~18 周或更早些时间做预防性宫颈环扎术,防止早产的产生。

2.药物治疗的护理

先兆早产的主要治疗为抑制宫缩,与此同时,还要积极控制感染治疗并发症和合并症。护理人员应能明确具体药物的作用和用法,并能识别药物的不良反应,以避免毒性作用的发生,同时,应对患者做相应的健康教育。常用抑制宫缩的药物有以下几类。

(1)β肾上腺素受体激动素:其作用为激动子宫平滑肌 β 受体,从而抑制宫缩。此类药物的不良反应为心跳加快、血压下降、血糖增高、血钾降低、恶心、出汗、头痛等。常用药物有利托君、沙丁胺醇等。

(2)硫酸镁:镁离子直接作用于肌细胞,使平滑肌松弛,抑制子宫收缩。一般采用 25%硫酸镁20 mL加于 5%葡萄糖液 100~250 mL 中,在 30~60 分钟内缓慢静脉滴注,然后用 25%硫酸镁 20~10 mL加于 5%葡萄糖液 100~250 mL 中,以每小时 1~2 g 的速度缓慢静脉滴注,直至宫缩停止。

(3)钙通道阻滞剂:阻滞钙离子进入细胞而抑制宫缩。常采用硝苯地平 5~10 mg,舌下含服,每天 3 次。用药时必须密切注意孕妇及血压的变化,若合并使用硫酸镁时更应慎重。

(4)前列腺素合成酶抑制剂:前列腺素有刺激子宫收缩和软化宫颈的作用,其抑制剂则有减少前列腺素合成的作用,从而抑制宫缩。常用药物有吲哚美辛及阿司匹林等,但此类药物可抑制胎儿前列腺素的合成和释放,使胎儿体内前列腺素减少,而前列腺素有维持胎儿动脉导管开放的作用,缺乏时导管可能过早关闭而致胎儿血液循环障碍。因此,临床已较少应用,必要时仅能短期(不超过 1 周)服用。

3.预防新生儿并发症的发生

在保胎过程中,应每天行胎心监护,教会患者自数胎动,有异常时及时采用应对措施。在分娩前按医嘱给孕妇糖皮质激素(如地塞米松、倍他米松等),可促胎肺成熟,是避免发生新生儿呼吸窘迫综合征的有效步骤。

4.为分娩做准备

如早产已不可避免,应尽早决定合理分娩的方式,如臀位、横位。估计胎儿成熟度低而产程又需较长时间者,可选用剖宫产术结束分娩;经阴道分娩者,应考虑使用产钳和会阴切开术以缩短产程,从而减少分娩过程中对胎头的压迫。同时,充分做好早产儿保暖和复苏的准备,临产后慎用镇静剂,避免发生新生儿呼吸抑制的情况;产程中应给孕妇吸氧;新生儿出生后,立即结扎脐带,防止过多母血进入胎儿循环,造成循环系统负荷过载。

5.为孕妇提供心理支持

安排时间与孕妇进行开放式的讨论,让患者了解早产的发生并非她的过错,有时甚至是无缘由的;也要避免为减轻孕妇的愧疚感而给予过于乐观的保证。由于早产是出乎意料的,孕妇多没有精神和物质准备,对产程的孤独无助感尤为敏感,因此,丈夫、家人和护士在身旁提供支持比足月分娩更显重要,并能帮助孕妇重建自尊,以良好的心态承担早产儿母亲的角色。

(五)护理评价

(1)患者能积极配合医护措施。

(2)母婴顺利经历全过程。

(景丽华)

第四节 异 位 妊 娠

一、概述

(一)定义

受精卵在子宫体腔以外着床称为异位妊娠,习称宫外孕,发病率约2%,是妇科常见急腹症,是早孕阶段导致孕产妇死亡的首要原因之一。异位妊娠可发生于卵巢、腹腔、阔韧带、宫颈,但以输卵管妊娠最常见,占异位妊娠95%左右。输卵管妊娠的发生部位又以壶腹部最多见,其次为峡部、伞部,间质部妊娠少见。本节主要讨论输卵管妊娠。

(二)主要发病机制

精子和卵子在输卵管结合形成受精卵,某些因素可导致受精卵不能正常通过输卵管进入宫腔,受阻于输卵管,在输卵管的某一部位着床、发育,发生输卵管妊娠。

(三)治疗原则

根据患者的病情和生育要求,选择合理的治疗方法,异位妊娠的治疗包括药物治疗和手术治疗。

1.药物治疗

药物治疗适用于早期异位妊娠,要求保存生育功能的年轻患者。

2.手术治疗

适应证:①生命体征不平稳或有腹腔内出血征象者;②诊断不明确者;③异位妊娠有进展者(血HCG>3 000 U/L,或进行性升高、有胎心搏动、附件区包块增大);④药物治疗禁忌证或无效者。

二、护理评估

(一)健康史

询问患者月经史、孕产史,准确推算停经时间;重视高危因素,如不孕症、放置宫内节育器、绝育术、辅助生殖技术后、盆腔炎、异位妊娠史等。

(二)临床表现

1.症状

典型症状为停经后腹痛与阴道流血。

(1)停经:多数患者有 6～8 周的停经史,但有部分患者将不规则阴道流血视为月经而主诉无停经史。

(2)腹痛:输卵管妊娠患者的主要症状。轻者常表现为一侧下腹部隐痛或酸胀感。当输卵管妊娠破裂时,患者可突感一侧下腹部撕裂性疼痛,常伴有恶心、呕吐。若血液局限于病变区,主要表现为下腹部疼痛;当血液积聚于直肠子宫陷凹时,肛门有坠胀感;随着血液流向全腹,患者表现为全腹痛,甚至放射至肩胛部及背部。

(3)阴道流血:胚胎死亡后常有不规则阴道流血,呈少量点滴状,色暗红或深褐,剥离的蜕膜管型或碎片随阴道流血排出。

(4)晕厥与休克:与输卵管妊娠破裂致大出血和疼痛有关,严重程度与腹腔内出血速度和量成正比。

2.体征

(1)一般情况:腹腔内出血多时,患者呈贫血貌,有脉搏快而细弱、心率增快、血压下降等休克症状,体温一般正常,休克时可略低,腹腔内血液吸收时可略高,但不超过 38 ℃。

(2)腹部检查:下腹部压痛、反跳痛明显,患侧尤剧,但腹肌紧张较轻。出血多时,叩诊有移动性浊音,如反复出血、血液积聚,可在下腹触及软性包块。

(3)盆腔检查:子宫后方或患侧附件扪及压痛性肿块;阴道后穹隆饱满,有触痛。宫颈抬举痛或摇摆痛明显,此为输卵管妊娠破裂的重要特征。内出血多时,检查子宫有漂浮感。

(三)辅助检查

1.HCG 测定

尿或血 HCG 测定是早期诊断异位妊娠的重要方法,同时,也对异位妊娠保守治疗的效果评价具有重要意义。

2.超声诊断

超声可见子宫内膜增厚,宫腔内无妊娠囊,宫旁可见低回声区,若其内有胚芽及心管搏动,可确诊为异位妊娠。

3.阴道后穹隆穿刺

阴道后穹隆穿刺是一种简单可靠的诊断方法,适用于疑有腹腔内出血的患者。直肠子宫陷凹在盆腔中位置最低,即使腹腔内出血不多,也能经阴道后穹隆穿刺抽出。若抽出暗红色不凝血,说明腹腔内有出血。

4.腹腔镜检查

目前,腹腔镜检查被视为异位妊娠诊断的金标准,而且在确诊的情况下可起到治疗的作用,适用于早期和诊断有困难,但无腹腔大出血和休克的病例。

5.子宫内膜病理检查

阴道流血多者,应做诊断性刮宫,排除宫内妊娠,刮出物送病理检查。

(四)高危因素

1.输卵管炎症

输卵管炎症是输卵管妊娠的主要原因。包括输卵管黏膜炎和输卵管周围炎。慢性炎症可使管腔变窄、粘连，或纤毛受损等使受精卵运行受阻而在该处着床，导致输卵管妊娠。

2.输卵管发育不良或功能异常

输卵管过长、肌层发育不良、纤毛缺乏、输卵管痉挛或蠕动异常等。

3.辅助生殖技术

近年辅助生殖技术的应用，使输卵管妊娠发生率增加，既往少见的异位妊娠，如卵巢妊娠、宫颈妊娠、腹腔妊娠的发生率增加。

(五)心理-社会因素

(1)腹腔内急性大量出血及剧烈腹痛使患者及家属有面对死亡的威胁，表现出强烈的情绪反应，如恐惧、焦虑。

(2)因妊娠终止产生自责、失落、抑郁的心情；个别担心以后的生育能力。

三、护理措施

(一)常规护理

1.合理休息

嘱患者卧床休息，避免突然变换体位及增加腹压的动作。

2.饮食指导

鼓励患者进食营养丰富，尤其是高蛋白、富含铁的饮食，以促进血红蛋白的合成，增强患者的抵抗力。

(二)症状护理

(1)重视患者主诉，尤其注意阴道流血量与腹腔内出血量可不成正比，当阴道流血量不多时，不要误以为腹腔内出血量亦很少。

(2)严密监测患者生命体征及病情变化。如患者出现腹痛加剧、肛门坠胀感时，以及时通知医师，积极配合治疗。对严重内出血并伴发休克的患者，护士应立即开放静脉，交叉配血，做好输血输液的准备，以便配合医师积极纠正休克，补充血容量，给予相应处理。

(三)用药护理

常用药物及用药观察：用药期间应仔细观察用药效果及不良反应。

甲氨蝶呤，常用剂量为 $0.4 \, mg/(kg \cdot d)$，肌内注射，5 天为 1 个疗程。

在应用化学药物治疗期间，应用 B 超进行严密监护，检测血 HCG，并注意患者的病情变化及药物毒副作用。治疗过程中若有严重内出血征象，或疑输卵管间质部妊娠或胚胎继续生长时仍应及时进行手术治疗。

(四)手术护理

手术分为保守手术和根治手术，可经腹或经腹腔镜完成。保守手术为保留输卵管，适用于有生育要求的年轻妇女。根治手术为切除输卵管，适用于无生育要求的输卵管妊娠、内出血并发休克的急症患者。对于内出血并发休克的患者，密切监测生命体征及腹痛的变化，采取抗休克治疗。给予患者平卧位，注意保暖、吸氧，迅速建立静脉输液通路，交叉配血，按医嘱输液、输血，补充血容量，并迅速做好术前准备。

(五)心理护理

(1)配合医师向患者本人及家属讲清病情及治疗方案，做好思想工作，解除其紧张和焦虑情绪。同时，让家人给予更多的关心和爱护，减少或避免不良的精神刺激和压力。

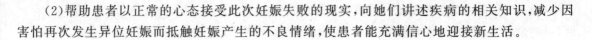

（2）帮助患者以正常的心态接受此次妊娠失败的现实，向她们讲述疾病的相关知识，减少因害怕再次发生异位妊娠而抵触妊娠产生的不良情绪，使患者能充满信心地迎接新生活。

四、健康指导

（一）宣传相关知识

输卵管妊娠患者有 10％的再发率和 50％～60％的不孕率，要告知有生育要求者，术后避孕 6 个月，再次妊娠时应及时就医。

（二）养成良好的卫生习惯

勤洗澡，勤更衣，性伴侣固定，防止生殖系统感染。发生盆腔炎性疾病时须彻底治疗，以免延误病情。

五、注意事项

（1）异位妊娠是妇科急腹症之一，未发生流产或破裂前，症状及体征不明显。

（2）多数患者停经 6～8 周以后出现不规则阴道流血，但有 20％～30％患者无停经史，把异位妊娠的不规则阴道流血误认为月经，或由于月经过期仅数天而不认为是停经。

（3）异位妊娠者腹腔内出血多时有晕厥、休克等临床表现。因此，有性生活的育龄期女性，若有阴道不规则流血或下腹疼痛，都应首先排除异位妊娠的可能。

（4）尿或血 HCG 测定对早期诊断异位妊娠至关重要。腹腔镜检查是诊断的金标准。

（5）生命体征不稳定、异位妊娠破裂、妊娠囊直径≥4 cm 或≥3.5 cm 伴胎心搏动的患者禁忌采用药物治疗。

（景丽华）

第五节　过　期　妊　娠

一、概述

（一）定义

平时月经周期规则，妊娠达到或超过 42 周（≥294 天）尚未分娩者，称为过期妊娠，其发生率占妊娠总数的 3％～15％。

（二）发病机制

各种原因引起的雌孕激素失调导致孕激素优势，分娩发动延迟，胎位不正、头盆不称，胎儿、子宫不能密切接触，反射性子宫收缩减少，引起过期妊娠。

（三）处理原则

妊娠 40 周以后胎盘功能逐渐下降，42 周以后明显下降，因此，在妊娠 41 周以后，即应考虑终止妊娠，尽量避免过期妊娠。应根据胎儿安危状况、胎儿大小、宫颈成熟度综合分析，选择恰当的分娩方式。

（1）促宫颈成熟：目前常用的促宫颈成熟的方法主要有 PGE_2 阴道制剂和宫颈扩张球囊。

(2)人工破膜可减少晚期足月和过期妊娠的发生。

(3)引产术:常用静脉滴注缩宫素,诱发宫缩直至临产;胎头已衔接者,通常先人工破膜,1 小时后开始滴注缩宫素引产。

(4)适当放宽剖宫产指征。

二、护理评估

(一)健康史

详细询问患者病史,准确判断预产期、妊娠周数等。

(二)症状、体征

孕期达到或超过 42 周,通过胎动、胎心率、B 超检查、雌孕激素测定、羊膜镜检查等确定胎盘功能是否正常。

(三)辅助检查

B 超检查、雌孕激素测定、羊膜镜检查;胎儿监测的方法包括 NST、CST、生物物理评分(BPP)、改良 BPP(NST+羊水测量)。尽管 41 周及以上孕周者应行胎儿监测,但采用何种方法及以何频率目前都尚无充分的资料予以确定。

(四)高危因素

高危因素包括初产妇、既往过期妊娠史、男性胎儿、孕妇肥胖。对双胞胎的研究也提示遗传倾向对晚期或过期妊娠的风险因素占 23%～30%。某些胎儿异常可能也与过期妊娠相关,如无脑儿和胎盘硫酸酯酶缺乏,但并不清楚两者之间联系的确切原因。

(五)心理-社会因素

过期妊娠加大胎儿、新生儿及孕产妇风险,导致个人、家庭成员产生紧张、焦虑、担忧等不良情绪。

三、护理措施

(一)常规护理

(1)查看历次产检记录,准确核实孕周。

(2)听胎心,待产期间每 4 小时听 1 次或遵医嘱;交接班必须听胎心;临产后按产程监护常规进行监护;每天至少进行一次胎儿电子监护,特殊情况随时监护。

(3)重视自觉胎动并记录于入院病历中。

(二)产程观察

(1)加强胎心监护。

(2)观察胎膜是否破裂,以及羊水量、颜色、性状等。

(3)注意产程进展、观察胎位变化。

(4)不提倡常规会阴侧切。

(三)用药护理

1.缩宫素静脉滴注

缩宫素作用时间短,半衰期为 5～12 分钟。

(1)静脉滴注中缩宫素的配制方法:应先用生理盐水或乳酸钠林格注射液 500 mL,用 7 号针头行静脉滴注,按每分钟 8 滴调好滴速,然后再向输液瓶中加入 2.5 U 缩宫素,将其摇匀后继续

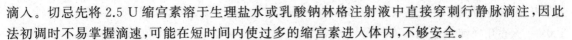

滴入。切忌先将 2.5 U 缩宫素溶于生理盐水或乳酸钠林格注射液中直接穿刺行静脉滴注,因此法初调时不易掌握滴速,可能在短时间内使过多的缩宫素进入体内,不够安全。

(2)合适的浓度与滴速:因缩宫素个体敏感度差异极大,静脉滴注缩宫素应从小剂量开始循序增量,起始剂量为 2.5 U 缩宫素溶于 500 mL 生理盐水或乳酸钠林格注射液中,即 0.5% 缩宫素浓度,以每毫升 15 滴计算,相当于每滴液体中含缩宫素 0.33 mU。从每分钟 8 滴开始,根据宫缩、胎心情况调整滴速,一般每隔 20 分钟调整 1 次。应用等差法,即从每分钟 8 滴(2.7 mU/min)调整至 16 滴(5.4 mU/min),再增至 24 滴(8.4 mU/min);为安全起见,也可从每分钟 8 滴开始,每次增加 4 滴,直至出现有效宫缩。

(3)有效宫缩的判定标准:10 分钟内出现 3 次宫缩,每次宫缩持续 30~60 秒,伴有宫颈的缩短和宫口扩张。最大滴速不得超过每分钟 40 滴,即 13.2 mU/min,如达到最大滴速,仍不出现有效宫缩时可增加缩宫素浓度,但缩宫素的应用量不变。增加浓度的方法是 500 mL 生理盐水或乳酸钠林格注射液中加 5 U 缩宫素,即 1% 缩宫素浓度,先将滴速减半,再根据宫缩情况进行调整,增加浓度后,最大增至每分钟 40 滴(26.4 mU),原则上不再增加滴数和缩宫素浓度。

(4)注意事项:①要有专人观察宫缩强度、频率、持续时间及胎心率变化并及时记录,调好宫缩后行胎心监护,破膜后要观察羊水量及有无胎粪污染及其程度。②警惕变态反应。③禁止肌内、皮下、穴位注射及鼻黏膜用药。④输液量不宜过大,以防止发生水中毒。⑤宫缩过强时应及时停用缩宫素,必要时使用宫缩抑制剂。⑥引产失败:缩宫素引产成功率与宫颈成熟度、孕周、胎先露高低有关,如连续使用 2~3 天仍无明显进展,应改用其他引产方法。

2.前列腺素制剂促宫颈成熟

常用的促宫颈成熟的药物主要是前列腺素制剂。目前常在临床使用的前列腺素制剂如下。

(1)可控释地诺前列酮栓:一种可控制释放的前列腺素 E_2(PGE$_2$)栓剂,含有 10 mg 地诺前列酮,以 0.3 mg/h 的速度缓慢释放,需低温保存,可以控制药物释放,在出现宫缩过频时能方便取出。

应用方法:外阴消毒后将可控释地诺前列酮栓置于阴道后穹隆深处,并旋转 90°,使栓剂横置于阴道后穹隆,宜于保持原位。在阴道口外保留 2~3 cm 终止带,以便于取出。在药物置入后,嘱孕妇平卧 20~30 分钟,以利栓剂吸水膨胀;2 小时后复查,若栓剂仍在原位孕妇可下地活动。

出现以下情况时应及时取出:①出现规律宫缩(每 3 分钟 1 次的宫缩)并同时伴随有宫颈成熟度的改善,宫颈 Bishop 评分大于等于 6 分。②自然破膜或行人工破膜术。③子宫收缩过频(每 10 分钟有 5 次及以上的宫缩)。④置药 24 小时。⑤有胎儿出现不良状况的证据:胎动减少或消失、胎动过频、胎儿电子监护结果分级为Ⅱ类或Ⅲ类。⑥出现不能用其他原因解释的母体不良反应,如恶心、呕吐、腹泻、发热、低血压、心动过速或者阴道流血增多。取出至少 30 分钟后方可静脉滴注缩宫素。

禁忌证:包括哮喘、青光眼、严重肝肾功能不全等;有急产史或有 3 次以上足月产史的经产妇;瘢痕子宫妊娠;有子宫颈手术史或子宫颈裂伤史;已临产;Bishop 评分大于等于 6 分;急性盆腔炎;前置胎盘或不明原因阴道流血;胎先露异常;可疑胎儿窘迫;正在使用缩宫素;对地诺前列酮或任何赋形剂成分过敏者。

(2)米索前列醇:一种人工合成的前列腺素 E_1(PGE$_1$)制剂,有 100 μg 和 200 μg 两种片剂,美国食品药品监督管理局(FDA)于 2002 年批准米索前列醇用于妊娠中期促宫颈成熟和引产,而用于妊娠晚期促宫颈成熟虽未经 FDA 和中国国家市场监督管理总局认证,但美国 ACOG 于 2009 年又重申了米索前列醇在产科领域使用的规范。参考美国 ACOG 2009 年的规范并结合我国米索前列醇的临床使用经验,经中华医学会妇产科学分会产科学组多次讨论,米索前列醇在妊娠晚期促宫颈成熟的应用常规如下:用于妊娠晚期未破膜而宫颈不成熟的孕妇,是一种安全有效的引产方法。每次阴道放药剂量为 25 μg,放药时不要将药物压成碎片。如 6 小时后仍无宫缩,在重复使用米索前列醇前应行阴道检查,重新评价宫颈成熟度,了解原放置药物是否溶化、吸收,如未溶化和吸收则不宜再放。每天总量不超过 50 μg,以免药物吸收过多。如需加用缩宫素,应该在最后一次放置米索前列醇后再过 4 小时以上,并行阴道检查证实米索前列醇已经吸收才可以加用。使用米索前列醇者应在产房观察,监测宫缩和胎心率,一旦出现宫缩过频,应立即进行阴道检查,并取出残留药物。

优点:价格低、性质稳定、易于保存、作用时间长,尤其适合基层医疗机构应用。一些前瞻性随机临床试验和荟萃分析表明,米索前列醇可有效促进宫颈成熟。母体和胎儿使用米索前列醇产生的多数不良后果与每次用药量超过 25 μg 相关。

禁忌证与取出指征:应用米索前列醇促宫颈成熟的禁忌证及药物取出指征与可控释地诺前列酮栓相同。

(四)产程处理

进入产程后,应鼓励产妇取左侧卧位、吸氧。产程中最好连续监测胎心,注意羊水形状,必要时取胎儿头皮血测 pH,以及早发现胎儿宫内窘迫,并及时处理。过期妊娠时,常伴有胎儿窘迫、羊水粪染,分娩时应做相应准备。胎儿娩出后立即在直接喉镜指引下行气管插管,吸出气管内容物,以减少胎粪吸入综合征的发生。

(五)心理护理

(1)为孕产妇提供心理支持,帮助其建立母亲角色。

(2)安抚产妇家属,帮助产妇家庭应对过期妊娠分娩。

(3)接纳可能出现的难产,行胎头吸引、产钳助产等。

四、健康指导

(1)合理、适当地休息、饮食、睡眠等。

(2)情绪放松、身体放松。

(3)适当运动,无其他特殊情况时取自由体位待产。

(4)讲解临产征兆、自觉胎动计数等,指导产妇如何积极配合治疗。

(5)讲解过期妊娠分娩及过期产儿护理原则。

五、注意事项

应急处理:做好正常分娩、难产助产、剖宫产准备。

(景丽华)

第六节 多胎妊娠

一、概述

(一)定义

一次妊娠宫腔内同时有两个或两个以上的胎儿时为多胎妊娠,以双胎妊娠为多见。随着辅助生殖技术广泛开展,多胎妊娠发生率明显增高。

(二)类型特点

多胎妊娠包括由一个卵子受精后分裂而形成的单卵双胎妊娠和由两个卵子分别受精而形成的双卵双胎妊娠,双卵双胎妊娠约占双胎妊娠的 70%,两个卵子可来源于同一成熟卵泡或两侧卵巢的成熟卵泡。

(三)治疗原则

1.妊娠期

及早诊断出双胎妊娠者并确定羊膜绒毛性,增加其产前检查次数,注意休息,加强营养,注意预防贫血、妊娠期高血压疾病的发生,防止早产、羊水过多、产前出血等。

2.分娩期

观察产程和胎心变化,如发现有宫缩乏力或产程延长,应及时处理。第一个胎儿娩出后,应立即断脐,助手扶正第二个胎儿的胎位,使其保持纵产式,等待 15~20 分钟后,第二个胎儿自然娩出。如等待 15 分钟仍无宫缩,则可人工破膜或静脉滴注催产素促进宫缩。如发现有脐带脱垂或怀疑胎盘早剥时,即手术助产。如第一个胎儿为臀位,第二个胎儿为头位,应注意防止胎头交锁导致难产。

3.产褥期

第二个胎儿娩出后应立即肌内注射或静脉滴注催产素,腹部放置沙袋,防止腹压骤降引起休克,同时预防发生产后出血。

二、护理评估

(一)健康史

评估本次妊娠的双胎羊膜绒毛膜性,孕妇的早孕反应程度,食欲、呼吸情况,以及下肢水肿、静脉曲张程度。

(二)生理状况

1.孕妇的并发症

妊娠期高血压疾病、妊娠期肝内胆汁瘀积症、贫血、羊水过多、胎膜早破、宫缩乏力、胎盘早剥、产后出血、流产等。

2.围产儿并发症

早产、脐带异常、胎头交锁、胎头碰撞、胎儿畸形及单绒毛膜双胎特有的并发症,如双胎输血综合征、选择性生长受限、一胎无心畸形等;极高危的单绒毛膜单羊膜囊双胎,由于两个胎儿共用一个羊膜腔,两胎儿间无羊膜分隔,因脐带缠绕和打结而发生宫内意外的可能性较大。

(三)辅助检查

1.B 超检查

B 超检查可以早期诊断双胎、畸胎,能提高双胎妊娠的孕期监护质量。在妊娠 6～9 周,可通过孕囊数目判断绒毛膜性;妊娠 10～14 周,可以通过双胎间的羊膜与胎盘交界的形态判断绒毛膜性。单绒毛膜双胎羊膜分隔与胎盘呈"T"征,而双绒毛膜双胎胎膜融合处夹有胎盘组织,所以胎盘融合处表现为"双胎峰"(或"λ"征)。

妊娠 18～24 周,最晚不要超过 26 周,对双胎妊娠进行超声结构筛查。双胎容易因胎儿体位的关系影响结构筛查质量,有条件的医院可根据孕周分次进行包括胎儿心脏在内的结构筛查。

2.血清学筛查

唐氏综合征在单胎与双胎妊娠孕中期血清学筛查的检出率分别为 60%～70% 和 45%,其假阳性率分别为 5% 和 10%。由于双胎妊娠筛查检出率较低,而且假阳性率较高,目前并不推荐单独使用血清学指标进行双胎的非整倍体筛查。

3.有创性产前诊断

双胎妊娠有创性产前诊断操作带来的胎儿丢失率要高于单胎妊娠,以及后续的处理如选择性减胎等也存在危险性,建议转诊至有能力进行宫内干预的产前诊断中心进行。

(四)高危因素

多胎妊娠者可出现妊娠期高血压疾病、妊娠肝内胆汁淤积症、贫血、羊水过多、胎膜早破、宫缩乏力、胎盘早剥、产后出血、流产等多种并发症。

(五)心理-社会因素

双胎妊娠的孕妇在孕期必须适应两次角色转变,首先是接受妊娠,其次当被告知是双胎妊娠时,必须适应第二次角色转变,即成为两个孩子的母亲;双胎妊娠属于高危妊娠,孕妇既兴奋又常常担心母儿的安危,尤其担心胎儿的存活率。

三、护理措施

(一)常规护理

(1)增加产前检查的次数,每次监测宫高、腹围和体重。

(2)注意休息;卧床时最好取左侧卧位,增加子宫、胎盘的血供,减少早产的机会。

(3)加强营养,尤其是注意补充铁、钙、叶酸等,以满足妊娠的需要。

(二)症状护理

双胎妊娠孕妇胃区受压致胃食欲缺乏、食欲减退,因此应鼓励孕妇少量多餐,满足孕期需要,必要时给予饮食指导,如增加铁、叶酸、维生素的供给。因双胎妊娠的孕妇腰背部疼痛症状较明显,应注意休息,可指导其做骨盆倾斜运动,局部热敷也可缓解症状。采取措施预防静脉曲张的发生。

(三)用药护理

双胎妊娠可能出现妊娠期高血压疾病、妊娠肝内胆汁淤积症、贫血、羊水过多、胎膜早破、胎盘早剥等多种并发症,按相应用药情况护理。

(四)分娩期护理

(1)阴道分娩时严密观察产程进展和胎心率变化,以及时处理问题。

（2）防止第二胎儿胎位异常、胎盘早剥；防止产后出血的发生；产后腹部加压，防止腹压骤降引起的休克。

（3）如行剖宫产，需要配合医师做好剖宫产术前准备和产后双胎新生儿护理准备；如系早产，产后应加强对早产儿的观察和护理。

（五）心理护理

帮助双胎妊娠的孕妇完成两次角色转变，使其接受成为两个孩子母亲的事实。告知双胎妊娠虽属高危妊娠，但孕妇不必过分担心母儿的安危，说明保持心情愉快、积极配合治疗的重要性，指导家属准备双份新生儿用物。

四、健康指导

护士应指导孕妇注意休息，加强营养，注意阴道流血量和子宫复旧情况，防止产后出血。并指导产妇正确进行母乳喂养，选择有效的避孕措施。

五、注意事项

合理营养，注意补充铁剂，防止妊娠期贫血，妊娠晚期特别注意避免疲劳，加强休息，预防早产和分娩期并发症。

（景丽华）

第七节　前置胎盘

一、概述

（一）定义

正常妊娠时，胎盘附着于子宫体部的前壁、后壁或侧壁。妊娠 28 周后，若胎盘附着于子宫下段、下缘，达到或覆盖宫颈内口，位置低于胎先露部，称为前置胎盘。前置胎盘是妊娠晚期的严重并发症之一，也是妊娠晚期阴道流血最常见的原因。国外报道其发病率为 0.5％，国内报道前置胎盘发生率为 0.24％～1.57％。按胎盘边缘与宫颈内口的关系，将前置胎盘分为 4 种类型：完全性前置胎盘、部分性前置胎盘、边缘性前置胎盘、低置胎盘。妊娠中期超声检查发现胎盘接近或覆盖宫颈内口时，称为胎盘前置状态。

（二）主要发病机制

由于人工流产、多胎妊娠、经产妇等原因，胎盘需要扩大面积、吸取营养，以供胎儿需求的胎盘面积扩大导致的前置胎盘及孕卵着床部位下移导致胎盘前置。

（三）处理原则

抑制宫缩、止血、纠正贫血和预防感染。根据阴道流血量、有无休克、妊娠周数、产次、胎位、胎儿是否存活、是否临产及前置胎盘类型等综合做出决定。凶险性前置胎盘患者应当在有条件的医院处理。

二、护理评估

(一)健康史

除个人健康史外,在孕产史中尤其注意识别有无剖宫产术、人工流产术及子宫内膜炎等前置胎盘的易发因素;此外,妊娠经过中,特别是孕 28 周后,是否出现无痛性、无诱因、反复阴道流血症状,并详细记录具体经过及医疗处理情况。

(二)临床表现

1.症状

典型症状为妊娠晚期或临产时,发生无诱因、无痛性反复阴道流血。初次出血量一般不多,剥离处血液凝固后,出血停止;也有初次即发生致命性大出血而导致的休克。阴道流血发生时间、反复发生次数、出血量多少与前置胎盘类型有关。

2.体征

患者一般情况与出血量有关,大量出血者呈现面色苍白、脉搏增快微弱、血压下降等休克表现。腹部检查:子宫软,无压痛,大小与妊娠周数相符。由于子宫下段有胎盘占据,影响先露入盆,故胎先露高浮,常并发胎位异常。反复出血或一次出血量过多可使胎儿宫内缺氧,严重者胎死宫内。当前置胎盘附着于子宫前壁时,可在耻骨联合上方闻及胎盘杂音。临产时检查见宫缩为阵发性,间歇期子宫完全松弛。

(三)辅助检查

1.超声检查

推荐使用经阴道超声进行检查,其准确性明显高于经腹超声,并具有安全性。当胎盘边缘未达到宫颈内口时,测量胎盘边缘距宫颈内口的距离;当胎盘边缘覆盖宫颈内口时,测量胎盘边缘超过宫颈内口的距离,结果应精确到毫米。

2.MRI 检查

有条件的医院对于怀疑合并胎盘植入者,可选择 MRI 检查。与经阴道超声检查相比,MRI 对胎盘定位无明显优势。

(四)高危因素

前置胎盘的高危因素包括流产史、宫腔操作史、产褥期感染史、高龄、剖宫产史、吸烟、双胎妊娠,以及妊娠 28 周前超声检查提示胎盘前置状态等。

(五)心理-社会因素

患者的一般情况与出血量的多少密切相关。大量出血时可见面色苍白、脉搏细速、血压下降等休克症状,孕妇及其家属可因突然阴道流血而感到恐惧或焦虑,既担心孕妇的健康,更担心胎儿的安危,可能显得恐慌、紧张、手足无措等。

三、护理措施

(一)常规护理

1.保证休息,减少刺激

孕妇需住院观察,阴道流血期间绝对卧床休息,尤以左侧卧位为佳,血止后可适当活动。并定时间断吸氧,每天 3 次,每次 1 小时,以提高胎儿血氧供应。此外,还需避免各种刺激,以减少出血机会。医护人员进行腹部检查时动作要轻柔,禁做阴道检查及肛查。

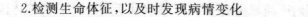

2.检测生命体征,以及时发现病情变化

严密观察并记录孕妇生命体征、阴道流血的量、色、时间及一般状况,监测胎儿宫内状态,按医嘱及时完成实验室检查项目,并交叉配血备用。发现异常及时报告医师并配合处理。

(二)症状护理

1.纠正贫血

除口服硫酸亚铁、输血等措施外,还应加强饮食营养指导,建议孕妇多食高蛋白及含铁丰富的食物,如动物肝脏、绿叶蔬菜及豆类等。一方面有助于纠正贫血,另一方面还可增强机体抵抗力,同时也可促进胎儿发育。

2.预防产后出血和感染

产妇回病房休息时,严密观察产妇的生命体征及阴道流血情况,发现异常及时报告医师处理,以防止或减少产后出血。

及时更换会阴垫,以保持会阴部清洁、干燥。

胎儿娩出后,以及早使用宫缩剂,以预防产后大出血;严格按照高危儿标准护理新生儿。

3.紧急转运

如患者阴道流血多,怀疑为凶险性前置胎盘,本地无医疗条件处理,应建立静脉通道,输血输液,止血,抑制宫缩,由有经验的医师护送,迅速转诊到上级医疗机构。

(三)用药护理

在期待治疗过程中,常伴发早产,对于有早产风险的患者可酌情给予宫缩抑制剂,防止因宫缩引起的进一步出血,赢得促胎肺成熟的时间。常用药物有硫酸镁、β受体激动剂、钙通道阻滞剂、非甾体抗炎药、缩宫素受体抑制剂等。

在使用宫缩抑制剂的过程中,仍有阴道大出血的风险,应随时做好剖宫产手术的准备。值得注意的是,宫缩抑制剂与肌松剂有协同作用,可加重肌松剂的神经肌肉阻滞作用,增加产后出血的风险。

糖皮质激素的使用:若妊娠不足34周,应促胎肺成熟,应参考早产的相关诊疗指南。

除口服硫酸亚铁、输血等措施外,还应加强饮食营养指导,建议孕妇多食高蛋白及含铁丰富的食物,如动物肝脏、绿叶蔬菜及豆类等。这一方面有助于纠正贫血,另一方面还可增强机体抵抗力,同时也可以促进胎儿发育。

(四)心理护理

帮助孕妇了解前置胎盘发病机制、症状体征辅助检查内容,引导孕妇能以最佳身心状态接受手术及分娩的过程。

四、健康指导

护士应加强对孕妇的管理和宣教,指导围孕期妇女避免吸烟、酗酒、吸食毒品等不良行为,避免多次刮宫、引产或宫内感染,防止多产,减少子宫内膜损伤或子宫内膜炎。加强孕期管理,按时进行产前检查及正确的孕期指导,早期诊断,以及时处理。对妊娠期出血者,无论量多少均应就医,做到及时诊断,正确处理。

五、注意事项

(1)如有腹痛、出血等不适症状,应绝对卧床休息,止血后方可轻微活动。

（2）避免进行增加腹压的活动,如用力排便、频繁咳嗽、下蹲等,避免用手刺激腹部,变换体位时动作要轻缓。

（3）禁止性生活、阴道检查及肛查。

（4）备血,做好处理产后出血和抢救新生儿的准备。

（5）长期卧床者应加强营养,适当行肢体活动,给予下肢按摩,定时排便,练习深呼吸等,以防止并发症的发生。

（景丽华）

第八节 脐带异常

一、概述

（一）定义

脐带异常包括脐带先露或脱垂、脐带缠绕、脐带长度异常、脐带打结、脐带扭转等,可引起胎儿急性或慢性缺氧,甚至胎死宫内。本节以脐带先露与脱垂为例进行讨论。脐带先露是指胎膜未破时脐带位于胎先露部前方或一侧,脐带脱垂是指胎膜破裂后脐带脱出于宫颈口外,降至阴道内甚至露于外阴部。

（二）病因

导致脐带先露与脱垂的主要原因有头盆不称、胎头入盆困难、胎位异常(如臀先露、肩先露、枕后位)、胎儿过小、羊水过多、脐带过长、脐带附着异常及低置胎盘等。

（三）治疗原则

早期发现脐带异常,迅速解除脐带受压,选择正确的分娩方式,保障胎儿安全。

二、护理评估

（一）健康史

详细了解产前检查结果,有无羊水过多、胎儿过小、胎位异常、低置胎盘等。

（二）临床表现

1.症状

若脐带未受压可无明显症状,若脐带受压,产妇自觉胎动异常甚至消失。

2.体征

出现频繁的变异减速,上推胎先露部及抬高臀部后恢复,若胎儿缺氧严重可伴有胎心消失。胎膜已破者,阴道检查可在胎先露旁或前方触及脐带,甚至脐带脱出于外阴。

（三）辅助检查

1.产科检查

在胎先露旁或前方触及脐带,甚至脐带脱出于外阴。

2.胎儿电子监护

胎儿电子监护可发现伴有频繁的变异减速,甚至胎心音消失。

3.B型超声检查

B型超声检查有助于明确诊断。

(四)心理-社会因素

评估孕产妇及家属有无焦虑、恐慌等心理问题,对脐带脱垂的认识程度及家庭支持度。

(五)高危因素

(1)胎儿过小者。

(2)羊水过多者。

(3)脐带过长者。

(4)胎先露部入盆困难者。

(5)胎位异常者,如肩先露、臀先露等。

(6)胎膜早破而胎先露未衔接者。

(7)脐带附着位置低或低置胎盘者。

三、护理措施

(一)常规护理

除产科常规护理外,还需注意协助孕妇取臀高位卧床休息,以缓解脐带受压。

(二)分娩方式的选择

1.脐带先露

若为经产妇,胎膜未破,宫缩良好,且胎心持续良好者,可在严密监护下经阴道分娩;若为初产妇或足先露、肩先露者,应行剖宫产术。

2.脐带脱垂

胎心尚好,胎儿存活者,应尽快娩出胎儿。对于宫口开全,胎先露部已达坐骨棘水平以下者,还纳脐带后行阴道助产术;若产妇宫口未开全,应立即协助产妇取头低臀高位,将胎先露部上推,还纳脐带,应用宫缩抑制剂,缓解脐带受压,严密监测胎心的同时尽快行剖宫产术。

(三)心理护理

(1)了解孕产妇及家属的心理状态,并予以心理支持,缓解其紧张、焦虑情绪。

(2)讲解脐带脱垂相关知识,以取得其对诊疗护理工作的配合。

四、健康指导

(1)教会孕妇自数胎动,以便早期发现胎动异常。

(2)督促其定期产前检查,妊娠晚期及临产后再次行超声检查。

五、注意事项

脐带脱垂为非常紧急的情况,一旦发现,应立即进行脐带还纳,并保持手在阴道内,直到胎儿娩出。

(景丽华)

第九节 羊水异常

一、概述

(一)定义

1.羊水过多

妊娠期间羊水量超过 2 000 mL,为羊水过多。羊水的外观和性状与正常无异样,多数孕妇羊水增多缓慢,在较长时间内形成,称为慢性羊水过多;少数孕妇可在数天内羊水急剧增加,称为急性羊水过多。其发生率为 0.5%~1.0%。

2.羊水过少

妊娠晚期羊水量少于 300 mL 为羊水过少。羊水过少的发病率为 0.4%~4.0%,羊水过少严重影响胎儿预后,羊水量少于 50 mL,围生儿的死亡率也高达 88%。

(二)主要发病机制

胎儿畸形羊水循环障碍,多胎妊娠血压循环量增加,胎儿尿量增加,胎盘病变、妊娠合并症等导致羊水过多或过少。

(三)治疗原则

治疗方法取决于胎儿有无畸形、孕周大小及孕妇自觉症状的严重程度,羊水过多时应在分娩期警惕脐带脱垂和胎盘早剥的发生。

二、护理评估

(一)健康史

详细询问病史,了解孕妇年龄、有无妊娠合并症、有无先天畸形家族史及生育史。若孕妇羊水过少,应了解其自觉胎动情况。

(二)症状体征

1.羊水过多

(1)急性羊水过多:较少见,多发生于妊娠 20~24 周,由于羊水量急剧增多,在数天内子宫急剧增大,横膈上抬,患者出现呼吸困难,不能平卧,甚至出现发绀,孕妇表情痛苦,腹部因张力过大而感到疼痛,食量减少。由于胀大的子宫压迫下腔静脉,影响静脉回流,导致孕妇下肢及外阴部水肿、静脉曲张。

(2)慢性羊水过多:较多见,多发生于妊娠晚期,羊水可在数周内逐渐增多,多数孕妇能适应,常在产前检查时发现。孕妇子宫大于妊娠月份,腹部膨隆,腹壁皮肤发亮、变薄,触诊时感到皮肤张力大,胎位不清,胎心遥远或听不到。羊水过多的孕妇容易并发妊娠期高血压疾病、胎位不正、早产等。患者破膜后因子宫骤然缩小,可以引起胎盘早剥。产后因患者子宫过大,可引起子宫收缩乏力而致产后出血。

2.羊水过少

孕妇于胎动时感觉腹痛,检查时发现宫高、腹围小于同期正常妊娠孕妇,子宫的敏感度较高,轻微的刺激即可引起宫缩,临产后阵痛剧烈,宫缩不协调,宫口扩张缓慢,产程延长。羊水过少若发生在妊娠早期,可以导致胎膜与胎体相连;若发生妊娠中、晚期,子宫周围压力容易对胎儿产生影响,造成胎儿斜颈、曲背、手足畸形等异常。

(三)辅助检查

1.B超

测量单一最大羊水暗区垂直深度(AFV),AFV≥8 cm 即可诊断为羊水过多,若用羊水指数法,羊水指数(AFI)≥25 cm 为羊水过多。测量单一最大羊水暗区垂直深度≤2 cm 即可考虑为羊水过少,≤1 cm 为严重羊水过少;若用羊水指数法,AFI≤5.0 cm 可诊断为羊水过少,<8.0 cm 应警惕羊水过少的可能。除羊水测量外,B超还可判断胎儿有无畸形,羊水与胎儿的交界情况等。

2.神经管缺陷胎儿的检测

此类胎儿可做羊水及母血甲胎蛋白(AFP)测定。若为神经管缺陷胎儿,羊水中的甲胎蛋白均值超过正常妊娠平均值3个标准差以上有助于诊断。

3.电子胎儿监护

电子胎儿监护可出现胎心变异减速和晚期减速。

4.胎儿染色体检查

需排除胎儿染色体异常时可做羊水细胞培养,或采集胎儿脐带血细胞培养,做染色体核型分析,荧光定量 PCR 法快速诊断。

5.羊膜囊造影

羊膜囊造影用以了解胎儿有无消化道畸形,但应注意造影剂对胎儿有一定损害,还可能引起胎儿早产和宫腔内感染,应慎用。

(四)高危因素

胎儿畸形、胎盘功能减退、羊膜病变、双胎、母胎血型不合、糖尿病、母体妊娠期高血压疾病可能导致的胎盘血流减少等。

(五)心理-社会因素

孕妇及家属因担心胎儿可能会有某种畸形,会感到紧张、焦虑不安,甚至产生恐惧心理。

三、护理措施

(一)常规护理

向孕妇及其家属介绍羊水过多或过少的原因及注意事项,包括:指导孕妇摄取低钠饮食,防止便秘;减少增加腹压的活动以防胎膜早破;改善胎盘血液供应;自觉胎动监测;出生后的胎儿应认真全面评估,识别畸形。

(二)症状护理

观察孕妇的生命体征,定期测量宫高、腹围和体重,判断病情进展,并及时发现并发症。观察胎心、胎动及宫缩,以及早发现胎儿宫内窘迫及早产的征象。羊水过多时行人工破膜,应密切观察胎心和宫缩,以及时发现胎盘早剥和脐带脱垂的征象。产后应密切观察子宫收缩及阴道流血情况,防止产后出血。发生羊水过少时,严格 B 超监测羊水量,并注意观察有无胎儿畸形。

(三)孕产期处理

(1)羊水过多:腹腔穿刺放羊水时应防止速度过快、量过多,一次放羊水量不超过 1 500 mL,

放羊水后腹部放置沙袋或加腹带包扎以防血压骤降发生休克。腹腔穿刺放羊水时应注意无菌操作,防止发生感染,同时按医嘱给予抗感染药物。

(2)羊水过少患者合并有过期妊娠、胎儿生长受限等,需及时终止妊娠,应遵医嘱做好阴道助产或剖宫产的准备。若羊水过少患者合并胎膜早破或者产程中发现羊水过少,需遵医嘱进行预防性羊膜腔灌注治疗,应注意严格无菌操作,防止发生感染,同时按医嘱给予抗感染药物。有国外文献报道,羊膜腔输液的治疗方法不降低剖宫产和新生儿窒息的发生率,反而可能增加胎粪吸入综合征的发生率,此项治疗手段现已较少应用。

(四)心理护理

让孕妇及家人了解羊水过多或过少的发生发展过程,正确面对羊水过多或过少可能给胎儿带来的不良结局,引导孕产妇减少焦虑,主动参与治疗护理过程。

四、健康指导

羊水过多或过少产妇若胎儿正常,母婴健康平安,应做好正常分娩及产后的健康指导;羊水过多或过少合并胎儿畸形者,应积极进行健康宣教,引导孕产妇正确面对终止妊娠,顺利度过产褥期。

五、注意事项

腹腔穿刺放羊水时严格操作;严密观察羊水量、性质、病情等变化。

(景丽华)

第十节　妊娠合并心脏病

一、概述

(一)定义

妊娠合并心脏病是一种严重的妊娠合并症,包括妊娠前已患有心脏病及妊娠后发现或发生的心脏病。其中,先天性心脏病占 35％～50％,位居第一位。妊娠合并心脏病在我国孕产妇死因顺位中高居第二位,为非直接产科死亡原因的首位。我国妊娠合并心脏病的发病率约为 1％。

(二)妊娠、分娩对心脏病的影响

1.妊娠期

循环血容量于妊娠 6 周开始逐渐增加,32～34 周达高峰,产后 2～6 周逐渐恢复正常,总循环血量的增加可导致心排血量增加和心率增快。另外,妊娠末期,增大的子宫使膈肌升高,心脏向上、向左前发生移位,导致心脏大血管轻度扭曲,使心脏负荷进一步加重,心脏病孕妇容易发生心力衰竭。

2.分娩期

强力的宫缩及耗氧量的增加使分娩期成为心脏负担最重的时期。第一产程,每次宫缩会导致 250～500 mL 血液被挤入体循环,增加回心血量和心排血量,加重心脏负担;第二产程,除子

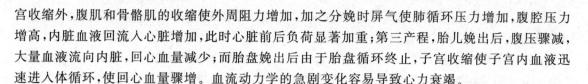

宫收缩外,腹肌和骨骼肌的收缩使外周阻力增加,加之分娩时屏气使肺循环压力增加,腹腔压力增高,内脏血液回流入心脏增加,此时心脏前后负荷显著加重;第三产程,胎儿娩出后,腹压骤减,大量血液流向内脏,回心血量减少;而胎盘娩出后由于胎盘循环终止,子宫收缩使子宫内血液迅速进入体循环,使回心血量骤增。血流动力学的急剧变化容易导致心力衰竭。

3.产褥期

产后 3 天内,子宫收缩使大量血液进入体循环,且产妇组织中潴留的大量水分也回流到体循环,使心脏负担再次加重,因此仍需谨防心力衰竭的发生。

综上,妊娠 32～34 周、分娩期及产后 3 天内,是心脏病患者最危险的时期,护理人员应严密观察,确保母婴安全。

(三)治疗原则

积极防治心力衰竭和感染。

二、护理评估

(一)健康史

详细了解产科病史和既往病史,包括有无不良孕产史、心脏病史、心脏病相关疾病史、心力衰竭史,以及心功能状态等。

(二)临床表现

1.症状

活动受限、发绀等,应特别注意有无早期心力衰竭的症状和体征,包括:①轻微活动后即出现胸闷、心悸、气短;②休息时心率超过 110 次/分,呼吸超过 20 次/分;③夜间常因胸闷而需坐起呼吸或到窗口呼吸新鲜空气;④肺底部出现少量持续性湿啰音,咳嗽后不消失。

2.体征

呼吸、心率增快,心脏增大、肝大、水肿、颈静脉怒张、杵状指等。

(三)辅助检查

1.产科检查

产科检查可评估胎儿宫内状况。

2.影像学检查

B 型超声心动图检查有无心肌肥厚、瓣膜运动异常、心内结构畸形等。

3.心电图检查

心电图检查有无严重心律失常,如心房颤动、心房扑动、三度房室传导阻滞等。

(四)心理-社会因素

孕产妇有无焦虑、恐惧等心理问题,孕产妇及家属对疾病知识的掌握情况、重视程度,以及家庭支持度。

三、护理措施

(一)常规护理

执行产科常规护理,但妊娠合并心脏病的孕妇还应注意以下问题。

(1)休息指导:孕妇应保证每天 10 小时以上的睡眠,且中午宜休息 2 小时;避免过度劳累及情绪激动。分娩后,在心功能允许的情况下,鼓励其早期下床活动,以防血栓形成。

（2）营养指导：指导孕妇高热量、高维生素、低盐低脂饮食，少量多餐，多食蔬菜、水果，以防便秘加重心脏负担；每天食盐量不超过 4～5 g。

（3）定期产前检查：妊娠 20 周前每 2 周检查 1 次，妊娠 20 周后，尤其是 32 周后，每周检查 1 次。若心功能在Ⅲ级或以上，有心力衰竭征象，应立即入院治疗；若心功能为Ⅰ～Ⅱ级，应在妊娠 36～38 周入院待产。

（4）妊娠合并心脏病的孕妇应适当放宽剖宫产指征，经阴道分娩者应采取半卧位，臀部抬高，下肢放低，产程中加强观察。

（二）症状与体征护理

1.生命体征及自觉症状

根据病情，定期观察孕产妇的生命体征及自觉症状，或使用生理监护仪连续监护；正确识别早期心力衰竭的症状与体征，预防心力衰竭的发生。

2.分娩期的产程观察

有条件的医院应使用生理监护仪进行持续监护，无生理监护仪的医院应严密观察患者生命体征和自觉症状。第一产程，每 15 分钟监测 1 次血压、脉搏、呼吸、心率及自觉症状，每 30 分钟测胎心率 1 次；减轻或消除紧张情绪，必要时遵医嘱使用镇静剂。第二产程，指导产妇使用呼吸等放松技巧以减轻疼痛；每 10 分钟监测血压、脉搏、呼吸、心率等 1 次；行胎儿电子监护，持续监测胎儿情况；宫口开全后行产钳助产术或胎头吸引术以缩短产程。

3.预防产后出血和感染

胎儿娩出后立即压沙袋于腹部，持续 24 小时，以防腹压骤降诱发心力衰竭。输液时，严格控制输液速度，有条件者使用输液泵，并随时评估心脏功能。严格遵循无菌操作规程，产后遵医嘱给予抗生素预防感染。

（三）用药护理

为预防产后出血，遵医嘱应用缩宫素，但禁用麦角新碱，以防静脉压升高，增加心脏负担；产后遵医嘱预防性使用抗生素；使用强心药者，应严密观察不良反应。

（四）心理护理

妊娠合并心脏病的孕产妇最担心的问题是自身和胎儿的安全，医务人员应指导孕产妇及家属掌握心力衰竭的诱发因素，预防心衰及识别早期心衰等相关知识。

（五）急性心力衰竭的急救

（1）体位：坐位，双腿下垂，以减少回心血量。

（2）吸氧：高流量给氧 6～8 L/min，必要时面罩加压给氧。

（3）用药：遵医嘱给予镇静剂、利尿剂、血管扩张剂、洋地黄制剂、氨茶碱等。

（4）紧急情况下无抢救条件时，可采取四肢轮流三肢结扎法，以减少静脉回心血量。

四、健康指导

（一）预防心力衰竭的诱因

多休息，避免过度劳累；注意保暖，预防感冒；保持心情愉快，避免过度激动；进食清淡食物，避免过饱；适度运动，多进食高纤维食物，防止便秘。

（二）母乳喂养指导

心功能Ⅰ～Ⅱ级者，可以母乳喂养，但要避免过劳；心功能Ⅲ级或以上者，不宜母乳喂养，应

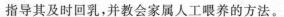

指导其及时回乳,并教会家属人工喂养的方法。

(三)出院指导

全面评估产妇的身心状况,与家属共同制订康复计划;在心功能允许的情况下,鼓励其适度参与新生儿照护,促进亲子关系建立;新生儿有缺陷或死亡者,鼓励其表达情感,并给予理解与安慰。

(四)避孕指导

不宜再妊娠者,应在剖宫产的同时行输卵管结扎术,或在产后 1 周行绝育术;未行绝育术者,应指导其采取适宜的避孕措施,严格避孕。

五、注意事项

(一)预防心力衰竭

孕产期应避免过度劳累、感冒、过度激动、便秘等,防止发生心力衰竭。

(二)识别心力衰竭的早期临床表现

容易发生心衰的三个时期为妊娠 32～34 周、分娩期、产后 72 小时,识别心力衰竭的早期临床表现对于及早处理、改善预后具有十分重要的意义。

(三)心力衰竭急救时用药

发生心力衰竭时,应快速、准确按医嘱给药。因此,应熟练掌握常用急救药物的剂量、用药方法、药理作用及不良反应。

(景丽华)

第十一节　妊娠合并缺铁性贫血

一、概述

(一)定义

贫血是妊娠期常见的合并症,其中以缺铁性贫血最常见,占妊娠期贫血的 95%。

(二)发病原因

妊娠期对铁的需要量增加是孕妇缺铁的主要原因。妊娠期血容量增加及胎儿生长发育约需铁 1 000 mg。因此,孕妇每天需铁至少 4 mg,每天饮食中含铁 10～15 mg,但吸收利用率仅为10%,妊娠中晚期铁的最大吸收率可达 40%,仍不能满足需要,若不及时补充铁剂,则可能耗尽体内的储存铁导致贫血。

(三)治疗原则

补充铁剂,纠正贫血;积极预防产后出血和感染。

二、护理评估

(一)健康史

了解有无月经过多或消化道慢性失血疾病史,有无长期偏食、妊娠剧吐等导致的营养不良病史,有无代谢障碍性疾病。

(二)临床表现

1.症状

轻者多无明显症状,重者有头晕、乏力、心悸、气短、食欲缺乏、腹胀、腹泻等症状,甚至出现贫血性心脏病、胎儿宫内窘迫、胎儿生长受限、早产等并发症的相应症状。

2.体征

皮肤、口唇、指甲、睑结膜苍白,皮肤毛发干燥无光泽、脱发、指甲脆薄,重者还表现出口角炎、舌炎等体征。

(三)辅助检查

1.血常规

血常规呈小细胞、低色素的特点。

2.血清铁测定

血清铁的下降可出现在血红蛋白下降之前。

3.骨髓检查

红细胞系统增生活跃,中、晚幼红细胞增多。

(四)心理-社会因素

了解孕妇及家属对贫血知识的知晓程度,对用药注意事项的掌握情况;了解孕妇是否担心胎儿及自身安全,有无焦虑等心理问题。

(五)高危因素

(1)妊娠前月经过多者。

(2)消化道慢性失血性疾病者。

(3)长期偏食,摄入铁不足者。

(4)吸收不良或代谢障碍性疾病者。

(5)妊娠剧吐未能得到及时纠正者。

三、护理措施

(一)常规护理

执行产科常规护理。

(二)症状护理

轻度贫血者可根据耐受情况适当活动,严重贫血者应卧床休息铁剂,以减少机体对氧的消耗。同时应加强防跌倒教育,防止患者在体位突然改变时因头晕、乏力而跌倒。

(三)用药护理

需要口服铁剂者,指导其饭后服用铁剂,以减少对胃肠道的刺激,可同时服用维生素 C 或酸性果汁以促进吸收。服用后,铁与肠内硫化氢作用形成黑便,应予以解释。不可与茶叶同服,以免影响铁的吸收。

(四)分娩期护理

(1)中重度贫血者,临产前遵医嘱给予止血剂,如维生素 C、维生素 K_1 等,并配血备用。

(2)密切观察产程进展情况,产程中加强胎心监护,并行低流量吸氧,可行助产缩短第二产程,以减少产妇用力。

（3）贫血产妇易发生因宫缩乏力所致的产后出血，且贫血患者对失血的耐受性差，故产后应及时给予宫缩剂预防产后出血。

（4）严格无菌操作，遵医嘱予抗生素预防感染。

（五）心理护理

向孕妇及家属详细讲解疾病知识，使其了解目前身体状况。分娩时，陪伴产妇，给予支持与鼓励，以及时提供产程进展信息以减轻其焦虑。

四、健康指导

（1）饮食指导：指导孕妇多食高铁、高蛋白、高维生素、易消化的食物，如肉类、肝脏、胡萝卜、木耳、紫菜、新鲜水果、菠菜、甘蓝等深色蔬菜。

（2）母乳喂养指导：对于重度贫血不宜哺乳者，应解释原因，指导产妇及家属掌握人工喂养的方法，并行退乳指导。

（3）对于无再次生育要求者，产后行避孕指导；对于有再次生育要求者，指导其下次妊娠前纠正贫血并增加铁的储备。

五、注意事项

（1）有高危因素者，应进行针对性的健康指导。

（2）服用铁剂者，详细指导注意事项。

（景丽华）

第十二节　妊娠合并糖尿病

一、概述

（一）定义及发病率

妊娠合并糖尿病有两种情况：一种为原有糖尿病（diabetes mellitus，DM）的基础上合并妊娠，又称糖尿病合并妊娠（pregestational diabetes mellitus，PGDM）；另一种为妊娠前糖代谢正常，妊娠期才出现的糖尿病，称为妊娠期糖尿病（gestational diabetes mellitus，GDM）。糖尿病孕妇中 90％以上是 GDM，糖尿病合并妊娠者不足 10％。GDM 发生率世界各国报道为 1％～14％，我国 GDM 发生率为 1％～5％，近年有明显增高趋势。多数 GDM 患者于产后可以恢复正常糖代谢，但将来患 2 型糖尿病机会增加。糖尿病孕妇的临床经过复杂，对母儿结局均有较大危害，必须引起重视。

（二）主要发病机制

妊娠中后期孕妇对胰岛素的敏感性逐渐下降，为维持正常糖代谢水平，胰岛素需求量必须相应增加，对于胰岛素分泌受限的孕妇，妊娠期不能代偿这一生理变化而使血糖升高，使原有糖尿病加重或出现妊娠期糖尿病。

(三)治疗原则

妊娠期管理,包括血糖控制、医学营养治疗、胰岛素等药物治疗、妊娠期糖尿病酮症酸中毒的处理及母儿监护等。

妊娠期血糖控制目标:GDM 患者妊娠期血糖应控制在餐前及餐后 2 小时血糖值分别≤5.3 mmol/L、≤6.7 mmol/L(95 mg/dL、120 mg/dL),特殊情况下可测餐后 1 小时血糖值≤7.8 mmol/L(140 mg/dL);夜间血糖≥3.3 mmol/L(60 mg/dL);妊娠期糖化血红蛋白 HbA1c宜<5.5%。

二、护理评估

(一)健康史

由于胰岛素分泌缺陷和/或胰岛素作用缺陷而引起糖、蛋白质、脂肪代谢异常,久病可引起眼、肾、神经、血管、心脏等组织的慢性进行性病变,导致功能缺陷及衰竭。

(二)症状体征

GDM 孕妇妊娠期有三多症状(多饮、多食、多尿),或外阴阴道假丝酵母菌感染反复发作,孕妇体重超过 90 kg,本次妊娠并发羊水过多或巨大胎儿者,应警惕合并糖尿病的可能。但大多数妊娠期糖尿病患者无明显的临床症状。

(三)辅助检查

(1)有条件的医疗机构应该做 OGTT(75 g 糖耐量试验):妊娠 24~28 周者,OGTT 前禁食至少 8 小时,最迟不超过上午 9 点,试验前连续 3 天正常饮食,即每天进食碳水化合物不少于150 g,检查期间静坐、禁烟。检查时,5 分钟内口服含 75 g 葡萄糖的液体 300 mL,分别抽取孕妇服糖前空腹及服糖后 1 小时、2 小时的静脉血(从开始饮用葡萄糖水时计算时间),放入含有氟化钠的试管中,采用葡萄糖氧化酶法测定血糖水平。75 g 糖 OGTT 的诊断标准:服糖前空腹及服糖后 1 小时、2 小时,3 项血糖值应分别<5.1 mmol/L、10.0 mmol/L、8.5 mmol/L(92 mg/dL、180 mg/dL、153 mg/dL)。孕妇任何一项血糖值达到或超过上述标准,即可诊断为 GDM。

(2)孕妇具有 GDM 高危因素或者医疗资源缺乏地区,建议妊娠 24~28 周首先检查空腹血糖(FPG)。FPG>5.1 mmol/L,可以直接诊断 GDM,不必行 OGTT;FPG<4.4 mmol/L(80 mg/dL),发生 GDM 可能性极小,可以暂时不行 OGTT。FPG>4.4 mmol/L 且<5.1 mmol/L时,应尽早行 OGTT。

(3)糖化血红蛋白 HbA1c 水平的测定:HbA1c 反映取血前 2~3 个月的平均血糖水平,可作为评估糖尿病长期控制情况的良好指标,多用于 GDM 初次评估。应用胰岛素治疗的糖尿病孕妇,推荐每 2 个月检测 1 次。

(4)尿酮体的监测:尿酮体有助于及时发现孕妇碳水化合物或能量摄取的不足,也是早期糖尿病酮症酸中毒(diabetes mellitus ketoacidosis,DKA)的一项敏感指标,孕妇出现不明原因恶心、呕吐、乏力等不适或者血糖控制不理想时应及时监测尿酮体。

(5)尿糖的监测:由于妊娠期间尿糖阳性并不能真正反映孕妇的血糖水平,不建议将尿糖作为妊娠期常规监测手段。

(6)肝肾功能检查,24 小时尿蛋白定量,眼底等相关检查。

(四)高危因素

1.孕妇因素

年龄大于等于 35 岁、妊娠前超重或肥胖、糖耐量异常史、多囊卵巢综合征。

2.家族史

糖尿病家族史。

3.妊娠分娩史

不明原因的死胎、死产、流产史、巨大儿分娩史、胎儿畸形和羊水过多史、妊娠期糖尿病史。

4.本次妊娠因素

妊娠期发现胎儿大于孕周、羊水过多、反复外阴阴道假丝酵母菌病者。

(五)心理-社会因素

由于糖尿病疾病的特殊性,孕妇及家人对疾病知识的了解程度、认知态度存在问题,会出现焦虑、恐惧心理,应该关注社会及家庭支持系统是否完善等。

三、护理措施

(一)常规护理

(1)评估妊娠期糖尿病既往史、家族史、不良孕产史、本次妊娠经过、存在的高危因素、合并症、病情控制及用药情况等。

(2)营养摄入量推荐包括每天摄入总能、碳水化合物、蛋白质、脂肪、膳食纤维、维生素、矿物质及非营养性甜味剂的使用。

(3)餐次的合理安排,少量多餐、定时定量进餐,控制血糖升高。

(二)症状护理

(1)评估孕妇有无糖代谢紊乱综合征,即三多一少症状(多饮,多食,多尿,体重下降),重症者症状明显。孕妇有无皮肤瘙痒,尤其外阴瘙痒。因高血糖可导致眼房水,晶体渗透压改变而引起眼屈光改变,患病孕妇可出现视物模糊。

(2)评估糖尿病孕妇有无产科并发症,如低血糖、高血糖、妊娠期高血压疾病、酮症酸中毒、感染等。

(3)确定胎儿宫内发育情况,注意有无巨大儿或胎儿生长受限。

(4)分娩期重点评估孕妇有无低血糖及酮症酸中毒症状,如心悸、出汗、面色苍白、饥饿感、恶心、呕吐、视物模糊、呼吸快且有烂苹果味等。

(5)产褥期主要评估有无低血糖或高血糖症状,有无产后出血及感染征兆,评估新生儿状况。

(6)妊娠期糖尿病酮症酸中毒的处理:在检测血气、血糖、电解质并给予相应治疗的同时,主张应用小剂量胰岛素 0.1 U/(kg·h)静脉滴注,每 1～2 小时监测血糖一次。血糖≥13.9 mmol/L 时,应将胰岛素加入 0.9％氯化钠注射液静脉滴注,血糖≤13.9 mmol/L 时,开始将胰岛素加入 5％葡萄糖氯化钠注射液中静脉滴注,酮体转阴后可改为皮下注射。

(三)用药护理

1.常用的胰岛素制剂及其特点

(1)超短效人胰岛素类似物:门冬胰岛素已被我国国家市场监督管理总局(SFDA)批准用于妊娠期,其特点是起效迅速,药效维持时间短,具有最强或最佳的降低餐后血糖的作用,不易发生低血糖,可用于控制餐后血糖水平。

（2）短效胰岛素：其特点是起效快，剂量易于调整，可皮下、肌内和静脉注射使用。

（3）中效胰岛素：是含有鱼精蛋白、短效胰岛素和锌离子的混悬液，只能皮下注射而不能静脉使用，注射后必须在组织中蛋白酶的分解作用下，将胰岛素与鱼精蛋白分离，释放出胰岛素再发挥生物学效应，其特点是起效慢，药效持续时间长，其降低血糖的强度弱于短效胰岛素。

（4）长效胰岛素类似物：地特胰岛素也已经被 SFDA 批准应用于妊娠期，可用于控制夜间血糖和餐前血糖。静脉注射胰岛素后能使血糖迅速下降，半衰期为 5～6 分钟，故可用于抢救糖尿病酮症酸中毒 DKA。

（5）妊娠期胰岛素应用的注意事项。①胰岛素初始使用应从小剂量开始，0.3～0.8 U/(kg·d)。每天计划应用的胰岛素总量应分配到三餐前使用，分配原则是早餐前最多，中餐前最少，晚餐前用量居中。每次调整后观察 2～3 天判断疗效，每次以增减 2～4 U 或不超过胰岛素每天用量的 20％为宜，直至达到血糖控制目标。②胰岛素治疗期间清晨或空腹高血糖的处理：夜间胰岛素作用不足、黎明现象和索马吉效应均可导致高血糖的发生。前两种情况必须在睡前增加中效胰岛素用量，而出现索马吉效应时应减少睡前中效胰岛素的用量。③妊娠过程中机体对胰岛素需求的变化：妊娠中、晚期对胰岛素需求量有不同程度的增加；妊娠 32～36 周胰岛素需要量达高峰，妊娠 36 周后稍有下降，应根据个体血糖监测结果，不断调整胰岛素用量。

2.口服降糖药在 GDM 孕妇中的应用

（1）格列本脲：临床应用最广泛的、治疗 GDM 的口服降糖药，靶器官为胰腺，99％以蛋白结合形式存在，极少通过胎盘屏障。目前临床研究显示，妊娠中、晚期 GDM 孕妇应用格列本脲与胰岛素治疗相比，疗效一致，但前者使用方便，且价格便宜。但用药后发生子痫前期和新生儿黄疸需光疗的风险升高，少部分孕妇有恶心、头痛及低血糖反应。

（2）二甲双胍：可增加胰岛素的敏感性，目前的资料显示，妊娠早期应用对胎儿无致畸性，在多囊卵巢综合征的治疗过程中对早期妊娠的维持有重要作用。由于该药可以透过胎盘屏障，妊娠中晚期应用对胎儿的远期安全性尚有待证实。

因磺脲类及双胍类降糖药均能通过胎盘对胎儿产生毒性反应，因此孕妇不宜口服降糖药物治疗。对通过饮食治疗不能控制的妊娠期的糖尿病患者，为避免低血糖或酮症酸中毒的发生，胰岛素是其主要的治疗药物。显性糖尿病患者应在孕前改为胰岛素治疗，在使用胰岛素治疗的过程中，应特别注意用药的时间、剂量、使用方法等。

（四）分娩期护理

（1）妊娠合并糖尿病本身不是剖宫产指征，如有胎位异常、巨大儿、病情严重需终止妊娠时，常选择剖宫产，做好术前准备。若胎儿发育正常，宫颈条件较好，则适宜经阴道分娩。

（2）分娩时机及方式：分娩时，应严密监测血糖、密切监护胎儿状况，妊娠期糖尿病孕妇在分娩过程中，仍需维持身心舒适，给予支持以减缓分娩压力。

分娩时机：①无需胰岛素治疗而血糖控制达标的 GDM 孕妇，如无母儿并发症，在严密监测下可等待预产期到来，到预产期仍未临产者，可引产终止妊娠。②PGDM 及胰岛素治疗的 GDM 孕妇，如血糖控制良好且无母儿并发症，在严密监测下，妊娠 39 周后可终止妊娠；若血糖控制不满意或出现母儿并发症，应及时收入院观察，根据病情决定终止妊娠时机。③糖尿病伴发微血管病变或既往有不良产史者，需严密监护，终止妊娠时机应个体化。

分娩方式：糖尿病本身不是剖宫产指征。决定阴道分娩者，应制订分娩计划，产程中密切监测孕妇的血糖、宫缩、胎心率变化，避免产程过长。择期剖宫产的手术指征为糖尿病伴严重微血

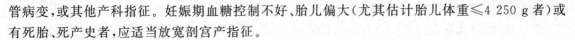

管病变,或其他产科指征。妊娠期血糖控制不好、胎儿偏大(尤其估计胎儿体重≤4 250 g 者)或有死胎、死产史者,应适当放宽剖宫产指征。

(五)心理护理

妊娠期糖尿病孕妇了解糖尿病对母儿的危害后,可能会因无法完成"确保自己及胎儿安全顺利地度过妊娠期和分娩期"这一母性心理发展任务而产生焦虑、恐惧及低自尊的反应,严重者造成身体意象紊乱。如妊娠分娩不顺利,胎婴儿产生不良后果,则孕妇心理压力更大,护理人员应提供各种交流的机会,鼓励其讨论面临的问题及心理感受。以积极的心态面对压力,并协助其澄清错误的观念和行为,促进身心健康。

四、健康指导

(1)宣教妊娠、分娩经过,提高母婴健康共识。

(2)指导实施有效的血糖控制方法,保持良好的自我照顾能力。

(3)预防产褥感染,鼓励母乳喂养。

(4)指导产妇定期接受产科和内科复查,重新确诊。

五、注意事项

(1)注意妊娠期糖尿病孕妇的管理,特别是饮食管理和药物治疗。

(2)重视酮症酸中毒的预防及早期识别。

(3)胰岛素使用的各项注意事项。

(4)注意对胎儿发育、胎儿成熟度、胎儿状况和胎盘功能等进行检测,必要时及早住院。

(景丽华)

第十三节　妊娠期高血压疾病

妊娠期高血压疾病是妊娠期特有的疾病,发病率在我国为9.4%～10.4%,在国外为7%～12%。本病命名强调生育年龄妇女发生高血压、蛋白尿症状与妊娠之间的因果关系。多数患者在妊娠期出现一过性高血压、蛋白尿症状,分娩后即随之消失。该病严重影响母婴健康,是孕产妇和围生儿患病率及病死率升高的主要原因。

一、高危因素与病因

(一)高危因素

流行病学调查发现,与妊娠期高血压疾病发病风险增加密切相关有如下高危因素:初产妇、孕妇年龄过小或大于 35 岁、多胎妊娠、妊娠期高血压病史及家族史、慢性高血压、慢性肾炎、抗磷脂抗体综合征、糖尿病、肥胖、营养不良、低社会经济状况。

(二)病因

妊娠期高血压疾病至今病因不明,多数学者认为当前可较合理解释的原因有如下几种。

1.异常滋养层细胞侵入子宫肌层

研究认为,子痫前期患者胎盘有不完整的滋养层细胞侵入子宫动脉,蜕膜血管与血管内滋养母细胞并存,子宫螺旋动脉发生广泛改变,包括血管内皮损伤、组成血管壁的原生质不足、肌内膜细胞增殖及脂类,首先在肌内膜细胞,其次在吞噬细胞中积聚,最终发展为动脉粥样硬化而引发妊娠期高血压疾病的一系列症状。

2.免疫机制

妊娠被认为是成功的自然同种异体移植。胎儿在妊娠期内不受排斥是因胎盘的免疫屏障作用、母体内免疫抑制细胞及免疫抑制物的作用。研究发现,子痫前期呈间接免疫,子痫前期孕妇组织相容性抗原 HLA-DR4 明显高于正常孕妇。HLA-DR4 在妊娠期高血压疾病发病中的作用可能为:①直接作为免疫基因,通过免疫基因产物,如抗原影响 R 噬细胞呈递抗原;②与疾病致病基因连锁不平衡;③使母胎间抗原呈递及识别功能降低,导致封闭抗体产生不足,最终导致妊娠期高血压疾病的发生。

3.血管内皮细胞受损

炎性介质,如肿瘤坏死因子、白细胞介素-6、极低密度脂蛋白等可能促成氧化应激,使类脂过氧化物持续生成,产生大量毒性因子,引起血管内皮损伤,干扰前列腺素平衡而使血压升高,导致一系列病理变化。研究认为这些炎性介质、毒性因子可能来源于胎盘及蜕膜,因此,胎盘血管内皮损伤可能先于全身其他脏器。

4.遗传因素

妊娠期高血压疾病的家族多发性提示遗传因素与该病发生有关。研究发现,血管紧张素原基因变异的妇女,妊娠期高血压疾病的发生率较高;也有人发现妇女纯合子基因突变有异常滋养细胞浸润;遗传性血栓形成可能发生于子痫前期。单基因假设能够解释子痫前期的发生,但多基因遗传也不能排除。

5.营养缺乏

已发现多种营养,如低清蛋白血症、钙、镁、锌、硒等缺乏与子痫前期发生发展有关。研究发现妊娠期高血压疾病患者的细胞内钙离子升高、血清钙下降,会导致血管平滑肌细胞收缩,血压上升。

6.胰岛素抵抗

近年来研究发现,妊娠期高血压疾病患者存在胰岛素抵抗,高胰岛素血症可导致一氧化氮(NO)合成下降及脂质代谢紊乱,影响前列腺素 E_2 的合成,增加外周血管的阻力,升高血压。因此认为胰岛素抵抗与妊娠期高血压疾病的发生密切相关,但尚需进一步研究。

二、病理生理变化

本病基本病理生理变化是全身小血管痉挛,内皮损伤及局部缺血,全身各系统各脏器灌流减少。由于小动脉痉挛,造成管腔狭窄、血管外周阻力增大、内皮细胞损伤、通透性增加、体液和蛋白质渗漏,表现为血压上升、蛋白尿、水肿和血液浓缩等。全身各组织器官因缺血、缺氧而受到不同程度损害。严重者,脑、心、肝、肾及胎盘等的病理变化可导致抽搐、昏迷、脑水肿、脑出血,以及心、肾衰竭、肺水肿、肝细胞坏死及被膜下出血。胎盘绒毛退行性变、出血和梗死,胎盘早期剥离及凝血功能障碍而导致弥散性血管内凝血等。其主要病理生理变化简示如下(图 12-2)。

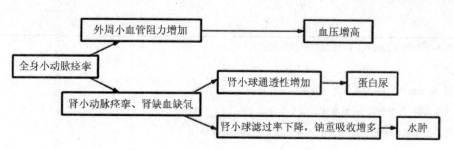

图 12-2　妊娠期高血压疾病病理生理变化

三、临床表现与分类

妊娠期高血压疾病分类与临床表现见表 12-2。

表 12-2　妊娠期高血压疾病分类及临床表现

分类	临床表现
妊娠期高血压	妊娠期首次出现血压≥18.7/12.0 kPa(140/90 mmHg)，并于产后 12 周恢复正常；尿蛋白(一)；少数患者可伴有，上腹部不适或血小板计数减少，产后方可确诊
子痫前期	
轻度	妊娠 20 周以后出现血压≥18.7/12.0 kPa(140/90 mmHg)；尿蛋白＞0.3 g/24 h 或随机尿蛋白(＋)；可伴有上腹不适、头痛等症状
重度	血压≥21.3/14.7 kPa(160/110 mmHg)；尿蛋白＞2.0 g/24 h 或随机尿蛋白＞(＋＋)；血清肌酐＞10^6 mmol/L，血小板计数低于 100×10^9/L；血 LDH 升高；血清 ALT 或 AST 升高；持续性头痛或其他脑神经或视觉障碍；持续性上腹不适
子痫	子痫前期孕妇抽搐不能用其他原因解释
慢性高血压并发子痫前期	血压高血压孕妇妊娠 20 周以前无尿蛋白，若出现尿蛋白＞0.3 g/24 h；高血压孕妇妊娠 20 周后突然尿蛋白增加或血压进一步升高或血小板计数＜100×10^9/L
妊娠合并慢性高血压	妊娠前或妊娠 20 周前舒张压＞12.0 kPa(90 mmHg)(除外滋养细胞疾病)，妊娠期无明显加重；或妊娠 20 周后首次诊断高血压并持续到产后 12 周后

需要注意以下几方面。

（1）通常正常妊娠、贫血及低蛋白血症均可发生水肿，妊娠期高血压疾病的水肿无特异性，因此不能作为其诊断标准及分类依据。

（2）血压较基础血压升高 4.0/2.0 kPa(30/15 mmHg)，但低于 18.7/12.0 kPa (140/90 mmHg)时，不作为诊断依据，但必须严密观察。

（3）重度子痫前期是妊娠 20 周后出现高血压、蛋白尿，且伴随以下至少一种临床症状或体征者，见表 12-3。

表 12-3　重度子痫前期的临床症状和体征

收缩压＞24.0 kPa(180 mmHg)，或舒张压＞14.7 kPa(110 mmHg)
24 小时尿蛋白＞3.0 g，或随机尿蛋白(＋＋＋)以上
中枢神经系统功能障碍

精神状态改变和严重头痛(频发,常规镇痛药不缓解)

脑血管意外

视力模糊,眼底点状出血,极少数患者发生皮质性盲

肝细胞功能障碍,肝细胞损伤,血清转氨酶至少升高 2 倍

上腹部或右上象限痛等肝包膜肿胀症状,肝被膜下出血或肝破裂

少尿,24 小时尿量<500 mL

肺水肿,心力衰竭

血小板计数<$100×10^9$/L

凝血功能障碍

微血管病性溶血(血 LDH 升高)

胎儿生长受限、羊水过少、胎盘早剥

子痫前可有不断加重的重度子痫前期,但子痫也可发生于血压升高不显著、无蛋白尿或水肿者。通常产前子痫较多,约 25％子痫发生于产后 48 小时。

子痫抽搐进展迅速,前驱症状短暂,表现为抽搐、面部充血、口吐白沫、深昏迷;随之深部肌肉僵硬;很快发展成典型的全身阵挛性惊厥、有节律的肌肉收缩和紧张,持续 1.0～1.5 分钟,期间患者无呼吸动作,此后抽搐停止,呼吸恢复,但患者仍昏迷,最后意识恢复,但有困顿、易激惹、烦躁等症状。

四、治疗

(一)治疗目的和原则

妊娠期高血压疾病的治疗目的和原则是争取母体可以完全恢复健康,胎儿出生后能够存活,以对母儿影响最小的方式终止妊娠。妊娠期高血压患者可住院也可在家治疗,应保证休息,加强孕期检查,密切观察病情变化,以防发展为重症。子痫前期应住院治疗、积极处理,防止发生子痫及并发症,治疗原则为解痉、降压、镇静,合理扩容及利尿,适时终止妊娠。

(二)治疗药物

1.解痉药物

解痉药物以硫酸镁为首选药物。硫酸镁有预防和控制子痫发作的作用,适用于子痫前期和子痫的治疗。

2.镇静药物

镇静药物适用于对硫酸镁有禁忌或疗效不明显时,但分娩时应慎用,以免药物通过而对胎儿产生影响,主要用药有地西泮和冬眠合剂。

3.降压药物

降压药物仅适用于血压过高,特别是舒张压高的患者,舒张压≥14.7 kPa(110 mmHg)或平均动脉压≥14.7 kPa(110 mmHg)者,可应用降压药物。选用的药物以不影响心排血量、肾血流量及子宫胎盘灌注量为宜。常用药物有肼屈嗪、硝苯地平、尼莫地平等。

4.扩容药物

扩容应在解痉的基础上进行。扩容治疗时,应严密观察脉搏、呼吸、血压及尿量,防止肺水肿

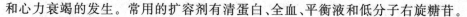

和心力衰竭的发生。常用的扩容剂有清蛋白、全血、平衡液和低分子右旋糖苷。

5.利尿剂

利尿剂仅用于全身性水肿、急性心力衰竭、肺水肿、脑水肿、血容量过高且伴有潜在肺水肿者。用药过程中应严密监测患者的水和电解质平衡情况,以及药物的毒副作用。常用药物有呋塞米、甘露醇。

五、护理

(一)护理评估

1.病史

详细询问患者与孕前及妊娠 20 周前有无高血压、蛋白尿和/或水肿及抽搐等征象;既往病史中有无原发性高血压、慢性肾炎及糖尿病;有无家族史。此次妊娠经过,出现异常现象的时间及治疗经过。

2.身心状况

除评估者一般健康状况外,护士需重点评估患者的血压、蛋白尿、水肿、自觉症状,以及抽搐、昏迷等情况。在评估过程中应注意以下几方面。

(1)初测高血压有升高者,需休息 1 小时后再测,方能正确反映血压情况。同时不要忽略测得血压与其基础血压的比较,而且也可经过翻身试验(roll over test,ROT)进行判断,即存孕妇左侧卧位时测血压直至血压稳定后,嘱其翻身卧位 5 分钟再测血压,若仰卧位舒张压较左侧卧位≥2.7 kPa(20 mmHg),提示有发生先兆子痫的倾向。

(2)留取 24 小时尿进行尿蛋白检查。凡 24 小时蛋白尿定量≥0.3 g 者为异常。由于蛋白尿的出现及量的多少反映了肾小管痉挛的程度和肾小管细胞缺氧及其功能受损的程度,护士应给予高度重视。

(3)妊娠后期水肿发生的原因除妊娠期高血压疾病外,还可由于下腔静脉受增大子宫压迫使血液回流受阻、营养不良性低蛋白血症及贫血等引起,因此水肿的轻重并不一定反应病情的严重程度;但是水肿不明显者,也有可能迅速发展为子痫,应引起重视。此外,还应注意水肿不明显,但体重于 1 周内增加超过 0.5 kg 的隐性水肿。

(4)孕妇出现头痛、眼花、胸闷、恶心、呕吐等自觉症状时,提示病情的进一步发展,即进入子痫前期阶段,护士应高度重视。

(5)抽搐与昏迷是最严重的表现,护士应特别注意发作状态、频率、持续时间、间隔时间、神智情况,以及有无唇舌咬伤、摔伤,甚至发生骨折、窒息或吸入性肺炎等。

妊娠期高血压疾病孕妇的心理状态与病情程度密切相关。妊娠期高血压孕妇由于身体尚未感到明显不适,心理上往往易忽略,不予重视。随着病情的发展,当血压明显升高,出现自觉症状时,孕妇紧张、焦虑、恐惧的心理也会随之加重。此外,孕妇的心理状态还与孕妇对疾病的认识,以及其支持系统的认识与帮助有关。

3.诊断检查

(1)尿常规检查:根据蛋白尿量确定病情严重程度;根据镜检出现管型判断肾功能受损情况。

(2)血液检查:①测定血红蛋白、血细胞比容、血浆黏度、全血黏度,以了解血液浓缩程度;重症患者应测定血小板数、凝血时间,必要时测定凝血酶时间、纤维蛋白原和鱼精蛋白副凝试验(3P 试验)等,以了解有无凝血功能异常。②测定血电解质及二氧化碳结合力,以及时了解有无电解质紊乱及酸中毒。③肝、肾功能测定：如进行丙氨酸氨基转移酶（ACT）、血尿素氮、肌酐及尿酸等测定。④眼底检查：重度子痫前期时，眼底小动脉痉挛、动静脉比例可由正常的 2：3 变为 1：2 甚至 1：4，或出现视网膜水肿、渗出、出血，甚至视网膜剥离、一时性失明等。⑤其他检查：如心电图、超声心动图、胎盘功能、胎儿成熟度检查等，可视病情而定。

（二）护理诊断

1.体液过多

体液过多与下腔静脉受增大子宫压迫或血液回流受阻或营养不良性低蛋白血症有关。

2.有受伤的危险

受伤与发生抽搐有关。

3.潜在并发症

胎盘早期剥离。

（三）护理目标

（1）妊娠期高血压孕妇病情缓解，发展为中、重度。

（2）子痫前期病情控制良好、未发生子痫及并发症。

（3）妊娠高血压疾病孕妇知道孕期保健的重要性，积极配合产前检查及治疗。

（四）护理措施

1.妊娠期高血压疾病的预防

护士应加强孕早期健康教育，使孕妇及其家属了解妊娠期高血压疾病的知识及其对母儿的危害，从而促使孕妇自觉于妊娠早期开始做产前检查，并坚持定期检查，以便及时发现异常，以及时得到治疗和指导。同时，还应指导孕妇合理饮食，增加富含蛋白质、维生素及铁、钙、锌的食物，减少过量脂肪和盐的摄入，对预防妊娠期高血压疾病有一定作用，尤其是钙的补充，可从妊娠 20 周开始，每天补充钙剂 2 g，可降低妊娠期高血压疾病的发生。此外，孕妇应采取左侧卧位休息以增加胎盘绒毛血供，同时保持心情愉快也有助于妊娠期高血压疾病的预防。

2.妊娠期高血压的护理

（1）保证休息：妊娠期高血压孕妇可在家休息，但需注意适当减轻工作，创造安静、清洁环境，以保证充分的睡眠（8～10 h/d）。在休息和睡眠时以左侧卧位为宜，在必要时也可换成右侧卧位，但要避免平卧位，其目的是解除妊娠子宫下腔静脉的压迫，改善子宫胎盘循环。此外，孕妇精神放松、心情愉快也有助于抑制妊娠期高血压疾病的发展。因此，护士应帮助孕妇合理安排工作和生活，既不紧张劳累，又不单调郁闷。

（2）调整饮食：妊娠期高血压孕妇除摄入足量的蛋白质（100 g/d 以上）、蔬菜，补充维生素、铁和钙剂外，食盐不必严格限制，因为长期低盐饮食可引起低钠血症，易发生产后血液循环衰竭，而且低盐饮食也会影响食欲，减少蛋白质的摄入，加强母儿不利；但全身水肿的孕妇应限制食盐的摄入量。

（3）加强产前保健：根据病情需要适当增加检查次数，加强母儿监测措施，密切注意病情变化，防止发展为重症。同时向孕妇及其家属讲解妊娠期高血压疾病相关知识，便于病情发展时孕妇能及时汇报，并督促孕妇每天数胎动。检测体重，以及时发现异样，从而提高孕妇的自我保健意识，并取得家属的支持和理解。

3.子痫前期的护理

（1）一般护理。

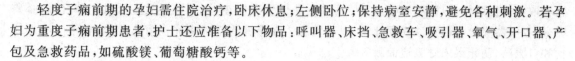

轻度子痫前期的孕妇需住院治疗,卧床休息;左侧卧位;保持病室安静,避免各种刺激。若孕妇为重度子痫前期患者,护士还应准备以下物品:呼叫器、床挡、急救车、吸引器、氧气、开口器、产包及急救药品,如硫酸镁、葡萄糖酸钙等。

每 4 小时测 1 次血压,如舒张压渐上升,提示病情加重,并随时观察和询问孕妇有无头晕、头痛、恶心等自觉症状。

注意胎心变化,以及胎动、子宫敏感度(肌张力)有无变化。

重度子痫前期孕妇应根据病情需要,适当限制食盐摄入量(每天少于 3 g),每天或隔天测体重,每天记录液体出入量、测尿蛋白。必要时测 24 小时蛋白定量,测肝肾功能、二氧化碳结合力等项目。

(2)用药护理:硫酸镁是目前治疗子痫前期的首选解痉药物。镁离子能抑制运动神经末梢对乙酰胆碱的释放,阻断神经和肌肉间的传导,使骨骼肌松弛;镁离子可以刺激血管内皮细胞合成前列环素,降低机体对血管紧张素Ⅱ的反应,缓解血管痉挛状态,从而预防和控制子痫的发作。同时,镁离子可以提高孕妇和胎儿血红蛋白的亲和力,改善氧代谢。护士应明确硫酸镁的用药方法、毒性反应及注意事项。

用药方法:硫酸镁可采用肌内注射或静脉用药。①肌内注射:通常于用药 2 小时后血液浓度达高峰,且体内浓度下降缓慢,作用时间长,但局部刺激性强,患者常因疼痛而难以接受。注射时应注意使用长针头行深部肌内注射,也可加利多卡因于硫酸镁溶液中,以缓解疼痛刺激,注射后用无菌棉球或创可贴覆盖针孔,防止注射部位感染,必要时可行局部按揉或热敷,促进肌肉组织对药物的吸收。②静脉用药:可行静脉滴注或推注,静脉用药后可使血中浓度迅速达到有效水平,用药后约 1 小时血浓度可达高峰,停药后血浓度下降较快,但可避免肌内注射引起的不适。基于不同用药途径的特点,临床多采用两种方式互补长短。

毒性反应:硫酸镁的治疗浓度和中毒浓度相近,因此在进行硫酸镁治疗时应严密观察其毒性作用,并认真控制硫酸镁的入量。通常主张硫酸镁的滴注速度以 1 g/h 为宜,不超过 2 g/h,每天维持用量15～20 g。硫酸镁过量会使呼吸和心肌收缩功能受到抑制,危及生命。中毒现象首先表现为膝反射减弱或消失,随着血镁浓度的增加可出现全身肌张力减退及呼吸抑制,严重者心跳可突然停止。

注意事项:护士在用药前及用药过程中均应监测孕妇血压,同时还应监测以下指标。①膝腱反射必须存在;②呼吸不少于 16 次/分;③尿量每 24 小时不少于 600 mL,或每小时不少于 25 mL,尿少提示排泄功能受抑制。由于钙离子可与镁离子争夺神经细胞上的同一受体,阻止镁离子的继续结合,因此应随时准备好 10%的葡萄糖酸钙注射液,以便出现毒性作用时及时予以解毒。10%葡萄糖酸钙 10 mL 在静脉推注时宜在 3 分钟内推完,必要时可每小时重复 1 次,直至呼吸、排尿和神经抑制恢复正常,但 2.1 小时内不超过 8 次。

4.子痫患者的护理

子痫为妊娠期高血压疾病最严重的阶段,直接关系到母儿安危,因此子痫患者的护理极为重要。

(1)协助医师控制抽搐:患者一旦发生抽搐,应尽快控制。硫酸镁为首选药物,必要时可加用强有力的镇静药物。

(2)专人护理,防止受伤:在子痫发生后,首先应保持患者的呼吸道通畅,并立即给氧,用开口器或于上、下磨牙间放置一缠好纱布的压舌板,用舌钳固定舌头,以防咬伤唇舌或发生舌后坠;使患者取头低侧卧位,以防黏液吸入呼吸道或舌头阻塞呼吸道,也可避免发生低血压综合征;必要时,用吸引器吸出喉部黏液或呕吐物,以免窒息。在患者昏迷或未完全清醒时,禁止给予一切饮食和口服药,防止误入呼吸道而致吸入性肺炎。

(3)减少刺激,以免诱发抽搐:患者应安置于单人暗室,保持绝对安静,以避免声、光刺激;一切治疗活动和护理操作尽量轻柔且相对集中,避免干扰患者。

(4)严密监护:密切注意血压、脉搏、呼吸、体温及尿量(留置导尿管)、记录出入量,以及时进行必要的血、尿化验和特殊检查,以及早发现脑出血、肺水肿、急性肾衰竭等并发症。

(5)为终止妊娠做好准备:子痫发作者往往在发作后自然临产,应严密观察并及时发现产兆,且做好母子抢救准备。如经治疗病情得以控制仍未临产者,应在孕妇清醒后 24～48 小时内引产,或子痫患者经药物控制后 6～12 小时,需考虑终止妊娠。护士应做好终止妊娠的准备。

5.妊娠期高血压疾病的护理

妊娠期高血压疾病孕妇的分娩方式应根据母儿的情形而定。若决定经阴道分娩,在第一产程中,应密切监测患者的血压、脉搏、尿量、胎心和子宫收缩情况,以及有无自觉症状;血压升高时应及时与医师联系;在第二产程中应尽量缩短产程,避免产妇用力,初产妇可行会阴侧切并用产钳助产;在第三产程中,需预防产后出血,在胎儿娩出前肩后立即静脉推注缩宫素(禁用麦角新碱),以及时娩出胎盘并按摩宫底,观察血压变化,重视患者的主诉。病情较重者于分娩开始即开放静脉。胎盘娩出后测血压,病情稳定者,方可送回病房。重症患者产后应继续硫酸镁治疗1～2 天,产后 21 小时至 5 天内仍有发生子痫的可能,故不可放松治疗及其护理措施。

妊娠期高血压疾病孕妇在产褥期仍需继续监测血压,产后 48 小时内应至少每 4 小时观察1 次血压,即使产前未发生抽搐,产后 48 小时也有发生的可能,故产后 48 小时内仍应继续硫酸镁的治疗和护理。使用大量硫酸镁的孕妇,产后易发生子宫收缩乏力,恶露较常人多,因此应严密观察子宫复旧情况,严防产后出血。

(五)护理评价

(1)妊娠期高血压孕妇休息充分,睡眠良好,饮食合理,病情缓解,未发展为重症。

(2)子痫前期预防病情得以控制,未发生子痫及并发症。

(3)妊娠期高血压孕妇分娩经过顺利。

(4)治疗中,患者未出现硫酸镁的中毒反应。

(董 静)

第十四节 胎 膜 早 破

胎膜早破(premature rupture of membranes,PROM)是指在临产前胎膜自然破裂,是常见的分娩期并发症,妊娠满 37 周的发生率为 10%,妊娠不满 37 周的发生率为 2.0%～3.5%。胎膜早破可引起早产及围生儿死亡率增加,亦可导致孕产妇宫内感染率和产褥期感染率增加。

一、病因

一般认为胎膜早破与以下因素有关,常为多因素所致。

(一)上行感染

生殖道病原微生物上行感染引起胎膜炎,使胎膜局部张力下降而破裂。

(二)羊膜腔压力增高

羊膜腔压力增高常见于多胎妊娠、羊水过多等。

(三)胎膜受力不均

胎先露高浮、头盆不称、胎位异常可使胎膜受压不均导致破裂。

(四)营养因素

缺乏维生素 C、锌及铜,可使胎膜张力下降而破裂。

(五)宫颈内口松弛

患者常因手术创伤或先天性宫颈组织薄弱,宫颈内口松弛,胎膜进入扩张的宫颈或阴道内,导致感染或受力不均,而使胎膜破裂。

(六)细胞因子

白细胞介素-1(IL-1)、IL-6、IL-8、肿瘤坏死因子-α(TNF-α)升高,可激活溶酶体酶,破坏羊膜组织,导致胎膜早破。

(七)机械性刺激

创伤或妊娠后期性交也可导致胎膜早破。

二、临床表现

(一)症状

孕妇突感有较多液体自阴道流出,有时可混有胎脂及胎粪,无腹痛等其他产兆,当咳嗽、打喷嚏等导致腹压增加时,羊水可少量间断性排出。

(二)体征

肛诊或阴检时,触不到羊膜囊,上推胎儿先露部可见到羊水流出。如伴羊膜腔感染,可有臭味,并伴有发热、母儿心率增快、子宫压痛、白细胞计数增多、C 反应蛋白升高。

三、对母儿的影响

(一)对母亲的影响

胎膜早破后,生殖道病原微生物易上行感染,感染程度通常与破膜时间有关。羊膜腔感染易发生产后出血。

(二)对胎儿的影响

胎膜早破经常诱发早产,早产儿易发生呼吸窘迫综合征。羊膜腔感染时,可引起新生儿吸入性肺炎,严重者发生败血症、颅内感染等。脐带受压、脐带脱垂时可致胎儿窘迫。胎膜早破发生的孕周越小,胎肺发育不良发生率越高,围生儿死亡率越高。

四、处理原则

预防感染和脐带脱垂,如有感染、胎窘征象,以及时行剖宫产终止妊娠。

五、护理

(一)护理评估

1.病史

询问病史,了解是否有发生胎膜早破的病因,确定具体的胎膜早破的时间、妊娠周数,是否有宫缩、见红等产兆,是否出现感染征象,是否出现胎窘现象。

2.身心状况

观察孕妇阴道流液的色、质、量,是否有气味。孕妇常可能因为不了解胎膜早破的原因,而对不可自控的阴道流液形成恐慌,可能担心自身与胎儿的安危。

3.辅助检查

(1)阴道流液的 pH 测定:正常阴道液 pH 为 4.5~5.5,羊水 pH 为 7.0~7.5。若 pH >6.5,提示胎膜早破,准确率达 90%。

(2)肛查或阴道窥阴器检查:肛查时未触到羊膜囊,上推胎儿先露部,有羊水流出。阴道窥阴器检查时见液体自宫口流出,或可见阴道后穹隆有较多混有胎脂和胎粪的液体。

(3)阴道液涂片检查:将阴道液置于载玻片上,干燥后镜检可见羊齿植物叶状结晶,为羊水,准确率达 95%。

(4)羊膜镜检查:可直视胎先露部,看不到前羊膜囊即可诊断。

(5)胎儿纤维结合蛋白(fetal fibronectin, fFN)测定:fFN 是胎膜分泌的细胞外基质蛋白。当宫颈及阴道分泌物内 fFN 含量超过 0.05 mg/L 时,胎膜抗张能力下降,易发生胎膜早破。

(6)超声检查:羊水量减少可协助诊断,但不可确诊。

(二)护理诊断

1.有感染的危险

感染与胎膜破裂后,生殖道病原微生物上行感染有关。

2.知识缺乏

缺乏预防和处理胎膜早破的知识。

3.有胎儿受伤的危险

胎儿受伤与脐带脱垂、早产儿肺部发育不成熟有关。

(三)护理目标

(1)孕妇无感染征象发生。

(2)孕妇了解胎膜早破的知识,如突然发生胎膜早破,能够及时进行初步应对。

(3)胎儿无并发症发生。

(四)护理措施

1.预防脐带脱垂的护理

胎膜早破并胎先露未衔接的孕妇应绝对卧床休息,多采用左侧卧位,注意抬高臀部,防止脐带脱垂造成胎儿宫内窘迫。注意监测胎心变化,进行肛查或阴检时,确定有无隐性脐带脱垂,一旦发生,立即通知医师,并于数分钟内结束分娩。

2.预防感染

保持床单位清洁。于外阴处使用无菌的会阴垫,勤于更换,保持清洁干燥,防止上行感染。更换会阴垫时观察羊水的色、质、量、气味等。嘱孕妇保持外阴清洁,每天擦洗 2 次会阴。同时观察产妇的生命体征,血生化指标,了解是否存在感染征象。破膜大于 12 小时,遵医嘱给予抗生素,防止感染。

3.监测胎儿宫内情况

密切观察胎心率的变化,嘱孕妇自测胎动。如有混有胎粪的羊水流出,即为胎儿宫内缺氧的表现,应及时予以吸氧,左侧卧位,并根据医嘱做好相应的护理。

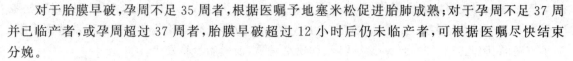

对于胎膜早破,孕周不足 35 周者,根据医嘱予地塞米松促进胎肺成熟;对于孕周不足 37 周并已临产者,或孕周超过 37 周者,胎膜早破超过 12 小时后仍未临产者,可根据医嘱尽快结束分娩。

4.健康教育

孕期时为孕妇讲解胎膜早破的定义与原因,并强调孕期卫生保健的重要性。指导孕妇,如出现胎膜早破现象,无须恐慌,应立即平卧,以及时就诊。孕晚期禁止性交,避免腹部碰撞或增加腹压。指导孕妇孕期补充足量的维生素和锌、铜等微量元素。宫颈内口松弛者应多卧床休息,并遵医嘱,根据需要于孕 14～16 周时行宫颈环扎术。

（董　静）

第十五节　胎位异常

一、概要

胎位异常是造成难产的常见因素之一。最常见的异常胎位为臀位,占 3％～4％。本节仅介绍持续性枕后位、枕横位、臀先露、肩先露。

(一)持续性枕后位、枕横位

在分娩过程中,胎头以枕后位或枕横位衔接。在下降过程中,胎头枕部因强有力宫缩绝大多数能向前转,转成枕前位自然分娩。仅有 5％～10％胎头枕骨持续不能转向前方,直至分娩后期仍位于母体骨盆后方或侧方,致使分娩发生困难者,称持续性枕后位或持续性枕横位。国外报道发病率均为 5％左右。

(二)臀先露

臀先露是最常见的异常胎位,占妊娠足月分娩总数的 3％～4％,多见于经产妇。臀先露以骶骨为指示点,有骶左前、骶左横、骶左后、骶右前、骶右横、骶右后 6 种胎位。根据胎儿两下肢所取姿势,分为 3 类:单臀先露或腿直臀先露,最多见;完全臀先露或混合臀先露,较多见;不完全臀先露或足位,较少见。

(三)肩先露

胎体纵轴与母体纵轴相垂直为横产式。胎体横卧于骨盆入口之上,先露部为肩,称肩先露,又称横位,占妊娠足月分娩总数的 0.25％,是一种对母儿最不利的胎位。胎儿极小或死胎浸软极度折叠后才能自然娩出外,正常大小的足月胎儿不可能从阴道自产。根据胎头在母体左或右侧和胎儿肩胛朝向母体前或后方,有肩左前、肩左后、肩右前、肩右后 4 种胎位。

二、护理评估

(一)病史

骨盆形态、大小异常是发生持续性枕后位、枕横位的重要原因。胎头俯屈不良、子宫收缩乏力、头盆不称、前置胎盘、膀胱充盈、子宫下段宫颈肌瘤等均可影响胎头内旋转,形成持续性枕横位或枕后位。

肩先露与臀先露发生原因相似:胎儿在宫腔内活动范围过大,如羊水过多、经产妇腹壁松弛及早产儿羊水相对过多,胎儿容易在宫腔内自由活动形成臀先露。胎儿在宫腔内活动范围受限,如子宫畸形、胎儿畸形等。胎头衔接受阻,如狭窄骨盆,前置胎盘易发生。

(二)身心状况与检查

1.持续性枕后位、枕横位

(1)表现:临产后胎头衔接较晚及俯屈不良,常导致协调性宫缩乏力及宫口扩张缓慢,产妇自觉肛门坠胀及排便感,致使宫口尚未开全时过早使用腹压。持续性枕后位常致活跃期晚期及第二产程延长。

(2)腹部检查:在宫底部触及胎臀,胎背偏向母体后方或侧方,在对侧明显触及胎儿肢体。若胎头已衔接,有时可在胎儿肢体侧耻骨联合上方扪到胎儿颏部。胎心在脐下一侧偏外方听得最响亮,枕后位时因胎背伸直,前胸贴近母体腹壁,胎心在胎儿肢体侧的胎胸部位也能听到。

(3)肛门检查或阴道检查:当肛查宫口部分扩张或开全时,若为枕后位,感到盆腔后部空虚,查明胎头矢状缝位于骨盆斜径上。前囟在骨盆右前方,后囟(枕部)在骨盆左后方则为枕左后位,反之为枕右后位。查明胎头矢状缝位于骨盆横径上,后囟在骨盆左侧方,则为枕左横位,反之为枕右横位。当出现胎头水肿,颅骨重叠,囟门触不清时,需行阴道检查借助胎儿耳郭及耳屏位置及方向判定胎位,若耳郭朝向骨盆后方,诊断为枕后位;若耳郭朝向骨盆侧方,诊断为枕横位。

(4)B超检查:根据胎头颜面及枕部位置,能准确探清胎头位置以明确诊断。

(5)危害。①对产妇的影响有:胎位异常导致继发性宫缩乏力,使产程延长,常需手术助产,容易发生软产道损伤,增加产后出血及感染机会。若胎头长时间压迫软产道,可发生缺血坏死脱落,形成生殖道瘘。②对胎儿的影响有:第二产程延长和手术助产机会增多,常出现胎儿窘迫和新生儿窒息,使围生儿死亡率增高。

2.臀先露

(1)表现:孕妇常感肋下有圆而硬的胎头。常致宫缩乏力,宫口扩张缓慢,产程延长。

(2)腹部检查:子宫呈纵椭圆形,胎体纵轴与母体纵轴一致。在宫底部可触到圆而硬,按压时有浮球感的胎头。若未衔接,在耻骨联合上方触到不规则,软而宽的胎臀,胎心在脐左(或右)上方听得最清楚。衔接后,胎臀位于耻骨联合之下,胎心听诊以脐下最明显。

(3)肛门检查及阴道检查肛门检查时,触及软而不规则的胎臀或触到胎足、胎膝(图 12-3、图 12-4)。

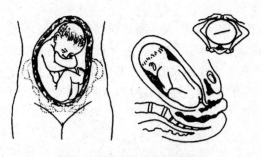

图 12-3　臀先露检查示意图

(4)B超检查:可明确诊断,能准确探清臀先露类型及胎儿大小,胎头姿势等。

(5)危害。①对产妇的影响:容易发生胎膜早破或继发性宫缩乏力,使产后出血与产褥感染的机会增多,容易造成宫颈撕裂甚至延及子宫下段。②对胎儿及新生儿的影响:胎臀高低不平,对前羊膜囊压力不均匀,常致胎膜早破,发生脐带脱垂是头先露的 10 倍,脐带受压可致胎儿窘迫甚至死亡;胎膜早破,使早产儿及低体重儿增多。后出胎头牵出困难,常发生新生儿窒息,臂丛神经损伤及颅内出血。

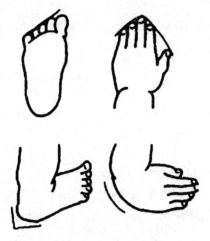

图 12-4　胎手与胎足的鉴别

3.肩先露

(1)表现:分娩初期,因先露部高,不能紧贴子宫下段及宫颈内口,缺乏直接刺激,容易发生宫缩乏力;由于先露部不能紧贴骨盆入口,致前后羊水沟通,当宫缩时,宫颈口处胎膜所承受的压力很大,胎肩对宫颈压力不均,容易发生胎膜破裂及脐带脱垂。破膜后羊水迅速外流,胎儿上肢或脐带容易脱出,导致胎儿窘迫甚至死亡。羊水流出后,胎体紧贴宫壁,宫缩转强,胎肩被挤入盆腔,胎臂可脱出于阴道口外,而胎头和胎体则被阻于骨盆入口之上,称为"忽略性横位。"此时由于羊水流失殆尽,子宫不断收缩,上段越来越厚,下段异常伸展变薄,出现病理性缩复环,可导致子宫破裂。由于失血、感染及水电解质发生紊乱等,可严重威胁产妇生命,多数胎儿因缺氧而死亡。有时破膜后,分娩受阻,子宫呈麻痹状态,产程延长,常并发严重宫腔感染。

(2)腹部检查:外形呈横椭圆形,子宫底部较低,耻骨联合上方空虚,在腹部一侧可触到大而硬的胎头,对侧为臀,胎心在脐周两旁最清晰。子宫呈横椭圆形,子宫长度低于妊娠周数,子宫横径宽。宫底部及耻骨联合上方较空虚,在母体腹部一侧触到胎头,另侧触到胎臀。肩前位时,胎背朝向母体腹壁,触之宽大平坦;肩后位时,胎儿肢体朝向母体腹壁,触及不规则的小肢体。胎心在脐周两侧最清楚。根据腹部检查多能确定胎位。

(3)肛门检查或阴道检查:在临产初期,先露部较高,不易触及,当宫口已扩开。由于先露部不能紧贴骨盆入口,致前后羊水沟通,当宫缩时,宫颈口处胎膜所承受的压力很大,易发生胎膜破裂及脐带或胎臂脱垂。胎膜未破者,因胎先露部浮动于骨盆入口上方,肛查不易触及胎先露部。若胎膜已破,宫口已扩张者,阴道检查可触到肩胛骨或肩峰,肋骨及腋窝。肩胛骨朝向母体前方或后方,可决定肩前位或肩后位。例如,胎头在母体右侧,肩胛骨朝向后方,则为肩右后位。胎手若已脱出于阴道口外,可用握手法鉴别是胎儿左手或右手。

(4)B超检查:能准确探清肩先露,并能确定具体胎位。

三、护理诊断

(一)恐惧

恐惧与分娩结果未知及手术有关。

(二)有新生儿受伤的危险

新生儿受伤与胎儿缺氧及手术产有关。

(三)有感染的危险

感染与胎膜早破有关。

(四)潜在并发症

产后出血、子宫破裂、胎儿窘迫。

四、护理目标

(1)产妇恐惧感减轻,积极配合医护工作。

(2)孕产妇及新生儿未出现因护理不当引起并发症。

(3)产妇与家属对胎儿夭折能正确面对。

五、护理措施

(一)及早发现异常并纠正

妊娠期加强围生期保健,宣传产前检查,妊娠发现胎位异常者,配合医师进行纠正。28 周以前臀位多能自行转成头位,可不予处理。30 周以后仍为臀位者,应设法纠正。常用的矫正方法有以下几种。

1.胸膝卧位

让孕妇排空膀胱,松解裤带,做胸膝卧位姿势,每天 2 次,每次 15 分钟,使胎臀离开骨盆腔,有助于自然转正。为了方便进行早晚各做 1 次为宜,连做 1 周后复查。

2.激光照射或艾灸至阴穴

激光照射至阴穴,左右两侧各照射 10 分钟,每天 1 次,7 次为 1 个疗程,有良好效果。也可用艾灸条,每天 1 次,每次 15～20 分钟,5 次为 1 个疗程。1 周后复查 B 超。

3.外转胎位术

现已少用。腹壁较松子宫壁不太敏感者,可试外倒转术,将臀位转为头位。倒转时切勿用力过猛,亦不宜勉强进行,以免造成胎盘早剥。倒转前后均应仔细听胎心音。

(二)执行医嘱,协助做好不同方式分娩的一切准备

1.持续性枕后位、枕横位

在骨盆无异常,胎儿不大时,可以试产。试产时应严密观察产程,注意胎头下降,宫口扩张程度,宫缩强弱及胎心有无改变。

第一产程:①潜伏期需保证产妇充分营养与休息。若有情绪紧张,睡眠不好可给予派替啶或地西泮。②活跃期宫口开大 3～4 cm,产程停滞除外头盆不称可行人工破膜;若产力欠佳,静脉滴注缩宫素。在试产过程中,出现胎儿窘迫征象,应行剖宫产术结束分娩。

第二产程:若第二产程进展缓慢,初产妇已近 2 小时,经产妇已近 1 小时,应行阴道检查。当胎头双顶径已达坐骨棘平面或更低时,可先行徒手将胎头枕部转向前方;若转成枕前位有困难时,也可向后转成正枕后位,再以产钳助产。若以枕后位娩出时,需作较大的会阴后一斜切开。若胎头位置较高,疑有头盆不称,需行剖宫产术,中位产钳禁止使用。

第三产程:因产程延长,容易发生产后宫缩乏力,胎盘娩出后应立即静脉注射或肌内注射子宫收缩剂,以防发生产后出血。有软产道裂伤者,应及时修补。新生儿应重点监护。产后应给予抗生素预防感染。

2.臀先露

臀位分娩的关键在于胎头能否顺利娩出,儿头娩出的难易,与胎儿与骨盆的大小及与宫颈是否完全扩张有直接关系。对疑有头盆不称、高龄初产妇及经产妇屡有难产史者,均应仔细检查骨盆及胎儿的大小,常规做 B 超检查以进一步判断胎儿大小,排除胎儿畸形。未发现异常者,可从阴道分娩,如有骨盆狭窄或相对头盆不称(估计胎儿体重≥3 500 g),或足先露、胎膜早破、胎儿宫内窘迫、脐带脱垂者,以剖宫取胎为宜。因此应根据产妇年龄,胎产次,骨盆类型,胎儿大小,胎儿是否存活,臀先露类型及有无合并症,于临产初期做出正确判断,决定分娩方式。

(1)择期剖宫产的指征:狭窄骨盆,软产道异常,胎儿体重≥3 500 g,胎儿窘迫,高龄初产,有难产史,不完全臀先露等,均应行剖宫产术结束分娩。

(2)决定经阴道分娩的处理。

第一产程:待产时应耐心等待,做好产妇的思想工作,以解除顾虑,产妇应侧卧,不宜站立走动,少作肛查,不灌肠,尽量避免胎膜破裂。勤听胎心音,一旦破膜,应立即听胎心。若胎心变慢或变快,应行肛查,必要时行阴道检查,了解有无脐带脱垂。若有脐带脱垂,胎心尚好,宫口未开全,为抢救胎儿,需立即行剖宫产术。若无脐带脱垂,可严密观察胎心及产程进展。若出现协调性宫缩乏力,应设法加强宫缩。

臀位接产的关键在于儿头的顺利娩出,而儿头的顺利娩出有赖于产道,特别是宫颈是否充分扩张。胎膜破裂后,当宫口开大 4～5 cm 时,儿臀或儿足出现于阴道口时,消毒外阴之后,用一消毒巾盖住,每次阵缩用手掌紧紧按住使之不能立即娩出,使用"堵"外阴方法。此法有利于后出胎头的顺利娩出。在"堵"的过程中,应每隔 10～15 分钟听胎心 1 次,并注意宫口是否开全。宫口已开全再堵易引起胎儿窘迫或子宫破裂。宫口近开全时,要做好接产和抢救新生儿窒息的准备。"堵"时用力要适当,忌用暴力,直到胎臀显露于阴道口,检查宫口确已开全为止。"堵"的时间一般需 0.5～1.0 小时,初产妇有时需堵 2～3 小时。

第二产程:臀位阴道分娩,有自然娩出、臀位助产及臀位牵引等 3 种方式。自然分娩系胎儿自行娩出;臀位助产系胎臀及胎足自行娩出后,胎肩及胎头由助产者牵出;臀位牵引系胎儿全部由助产者牵引娩出,为手术的一种,应有一定适应证。后者对胎儿威胁较大。接产前,应导尿排空膀胱。初产妇应作会阴切开术。3 种分娩方式分述如下。①自然分娩:胎儿自然娩出,不作任何牵拉。极少见,仅见于经产妇,胎儿小,宫缩强,骨盆腔宽大者。②臀助产术:当胎臀自然娩出至脐部后,胎肩及后出胎头由接产者协助娩出。脐部娩出后,一般应在 2～3 分钟娩出胎头,最长不能超过 8 分钟。后出胎头娩出有主张用单叶产钳,效果佳。③臀牵引术:胎儿全部由接产者牵拉娩出,此种手术对胎儿损伤大,一般情况下应禁止使用。

第三产程:产程延长易并发子宫收缩乏力性出血。胎盘娩出后,应肌内注射缩宫素或麦角新碱,防止产后出血。行手术操作及有软产道损伤者,应及时检查并缝合,给予抗生素预防感染。

3.肩先露

妊娠期发现肩先露应及时矫正。可采用胸膝卧位,激光照射(或艾灸)至阴穴。上述矫正方法无效,应试行外转胎位术转成头先露,并包扎腹部以固定胎头。若行外转胎位术失败,应提前住院决定分娩方式。

分娩期应根据产妇年龄、胎产次、胎儿大小、骨盆有无狭窄、胎膜是否破裂、羊水留存量、宫缩强弱、宫颈口扩张程度、胎儿是否存活、有无并发感染及子宫先兆破裂等决定分娩方式。

(1)足月活胎,对于有骨盆狭窄、经产妇有难产史、初产妇横位估计经阴道分娩有困难者,应于临产前行择期剖宫产术结束分娩。

(2)初产妇,足月活胎,临产后应行剖宫产术。如系经产妇,宫缩不紧,胎膜未破,仍可试外倒转术,若外倒转失败,也可考虑剖宫产。

(3)破膜后,立即做阴道检查,了解宫颈口扩张情况、胎方位及有无脐带脱垂等。如胎心好,宫颈口扩张不大,特别是初产妇有脐带脱垂,估计短时期内不可能分娩者,应即剖宫取胎。如系经产妇,宫颈口已扩张至5 cm以上,胎膜破裂不久,可在全麻麻醉下试做内倒转术,使横位变为臀位,待宫口开全后再行臀位牵引术。如宫口已近开全或开全,倒转后即可作臀牵引。

(4)破膜时间过久,羊水流尽,子宫壁紧贴胎儿,胎儿存活,已形成忽略性横位时,应立即剖宫取胎。如胎儿已死,可在宫颈口开全后做断头术,出现先兆子宫破裂或子宫破裂征象,无论胎儿死活,均应立即行剖宫产术。如宫腔感染严重,应同时切除子宫。

(5)胎儿已死,无先兆子宫破裂征象,若宫口近开全,在全麻下行断头术或碎胎术。

(6)胎盘娩出后应常规检查阴道、宫颈及子宫下段有无裂伤,并及时做必要的处理。如有血尿,应放置导尿管,以防尿瘘形成。产后用抗生素预防感染。

(7)临时发现横位产及无条件就地处理者,可给哌替啶100 mg或氯丙嗪50 mg,设法立即转院,途中尽量减少颠簸,以防子宫破裂。

(董　静)

第十六节　产力异常

一、疾病概要

产力是以子宫收缩力为主,子宫收缩力贯穿于分娩全过程。在分娩过程中,子宫收缩的节律性,对称性及极性不正常或强度、频率发生改变时,称子宫收缩力异常,简称产力异常。子宫收缩力异常临床上分为子宫收缩乏力和子宫收缩过强两类,每类又分为协调性子宫收缩和不协调收缩性子宫收缩,具体分类见图12-5。

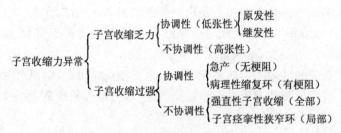

图12-5　子宫收缩力异常的分类

二、子宫收缩乏力

(一)护理评估

1.病史

胎儿头盆不称或胎位异常;胎儿先露部下降受阻;子宫壁过度伸展;多产妇子宫肌纤维变性;子宫发育不良或畸形;产妇精神紧张及过度疲劳;内分泌失调产妇体内雌激素、缩宫素、前列腺素、乙酰胆碱等分泌不足;过多应用镇静剂或麻醉剂等因素。

2.身心状况

(1)宫缩乏力:有原发性和继发性两种。原发性宫缩乏力是指产程开始就出现宫缩乏力,宫口不能如期扩张,胎先露部不能如期下降,导致产程延长;继发性宫缩乏力是指产程开始子宫收缩正常,只是在产程较晚阶段(多在活跃期后期或第二产程),子宫收缩转弱,产程进展缓慢甚至停滞。

协调性宫缩乏力(低张性宫缩乏力):子宫收缩具有正常的节律性、对称性和极性,但收缩力弱,宫腔内压力低,表现为持续时间短,间歇期长且不规律,宫缩<2次/10分钟。此种宫缩乏力,多属继发性宫缩乏力。协调性宫缩乏力时由于宫腔内压力低,对胎儿影响不大。

不协调性宫缩乏力(高张性宫缩乏力):子宫收缩的极性倒置,宫缩的兴奋点不是起自两侧宫角部,而是来自子宫下段的一处或多处冲动,子宫收缩波由下向上扩散,收缩波小而不规律,频率高,节律不协调;宫腔内压力虽高,但宫缩时宫底部不强,而是子宫下段强,宫缩间歇期子宫壁也不完全松弛,表现为子宫收缩不协调,宫缩不能使宫口扩张,不能使胎先露部下降,属无效宫缩。

(2)产程延长:通过肛查或阴道检查,发现宫缩乏力导致异常(图12-6)。产程延长有以下7种。

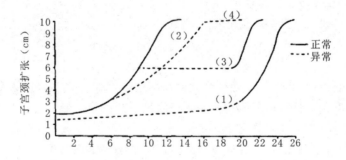

(1)潜伏期延长;(2)活跃期延长;(3)活跃期停滞;(4)第二产程延长

图 12-6 产程异常示意图

潜伏期延长:从临产规律宫缩开始至宫口扩张 3 cm 称潜伏期。初产妇潜伏期正常约需 8 小时,最大时限 16 小时,超过 16 小时称潜伏期延长。

活跃期延长:从宫口扩张 3 cm 开始至宫口开全称活跃期。初产妇活跃期正常约需 4 小时,最大时限 8 小时,超过 8 小时称活跃期延长。

活跃期停滞:进入活跃期后,宫口扩张无进展达 2 小时以上,称活跃期停滞。

第二产程延长:第二产程初产妇超过 2 小时,经产妇超过 1 小时尚未分娩,称第二产程延长。

第二产程停滞:第二产程达 1 小时胎头下降无进展,称第二产程停滞。

胎头下降延缓:活跃期晚期至宫口扩张 9～10 cm,胎头下降速度每小时少于 1 cm,称胎头下降延缓。

胎头下降停滞:活跃期晚期胎头停留在原处不下降达 1 小时以上,称胎头下降停滞。

以上 7 种产程进展异常,可以单独存在,也可以合并存在。当总产程超过 24 小时称滞产。

(3)对产妇的影响:由于产程延长可出现疲乏无力、肠胀气、排尿困难等,影响子宫收缩,严重时可引起脱水、酸中毒、低钾血症;由于第二产程延长,可导致组织缺血、水肿、坏死,形成膀胱阴道瘘或尿道阴道瘘;胎膜早破及多次肛查或阴道检查增加感染机会;产后宫缩乏力影响胎盘剥离,娩出和子宫壁的血窦关闭,容易引起产后出血。

(4)对胎儿的影响:协调性宫缩乏力容易造成胎头在盆腔内旋转异常,使产程延长,增加手术产机会,对胎儿不利。不协调性宫缩乏力,不能使子宫壁完全放松,对子宫胎盘循环影响大,胎儿在子宫内缺氧,容易发生胎儿窘迫。胎膜早破易造成脐带受压或脱垂,造成胎儿窘迫甚至胎死宫内。

(二)护理诊断

1.疼痛:腹痛

腹痛与不协调性子宫收缩有关。

2.有感染的危险

感染与产程延长、胎膜破裂时间延长有关。

3.焦虑

焦虑与担心自身和胎儿健康有关。

4.潜在并发症

胎儿窘迫,产后出血。

(三)护理目标

(1)疼痛减轻,焦虑减轻,情绪稳定。

(2)未发生软产道损伤、产后出血和胎儿缺氧。

(3)新生儿健康。

(四)护理措施

首先配合医师寻找原因,估计不能经阴道分娩者遵医嘱做好剖宫产术准备。或阴道分娩过程中应做好助产的准备。估计能经阴道分娩者应实施下列护理措施。

1.加强产时监护,改善产妇全身状况

加强产程观察,持续胎儿电子监护。第一产程应鼓励产妇多进食,必要时静脉补充营养;避免过多使用镇静药物,注意及时排空直肠和膀胱。

2.协助医师加强宫缩

(1)协调性宫缩乏力应实施下列措施。①人工破膜:宫口扩张 3 cm 或 3 cm 以上,无头盆不称,胎头已衔接者,可行人工破膜。②缩宫素静脉滴注:适用于协调性宫缩乏力,宫口扩张 3 cm,胎心良好,胎位正常,头盆相称者。使用方法和注意事项如下:取缩宫素 2.5 U 加入 5% 葡萄糖液 500 mL 内,使每滴糖液含缩宫素 0.33 mU,从 4～5 滴/分即 12～15 mU/min,根据宫缩强弱进行调整,通常不超过 30～40 滴,维持宫缩为间歇时间 2～3 分钟,持续时间 40～60 秒。对于宫缩仍弱者,应考虑到酌情增加缩宫素剂量。在使用缩宫素时,必须有专人守护,严密观察,应注意观察产程进展,监测宫缩、听胎心率及测量血压。

(2)不协调性宫缩乏力应调节子宫收缩,恢复其极性。要点如下:①给予强镇静剂哌替啶

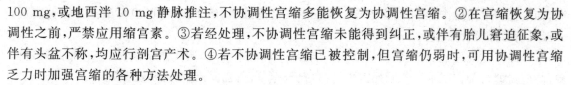

100 mg,或地西泮 10 mg 静脉推注,不协调性宫缩多能恢复为协调性宫缩。②在宫缩恢复为协调性之前,严禁应用缩宫素。③若经处理,不协调性宫缩未能得到纠正,或伴有胎儿窘迫征象,或伴有头盆不称,均应行剖宫产术。④若不协调性宫缩已被控制,但宫缩仍弱时,可用协调性宫缩乏力时加强宫缩的各种方法处理。

3.预防产后出血及感染

破膜 12 小时以上应给予抗生素预防感染。当胎儿前肩娩出时,给予缩宫素 10～20 U 静脉滴注,使宫缩增强,促使胎盘剥离与娩出及子宫血窦关闭。

(五)护理教育

应对孕妇进行产前教育,使孕妇了解分娩是生理过程,增强其对分娩的信心。分娩前鼓励多进食,必要时静脉补充营养;避免过多使用镇静药物,注意检查有无头盆不称等,均是预防宫缩乏力的有效措施;注意及时排空直肠和膀胱,必要时可行温肥皂水灌肠及导尿。

三、子宫收缩过强

(一)护理评估

1.协调性子宫收缩过强(急产)

子宫收缩的节律性,对称性和极性均正常,仅子宫收缩力过强、过频。若产道无阻力,宫口迅速开全,分娩在短时间内结束,总产程不足 3 小时,称急产。经产妇多见。

对产妇及胎儿新生儿的影响:宫缩过强过频,产程过快,可致初产妇宫颈,阴道及会阴撕裂伤;接产时来不及消毒可致产褥感染;胎儿娩出后子宫肌纤维缩复不良,易发生胎盘滞留或产后出血;宫缩过强,过频影响子宫胎盘血液循环,胎儿在宫内缺氧,易发生胎儿窘迫,新生儿窒息甚至死亡;胎儿娩出过快,胎头在产道内受到的压力突然解除,可致新生儿颅内出血;接产时来不及消毒,新生儿易发生感染;若坠地可致骨折、外伤。

2.不协调性子宫收缩过强

由于分娩发生梗阻或不适当地应用缩宫素,粗暴地进行阴道内操作或胎盘早剥血液浸润子宫肌层等因素造成。引起宫颈内口以上部分的子宫肌层出现强直性痉挛性收缩,宫缩间歇期短或无间歇。产妇烦躁不安,持续性腹痛,拒按。胎位触不清,胎心听不清。有时可出现病理缩复环,血尿等先兆子宫破裂征象。子宫壁局部肌肉呈痉挛性不协调性收缩形成的环状狭窄,持续不放松,称子宫痉挛性狭窄环。狭窄环可发生在宫颈,宫体的任何部分,多在子宫上下段交界处,也可在胎体某一狭窄部,以胎颈,胎腰处常见。

(二)护理措施

(1)有急产史的孕妇,在预产期前 1～2 周不应外出远走,以免发生意外,有条件应提前住院待产。临产后不应灌肠,提前做好接产及抢救新生儿窒息的准备。胎儿娩出时,勿使产妇向下屏气。若急产来不及消毒及新生儿坠地者,新生儿应肌内注射维生素 K_1 10 mg 预防颅内出血,并尽早肌内注射精制破伤风抗毒素 1 500 U。产后仔细检查软产道,若有撕裂应及时缝合。若属未消毒的接产,应给予抗生素预防感染。

(2)确诊为强直性宫缩,应及时给予宫缩抑制剂,如 25% 硫酸镁 20 mL 加入 5% 葡萄糖液 20 mL 内缓慢静脉推注(不少于 5 分钟)。若属梗阻性原因,应立即行剖宫产术。若仍不能缓解强直性宫缩,应行剖宫产术。

(3)子宫痉挛性狭窄环,应认真寻找导致子宫痉挛性狭窄环的原因,以及时纠正,停止一切刺激,如禁止阴道内操作,停用缩宫素等。若无胎儿窘迫征象,给予镇静剂,也可给予宫缩抑制剂,一般可消除异常宫缩。

(4)经上述处理,子宫痉挛性狭窄环不能缓解,宫口未开全,胎先露部高,或伴有胎儿窘迫征象,均应立即行剖宫产术。若胎死宫内,宫口已开全,可行乙醚麻醉,经阴道分娩。

(董　静)

第十七节　产道异常

产道是胎儿经阴道娩出时必经的通道,包括骨产道及软产道。产道异常可使胎儿娩出受阻,临床上以骨产道异常多见。

一、骨产道异常

(一)疾病概要

骨盆是产道的主要构成部分,其大小和形状与分娩的难易有直接关系。骨盆结构形态异常,或径线较正常为短,称为骨盆狭窄。

1.骨盆入口平面狭窄

我国妇女状况常见有单纯性扁平骨盆和佝偻病性扁平骨盆两种类型。狭窄分级见表12-4。

表 12-4　骨盆入口狭窄分级

分级	狭窄程度	分娩方式选择
1级临界性狭窄(临床常见)	骶耻外径 18 cm 入口前后径 10 cm	绝大多数可经阴道分娩
2级相对狭窄(临床常见)	骶耻外径 16.5～17.5 cm 入口前后径 8.5～9.5 cm	需经试产后才能决定可否阴道分娩
3级绝对狭窄	骶耻外径≤16.0 cm 入口前后径≤8.0 cm	必须剖宫产结束分娩

2.中骨盆及出口平面狭窄

我国妇女状况常见有漏斗骨盆和横径狭窄骨盆两种类型。狭窄分级见表12-5。

表 12-5　骨盆中骨盆及出口狭窄分级

分级	狭窄程度	分娩方式选择
1级临界性狭窄	坐骨棘间径 10 cm 坐骨结节间径 7.5 cm	根据头盆适应情况考虑可否经阴道分娩。不宜试产,考虑助产或剖宫产结束分娩
2级相对狭窄	坐骨棘间径 8.5～9.5 cm 坐骨结节间径 6.0～7.0 cm	
3级绝对狭窄	坐骨棘间径≤8.0 cm 坐骨结节间径≤5.5 cm	

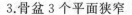

3.骨盆 3 个平面狭窄

骨盆 3 个平面狭窄称为均小骨盆。骨盆形状正常,但骨盆入口、中骨盆及出口平面均狭窄,各径线均小于正常值 2 cm 或以上,多见于身材矮小、体型匀称妇女。

4.畸形骨盆

畸形骨盆见于小儿麻痹后遗症、先天性畸形、长期缺钙、外伤及脊柱与骨盆关节结核病等。骨盆变形,左右不对称,骨盆失去正常形态称畸形骨盆。

(二)护理评估

1.病史

询问孕妇幼年有无佝偻病、脊髓灰质炎、脊柱和髋关节结核及外伤史。对经产妇,应了解既往有无难产史及其发生原因,新生儿有无产伤等。

2.身心状态

(1)骨盆入口平面狭窄的临床表现。①胎头衔接受阻:若入口狭窄时,即使已经临产而胎头仍未入盆,经检查胎头跨耻征阳性。胎位异常如臀先露,颜面位或肩先露的发生率是正常骨盆的 3 倍。②临床表现为潜伏期及活跃期早期延长:若已临产,根据骨盆狭窄程度,产力强弱,胎儿大小及胎位情况不同,临床表现也不尽相同。

(2)中骨盆平面狭窄的临床表现。①胎头能正常衔接:潜伏期及活跃期早期进展顺利。当胎头下降达中骨盆时,由于内旋转受阻,胎头双顶径被阻于中骨盆狭窄部位之上,常出现持续性枕横位或枕后位。同时出现继发性宫缩乏力,活跃期后期及第二产程延长甚至第二产程停滞。②中骨盆狭窄的临床表现:当胎头受阻于中骨盆时,有一定可塑性的胎头开始变形,颅骨重叠,胎头受压,使软组织水肿,产瘤较大,严重时可发生脑组织损伤,颅内出血及胎儿宫内窘迫。若中骨盆狭窄程度严重,宫缩又较强,可发生先兆子宫破裂及子宫破裂,强行阴道助产,可导致严重软产道裂伤及新生儿产伤。

(3)骨盆出口平面狭窄的临床表现:骨盆出口平面狭窄与中骨盆平面狭窄常同时存在。若单纯骨盆出口平面狭窄者,第一产程进展顺利,胎头达盆底受阻,胎头双顶径不能通过出口横径。强行阴道助产,可导致软产道,骨盆底肌肉及会阴严重损伤。

3.检查

(1)一般检查:测量身高,孕妇身高 145 cm 应警惕均小骨盆。观察孕妇体型,步态有无跛足,有无脊柱及髋关节畸形,米氏菱形窝是否对称,有无尖腹及悬垂腹等。

(2)腹部检查。①腹部形态:观察腹型,尺测子宫长度及腹围,预测胎儿体重,判断能否通过骨产道。②胎位异常:骨盆入口狭窄往往因头盆不称,胎头不易入盆导致胎位异常,如臀先露、肩先露。③估计头盆关系:正常情况下,部分初孕妇在预产期前 2 周,经产妇于临产后,胎头应入盆。如已临产,胎头仍未入盆,则应充分估计头盆关系。检查头盆是否相称的具体方法:孕妇排空膀胱,仰卧,两腿伸直。检查者将手放在耻骨联合上方,将浮动的胎头向骨盆腔方向推压。若胎头低于耻骨联合前表面,表示胎头可以入盆,头盆相称,称胎头跨耻征阴性;若胎头与耻骨联合前表面在同一平面,表示可疑头盆不称,称胎头跨耻征可疑阳性;若胎头高于耻骨联合前表面,表示头盆明显不称,称胎头跨耻征阳性。图 12-7 为头盆关系检查。

(3)骨盆测量:①骨盆外测量各径线<正常值 2 cm 或以上为均小骨盆。骶耻外径<18 cm 为扁平骨盆。坐骨结节间径<8 cm,耻骨弓角度<90°,为漏斗骨盆。骨盆两侧径(以一侧髂前上棘至对侧髂后上棘间的距离)及同侧(从髂前上棘至同侧髂后上棘间的距离)直径相差大于 1 cm

为偏斜骨盆。②骨盆外测量发现异常,应进行骨盆内测量。对角径<11.5 cm,骶岬突出为骨盆入口平面狭窄,属扁平骨盆。中骨盆平面狭窄及骨盆出口平面狭窄往往同时存在,应测量骶骨前面弯度,坐骨棘间径,坐骨切迹宽度。若坐骨棘间径<10 cm,坐骨切迹宽度<2 横指,为中骨盆平面狭窄。若坐骨结节间径<8 cm,应测量出口后矢状径及检查骶尾关节活动度,估计骨盆出口平面的狭窄程度。若坐骨结节间径与出口后矢状径之和<15 cm,为骨盆出口狭窄。图 12-8为对角径测量法。

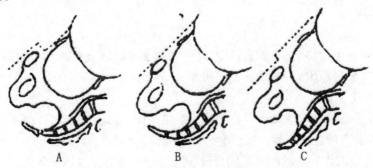

图 12-7　头盆关系检查

A.头盆相称;B.头盆可能不称;C.头盆不称

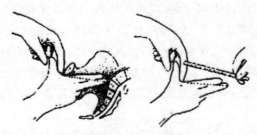

图 12-8　对角径测量法

(三)护理诊断

1.恐惧

恐惧与分娩结果未知及手术有关。

2.有新生儿受伤的危险

新生儿受伤与手术产有关。

3.有感染的危险

感染与胎膜早破有关。

4.潜在并发症

失血性休克。

(四)护理目标

(1)产妇恐惧感减轻。

(2)孕产妇及新生儿未出现因护理不当引起并发症。

(五)护理措施

1.心理支持及一般护理

在分娩过程中,应安慰产妇,使其精神舒畅,信心倍增,保证营养及水分的摄入,必要时补液。

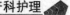

还需注意产妇休息,要监测宫缩强弱,应勤听胎心,检查胎先露部下降及宫口扩张程度。

2.执行医嘱

(1)明确狭窄骨盆类别和程度,了解胎位,胎儿大小,胎心率,宫缩强弱,宫口扩张程度,破膜与否,结合年龄,产次,既往分娩史进行综合判断,决定分娩方式。

(2)骨盆入口平面狭窄在临产前或在分娩发动时有下列情况时实施剖宫产术。①明显头盆不称(绝对性骨盆狭窄):骶耻外径≤16.0 cm,骨盆入口前后径≤8.0 cm,胎头跨耻征阳性者。若胎儿死亡,如骨盆入口前后径<6.5 cm时,虽碎胎也不能娩出,必须剖宫。②轻度狭窄,同时具有下列情况者:胎儿大、胎位异常、高龄初产妇、重度妊高征及胎儿珍贵患者。③屡有难产史且无一胎儿存活者。

(3)试产:骨盆入口平面狭窄属轻度头盆不称(相对性骨盆狭窄):骶耻外径16.5～17.5 cm,骨盆入口前后径8.5～9.5 cm,胎头跨耻征可疑阳性。足月活胎体重<3 000 g,胎心率和产力正常,可在严密监护下进行试产。试产时应密切观察宫缩、胎心音及胎头下降情况,并注意产妇的营养和休息。如宫口渐开大,儿头渐下降入盆,即为试产成功,多能自产,必要时可用负压吸引或产钳助产。若宫缩良好,经2～4小时(视头盆不称的程度而定)胎头仍不下降、宫口扩张迟缓或停止扩张者,表明试产失败,应及时行剖宫产术结束分娩。若试产时出现子宫破裂先兆或胎心音有改变,应从速剖宫,并发宫缩乏力、胎膜早破及持续性枕后位者,也以剖宫为宜。如胎儿已死,则以穿颅为宜。

(4)中骨盆及骨盆出口平面狭窄的处理:中骨盆狭窄者,若宫口已开全,胎头双顶径下降至坐骨棘水平以下时,可采用手法或胎头吸引器将胎头位置转正,再行胎头吸引术或产钳术助产;若胎头双顶径阻滞在坐骨棘水平以上时,应行剖宫产术。

出口狭窄多伴有中骨盆狭窄。出口是骨产道最低部位,应慎重选择分娩方式。出口横径<7 cm时,应测后矢状径,即自出口横径的中心点至尾骨尖的距离。如横径与后矢状径之和>15 cm,儿头可通过,大都须作较大的会阴切开,以免发生深度会阴撕裂。如二者之和<15 cm,则胎头不能通过,需剖宫或穿颅。

(5)骨盆3个平面狭窄的处理:若估计胎儿不大,胎位正常,头盆相称,宫缩好,可以试产,通常可通过胎头变形和极度俯屈,以胎头最小径线通过骨盆腔,可能经阴道分娩。若胎儿较大,有明显头盆不称,胎儿不能通过产道,应尽早行剖宫产术。

(6)畸形骨盆的处理:根据畸形骨盆种类,狭窄程度,胎儿大小,产力等情况具体分析。若畸形严重,明显头盆不称者,应及时行剖宫产术。

二、软产道异常

软产道异常亦可引起难产,软产道包括子宫下段、宫颈、阴道及外阴。软产道异常所致的难产少见,容易被忽视。应于妊娠早期常规行双合诊检查,以了解外阴、阴道及宫颈情况,以及有无盆腔其他异常等,具有一定临床意义。

(一)外阴异常
会阴坚韧、外阴水肿、外阴瘢痕等。

(二)阴道异常
阴道横隔、阴道纵隔、阴道狭窄、阴道尖锐湿疣、阴道囊肿和肿瘤等。

(三)宫颈异常

宫颈外口黏合、宫颈水肿、宫颈坚韧常见于高龄初产妇、宫颈瘢痕、宫颈癌、宫颈肌瘤、子宫畸形等。

(四)盆腔肿瘤

子宫肌瘤或卵巢肿瘤等。

（董　静）

第十八节　产 后 出 血

产后出血是指胎儿娩出后 24 小时内出血量超过 500 mL 者。产后出血是分娩期的严重并发症,是产妇死亡的重要原因之一,在我国居产妇死亡原因首位。

一、病因

(一)子宫收缩乏力

子宫收缩乏力是产后出血最常见的原因。

(二)胎盘因素

胎盘滞留、胎盘粘连、胎盘部分残留。

(三)软产道裂伤

分娩过程中软产道裂伤。

(四)凝血机制障碍

任何原因的凝血功能异常均可引起产后出血。

二、临床表现

(一)阴道多量流血

胎儿娩出后立即发生阴道流血,色鲜红,应考虑软产道裂伤;胎儿娩出后数分钟出现阴道流血,色暗红,应考虑胎盘因素;胎盘娩出后阴道流血较多,应考虑子宫收缩乏力或胎盘、胎膜残留;胎儿娩出后阴道持续流血且血液不凝,应考虑凝血功能障碍。

(二)休克症状

患者出现面色苍白、出冷汗,心慌、头晕、怕冷、寒战、打哈欠、表情淡漠、呼吸急促,甚至烦躁不安。

(三)出血量评估

正确评估出血量,常采用的方法包括称重法、面积法、容积法。

三、辅助检查

(一)血常规

了解患者红细胞和血红蛋白情况。

(二)弥散性血管内凝血监测

判断出、凝血时间,凝血酶原时间及纤维蛋白原测定等结果。

四、治疗

针对出血原因,迅速止血,补充血容量,纠正失血性休克,防治感染。

五、护理措施

(一)预防分娩期产后出血

1.第一产程

密切关注产程进展、防止产程延长,保证产妇基本需要,避免产妇衰竭状态,保证休息。

2.第二产程

应严格无菌操作,指导患者正确使用腹压,并适时适度地会阴侧切,胎头胎肩娩出要慢,胎肩娩出后立即肌内注射或静脉滴注缩宫素,以加强子宫收缩,减少产后出血。

3.第三产程

避免用力牵拉脐带、按摩、挤压子宫,胎盘娩出后应检查胎盘胎膜是否完整,检查胎盘母体面和胎儿面,判断有无缺损,检查软产道包括宫颈、阴道、外阴等部位有无损伤。

(二)产褥期的护理

1.观察病情

观察生命体征变化,重点观察血压与脉搏变化。评估产妇阴道流血情况,正确评估出血量。触摸子宫硬度及宫底高度,判断子宫收缩状态,检查周身皮肤有无出血倾向,以及时反馈医师,并做好护理记录。产后密切观察两小时,嘱患者及时排空膀胱,尽早哺乳。

2.抢救休克

准备抢救所需物品、药品、器械;针对不同原因出血给予相应措施;保持静脉通路的畅通,做好输血、急救准备工作;注意保持患者平卧、吸氧、保暖,严密观察并记录;监测生命体征变化,观察尿量及色;观察子宫收缩情况,有无压痛等;遵医嘱应用抗生素。失血量较多体液不足时,应遵医嘱给予补液、输血,补充血容量;合理调整输液速度,纠正休克状态。

3.处理不同原因产后出血

子宫收缩不良,导尿排空膀胱后可使用宫缩剂、按摩子宫、宫内填塞纱布条或结扎盆腔血管等方法达到止血目的;胎盘因素,应采取及时取出,必要时做好刮宫准备,胎盘粘连应行钳刮术和清宫术,若剥离困难疑有胎盘植入,切忌强行剥离并做好子宫切除术前准备;软产道损伤,应逐层缝合裂伤处,彻底止血,软产道血肿应切开血肿后缝合,同时注意止血并补充血容量;凝血功能异常,应尽快补充新鲜血、血小板和凝血酶原复合物。

4.提供健康知识

做好饮食指导,进营养丰富易消化,含铁蛋白丰富的食物,少量多餐;指导产妇适量活动的自我保健技巧;明确产后复查时间、目的和意义,使产妇能按时接受检查,以及时发现问题,调整产后指导方案使产妇尽快恢复健康;进行避孕指导,合理避孕,产后 42 天,禁止盆浴和性生活。

5.预防感染

密切关注体温变化,评估患者恶露颜色、气味、量,会阴护理每天两次,保持外阴清洁。定时观察子宫复旧情况,并及时做好记录。

（董　静）

第十三章

助 产 护 理

第一节 催产、引产的观察与护理

一、概述

(一)定义

1.催产

催产是指正式临产后因宫缩乏力需用人工及药物等方法,加强宫缩促进产程进展,以减少由于产程延长而导致母儿并发症。催产常用方法包括人工破膜、缩宫素应用、刺激乳头、自然催产法(如活动、变换体位、进食饮水、放松等)。

2.引产

引产是指在自然临产之前通过药物等手段使产程发动,达到分娩的目的,是产科处理高危妊娠常用的手段之一。引产是否成功主要取决于宫颈成熟程度。但如果应用不得当,将危害母儿健康,因此,应严格掌握引产的指征、规范操作,以减少并发症的发生。促宫颈成熟的目的是促进宫颈变软、变薄并扩张,降低引产失败率、缩短从引产到分娩的时间。若引产指征明确但宫颈条件不成熟,应采取促宫颈成熟的方法。

(二)主要作用机制

1.催产

通过输入人工合成缩宫素和/或刺激内源性缩宫素的分泌,增加缩宫素与体内缩宫素受体的结合,达到诱发和增强子宫收缩的目的。

2.引产

通过在宫颈口放置前列腺素制剂,改变宫颈状态,宫颈变软、变薄并扩张;或通过人工破膜、机械性扩张等,刺激内源性前列腺素释放,诱发宫缩,从而促使产程发动,达到分娩的目的。

(三)原则

严格掌握催产引产的指征、规范操作,以减少并发症的发生。

二、护理评估

(一)健康史

既往病史、孕产史、分娩史、月经周期及末次月经、本次妊娠经过,查看历次产前检查记录,核对孕周。

(二)生理状况

1.评价宫颈成熟度

目前公认的评估成熟度常用的方法是 Bishop 评分法,包括宫口开大、宫颈管消退、先露位置、宫颈硬度、宫口位置五项指标,满分 13 分,评分≥6 分提示宫颈成熟。评分越高,引产成功率越高。评分<6 分提示宫颈不成熟,需要促宫颈成熟。

2.产科检查

判断是否临产及产程进展(有规律宫缩及每小时 1 cm 的宫口开大)、母儿头盆关系。

3.辅助检查

行胎心监护,了解胎儿宫内状况;行超声检查,了解胎盘功能及胎儿成熟度。

(三)适应证和禁忌证

1.引产的主要指征

(1)延期妊娠(妊娠已达 41 周仍未临产者)或过期妊娠。

(2)妊娠期高血压疾病:达到一定孕周并具有阴道分娩条件者。

(3)母体合并严重疾病需提前终止妊娠,如严重的糖尿病、高血压、肾病等。

(4)足月妊娠胎膜早破,2 小时以上未临产者。

(5)胎儿及其附属物因素,如严重胎儿生长受限、死胎及胎儿严重畸形;附属物因素如羊水过少、生化或生物物理监测指标提示胎盘功能不良,但胎儿尚能耐受宫缩者。

2.引产绝对禁忌证

(1)孕妇严重合并症及并发症,不能耐受阴道分娩者或不能阴道分娩者(如心功能衰竭、重型肝肾疾病、重度子痫前期并发器官功能损害者等)。

(2)子宫手术史,主要是指古典式剖宫产术,未知子宫切口的剖宫产术,穿透子宫内膜的肌瘤剔除术,子宫破裂史等。

(3)完全性及部分性前置胎盘和前置血管。

(4)明显头盆不称,不能经阴道分娩者。

(5)胎位异常,如横位,初产臀位估计经阴道分娩困难者。

(6)宫颈浸润癌。

(7)某些生殖道感染性疾病,如疱疹感染活动期。

(8)未经治疗的 HIV 感染者。

(9)对引产药物过敏者。

(10)其他,包括生殖道畸形或有手术史,软产道异常,产道阻塞,估计经阴道分娩困难者;严重胎盘功能不良,胎儿不能耐受阴道分娩;脐带先露或脐带隐性脱垂。

3.引产相对禁忌证

(1)臀位(符合阴道分娩条件者)。

(2)羊水过多。

（3）双胎或多胎妊娠。

（4）分娩次数≥5次者。

4.催产主要适应证

宫颈成熟的引产;协调性子宫收缩乏力;死胎,无明显头盆不称者。

5.缩宫素应用禁忌证

（1）胎位异常或子宫张力过大如羊水过多、巨大儿或多胎时避免使用。

（2）多次分娩史（6次以上）避免使用。

（3）瘢痕子宫（既往有古典式剖宫产术史）且胎儿存活者禁用。

6.前列腺素制剂应用禁忌证

（1）孕妇有下列疾病,包括哮喘、青光眼、严重肝肾功能不全;急性盆腔炎;前置胎盘或不明原因阴道流血等。

（2）有急产史或有3次以上足月产史的经产妇。

（3）瘢痕子宫妊娠。

（4）有宫颈手术史或宫颈裂伤史。

（5）已临产。

（6）Bishop评分≥6分。

（7）胎先露异常。

（8）可疑胎儿窘迫。

（9）正在使用缩宫素。

（10）对地诺前列酮或任何赋形剂成分过敏者。

（四）心理-社会因素

（1）渴望完成分娩,难以忍受缓慢的产程进展,管理"不确定"有困难。

（2）担心孩子在子宫内的情况,又担心催产、引产方法及药物对孩子不好。

（3）害怕疼痛,自感无力应对,担心强烈的子宫收缩会导致子宫破裂。

（4）担心引产不成功,要做剖宫产。

三、护理措施

（一）引产的护理

（1）核对预产期,确定孕周。

（2）查看医师查房记录和辅助检查结果,了解宫颈成熟度、胎儿成熟度、头盆关系、妊娠合并症及并发症的防治方案。

（3）协助完成胎心监护和超声检查,了解胎儿宫内状况。

（4）若胎肺未成熟,遵医嘱,先完成促胎肺成熟治疗后引产。

（5）根据医嘱准备药物。①可控释地诺前列酮栓:是1种可控制释放的前列腺素 E_2 栓剂,含有10 mg地诺前列酮,以0.3 mg/h的速度缓慢释放,需低温保存。②米索前列醇:是1种人工合成的前列腺素 E_1 制剂,有100 μg 和200 μg 两种片剂。

（6）做好预防并发症的准备,包括阴道助产及剖宫产的人员和设备准备。

（二）用药护理

协助医师完成药物置入,并记录上药时间。

1.可控释地诺前列酮栓促宫颈成熟

(1)方法:外阴消毒后将可控释地诺前列酮栓置于阴道后穹隆深处,并旋转90°角,使栓剂横置于阴道后穹隆,在阴道口外保留2～3 cm终止带以便于取出。

(2)护理:置入地诺前列酮栓后,嘱孕妇平卧20～30分钟以利栓剂吸水膨胀;2小时后经复查,栓剂仍在原位,孕妇可下地活动。

2.米索前列醇促宫颈成熟

(1)方法:外阴消毒后将置米索前列醇于阴道后穹隆深处,每次阴道内放药剂量为25 μg,放药时不要将药物压成碎片。

(2)护理:用药后,密切监测宫缩、胎心率及母儿状况。

3.药物取出指征

出现下列情况,应通知医师评估后取出药物。①规律宫缩,Bishop评分≥6分。②自然破膜或行人工破膜术。③子宫收缩过频(每10分钟5次及以上的宫缩)。④置药24小时。⑤有胎儿出现不良状况的证据:胎动减少或消失、胎动过频、电子胎心监护结果分级为Ⅱ类或Ⅲ类。⑥出现不能用其他原因解释的母体不良反应,如恶心、呕吐、腹泻、发热、低血压、心动过速或者阴道流血增多。

(三)催产护理

根据产程评估情况,选择催产方法,并准备相应设备、用具和药品。

(1)选择人工破膜者,按人工破膜操作准备。

(2)选择自然催产法者,提供活动放松、变换体位、进食饮水的支持和指导。

(3)选择应用缩宫素者,则遵医嘱准备药物及溶酶、胎心监护仪,安排专人守护。

(四)用药护理

缩宫素应用。

(1)开放静脉通道。先接入乳酸钠林格液500 mL(不加缩宫素),行静脉穿刺,按8滴/分调节好滴速。

(2)遵医嘱,配置缩宫素。将2.5 U缩宫素加入500 mL林格液或生理盐水中,充分摇匀,配成0.5%浓度的缩宫素溶液,相当于每毫升液体含5 mU缩宫素,以每毫升15滴计算相当于每滴含缩宫素0.33 mU。从每分钟8滴开始。若使用输液泵,起始剂量为0.5 mL/min。

(3)根据宫缩、胎心情况调整滴速,一般每隔20分钟调整1次。应用等差法,即从每分钟8滴(2.7 mU/min)调整至16滴(5.4 mU/min),再增至24滴(8.4 mU/min);为安全起见也可从每分钟8滴开始,每次增加4滴,直至出现有效宫缩(10分钟内出现3次宫缩,每次宫缩持续30～60秒)。最大滴速不得超过40滴/分即13.2 mU/min,如达到最大滴速仍不出现有效宫缩,可增加缩宫素的浓度,但缩宫素的应用量不变。增加浓度的方法是以乳酸钠林格注射液500 mL中加5U缩宫素变成1%缩宫素浓度,先将滴速减半,再根据宫缩情况进行调整,增加浓度后,最大增至每分钟40滴(26.4 mU),原则上不再增加滴数和缩宫素浓度。

(4)专人守护,密切监测宫缩情况、产程进展及胎心率变化,有条件者建议使用胎儿电子监护仪连续监护。

(五)心理护理

(1)关注孕妇焦虑、紧张程度并分析原因;营造安全舒适的环境,缓解紧张情绪,降低焦虑水平。

(2)向孕产妇及家人讲解催产引产相关知识,做到知情选择。

(3)专人守护,增加信任度和安全感,降低发生风险的可能。

(4)允许家人陪伴,可降低孕产妇焦虑水平。

(六)危急状况处理

若出现宫缩过强/过频(连续两个 10 分钟内都有 6 次或以上宫缩,或者宫缩持续时间超过 120 秒)、胎心率变化(>160 次/分或<110 次/分,宫缩过后不恢复)、子宫病理性缩复环、孕产妇呼吸困难等,应进行下述处理。

(1)立即停止使用催产引产药物。

(2)立即改变体位呈左侧或右侧卧位;面罩吸氧 10 L/min;静脉输液(不含缩宫素)。

(3)报告责任医师,遵医嘱静脉给子宫松弛剂,如利托君或 25% 硫酸镁等。

(4)立即行阴道检查,了解产程进展,未破膜者给予人工破膜术,观察羊水有无胎粪污染及其程度。

(5)如果胎心率不能恢复正常,进行可能剖宫产的准备。

(6)如母儿情况、时间及条件允许,可考虑转诊。

四、健康指导

(1)向孕妇及家人讲解催产引产的目的、药物和方法选择,达到充分知情,理性选择。

(2)讲解催产、引产的注意事项。①不得自行调整缩宫素滴注速度。②未征得守护医护人员的允许,不得自行改变体位及下床活动。

(3)随时告知临产、产程及母儿状况的信息,增强缩宫引产成功的信心。

(4)孕产妇在催产、引产期间须经守护的医护人员判断,符合如下条件:①缩宫素剂量稳定。②孕产妇情况稳定,没有并发症。③胎儿情况稳定,没有窘迫的征象时,才被允许活动、改变体位。

(5)指导孕产妇利用呼吸的方法来放松及减轻宫缩痛。

五、注意事项

(1)严格掌握适应证及禁忌证,杜绝无指征的引产。

(2)催产、引产前,一定要认真阅读病历资料,仔细核对预产期,尽量避免被动、单纯执行医嘱,防止人为的早产和不必要的引产。

(3)严格遵循操作规范,正确选择催产方法,尽量应用自然催产法。

(4)遵医嘱准备和使用药物时,认真核对药物名称、用量、给药途径及方法,确保操作准确无误,不能随意更改和追加药物剂量、浓度及速度。

(5)密切观察母儿情况,包括宫缩强度、频率、持续时间、产程进展及胎心率变化,有条件的医院,应常规进行胎心监护并随时分析监护结果,以及时记录。

(6)对于促宫颈成熟引产者,如需加用缩宫素,应该在米索前列醇最后一次放置后 4 小时以上,并阴道检查证实药物已经吸收;地诺前列酮栓取出至少 30 分钟后方可。

(7)应用米索前列醇者应在产房观察,监测宫缩和胎心率,如放置后 6 小时仍无宫缩,在重复使用米索前列醇前应行阴道检查,重新评估宫颈成熟度,了解原放置的药物是否溶化、吸收,如未溶化和吸收者则不宜再放。每天总量不得超过 50 μg,以免药物吸收过多。一旦出现宫缩过频,应立即进行阴道检查,并取出残留药物。

(8)因缩宫素个体敏感度差异极大,应用时应特别注意:①要有专人观察宫缩强度、频率、持续时间及胎心率变化并及时记录,调好宫缩后行胎心监护。破膜后要观察羊水量及有无胎粪污染及其程度。②应从小剂量开始循序增量。③禁止肌内、皮下、穴位注射及鼻黏膜用药。④输液量不宜过大,以防止发生水中毒。⑤警惕变态反应。⑥宫缩过强应及时停用缩宫素,必要时使用宫缩抑制剂。

(9)因缩宫素的应用可能会影响体内激素的平衡和产后子宫收缩,而愉悦的心情会增加内源性缩宫素的分泌,故应创造条件,改变分娩环境,允许产妇家人陪伴,让产妇愉快、舒适、充满自信,保持内源性缩宫素的分泌,尽量少用或不用缩宫素。

(杜爱飞)

第二节　分娩期焦虑及疼痛的护理

一、焦虑的护理

分娩是一个生理过程,但对产妇而言却是一个持久而强烈的应激源。由于分娩阵痛的刺激及对分娩结局的担忧、产室环境陌生、分娩室的紧张氛围等常使产妇处于焦虑不安甚至恐惧的心理状态。其护理要点如下。

(一)心理护理

建立良好的护患关系,尊重产妇并富有同情心,态度和蔼,耐心听取并解答产妇及家属的疑惑,促使产妇积极配合。允许家属陪伴,减轻产妇的焦虑心理。

(二)产前教育

认真仔细地向产妇讲明妊娠和分娩的经过、可能的变化及出现的问题,帮助产妇了解分娩的过程,还要教给产妇一些分娩过程中的放松技术,使产妇对分娩有充分的思想准备,增强顺利分娩的信心,以减轻产妇的焦虑、恐惧心理。勤测胎心音和监测产妇的生命体征,让产妇休息好,鼓励产妇在宫缩间歇期间,少量多次进食易消化、富有营养的食物,供给足够的饮水,以保证分娩时充沛的精力和体力。

(三)产时指导

指导或帮助按摩下腹部及腰骶部以减轻疼痛,避免消耗过多的体力。第一产程适时鼓励产妇下地活动,促进产程进展。第二产程指导产妇正确使用腹压,使产妇保持信心,顺利娩出胎儿。待产妇有过度换气时,指导其进行深而慢的呼吸,并应用放松技巧,转移其注意力。

(四)做好家属的宣教工作

发挥社会支持系统的作用,产前向产妇的丈夫、父母讲解有关知识和信息,如分娩过程及必要的检查、治疗等,鼓励家人参与及配合,帮助产妇减轻焦虑情绪。

二、疼痛的护理

分娩疼痛主要来自宫缩、宫颈扩张、盆底组织受压、阴道扩张、会阴拉长等,产妇对疼痛的感受因人而异。通过药物性或非药物性干预,疼痛可以减轻。其护理要点如下。

(一)心理支持

态度和蔼,认真听取产妇有关疼痛的诉说,对其予以同情和理解。让产妇的丈夫、家人或医务人员陪伴在旁以便让其随时诉说疼痛,有助于缓解疼痛。

(二)产前教育

向产妇解释分娩过程可能产生的疼痛及原因、疼痛出现的时间及持续时间,使产妇有充分的思想准备,增加自信性和自控感。指导产妇减轻分娩疼痛的方法(如呼吸训练)和放松的方法。

(三)产时指导

在活跃期后,除指导产妇做深呼吸外,医务人员可按压腰骶部的酸胀处或按摩子宫下部,减轻产妇的疼痛感。

(四)暗示、转移方法

通过让产妇听音乐、看相关图片,或和产妇进行谈话等方法转移产妇对疼痛的注意,也可用按摩、热敷、淋浴等方法减轻疼痛。

(五)配合应用镇痛药、麻醉药

按医嘱给予镇静止痛剂可缓解疼痛。用药前应认真评估,并取得产妇同意;用药时应注意剂量、时间、方法;用药后观察产妇及胎儿对药物的反应,发现异常应及时报告医师并进行相应护理。

(杜爱飞)

第三节　分娩期非药物镇痛的应用及护理

一、概述

(一)定义

1.分娩痛

分娩痛是分娩时子宫平滑肌生理性收缩的独具特征,分娩痛伴随着分娩的发动而出现,分娩的结束而消失,因有节律性,也称分娩阵痛。

2.分娩期非药物镇痛

分娩期非药物镇痛是帮助孕产妇应对分娩疼痛的有用的工具和方法,可用来替代类阿片活性肽和硬膜外镇痛或作为其辅助手段而使母婴受益。常用方法有:①自然分娩法。②Lamaze 呼吸减痛分娩法。③陪伴分娩。④自由体位。⑤水疗法。⑥针刺或经皮电刺激法(中国传统治疗方法之一)。

(二)主要镇痛机制

1.自然分娩法

认为分娩痛源于社会诱导的期待,"恐惧-紧张-疼痛"综合征是大部分分娩痛的原因,通过产程教育,纠正关于分娩痛的错误期待,将呼吸技巧与放松技巧结合应用,并鼓励丈夫参与,共同面对,达到疼痛缓解。

2.Lamaze 呼吸减痛分娩法

Lamaze 呼吸减痛分娩法又称精神预防性无痛分娩法、心理助产法,是一种分娩预备和训练方法,将孕产妇的正条件反射和产程教育结合起来,通过训练放松来缓解肌肉的紧张,通过集中精力于呼吸的调整来建立新的注意中心,分散对产痛的注意,达到呼吸的频率与宫缩的节律相一致;呼吸的深度与宫缩的强度相协调,从而于宫缩时放松身体,增加子宫肌的供氧,达到缓解疼痛的效果。

3.陪伴分娩

通过陪伴者持续的情感支持(陪伴、倾听、承诺、鼓励、分享信息等)来降低产妇的情绪紧张和焦虑,从而缓解疼痛。

4.自由体位

产妇通过频繁变换身体姿势,找到相对舒适的体位,增加产妇的自我控制能力和自主的感受,达到减轻疼痛的效果。

5.水疗法

通过浮力、流体静压及特殊的热量,达到镇静和放松的作用。

6.针刺或经皮电刺激法

针刺疗法通过纠正"气"的不平衡来缓解分娩痛;经皮电刺激通过电刺激传入神经系统来阻断痛觉的传导,达到止痛的效果。

(三)原则

所有措施必须安全、无不良反应。WHO 提倡非药物性镇痛。

二、护理评估

(一)健康史

既往病史、孕产史、分娩史、月经周期及末次月经、本次妊娠经过,查看历次产前检查记录,核对孕周。

(二)生理状况

1.临床表现

(1)疼痛评估与分级:可选用 Mc Gill 疼痛调查表或简易疼痛评估量表。

(2)产程进展情况:评估宫颈变化及宫颈口扩张情况;宫缩持续时间、间隔时间、节律性、极性;胎先露下降程度及速度;胎方位及头盆关系等。

(3)胎儿情况:大小、胎心率及胎儿宫内状况。

2.适应证和禁忌证

非药物镇痛技术适用于所有孕产妇,没有禁忌证。

3.辅助检查

行胎心监护,了解胎儿宫内状况;行超声检查,了解胎盘功能及胎儿成熟度;实验室检查,血尿常规及出凝血时间。

(三)心理-社会因素

(1)孕产妇对自然分娩是否充满信心及对产痛的恐惧程度。

(2)孕产妇及家人对分娩期非药物镇痛技术的了解及接受程度。

(3)家人的支持及孕产妇配合程度。

（4）医院能否提供单间产房、分娩陪伴及责任制助产服务等。

三、护理措施

（一）一般护理
同分娩期妇女的护理。

（二）分娩期非药物镇痛的护理
1.自然分娩法的应用

（1）做好正常分娩产程教育，纠正错误的分娩观念。

（2）进行肌肉放松和呼吸技巧的训练。③提供条件让丈夫参与训练，并教其在产妇分娩中紧紧围绕。

2.Lamaze呼吸减痛分娩法的应用

（1）廓清式呼吸的训练。①目标：身体真正放松。②应用时间：每项运动开始和结束前。③训练方法：坐、躺皆可，眼睛注视一个焦点，身体完全放松，用鼻慢慢吸气至腹部，用口唇像吹蜡烛一样慢慢呼气。④检查判断放松的程度：将检查的部位（一般选择上肢和下肢）慢慢抬起时会感觉肢体的重量，放开时，被抬起的部位会因重力作用而重重下垂，则表示完全松弛；否则应继续练习，直到孕妇完全放松。

（2）神经-肌肉控制运动。①目标：通过缩紧身体的某一部位，模拟子宫收缩，同时训练身体其他部位的放松，直到形成条件反射，一旦宫缩真正来临，即可在子宫收缩时，达到身体放松。②应用时间：妊娠期间，≥1次/天，15～20分钟/次。③训练方法：廓清式呼吸-缩紧身体的某一部位（右臂、左臂、右腿、左腿、右手右腿、左手左腿、右手左腿、左手右腿，每次一个部位)-放松-廓清式呼吸。

（3）呼吸运动。①目标：用意志控制呼吸，建立新的注意中心。②应用时间：妊娠满7个月后至分娩时。将产程分为4个阶段，即初步阶段（生产早期，收缩波不太规则，宫口开大约3 cm）、加速阶段（收缩波高且持久，宫口开4～8 cm）、转变阶段（收缩波起伏而尖锐，宫口开8～10 cm）、胎儿娩出阶段。不同阶段采用不同呼吸模式，呼吸时间与宫缩时间一致。③训练方法：初步阶段胸式呼吸，由鼻孔吸气口吐气，腹部保持放松，一次吸气吐气过程8～10秒；加速阶段浅而慢加速胸式呼吸，随子宫收缩增强而加速呼吸，随子宫收缩减缓而减慢呼吸，每次缩短2～4秒，至宫缩峰位时快速吸吐，宫缩减弱时每次增加2～4秒，直到平常状态呼吸；转变阶段浅的胸部高位呼吸，微张嘴快速吸吐，气流在喉头处打转发出"嘻嘻"音，又称"嘻嘻轻浅式呼吸"，完全用口呼吸，吸气与呼气相等量，避免换气过度；胎儿娩出阶段，学会聆听身体的感受，直到有不由自主用力地冲动，大口吸气，憋气（下巴往前缩，眼睛看肚脐），往下用力（像解大便一样），吐气（预产期前3周开始练习，只可模拟不要真的用力）；哈气运动，嘴巴张开，像喘息式急促呼吸，同时全身放松，直至想用力地冲动过去。训练时偶尔下口令："不要用力"，以及时哈气，达到快速的本能反应。

（4）体操运动。①运动种类：腿部运动、盘腿坐式、脊柱伸展运动、产道肌肉收缩运动、腰部运动、膝胸卧式。②训练方法：在日常起居中有意识进行，随时可做。③目标：锻炼腹肌、臀肌、肛提肌、会阴肌群等分娩中使用的组织和器官，增加其韧性与支撑力，有利于分娩正常进行。

3.陪伴分娩的应用

分娩过程中有一个支持伙伴是帮助孕产妇处理疼痛的最成功方式之一。

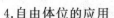

4.自由体位的应用

分娩时常用体位有立位、行走、跪立、双手双膝位、蹲坐位、仰卧及侧卧位。①完成孕期自然分娩教育,教会使用各种分娩支持工具(分娩球、助行车等)。②分娩时,为产妇提供各种分娩支持工具,供选择分娩体位时使用。③按常规监测孕产妇及胎儿情况,并做好记录。

5.水疗法的应用

(1)提供水疗环境和设备。

(2)调节好水温。

(3)保持水的清洁,防止交叉感染。

6.针刺或经皮电刺激法的应用

针刺法因效果缺乏实证资料且操作有创而要求高,临床几乎不用;经皮电刺激法伴随技术的改进与革新,有一定的应用空间,详见相关设备及技术说明或相应的培训。

(三)心理护理

(1)鼓励产妇表达自己的感受与需求,加强与医护人员的沟通,消除紧张恐惧情绪。

(2)提供陪伴支持,充分发挥陪伴的作用,应用各种非药物镇痛技术,增加分娩信心。

四、健康指导

(1)讲解分娩的生理过程。

(2)解读分娩痛,让孕妇认识分娩痛的性质,了解分娩痛的影响因素及分娩痛对母儿健康的意义和影响。

(3)详细介绍分娩期非药物镇痛的原理、方法、效果、适用性和局限性、分娩的帮助、相关要求及注意事项,取得孕产妇及家人的认同。

(4)指导并示范 Lamaze 呼吸减痛分娩法,鼓励陪伴者共同参与,以便更有效地帮助孕产妇。

(5)在孕妇学校就教会使用各种分娩支持工具。

五、注意事项

(1)客观评价孕产妇疼痛的程度及耐受水平,做好记录。

(2)根据孕产妇对分娩痛知识的了解、孕期教育训练程度、镇痛的愿望及可提供的镇痛技术选择镇痛方法。

(3)非药物镇痛,目的不是消除分娩痛,而是通过心理暗示、转移注意力、放松技巧、呼吸运动等将疼痛降低到可以忍受的程度,因此,应预先告知,非药物镇痛不能达到绝对无痛。

(4)Lamaze 呼吸减痛分娩法的原理是条件反射,强调充分的教育和训练,其效果与技巧的掌握和训练程度密切相关,因此特别强调孕期训练。

(5)分娩期非药物镇痛方法彼此不相冲突,应结合产程不同阶段,产妇的信念、意愿和偏好,综合应用各种方法,并提供帮助。

(6)分娩痛易受精神心理因素的影响,家属的支持及工作人员良好的态度是一剂好的镇痛剂,因此应努力改善分娩环境、允许家属陪产。

(7)产房环境安全、舒适、洁净,可满足分娩活动的需要。

（杜爱飞）

第四节　硬膜外麻醉分娩镇痛的观察及护理

一、概述

(一)定义

硬膜外麻醉分娩镇痛是指通过向硬膜外腔隙置管后,选择注入局麻药、阿片类药和/或肾上腺素及一些新药,以达到阻滞分娩过程中痛觉神经的传导,解除由于子宫收缩引起的疼痛,用于阴道分娩及剖宫产分娩。常用方法包括:①连续硬膜外麻醉镇痛。②产妇自控硬膜外麻醉镇痛。③腰麻-硬膜外联合阻滞等。

(二)主要机制

1.分娩致痛机制

造成疼痛的原因尚不明确。一般认为,分娩痛有如下几种可能的原因:①收缩致子宫肌缺氧。②交锁的肌束压迫宫颈和下段神经节。③宫颈扩张中的牵拉。④宫底覆盖腹膜的牵拉。

2.分娩痛的神经传导机制

分娩痛的主要感觉神经传导至 $T_{11}\sim S_4$ 脊神经后,经脊髓上传至大脑痛觉中枢,因此,阴道分娩麻醉镇痛需将神经阻滞范围控制在 $T_{11}\sim S_4$。

3.分娩镇痛机制

通过药物的应用,阻断特定神经纤维的传导作用,抑制痛觉向中枢的传递,达到解除疼痛的作用。

(三)原则

理想的分娩镇痛技术的应用,应对维护母婴健康有意义。基本原则:①简便。②安全。③对胎循环无影响。

二、护理评估

(一)健康史

既往病史、孕产史、分娩史、月经周期及末次月经、本次妊娠经过,查看历次产前检查记录,核对孕周。

(二)生理状况

1.临床表现

疼痛评估与分级;宫缩情况、宫口开大、产程阶段及进展情况;胎儿大小、胎方位、胎心率及胎儿宫内状况。

2.适应证和禁忌证

(1)适应证:①无剖宫产适应证。②无硬膜外麻醉禁忌证。③产妇自愿。

(2)禁忌证:①产妇拒绝。②凝血功能障碍、接受抗凝治疗期间。③局部皮肤感染和全身感染未控制。④产妇难治性低血压及低血容量、显性或隐性大出血。⑤原发性或继发性宫缩乏力和产程进展缓慢。⑥对所使用的药物过敏。⑦已经过度镇静。⑧合并严重的基础疾病,包括神

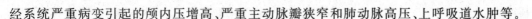

经系统严重病变引起的颅内压增高、严重主动脉瓣狭窄和肺动脉高压、上呼吸道水肿等。

3.辅助检查

行胎心监护,了解胎儿宫内状况;行超声检查,了解胎盘功能及胎儿成熟度;实验室检查,血尿常规及出凝血时间。

(三)高危因素

(1)孕产妇基础疾病、妊娠分娩合并症及并发症。

(2)麻醉的问题:包括直立性低血压、胃食管反流、药物过敏、麻醉意外。

(3)知情不够充分。

(四)心理-社会因素

(1)孕产妇的身心状态、对产痛的恐惧程度及对镇痛技术的渴求。

(2)孕产妇及家人对分娩镇痛观念的认同、技术的了解及接受程度。

(3)家人的支持及孕产妇配合程度。

三、护理措施

(一)一般护理

同分娩期妇女的护理。

(二)硬膜外麻醉镇痛的护理

(1)评估孕产妇疼痛的程度、耐受性、镇痛愿望及身心状态等,做好记录。

(2)详细介绍硬膜外麻醉镇痛的适应证、禁忌证、镇痛效果及利弊,同时介绍可以提供的其他分娩镇痛的方法(包括药物镇痛和非药物镇痛),让孕产妇知情选择。

(3)备麻醉穿刺间,配齐麻醉穿刺及急救所有物品和设备,包括多普勒听诊仪、胎心监护仪、正压通气复苏囊、给氧面罩、喉镜(母儿各1套)、气管导管(多种型号)、吸氧装置及氧源、吸痰装置、自控式给药泵、分娩支持工具、紧急呼叫系统。

(4)若孕产妇选择硬膜外麻醉分娩镇痛,则由专业麻醉师完成术前谈话,签署知情同意书。做好下列准备:①常规建立输液通道。②留取血标本,进行血常规及出凝血时间检查,并进行交叉配血备用。③监护孕产妇生命体征及胎儿情况。④协助孕产妇摆好麻醉体位。

(5)麻醉术后配合麻醉师,严密监测生命体征,防止并发症发生。

(6)密切观察产程进展及母儿情况变化,完善各项记录。

(7)做好接产、可能剖宫产及新生儿复苏的准备。

(三)心理护理

(1)鼓励产妇表达自己的感受、意愿与需求,加强与医护人员的沟通,消除紧张恐惧情绪。

(2)提供陪伴支持,增加分娩信心。

(四)危急状况处理

主要是麻醉相关并发症的处理与预防。

1.麻醉相关并发症

低血压(心血管虚脱);局麻药毒性反应;高位阻滞;麻醉意外。

2.处理

(1)配合麻醉医师进行相应急救处理(麻醉医师应在产妇身边守护)。

(2)团队协作,包括助产士、产科医师、麻醉师、新生儿医师。

3.预防

(1)要避免与麻醉相关的并发症和产妇死亡,需要对麻醉医师进行良好的培训、选择恰当的麻醉药物、仔细谨慎地用药。

(2)倡导非药物镇痛。

四、健康指导

(1)讲解分娩的生理过程。

(2)告诉孕产妇及其家属一般情况下,分娩痛属生理性的,可以承受且不构成伤害,然而,分娩时剧烈的疼痛也可以导致体内一系列神经内分泌反应,对产妇及胎儿产生相应的影响。

(3)逐项介绍分娩镇痛的方法、效果、适用性和局限性、对母儿健康的影响、相关要求及注意事项,包括非药物镇痛、药物镇痛和麻醉镇痛等镇痛技术的利与弊,达到充分知情,理性选择。

五、注意事项

(1)客观评价孕产妇疼痛的程度及耐受水平,做好记录。

(2)掌握疼痛评估技术,并能正确评价、解读分娩痛。

(3)客观解读硬膜外麻醉分娩镇痛技术的效果及注意事项,不可夸大宣传和刻意引导,孕妇及家属在知情基础上理性选择。

(4)熟悉理想的分娩镇痛的标准,能合理选择分娩镇痛技术并有效实施。理想的分娩镇痛的标准:①对产妇及胎儿不良反应小。②药物起效快,作用可靠,便于给药。③避免运动阻滞,不影响子宫收缩和产妇活动。④产妇清醒,能配合分娩过程。⑤能满足整个产程镇痛要求。

(5)严格执行操作规程,不可小视风险的存在,做好充分应对风险的准备。

(6)尽量让产妇避免持续仰卧位。

(7)实施麻醉分娩镇痛时,麻醉医师必须坚守在产妇身边,不时地检查并与产妇交谈,对药物滴注速度或局麻药的浓度进行必要的调整,以及时识别任何导管进入血管或蛛网膜下腔的迹象,并与产科医师、助产士密切合作,共同监测,注意药物的不良反应。

(8)注意产程进展,不严格控制第 2 产程,经产妇分娩镇痛者允许达 3 小时,初产妇分娩镇痛者允许达 4 小时。

(9)做好可能剖宫产、新生儿复苏及产妇抢救准备。

(杜爱飞)

第十四章

眼 科 护 理

第一节 泪 囊 炎

一、新生儿泪囊炎

(一)概述

新生儿泪囊炎也是儿童常见眼病之一。其是由于鼻泪管下端先天残膜未开放造成泪道阻塞,致使泪液滞留于泪囊之内,伴发细菌感染引起的。常见致病菌为葡萄球菌、链球菌、假白喉杆菌等。

(二)诊断

1.症状

出生后数周或数天发现患儿溢泪并伴有黏液脓性分泌物。

2.体征

内眦部有黏液脓性分泌物,局部结膜充血,下睑皮肤浸渍或粗糙,可伴有湿疹。指压泪囊区有脓性分泌物从泪小点溢出。

3.辅助检查

分泌物行革兰染色,血琼脂培养以确定感染细菌类型。

(三)鉴别诊断

1.累及内眦部眼眶蜂窝织炎

挤压泪囊区无分泌物自泪小点溢出。

2.急性筛窦炎

鼻骨表面疼痛、肿胀,发红区可蔓延至内眦部。

3.急性额窦炎

炎症主要累及上睑,前额部有触痛。

(四)治疗

1.按摩

用示指沿泪囊上方向下方挤压,挤压后滴抗生素滴眼液,2～4 次/天。

2.滴眼液或眼膏

有黏液脓性分泌物时,滴抗生素滴眼液或眼膏,2～4次/天。

3.泪道探通术

对于2～4个月患儿可以施行泪道探通手术,探通后滴抗生素眼药1周。

4.泪道插管手术

对于大于5个月或者存在反复泪道探通手术失败的患儿可以考虑行泪道插管手术治疗。

5.抗感染治疗

继发急性泪囊炎或眼眶蜂窝织炎时,须及时全身及局部抗感染治疗。

二、急性泪囊炎

(一)概述

急性泪囊炎是儿童比较少见但十分严重的泪道疾病。其常继发于新生儿泪囊炎、先天性泪囊突出、泪囊憩室及先天性骨性鼻泪管发育异常等。常见致病菌为葡萄球菌、链球菌等。

(二)诊断

1.症状

内眦部红肿,疼痛,患眼流泪并伴有黏液脓性分泌物。

2.体征

内眦部充血肿胀,患眼局部结膜充血,可伴有全身症状如发热等。

3.辅助检查

分泌物行革兰染色、血琼脂培养以确定感染细菌类型。

(三)鉴别诊断

1.累及内眦部眼眶蜂窝织炎

挤压泪囊区无分泌物自泪小点溢出。

2.急性筛窦炎

鼻骨表面疼痛、肿胀,发红区可蔓延至内眦部。

3.急性额窦炎

炎症主要累及上睑,前额部有触痛。

(四)治疗

(1)全身及局部应用广谱抗生素治疗。根据眼部分泌物细菌培养加药敏实验结果调整用药。

(2)局部脓肿形成,可以先尝试经上、下泪小点引流脓液。如果上述方法无效,则只能行经皮肤的切开引流。

(3)炎症控制后尽快行进一步影像学检查如CT等,明确发病原因。根据不同的发病原因行进一步的治疗。

三、护理措施

(一)慢性期护理重点

1.指导正确滴眼药

每次滴眼药前,先用手指按压泪囊区或行泪道冲洗,排空泪囊内的分泌物后,再滴抗生素眼药水,每天4～6次。

2.冲洗泪道

选用生理盐水加抗生素行泪道冲洗,每周1～2次。

(二)急性期护理重点

(1)指导正确热敷和超短波物理治疗,以缓解疼痛,注意防止烫伤。

(2)按医嘱应用有效抗生素,注意观察药物的不良反应。

(3)急性期切忌泪道冲洗或泪道探通,以免感染扩散,引起眼眶蜂窝织炎。

(4)脓肿未形成前,切忌挤压,以免脓肿扩散,待脓肿局限后切开排脓或行鼻内镜下开窗引流术。

(三)新生儿泪囊炎护理重点

指导患儿父母泪囊局部按摩方法,置患儿立位或侧卧位,用一手拇指自下睑眶下线内侧与眼球之间向下压迫,压迫数次后滴用抗生素眼水,每天进行3～4次,坚持数周,促使鼻泪管下端开放。操作时应注意不能让分泌物进入婴儿气管内。如果保守治疗无效,按医嘱做好泪道探通手术准备。

(四)经皮肤径路泪囊鼻腔吻合术护理

1.术前护理

(1)术前3天滴用抗生素眼药水并行泪道冲洗。

(2)术前1天用1‰麻黄碱液滴鼻,以收缩鼻黏膜,利于引流及预防感染。

(3)向患儿家属解释手术目的、意义、注意点。泪囊鼻腔吻合术是通过人造骨孔使泪囊和中鼻道吻合,使泪液经吻合孔流入中鼻道。

2.术后护理

(1)术后患儿置半坐卧位:术后24小时内可行面颊部冷敷,以减少出血及疼痛。

(2)做好鼻腔护理:术后第2天开始给予1‰麻黄碱液、雷诺考特喷雾剂等喷鼻,以收敛鼻腔黏膜,利于引流,达到消炎、止血、改善鼻腔通气功能的目的。注意鼻腔填塞物的正确位置,嘱患儿勿牵拉填塞物、勿用力擤鼻及挖鼻腔,以防止填塞物松动或脱落而引起出血。

(3)做好泪道护理:术后患儿眼部滴用抗生素眼液,滴眼时,患儿面部处于水平稍偏健眼位置,有利于药液聚集在患眼内眦部,从而被虹吸入泪道,增强伤口局部药物浓度,促进局部炎症的消退。

(4)术后嘱患儿注意保暖、防止感冒。术后当天进温凉饮食,多吃水果蔬菜,加强营养,忌食酸辣刺激性食物,禁烟、酒,忌喝浓茶、咖啡。

(五)鼻内镜下泪囊鼻腔吻合术护理

(1)加强并发症的观察和护理:术后短时间内鼻腔或口腔的少许血丝不需处理;若有大量鲜血顺前鼻流出或吐出血性分泌物,色鲜红,则可能为伤口活动性出血,应及时通知医师给予处理。

(2)术后3～5天起,每天在鼻内镜下对手术侧腔道进行彻底清理,以减少腔道内结痂、黏膜炎症,加快愈合。

(3)术后应用抗菌药物加地塞米松进行泪道冲洗,每天1次,连续1周。冲洗时注意动作轻柔,应顺着泪道方向缓慢进针。如植入人工泪管,嘱患儿不要用力揉眼、牵拉泪管,以免人工泪管脱落。

(4)教会患儿家属正确滴鼻药和眼药方法,嘱家属带患儿定期随访,坚持复诊。在内镜下彻底清理鼻腔凝血块、分泌物和结痂等;按时冲洗泪道,冲刷泪道内分泌物,避免泪道再次堵塞。

（别欣欣）

第二节 角 膜 炎

角膜炎是我国常见的致盲眼病之一。角膜炎的分类尚未统一,根据病因可分为感染性角膜炎、免疫性角膜炎、外伤性角膜炎、营养不良性角膜炎,其中感染性角膜炎最为常见,其病原体包括细菌、真菌、病毒、棘阿米巴、衣原体等,以细菌和真菌感染最为多见。角膜炎最常见的症状是眼痛、畏光、流泪、眼睑痉挛,伴视力下降,甚至摧毁眼球。其典型体征为睫状充血、角膜浸润、角膜溃疡的形成。

角膜炎病理变化过程基本相同,可以分为如下4期。①浸润期:致病因子侵入角膜,引起角膜边缘血管网充血,随即炎性渗出液及炎症细胞进入,导致病变角膜出现水肿和局限性灰白色的浸润灶,如炎症及时得到控制,角膜仍能恢复透明。②溃疡形成期:浸润期的炎症向周围或深层扩张,可导致角膜上皮和基质坏死、脱落形成角膜溃疡,甚至角膜穿孔,房水从角膜穿破口涌出,导致虹膜脱出、角膜瘘、眼内感染、眼球萎缩等严重并发症。③溃疡消退期:炎症控制、患者自身免疫力增加,阻止致病因子对角膜的损害,溃疡边缘浸润减轻,可有新生血管长入。④愈合期:溃疡区上皮再生,由成纤维细胞产生的瘢痕组织修复,留有角膜薄翳、角膜斑翳、角膜白斑。

一、细菌性角膜炎

(一)概述
细菌性角膜炎是由细菌感染引起的角膜炎症的总称,是临床常见的角膜炎之一。

(二)病因与发病机制
本病常由于角膜外伤后被感染所致,常见的致病菌有表皮葡萄球菌、金黄色葡萄球菌、肺炎双球菌、链球菌、铜绿假单胞菌(绿脓杆菌)等。眼局部因素(如慢性泪囊炎、倒睫、戴角膜接触镜等)和导致全身抵抗力低下因素(如长期使用糖皮质激素和免疫抑制剂、营养不良、糖尿病等)也可诱发感染。

(三)护理评估
1.健康史

(1)了解患者有无角膜外伤史、角膜异物剔除史、慢性泪囊炎、眼睑异常、倒睫病史,或长期佩戴角膜接触镜等。

(2)有无营养不良、糖尿病病史,是否长期使用糖皮质激素或免疫抑制剂,以及此次发病以来的用药史。

2.症状与体征

(1)发病急,常在角膜外伤后24~48小时发病,有明显的畏光、流泪、疼痛、视力下降等症状,伴有较多的脓性分泌物。

(2)眼睑肿胀,结膜混合充血或睫状充血,球结膜水肿,角膜中央或偏中央有灰白色浸润,逐渐扩大,进而组织坏死脱落形成角膜溃疡。并发虹膜睫状体炎,表现为角膜后沉着物、瞳孔缩小、虹膜后粘连及前房积脓,是因毒素渗入前房所致。

(3)革兰阳性球菌角膜感染表现为圆形或椭圆形局灶性脓肿,边界清楚,基质处出现灰白色

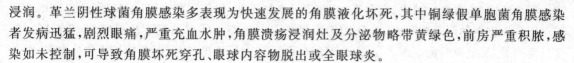

浸润。革兰阴性球菌角膜感染多表现为快速发展的角膜液化坏死,其中铜绿假单胞菌角膜感染者发病迅猛,剧烈眼痛,严重充血水肿,角膜溃疡浸润灶及分泌物略带黄绿色,前房严重积脓,感染如未控制,可导致角膜坏死穿孔、眼球内容物脱出或全眼球炎。

3.心理-社会状况评估

(1)通过与患者及其家属的交流,了解患者及其家属对细菌性角膜炎的认识程度及有无紧张、焦虑、悲哀等心理表现。

(2)评估患者视力对工作、学习、生活等能力的影响。

(3)了解患者的用眼卫生和个人卫生习惯。

4.辅助检查

了解角膜溃疡刮片镜检和细胞培养是否发现相关病原体。

(四)护理诊断

1.疼痛

疼痛与角膜炎症刺激有关。

2.感知紊乱

感知紊乱与角膜炎症引起的角膜混浊导致的视力下降有关。

3.潜在并发症

角膜溃疡、穿孔、眼内炎等。

4.知识缺乏

缺乏细菌性角膜炎相关的防治知识。

(五)护理措施

1.心理护理

向患者介绍角膜炎的病变特点、转归过程及角膜炎的防治知识,鼓励患者表达自己的感受,解释疼痛原因,帮助患者转移注意力,以及时给予安慰理解,消除其紧张、焦虑、自卑的心理,正确认识疾病,树立战胜疾病的信心,争取患者对治疗的配合。

2.指导患者用药

根据医嘱积极抗感染治疗,急性期选择高浓度的抗生素滴眼液,每15～30分钟滴眼一次。严重病例,可在开始30分钟内每5分钟滴药一次。同时全身应用抗生素,随着病情的控制逐渐减少滴眼次数,白天使用滴眼液,睡前涂眼药膏。进行球结膜下注射时,先向患者解释清楚,并在充分麻醉后进行,以免加重局部疼痛。

3.保证充分休息、睡眠

要提供安静、舒适、安全的环境,病房要适当遮光,避免强光刺激,减少眼球转动,外出应佩戴有色眼镜或眼垫遮盖。指导促进睡眠的自我护理方法,如睡前热水泡脚、喝热牛奶、听轻音乐等,避免情绪波动。患者活动空间不留障碍物,将常用物品固定摆放方便患者使用,教会患者使用传呼系统,鼓励其寻求帮助。厕所必须安置方便设施,如坐便器、扶手等,并教会患者如何使用,避免跌倒。

4.严格执行消毒隔离制度

换药、上药均要无菌操作,药品及器械应专人专眼专用,避免交叉感染。

5.严密观察

为预防角膜溃疡穿孔,护理时要特别注意如下几点:①治疗操作时,禁翻转眼睑,勿加压眼

335

球。②清淡饮食,多食易消化、富含维生素、粗纤维的食物,保持大便通畅,避免便秘,以防增加腹压。③告知患者勿用手擦眼球,勿用力闭眼、咳嗽及打喷嚏。④球结膜下注射时,避免在同一部位反复注射,尽量避开溃疡面。⑤深部角膜溃疡、后弹力层膨出者,可用绷带加压包扎患眼,配合局部及全身应用降低眼压的药物,嘱患者减少头部活动,避免低头,可蹲位取物。⑥按医嘱使用散瞳剂,防止虹膜后粘连而导致眼压升高。⑦可用眼罩保护患眼,避免外物撞击。⑧严密观察患者的视力、角膜刺激征、结膜充血及角膜病灶和分泌物的变化,注意有无角膜穿孔的症状,例如,角膜穿孔时,房水从穿孔处急剧涌出,虹膜被冲至穿孔处,可出现眼压下降、前房变浅或消失、疼痛减轻等症状。

6.健康教育

(1)帮助患者了解疾病的相关知识,树立治疗信心,保持良好的心理状况。

(2)养成良好的卫生习惯,不用手或不洁手帕揉眼。

(3)注意劳逸结合,生活规律,保持充足的休息和睡眠,戒烟酒,避免摄入刺激性食物(如咖啡、浓茶等)。

(4)注意保护眼睛,避免角膜受伤,外出要戴防护眼镜。

(5)指导患者遵医嘱坚持用药,定期随访。

二、真菌性角膜炎

(一)概述

真菌性角膜炎为致病真菌引起的感染性角膜病。近年来,随着广谱抗生素和糖皮质激素的广泛应用,其发病率有升高趋势,是致盲率极高的角膜疾病。

(二)病因与发病机制

其常见的致病菌有镰刀菌和曲霉菌,还有念珠菌属、青霉菌属、酵母菌等。它常发生于植物引起的角膜外伤后,有的则发生于长期应用广谱抗生素、糖皮质激素和机体抵抗力下降者。

(三)护理评估

1.健康史

(1)多见于青壮年男性农民,有农作物枝叶或谷物皮壳擦伤眼史。

(2)有长期使用抗生素及糖皮质激素史。

2.症状与体征

疼痛、畏光、流泪等刺激性症状均较细菌性角膜炎为轻,病程进展相对缓慢,呈亚急性,有轻度视力下降。体征较重,眼部充血明显,角膜病灶呈灰白色或黄白色,表面微隆起,外观干燥而欠光滑,似牙膏样或苔垢样。溃疡周围抗体与真菌作用,形成灰白色环形浸润即"免疫环"。有时在角膜病灶旁可见"伪足""卫星状"浸润病灶,角膜后可有纤维脓性沉着物。前房积脓为黄白色的黏稠脓液。由于真菌穿透力强,易发生眼内炎。

3.心理-社会状况评估

了解患者职业,评估该病对患者的工作学习及家庭经济有无影响。评估患者对真菌性角膜炎的认识度,有无紧张、焦虑、悲哀等心理表现。

4.辅助检查

(1)角膜刮片革兰染色和Giemsa染色可发现真菌菌丝,是早期诊断真菌最常见的方法。

(2)共聚焦显微镜检查角膜感染灶,可直接发现真菌病原体(菌体和菌丝)。

(3)病变区角膜组织活检,可提高培养和分离真菌的阳性率。

(四)护理诊断

1.疼痛

慢性眼痛与角膜真菌感染刺激有关。

2.焦虑

焦虑与病情反复及担心预后不良有关。

3.感知紊乱

感知紊乱与角膜真菌感染引起的角膜混浊导致的视力下降有关。

4.潜在并发症

角膜溃疡、穿孔、眼内炎等。

5.知识缺乏

缺乏真菌性角膜炎防治知识。

(五)护理措施

(1)由植物引起的角膜外伤史者,长期应用广谱抗生素及糖皮质激素滴眼液或眼药膏者,应严密观察病情,注意真菌性角膜炎的发生。

(2)遵医嘱应用抗真菌药物,同时要观察药物的不良反应,禁用糖皮质激素。

(3)对于药物不能控制或有角膜溃疡穿孔危险者,可行角膜移植手术。

(4)真菌性角膜炎病程长,易引起患者情绪障碍,应对患者做好解释疏导工作,并告知患者真菌复发的表现,如患眼出现畏光、流泪、眼痛、视力下降等,应立即就诊。

三、单纯疱疹病毒性角膜炎

(一)概述

单纯疱疹病毒性角膜炎是指由单纯疱疹病毒所致的严重的感染性角膜病,其发病率及致盲率均占角膜病首位。其特点是复发性强,角膜知觉减退。

(二)病因与发病机制

本病多为单纯疱疹病毒原发感染后的复发,多发生在上呼吸道感染或发热性疾病以后。原发感染常发生于幼儿,单纯疱疹病毒感染三叉神经末梢和三叉神经支配的区域(头、面部皮肤和黏膜),并在三叉神经节长期潜伏下来。当机体抵抗力下降时,潜伏的病毒被激活,可沿三叉神经至角膜组织,引起单纯疱疹病毒性角膜炎。

(三)护理评估

1.健康史

(1)了解患者有无上呼吸道感染史,全身或局部有无使用糖皮质激素、免疫抑制剂。

(2)评估有无复发诱因存在,如过度疲劳、日光暴晒、月经来潮、发热、熬夜、饮酒、角膜外伤等。

(3)了解有无疾病反复发作史。

2.症状与体征

(1)原发感染常见于幼儿,有发热、耳前淋巴结肿大、唇部皮肤疱疹,呈自限性。眼部表现为急性滤泡性或假膜性结膜炎、眼睑皮肤疱疹,可有树枝状角膜炎。

(2)复发感染常在诱因存在下引起角膜感染复发,多为单侧。患眼可有轻微眼痛、畏光、流泪、眼疼挛,若中央角膜受损,则视力明显下降,并有典型的角膜浸润灶形态。①树枝状和地图状角膜炎:最常见的类型。初起时患眼角膜上皮呈小点状浸润,排列成行或成簇,继而形成小水疱,水疱破裂互相融合,形成树枝状表浅溃疡,称为树枝状角膜炎。随病情进展,炎症逐渐向角膜病灶四周及基质层扩展,可形成不规则的地图状角膜溃疡,称为地图状角膜炎。②盘状角膜炎:炎症浸润角膜中央深部基质层,呈盘状水肿、增厚,边界清楚,后弹力层皱褶。伴发前葡萄膜炎时,可见角膜内皮出现沉积物。③坏死性角膜基质炎:角膜基质层内出现单个或多个黄白色浸润灶、溃疡甚至穿孔,常可诱发基质层新生血管。疱疹病毒在眼前段组织内复制,可引起前葡萄膜炎、小梁网炎。炎症波及角膜内皮时,可诱发角膜内皮炎。

3.心理-社会状况评估

注意评估患者的情绪状况、性别、年龄、职业、经济、文化、教育背景。

4.辅助检查

角膜上皮刮片可见多核巨细胞、病毒包涵体或活化性淋巴细胞,角膜病灶分离培养出单纯疱疹病毒;酶联免疫法发现病毒抗原;分子生物学方法如聚合酶链反应查到病毒核酸,有助于病原学的诊断。

（四）护理诊断

1.疼痛

急性眼痛与角膜炎症反应有关。

2.焦虑

焦虑与病程长、病情反复发作、担心预后不良有关。

3.感知紊乱

感知紊乱与角膜透明度受损导致视力下降有关。

4.潜在并发症

角膜溃疡、穿孔、眼内炎等。

5.知识缺乏

缺乏单纯疱疹病毒性角膜炎的防治知识。

（五）护理措施

(1)严密观察患者病情,注意角膜炎症的进展。

(2)指导患者据医嘱正确用药:①急性期每1～2小时滴眼一次,睡前涂眼药膏。注意观察眼睛局部药物的毒性作用,如出现点状角膜上皮病变和基质水肿。②使用糖皮质激素滴眼液者,要告知患者按医嘱及时用药。停用时要逐渐减量,不能随意增加使用次数和停用,并告知其危害性。注意观察激素的并发症,如出现细菌、真菌的继发感染,出现角膜溶解,出现青光眼等。③用散瞳药的患者,外出可戴有色眼镜,以减少光线刺激,并加强生活护理。④使用阿昔洛韦者要定期检查肝、肾功能。

(3)鼓励患者参加体育锻炼,增强体质,预防感冒,以降低复发率。

(4)药物治疗无效、反复发作、角膜溃疡面积较大者,有穿孔危险,可行治疗性角膜移植术。

（别欣欣）

第三节 结 膜 炎

结膜表面大部分暴露于外界环境中,容易受各种病原微生物的侵袭和物理、化学因素的刺激。正常情况下,结膜组织具有一定的防御能力。当全身或局部的防御能力减弱或致病因素过强时,将使结膜组织发生急性或慢性的炎症,统称为结膜炎。结膜炎是最常见的眼病之一,根据病因可分为细菌性、病毒性、衣原体性、真菌性和变态反应性结膜炎;细菌和病毒感染性结膜炎是最常见的结膜炎。

一、急性细菌性结膜炎

(一)概述

急性细菌性结膜炎是指由细菌所致的急性结膜炎症的总称,临床上最常见的是急性卡他性结膜炎和淋球菌性结膜炎,两者均具有传染性及流行性,通常为自限性,病程在 2 周左右,一般不引起角膜并发症,预后良好。

(二)病因与发病机制

1.急性卡他性结膜炎

以革兰阳性球菌感染为主的急性结膜炎症,俗称"红眼病"。常见致病菌为肺炎双球菌、Koch-Weeks杆菌和葡萄球菌等。本病多于春、秋季流行,通过面巾、面盆、手或患者用过的其他用具接触传染。

2.淋球菌性结膜炎

本病主要由淋球菌感染所致,是一种传染性极强、破坏性很大的超急性化脓性结膜炎。由于接触患有淋病的尿道、阴道分泌物或患眼分泌物而引起感染。成人主要为淋球菌性尿道炎的自身感染,新生儿则在通过患有淋球菌性阴道炎的母体产道时被感染。

(三)护理评估

1.健康史

(1)了解患者有无与本病患者接触史,或有无淋球菌性尿道炎史。或患儿母亲有无淋球菌性阴道炎史。成人淋球菌性结膜炎潜伏期为 10 小时至 3 天,新生儿则在出生后 2～3 天发病。

(2)了解患者眼部周围组织的情况。

2.症状与体征

(1)起病急,潜伏期短,常累及双眼。自觉眼睛刺痒、异物感、灼热感、畏光、流泪。

(2)急性卡他性结膜炎眼睑肿胀、结膜充血,以睑部及穹隆部结膜最为显著,重者出现眼睑及结膜水肿,结膜表面覆盖一层伪膜,易擦掉。眼分泌物增多,多呈黏液或脓性,常发生晨起睁眼困难,上、下睑睫毛被粘住。Koch-Weeks 杆菌或肺炎双球菌所致者可发生结膜下出血斑点。

(3)淋球菌性结膜炎病情发展迅速,单眼或双眼先后发病,眼痛流泪、畏光,眼睑及结膜高度水肿、充血,而致睁眼困难,或肿胀的球结膜掩盖角膜周边或突出于睑裂。睑结膜可见小出血点及薄层伪膜。初期分泌物为浆液性或血水样,不久转为黄色脓性,量多而不断溢出,故又称脓漏眼。淋球菌侵犯角膜,严重影响视力。重者耳前淋巴结肿痛,为引起淋巴结病变的仅有的细菌性结膜炎。

细菌培养可见相应的细菌,即肺炎双球菌、Koch-Weeks杆菌、淋球菌等。

3.心理-社会状况评估

急性结膜炎起病急,症状重,结膜充血、水肿明显且有大量分泌物流出,影响外观,患者容易产生焦虑情绪,同时实行接触性隔离,患者容易产生孤独情绪。护士应评价患者的心理状态、对疾病的认识程度及理解、接受能力。

4.辅助检查

(1)早期结膜刮片及结膜囊分泌物涂片中有大量多形核白细胞及细菌,提示细菌性感染,必要时还可作细菌培养及药物敏感试验。

(2)革兰染色,显微镜下可见上皮细胞和中性粒细胞内或外的革兰阴性双球菌,提示淋球菌性结膜炎。

(四)护理诊断

1.疼痛

疼痛与结膜炎症累及角膜有关。

2.潜在并发症

角膜炎症、溃疡和穿孔、眼内炎、眼睑脓肿、脑膜炎等。

3.知识缺乏

缺乏急性结膜炎的预防知识。

(五)护理措施

(1)向患者解释本病的发病原因、病程进展和疾病预后,解除患者的忧虑,使其树立战胜疾病的信心,配合治疗。

(2)结膜囊冲洗:以清除分泌物,保持清洁。常用的冲洗液有生理盐水、3%硼酸溶液。淋球菌性结膜炎用1:5 000的青霉素溶液冲洗。冲洗时使患者取患侧卧位,以免冲洗液流入健眼。冲洗动作轻柔,以免损伤角膜。如有假膜形成,应先除去假膜再冲洗。

(3)遵医嘱留取结膜分泌物送检细菌培养及药物敏感试验。

(4)药物护理:常用滴眼液有0.25%氯霉素、0.5%新霉素、0.1%利福平,每1～2小时滴眼1次;夜间涂眼药膏。淋球菌感染则局部和全身用药并重,遵医嘱使用阿托品软膏散瞳。

(5)为减轻不适感,建议佩戴太阳镜。炎症较重者,为减轻充血、灼热等不适症状,可用冷敷。禁忌包扎患眼,因包盖患眼,使分泌物排出不畅,不利于结膜囊清洁,反而有利于细菌的生长繁殖,加剧炎症。健眼可用眼罩保护。

(6)严密观察角膜刺激征或角膜溃疡症状。对淋球菌性结膜炎还要注意观察患者有无全身并发症的发生。

(7)传染性结膜炎急性感染期应实行接触性隔离。①注意洗手和个人卫生,勿用手拭眼,勿进入公共场所和游泳池,以免交叉感染。接触患者前后的手要立即彻底冲洗与消毒。②向患者和其家属传授结膜炎预防知识,提倡一人一巾一盆。淋球菌性尿道炎患者,要注意便后立即洗手。③双眼患病者实行一人一瓶滴眼液。单眼患病者,实行一眼一瓶滴眼液。做眼部检查时,应先查健眼,后查患眼。④接触过眼分泌物和病眼的仪器、用具等都要及时消毒隔离,用过的敷料要烧毁。⑤患有淋球菌性尿道炎的孕妇须在产前治愈。未愈者,婴儿出生后,立即用1%硝酸银液或0.5%四环素或红霉素眼药膏涂眼,以预防新生儿淋球菌性结膜炎。

二、病毒性结膜炎

(一)概述

病毒性结膜炎是一种常见的急性传染性眼病,由多种病毒引起,传染性强,好发于夏、秋季,在世界各地引起过多次大流行,通常有自限性。临床上以流行性角结膜炎、流行性出血性结膜炎最常见。

(二)病因与发病机制

1.流行性角结膜炎

由 8 型、19 型、29 型和 37 型腺病毒引起。

2.流行性出血性结膜炎

由 70 型肠道病毒引起。

(三)护理评估

1.健康史

(1)了解患者有无与病毒性结膜炎接触史,或其工作、生活环境中有无病毒性结膜炎流行史。

(2)了解患者发病时间,评估其潜伏期。

2.症状与体征

(1)潜伏期长短不一。流行性角结膜炎约 7 天;流行性出血性结膜炎约在 24 小时内发病,多为双眼。

(2)流行性角结膜炎的症状与急性卡他性结膜炎相似,自觉异物感、疼痛、畏光、流泪及水样分泌物。眼睑充血水肿,睑结膜滤泡增生,可有假膜形成。

(3)流行性出血性结膜炎症状较急性卡他性结膜炎重,常见球结膜点状、片状出血,分泌物为水样。耳前淋巴结肿大、压痛。角膜常被侵犯,发生浅层点状角膜炎。

(4)部分患者可有头痛、发热、咽痛等上呼吸道感染症状。

3.心理-社会状况评估

因患者被实行接触性隔离,容易产生焦虑情绪。护士应评价患者的心理状态、对疾病的认识程度和理解、接受能力等。

4.辅助检查

分泌物涂片镜检可见单核细胞增多,并可分离到病毒。

(四)护理诊断

1.疼痛

眼痛与病毒侵犯角膜有关。

2.知识缺乏

缺乏有关结膜炎的防治知识。

(五)护理措施

(1)加强心理疏导,告知患者治疗方法、预后及接触性隔离的必要性,消除其焦虑情绪。

(2)药物护理:抗病毒滴眼液以 0.5%利巴韦林、1%碘苷、3%阿昔洛韦等配制,每小时滴眼 1 次;合并角膜炎、混合感染者,可配合使用抗生素滴眼液;角膜基质浸润者可酌情使用糖皮质激素,如0.02%氟米龙等。

(3)生理盐水冲洗结膜囊,眼局部冷敷以减轻充血和疼痛,注意消毒隔离。

(4)做好传染性眼病的消毒隔离和健康教育,防止疾病的传播。

三、沙眼

(一)概述

沙眼是由沙眼衣原体引起的一种慢性传染性结膜角膜炎,因其睑结膜面粗糙不平,形似沙粒,故名沙眼。其并发症常损害视力,甚至失明。

(二)病因与发病机制

沙眼是由 A 抗原型沙眼衣原体、B 抗原型沙眼衣原体、C 抗原型沙眼衣原体或 Ba 抗原型沙眼衣原体感染结膜角膜所致的,通过直接接触眼分泌物或污染物传播。

(三)护理评估

1.健康史

(1)沙眼多发生于儿童及青少年时期,男女老幼皆可罹患。其发病率和严重程度与环境卫生、生活条件及个人卫生有密切关系。沙眼在流行地区常有重复感染。

(2)其潜伏期为 5～14 天,常为双眼急性或亚急性发病。急性期过后 1～2 个月转为慢性期,急性期可不留瘢痕而愈。在慢性期,结膜病变被结缔组织所代替而形成瘢痕。

2.症状与体征

(1)急性期有异物感、刺痒感、畏光、流泪、少量黏性分泌物。体征:眼睑红肿、结膜明显充血、乳头增生。

(2)慢性期症状不明显,仅有眼痒、异物感、干燥和烧灼感。体征:结膜充血减轻,乳头增生和滤泡形成,角膜缘滤泡发生瘢痕化改变称为 Herbet 小凹,若有角膜并发症,可出现不同程度的视力障碍及角膜炎症。可见沙眼的特有体征,即角膜血管翳(角巩膜缘血管扩张并伸入角膜)和睑结膜瘢痕。

(3)晚期并发症:发生睑内翻及倒睫、上睑下垂、睑球粘连、慢性泪囊炎、结膜角膜干燥症和角膜混浊。

3.心理-社会状况评估

(1)注意评估患者生活或工作的环境卫生、生活居住条件和个人生活习惯。

(2)评估患者的文化层次、对疾病的认识程度、心理特点。

4.辅助检查

结膜刮片行 Giemsa 染色可找到沙眼包涵体;应用荧光抗体染色法或酶联免疫法,可测定沙眼衣原体抗原,是确诊的依据。

(四)护理诊断

1.疼痛

异物感、刺痛与结膜炎症有关。

2.潜在并发症

倒睫、睑内翻、上睑下垂、睑球粘连、慢性泪囊炎等。

3.知识缺乏

缺乏沙眼预防及治疗知识。

(五)护理措施

(1)遵医嘱按时滴用抗生素滴眼液,每天 4～6 次,晚上涂抗生素眼药膏,教会患者及其家属正确使用滴眼液和涂眼药膏的方法,注意随访观察药物疗效。

(2)遵医嘱全身治疗急性沙眼或严重的沙眼,可口服阿奇霉素、多西环素、红霉素和螺旋霉素等。

(3)积极治疗并发症,介绍并发症及后遗症的治疗方法。如倒睫可选电解术,睑内翻可行手术矫正,角膜混浊可行角膜移植术,向患者解释手术目的、方法,使患者缓解紧张心理,积极配合治疗。

(4)健康教育:①向患者宣传沙眼并发症的危害性,做到早发现、早诊断、早治疗,尽量在疾病早期治愈。②沙眼病程长,容易反复,向患者说明坚持长期用药的重要性,一般要用药 6～12 周,重症者需要用药半年以上。③指导患者和其家属做好消毒隔离,预防交叉感染,接触患者分泌物的物品通常选用煮沸和 75% 乙醇消毒法。④培养良好的卫生习惯,不与他人共用毛巾、脸盆、手帕,注意揉眼卫生,防止交叉感染。⑤选择公共卫生条件好的地方理发、游泳、洗澡等。

(别欣欣)

第四节　葡萄膜炎

一、概述

葡萄膜炎是一类发生于葡萄膜、视网膜、视网膜血管及玻璃体的炎症统称。多发于青壮年,常合并全身性自身免疫性疾病,反复发作,引起继发性青光眼、白内障及视网膜脱离等严重并发症,是严重的致盲性眼病。按其发病部位可分为前葡萄膜炎(虹膜炎、虹膜睫状体炎和前部睫状体炎)、中间葡萄膜炎、后葡萄膜炎和全葡萄膜炎。

二、病情观察与评估

(一)生命体征

监测生命体征,观察患者有无体温异常。

(二)症状与体征

(1)观察患者有无视力减退、视物模糊、畏光、流泪、眼痛、眼前黑影等。

(2)了解患者有无自身免疫性疾病、结核病、消化道溃疡、梅毒等病史。

(三)安全评估

(1)评估患者有无因视力下降导致跌倒/坠床的危险。

(2)评估患者及家属有无担心疾病的预后导致的焦虑、悲观。

三、护理措施

(一)用药护理

(1)散瞳剂可预防和拉开虹膜前后粘连,解除瞳孔括约肌和睫状肌的痉挛,缓解症状,防止并发症。滴药后压迫内眦部 2～3 分钟,以减少药物经泪道进入鼻腔由鼻黏膜吸收引起的全身毒副反应。如出现心跳加快、面色潮红、口渴等药物反应,症状加重时立即停药,通知医师,协助处理。

（2）糖皮质激素具有抗炎、抗过敏作用。用药过程中注意补钾，补钙，使用胃黏膜保护剂；饮食宜低盐、高钾，适当限制水的摄入；长期用药者应遵医嘱逐渐减量，不能自行突然停止用药。

（3）使用免疫抑制剂患者定期复查血常规、肝肾功能等。

（4）非甾体抗炎药抑制炎性介质的产生，达到抗炎的作用。

（二）眼部护理

（1）患眼湿热敷，扩张血管，促进血液循环，减轻炎症反应，缓解疼痛。每天 2～3 次，每次 15 分钟。

（2）观察患者视力改善情况及畏光、流泪、眼痛、眼部充血、眼前黑影飘动、遮挡感、闪光感等症状有无减轻。

（3）观察患者有无视力下降、视野缺损、眼压升高等青光眼症状；有无视物模糊、晶体混浊等白内障症状；有无眼前黑影、视物变形、闪光感、视野缺损等视网膜脱离症状。

（三）心理护理

加强与患者沟通，做好心理疏导，消除其焦虑、悲观心理，增强战胜疾病的信心，积极配合治疗。

四、健康指导

（一）住院期

（1）讲解疾病的病因、治疗方法及预后等知识，增强患者依从性，积极配合治疗。

（2）告知患者应生活规律、劳逸结合，适当参加体育锻炼以增强体质，戒烟酒、防感冒，保持心情舒畅、情绪稳定，预防疾病复发。

（二）居家期

（1）本病易反复发作，如有自身免疫性疾病或眼部感染性疾病时应积极治疗。

（2）强调使用糖皮质激素的注意事项，提高药物治疗的依从性。

（3）定期门诊复查，如有病情变化及时就诊。

（别欣欣）

第五节　视神经炎

一、概述

视神经炎是指阻碍视神经传导，引起视功能一系列改变的视神经病变，如炎性脱髓鞘、感染、自身免疫性疾病等。临床上常分为视神经乳头炎及球后视神经炎。视神经乳头炎是指视神经乳头局限性炎症，多见于儿童及青少年，一般预后较好；球后视神经炎则以慢性多见，一般预后较差。

二、病情观察与评估

（一）生命体征

监测生命体征，观察患者有无体温、脉搏、呼吸、血压异常。

(二)症状体征

(1)观察患者视力、瞳孔对光反射、眼球运动情况。

(2)了解患者 VEP、眼底及视野的改变,有无眼球压痛、转动痛、色觉减退等。

(3)了解患者近期有无感冒、疲劳、接触有害物质等情况;有无神经系统及自身免疫性疾病;有无局部及全身感染。

(三)安全评估

(1)评估患者有无因视力障碍导致跌倒/坠床的危险。

(2)评估患者对疾病的认知程度,有无焦虑、急躁等表现。

三、护理措施

(一)用药护理

1.用药原则

遵医嘱给予激素、血管扩张剂、活血化瘀、神经营养支持等治疗。

2.使用糖皮质激素注意事项

(1)结核、消化道溃疡史者禁用;糖尿病、高血压患者慎用。

(2)骨质疏松、低钙、低钾、消化道溃疡是常见的药物不良反应,使用过程中注意补钙、补钾、使用胃黏膜保护剂。饮食宜低盐、高钾、适当限制水的摄入。

(3)长期大剂量使用可引起脂肪重新分布从而出现满月脸、水牛背等症状,停药或减量后可逐渐消退。

(4)长期大剂量使用会使机体抵抗力、免疫力下降,应预防感冒、皮肤及口腔感染。

(5)告知患者监测血糖、血压、电解质、眼压及体重变化的目的及重要性。

(6)长期用药者应遵医嘱逐渐减量,不能自行停止用药。

(二)预防跌倒/坠床

根据患者视力障碍程度及自理能力,协助其完成进食、洗漱、如厕等生活护理。将常用的物品置于随手可得之处,保持周围环境无障碍物,晚上使用夜灯,指导患者使用厕所、浴室、通道的扶手,活动及外出时有人全程陪同,避免跌倒/坠床。

(三)心理护理

加强与患者沟通,关心患者,讲解疾病的病因、诱因、治疗方法及预后等知识,消除其紧张、焦虑心理,以增强战胜疾病的信心,积极配合治疗。

四、健康指导

(一)住院期

(1)告知患者 VEP、眼底荧光血管造影、头部 MRI 等检查的目的及配合要点。

(2)告知患者视神经炎常与炎性脱髓鞘、感染、自身免疫性疾病等有关。一旦出现视力急剧下降、视野变小、眼球或眼眶后疼痛、色觉减退时,应立即就医。

(二)居家期

(1)遵医嘱用药,强调使用糖皮质激素的注意事项。

(2)讲解预防视神经炎复发的方法:生活有规律、劳逸结合、保证充足睡眠;饮食合理搭配,营养丰富,戒烟酒;适当参加体育锻炼,增强体质;保持情绪稳定;防感冒。

(3)出院后1周门诊复查。

(别欣欣)

第六节　屈　光　不　正

临床上将眼的屈光状态分为两类,即屈光正常(正视眼)、屈光不正(非正视眼)。在眼的调节松弛状态下,外界平行光线进入眼内经眼的屈光系统屈折后,不能聚焦在视网膜黄斑中心凹上称为屈光不正。屈光不正包括近视、远视和散光。外界光线经过眼的屈光系统折射在视网膜上,形成清晰的物像称为眼的屈光作用。眼的屈光作用的大小称为屈光力。单位是屈光度,简写为 D。

一、近视

(一)概述

近视眼是指在眼的调节松弛状态下,平行光线经过眼的屈光系统屈折后,聚焦在视网膜之前,在视网膜上形成一个弥散环,导致看远处目标模糊不清。近视眼按度数可分为三类:轻度小于 -3.00 D,中度为 $-3.00 \sim -6.00$ D,高度大于 -6.00 D。

(二)病因与发病机制

1.遗传因素

高度近视可能为常染色体隐性遗传。中低度近视可能为多因子遗传:既服从遗传规律又有环境因素参与,而以环境因素为主。其中高度近视比低度近视与遗传因素的关系更密切。

2.发育因素

婴幼儿时期眼球较小,为生理性远视,随着年龄增长,眼球各屈光成分协调生长,逐步变为正视。若眼轴过度发育,即成为轴性近视。

3.环境因素

青少年学生与近距离工作者中以近视眼较多,主要与长时间近距离阅读、用眼卫生不当有关。此外,营养成分的失调和使用工具不符合学生的人体工程力学要求、大气污染、微量元素的不足等也是形成近视的诱发因素。

(三)护理评估

1.健康史

注意询问患者有无视疲劳、眼外斜视及近视家族史等。了解患者佩戴眼镜史及用眼卫生情况、发现近视的时间及进展程度。

2.症状与体征

(1)视力:近视最突出的症状是远视力减退、近视力正常。

(2)视力疲劳:近视初期常有远视力波动,注视远处物体时喜眯眼,容易产生视疲劳。低度近视者常见,但较远视者轻。

(3)视疲劳外斜视:视疲劳重者可发展为外斜视,是调节与集合平衡失调的结果。为使调节与集合间固有的不平衡能够维持暂时的平衡,故容易产生视疲劳。看近时不用或少用调节,造成平衡紊乱即产生眼位变化。斜视眼为近视度数较高的眼。

(4)眼球前后径变长:多见于高度近视属轴性近视。

(5)眼底高度近视可引起眼底退行性变化和眼球突出,出现豹纹状眼底、近视弧形斑、脉络膜萎缩甚至巩膜后葡萄肿、黄斑出血等变化。周边部视网膜可出现格子样变性和产生视网膜裂孔,增加视网膜脱离的危险。

(6)并发症:如玻璃体异常(液化、混浊、后脱离)、视网膜脱离、青光眼、白内障等,以高度近视者多见。

3.心理-社会状况

有部分患者由于佩戴眼镜影响外观而表现为不愿意配合。需要评估患者的学习、生活和工作环境及对近视的认识程度。

4.辅助检查

常用屈光检查方法如下:客观验光法、主觉验光法、睫状肌麻痹验光法。对于高度近视患者有眼底改变者应进行荧光素眼底血管造影或吲哚青绿血管造影。

(四)护理诊断

1.视力下降

视力下降与屈光介质屈光力过强有关。

2.知识缺乏

缺乏近视眼及其并发症的防治知识。

3.潜在并发症

视网膜脱离、术后伤口感染、上皮瓣移位、角膜混浊、高眼压等。

(五)护理措施

1.用眼卫生指导

(1)避免长时间连续用眼,一般持续用眼1小时应休息5~10分钟。

(2)保持良好的学习、工作姿势:不躺在床上、车厢内阅读,不在太阳直射下或光线昏暗处阅读。双眼平视或轻度向下注视荧光屏,眼睛与电脑荧光屏距离在60 cm以上。

(3)高度近视患者避免剧烈运动如打篮球、跳水等,防止视网膜脱落。

(4)饮食以富含蛋白质、维生素的食物为主,如新鲜水果、蔬菜、动物肝脏、鱼等。

(5)定期检查视力,建议半年复查一次,根据屈光检查结果及时调整眼镜度数。

2.配镜矫正护理

向患者及其家长解释近视视力矫正的重要性及可能的并发症,纠正"戴眼镜会加深近视度数"的错误认知。建议在睫状肌麻痹状态下验光,可取得较为准确的矫正度数。

(1)佩戴框架眼镜护理:框架眼镜是最常用和最好的方法,配镜前须先经准确验光确定近视度数,镜片选择以获得最佳视力的最低度数的凹透镜为宜。指导患者和其家属学会眼镜护理:①坚持双手摘戴眼镜,单手摘戴若力度过大会使镜架变形。②戴眼镜的位置正确,将镜片的光学中心对准眼球中心部位,才能发挥眼镜的正确功能。③镜架沾上灰尘时,用流水冲洗,再用眼镜专用布或软纸拭干。④参加剧烈运动时不要戴眼镜,以免眼镜受到碰撞。

(2)佩戴角膜接触镜护理:①根据不同材料的角膜接触镜的不同特点予以护理指导。软镜验配简单佩戴舒适;角膜塑形镜(OK镜)睡眠时佩戴,起床后取出;硬性透氧性接触镜(RGP)验配较复杂,必须严格按规范验配,佩戴前须向患者详细交代注意事项,使患者充分了解其重要性,以提高患者的依从性。初次戴镜通常第1天戴5~6小时,然后每天延长1~2小时,1周左右每天可佩戴12~16小时,期间必须定期复查。②养成良好的卫生习惯,取、戴前均应仔细洗手,定期更换镜片。③避免超时佩戴和过夜佩戴。④戴镜后刺激症状强烈,应摘下重新清洗后再戴,如有异物感、灼痛感马上停戴。⑤游泳时不能戴镜片。

3.屈光手术护理

目前屈光手术治疗的方法如下。

(1)角膜屈光手术:分为非激光手术与激光手术。非激光手术包括放射状角膜切开术表层角膜镜片术、角膜基质环植入术。激光手术包括准分子激光角膜切削术(PRK)、激光角膜原位磨镶术(LASIK)、准分子激光角膜上皮瓣原位磨镶术(LASEK)。

角膜屈光手术前护理:按手术常规做好术前准备。①佩戴隐形眼镜者,手术前眼部检查须在停戴48~72小时后进行;长期佩戴者须停戴1~2周;佩戴硬镜者须停戴4~6周。②冲洗结膜囊和泪道,如发现感染灶要先治疗后再行手术。按医嘱滴用抗生素滴眼液。③注意充分休息,以免眼调节痉挛。④全面的眼部检查,包括视力、屈光度、眼前段、眼底、瞳孔直径、眼压、角膜地形图、角膜厚度和眼轴测量等。⑤告诉患者术后短时间内视力可能不稳定,会有逐步适应的过程。

角膜屈光手术后护理:①3天内避免洗头,洗脸洗头时,不要将水溅入眼内。②1周内不要揉眼睛,最好避免看书报等,外出佩戴太阳镜,避免碰伤,近期避免剧烈运动和游泳。③进清淡饮食,避免刺激性食物。④遵医嘱用药和复查,如出现眼前黑点、暗影飘动、突然视力下降,应立即门诊复查。

(2)眼内屈光手术:目前已开展的手术治疗方法有白内障摘除及人工晶体植入术、透明晶状体摘除及人工晶体植入术、晶状体眼人工晶体植入术。

(3)巩膜屈光手术如后巩膜加固术、巩膜扩张术等。巩膜屈光手术后注意观察眼球运动障碍、出血、复视、植入物排斥等并发症。

二、远视

(一)概述

远视眼是指在眼的调节松弛状态下,平行光线经眼的屈光系统屈折后,焦点聚在视网膜后面者。远视眼按度数可分为三类:轻度<+3.00 D,中度为+3.00~+5.00 D,高度>5.00 D。远视按屈光成分分为轴性远视和屈光性远视。

(二)病因与发病机制

1.轴性远视

眼的屈光力正常,眼球前后径较正常眼短,为远视中最常见的原因。初生婴儿有2~3 D远视,在生长发育过程中,慢慢减少,约到成年应成为正视或接近正视。如因发育原因,眼轴不能达到正常长度,即成为轴性远视。

2.屈光性远视

眼球前后径正常,由于眼的屈光力较弱所致。其原因:一是屈光间质的屈光指数降低;二是角膜或晶状体弯曲度降低,如扁平角膜;三是晶状体全脱位或无晶状体眼。

(三)护理评估

1.健康史

注意询问患者有无远视家族史,了解患者佩戴眼镜史及用眼卫生情况、发现远视的时间及进展程度。

2.症状与体征

(1)视疲劳：远视最突出的临床症状,表现为视物模糊、头痛、眼球眼眶胀痛、畏光、流泪等。闭目休息后,症状减轻或消失。尤其以长时间近距离工作时明显,这是由于眼调节过度而产生,多见于高度远视和35岁以上患者。

(2)视力障碍：轻度远视青少年,由于其调节力强,远近视力可无影响;远视程度较高,或因年龄增加而调节力减弱者,远视力好,近视力差;高度远视者,远近视力均差,极度使用调节仍不能代偿;远视程度较重的幼儿,常因过度使用调节,伴过度集合,易诱发内斜视。看近处小目标时,内斜加重,称为调节性内斜视。若内斜持续存在,可产生斜视性弱视。

(3)眼底：高度远视眼眼球小,视盘较正常小而色红,边界较模糊,稍隆起,类似视盘炎,但矫正视力正常,视野无改变,长期观察眼底像不变,称为假性视盘炎。

3.心理-社会状况评估

轻度远视眼者不易发现,常在体检时才被发现;部分患者由于佩戴眼镜影响外观而表现为不愿意配合。需评估远视对患者学习、生活和工作环境的影响及患者对远视的认知程度。

4.辅助检查

屈光检查方法：客观验光法、主觉验光法、睫状肌麻痹验光法。

(四)护理诊断

1.知识缺乏

缺乏正确佩戴眼镜的知识。

2.舒适改变

舒适改变与过度调节引起的眼球眼眶胀痛、视疲劳有关。

3.视力下降

视力下降与眼球屈光力弱或眼轴过短有关。

(五)护理措施

(1)向患者及其家属介绍远视眼的防治知识：①轻度远视无症状者不需矫正,如有视疲劳和内斜视,虽然远视度数低也应戴镜;中度远视或中年以上患者应戴镜矫正以提高视力,消除视疲劳和防止内斜视发生。②原则上远视眼的屈光检查应在睫状肌麻痹状态下进行,用凸透镜矫正。每半年进行视力复查,根据屈光检查结果及时调整眼镜度数。12周岁以下者或检查中调节能力强者应采用睫状肌麻痹剂散瞳验光配镜。③保持身心健康,生活有规律,锻炼身体,增强体质,保持合理的饮食习惯,避免偏食。

(2)观察患者视力及屈光度的改变,有无眼位改变。

三、散光

(一)概述

散光是指由于眼球各屈光面在各径线(子午线)的屈光力不等,平行光线进入眼内不能在视网膜上形成清晰物像的一种屈光不正现象。

(二)病因与发病机制

本病最常见的病因是由于角膜和晶状体各径线的曲率半径大小不一致,通常以水平及垂直两个主径线的曲率半径差别最大。发病还可能与遗传、发育、环境、饮食、角膜瘢痕等因素有关。

根据屈光径线的规则性,可分为规则散光和不规则散光两种类型。

(1)规则散光是指屈光度最大和最小的两条主子午线方向互相垂直,用柱镜片可以矫正,是最常见的散光类型。规则散光可分为顺规散光、逆规散光和斜向散光。根据各子午线的屈光状态,规则散光也可分为单纯远视散光、单纯近视散光、复性远视散光、复性近视散光和混合散光5种。

(2)不规则散光是指最大和最小屈光力的主子午线互相不垂直,如圆锥角膜及角膜瘢痕等,用柱镜片无法矫正。

(三)护理评估

1.健康史

了解患者发现散光的年龄及佩戴眼镜史。

2.症状与体征

(1)视疲劳:头痛、眼胀、流泪、看近物不能持久,单眼复视,视力不稳定,看书错行等。

(2)视力:散光对视力影响取决于散光的度数和轴向。散光度数越高或斜轴散光对视力影响越大,逆规散光比顺规散光对视力影响大。低度散光者视力影响不大;高度散光者远、近视力均下降。

(3)眯眼:以针孔或裂隙作用来减少散光。散光者看远看近均眯眼,而近视者仅在看远时眯眼。

(4)散光性弱视:幼年时期的高度散光易引起弱视。

(5)代偿头位:利用头位倾斜和斜颈等自我调节,以求得较清晰的视力。

(6)眼底:眼底检查有时可见视盘呈垂直椭圆形,边缘模糊,用检眼镜不能很清晰地看清眼底。

3.心理-社会状况评估

评估患者的情绪和心理状态。评估患者的年龄、性别、学习、生活和工作环境及对散光的认知程度。

4.辅助检查

屈光检查方法有客观验光法、主觉验光法、睫状肌麻痹验光法。

(四)护理诊断

1.知识缺乏

缺乏散光的相关知识。

2.舒适改变

舒适改变与散光引起的眼酸胀、视疲劳有关。

3.视力下降

视力下降与眼球各屈光面在各子午线的屈光力不等有关。

(五)护理措施

(1)向患者及其家属宣传散光的相关知识,若出现视物模糊、视疲劳,发现散光应及时矫正,防止弱视发生。规则散光可戴柱镜矫正,如不能适应全部矫正可先以较低度数矫正,再逐渐增加度数。不规则散光可试用硬性透氧性角膜接触镜(RGP)矫正,佩戴时需要一定时间的适应期。手术方法包括准分子激光屈光性角膜手术和散光性角膜切开术。

(2)护理要点:①避免用眼过度导致视疲劳。②高度散光常伴有弱视,在矫正散光的同时进行弱视治疗。③定期检查视力,青少年一般每半年检查一次,以及时发现视力及屈光度的改变,

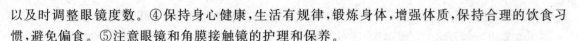

以及时调整眼镜度数。④保持身心健康,生活有规律,锻炼身体,增强体质,保持合理的饮食习惯,避免偏食。⑤注意眼镜和角膜接触镜的护理和保养。

(别欣欣)

第七节 弱 视

一、概述

弱视是指眼部无明显器质性病变,但在视觉发育期间,由于各种原因引起的视觉细胞有效刺激不足,导致单眼或双眼最好矫正视力低于0.8的一种视觉状态。弱视在学龄前儿童及学龄儿童患病率为1.3%～3.0%,是一种可治疗的视力缺损性常见眼病,越早发现,越早治疗,预后越好。

二、病因与发病机制

按发病机制的不同,弱视一般可分为如下几种。

(一)斜视性弱视

斜视性弱视为消除和克服斜视引起的复视和视觉紊乱,大脑视皮层中枢主动抑制由斜视眼传入的视觉冲动,该眼黄斑功能长期被抑制而形成弱视。

(二)屈光参差性弱视

一眼或两眼有屈光不正,两眼屈光参差较大,使两眼在视网膜上成像大小不等,融合困难,大脑视皮层中枢抑制屈光不正较重的一眼,日久便形成弱视。

(三)屈光性弱视

屈光性弱视多见于双眼高度远视(也可高度近视),在发育期间未能矫正,使所成的像不能清晰聚焦于黄斑中心凹,造成视觉发育的抑制,而形成弱视。

(四)形觉剥夺性弱视

由于先天性或早期获得的各种因素导致视觉刺激降低,如眼屈光间质混浊(如白内障、角膜瘢痕等)、完全性上睑下垂、不恰当的眼罩遮盖眼等,妨碍视网膜获得足够光刺激,而干扰了视觉的正常发育过程,造成弱视。

(五)先天性弱视

先天性弱视包括器质性弱视如新生儿视网膜或视路出血和微小眼球震颤。

三、护理评估

(一)健康史

向家长询问患儿出生时情况,有无眼病,有无不当遮眼史,有无复视和头位偏斜,有无家族史,了解患儿诊治经过。

(二)症状与体征

视力减退,临床上将屈光矫正后视力在0.6～0.8者定为轻度弱视,在0.2～0.5者定为中度弱视,≤0.1者定为重度弱视。但在暗淡光线下,弱视眼的视力改变不大,临床上弱视患儿往往无主诉,常在视觉检查时发现异常。视力测定应在散瞳后检查更准确,常用方法如下。

(1)2 岁以内婴幼儿:①观察法,婴幼儿视力检查比较困难,不伴有斜视的弱视则更不易发现。可用临床观察法衡量婴幼儿的视力。交替遮盖法,即先后交替遮盖患儿的一只眼,观察和比较其反应;或用一件有趣的图片或玩具引逗他,连续移动,根据患儿的单眼注视和追随运动估计其视力。②视动性眼球震颤方法,利用能旋转的黑色条纹的眼震鼓,观察眼动状态。

(2)2~4 岁儿童:用图形视力表或 E 视力表检测。检测时应完全遮盖一眼,有拥挤现象(即对单个字体的识别能力比对同样大小但排列成行的字体的识别能力要强)。

(3)5 岁以上儿童与成人一样,用 E 视力表检测。

(三)心理-社会状况评估

由于弱视患者多为年幼患儿,除应评估患者的年龄、受教育水平、生活方式和环境外,还应评估患儿家属接受教育的水平、对疾病的认识和心理障碍程度、社会支持系统的支持程度等。

四、护理诊断

(一)感知改变

感知改变与弱视致视力下降有关。

(二)潜在并发症

健眼遮盖性弱视。

(三)知识缺乏

缺乏弱视的防治知识。

五、护理措施

(1)向患儿和其家属详细解释弱视的危害性、可逆性、治疗方法及注意事项等,取得他们的信任与合作。随着弱视眼视力的提高,受抑制的黄斑中心凹开始注视但由于双眼视轴不平行(如斜视等),打开双眼后可出现复视,这是治疗有效的现象,应及时向家属解释清楚。只要健眼视力不下降,就应继续用遮盖疗法。矫正斜视和加强双眼视功能训练,复视能自行消失。

(2)治疗方法的指导:①常规遮盖疗法指导,利用遮盖视力较好一眼,即优势眼,消除双眼相互竞争中优势眼对弱视眼的抑制作用,强迫弱视眼注视,同时让大脑使用被抑制眼,提高弱视眼的固视能力和提高视力,这是弱视患儿最有效的治疗方法。遮盖期间鼓励患儿用弱视眼做描画、写字、编织、穿珠子等精细目力的作业。具体遮盖比例遵照医嘱,遮盖健眼必须严格和彻底,应避免偷看,同时警惕发生遮盖性弱视;定期随访,每次复诊都要检查健眼视力及注视性质。同时因遮盖疗法改变了患者的外形,予以心理疏导。②压抑疗法,利用过矫或欠矫镜片或睫状肌麻痹剂抑制健眼看远和/或看近的视力;视觉刺激疗法(光栅疗法);红色滤光胶片疗法等。③后像疗法指导,平时遮盖弱视眼,治疗时盖健眼,用强光炫耀弱视眼(黄斑中心凹 3°~5°用黑影遮盖保护),再于闪烁的灯光下,注视某一视标,此时被保护的黄斑区可见视标,而被炫耀过的旁黄斑区则看不见视标。每天 2~3 次,每次 15~20 分钟。

(3)调节性内斜视经镜片全矫后,应每半年至 1 年检眼 1 次,避免长期戴远视镜片而引起调节麻痹。为巩固疗效、防止弱视复发,所有治愈者均应随访观察,一直到视觉成熟期,随访时间一般为 3 年。

(别欣欣)

第八节　白　内　障

一、概述

白内障是指因年龄、代谢、外伤、药物、辐射、遗传、免疫、中毒等因素导致晶状体透明度降低或颜色改变所致光学质量下降的退行性变,是最常见的致盲性眼病。常分为年龄相关性白内障、先天性白内障、外伤性白内障、代谢性白内障等。白内障的治疗目前以手术治疗为主,手术方式主要采用超声乳化联合人工晶状体植入术、飞秒激光辅助白内障超声乳化联合人工晶体植入术。

二、病情观察与评估

(一)生命体征

监测生命体征,观察患者有无血压异常。

(二)症状与体征

(1)观察患者有无视力下降、视物模糊、遮挡、变形、眼痛、眼胀等症状。有无眼部外伤史等。

(2)了解患者晶状体混浊部位及程度。

(三)安全评估

评估患者有无因年龄、视力障碍导致跌倒/坠床的危险。

三、护理措施

(一)术前护理

1.完善检查

协助完善术前常规及专科检查。

2.散瞳

术前充分散瞳,增大术野,有利于晶体、晶体核的吸出及人工晶体的植入,避免虹膜损伤,保证手术成功。前房型人工晶体植入者禁止散瞳。

3.访视与评估

了解患者基本信息和手术相关信息,确认术前准备完善情况。

4.患者交接

与手术室工作人员核对患者信息、手术部位标识及患者相关资料,完成交接。

(二)术后护理

1.眼部护理

(1)观察患者术眼敷料有无渗血、渗液,保持敷料清洁干燥。

(2)术眼有无疼痛,有无恶心、呕吐等伴随症状。

(3)勿揉搓、碰撞术眼,避免突发震动引起伤口疼痛及晶体移位。

(4)术后如出现明显头痛、眼胀、恶心、呕吐时,应警惕高眼压的发生,报告医师给予相应处理。

(5)术眼佩戴治疗性角膜接触镜者,手术 2 小时后至睡前遵医嘱滴用抗生素眼液及人工泪液,每 2 小时 1 次,至少 3 次以上;术眼包扎者,术后 1 天敷料去除后遵医嘱滴眼药。

2.用药护理

(1)散瞳剂:防止术后瞳孔粘连,滴药后会出现视物模糊,应睡前使用,预防跌倒。

(2)激素类:严格遵医嘱用药。

3.预防跌倒/坠床

视力不佳者佩戴老花镜,晚上使用夜灯,将常用的物品置于随手可取之处,保持周围环境无障碍物,指导患者使用厕所、浴室的扶手,避免跌倒/坠床。

四、健康指导

(一)住院期

(1)告知患者 ERG、眼 AB 超、角膜曲率、角膜内皮细胞计数等专科检查的目的,积极配合检查。

(2)告知手术的目的、方法、大致过程及注意事项等,积极配合治疗。

(二)居家期

(1)告知患者术后注意事项,指导用眼卫生,避免脏水入术眼。

(2)未植入人工晶体者 3 个月后验光配镜。

(3)出院后 1 周门诊复查,若出现视力突然下降,眼部分泌物增加等应及时就医。

(别欣欣)

第九节 青 光 眼

一、概述

青光眼是病理性高眼压导致视神经损害和视野缺损的一种主要致盲性眼病,具有家族遗传性。高眼压、视盘萎缩及凹陷、视野缺损及视力下降是本病的主要特征。根据前房角形态、病因机制及发病年龄等主要因素,将青光眼分为原发性、继发性及先天性。原发性青光眼又分为开角型和闭角型。

二、病情观察与评估

(一)生命体征

监测生命体征,观察患者有无体温、脉搏、呼吸、血压异常。

(二)症状与体征

(1)观察患者有无眼压升高、眼部充血、角膜水肿、瞳孔散大、光反射迟钝或消失等症状。

(2)观察患者有无剧烈头痛、眼胀、虹视、雾视、视力下降、视野变小、恶心、呕吐等症状。

(3)了解患者有无前房浅、房角变窄、虹膜节段萎缩、角膜后沉着物、晶体前囊下混浊等症状。

（三）安全评估

（1）评估患者有无因双眼视力障碍导致跌倒/坠床的危险。

（2）评估患者对疾病的认知程度、心理状态，有无焦虑、恐惧等表现。

三、护理措施

（一）术前护理

1.完善检查

协助完善术前常规及专科检查。

2.卧位

卧床休息，抬高床头 15°～30°。

3.疼痛护理

采用数字分级法（NRS）进行疼痛评估，分析疼痛的原因，安慰患者，遵医嘱予以降眼压对症处理，观察疼痛缓解情况及眼压的动态变化。

4.用药护理

（1）磺胺类降眼压药物：观察患者有无口唇、四肢麻木等低钾表现，遵医嘱同时补钾。该类药物易引起泌尿道结石，应少量多次饮水，服用小苏打等碱化尿液，磺胺过敏者禁用。

（2）缩瞳剂眼药、β受体阻滞剂眼药：滴药后压迫内眦部 2～3 分钟，防止药物经泪道进入鼻腔由鼻黏膜吸收引起心率减慢、哮喘及呼吸困难等全身毒副反应。有心功能不全、心动过缓、房室传导阻滞、哮喘、慢性阻塞性肺部疾病的患者慎用。

（3）20％甘露醇：快速静脉滴注完毕后平卧 1～2 小时，防止引起直立性低血压及脑疝等，观察神志、呼吸及脉搏的变化。长期输入者，监测电解质的变化。

5.心理护理

加强与患者沟通，做好心理疏导，消除其焦虑、恐惧心理，以免不良情绪导致青光眼急性发作，增强战胜疾病的信心，积极配合治疗。

6.访视与评估

了解患者基本信息和手术相关信息，确认术前准备完善情况。

7.患者交接

与手术室工作人员核对患者信息、手术部位标识及患者相关资料，完成交接。

（二）术后护理

1.卧位

卧床休息，抬高床头 15°～30°，减轻颜面水肿，利于房水引流。

2.眼部护理

（1）观察术眼敷料有无松脱、渗血渗液、脓性分泌物；有无头痛、眼痛、恶心呕吐、角膜水肿或角膜刺激症状。

（2）结膜缝线会有术眼异物感，勿揉搓术眼。

（3）观察眼压、视功能的变化。

（4）浅前房患者半卧位休息，加压包扎术眼，促进伤口愈合、前房形成。

3.用药护理

术眼应用散瞳剂防止虹膜粘连，非手术眼禁用散瞳剂。

4.预防青光眼发作

(1)进食清淡、软、易消化饮食,保持大便通畅;戒烟酒,不宜食用浓茶、咖啡及辛辣刺激性食品;不宜暴饮,应少量多次饮水,一次饮水不超过 300 mL。

(2)劳逸结合,保持精神愉快,避免情绪波动;不宜在黑暗环境中久留,衣着宽松,不宜长时间低头弯腰,睡觉时需垫枕,以免影响房水循环导致眼压升高。

(3)原发性青光眼术前禁用散瞳剂。

四、健康指导

(一)住院期

(1)告知患者裂隙灯、房角镜、眼底、眼压、视野、OCT、VEP、角膜内皮细胞计数等检查的目的、重要性,积极配合检查。

(2)强调预防青光眼发作的措施及重要性。

(3)有青光眼家族史者,告知其直系亲属定期门诊检查,做到早发现、早诊断、早治疗。

(二)居家期

(1)告知患者坚持局部滴药,教会正确滴眼药方法。

(2)出院后 1 周门诊复查。如发生眼胀、红肿、分泌物增多或突然视物不清,应立即就医。青光眼术后需终身随访。

(别欣欣)

第十节　玻璃体积血

一、概述

玻璃体积血是各种原因造成视网膜、葡萄膜血管或新生血管破裂,血液流出并聚积于玻璃体腔。大量玻璃体积血时,不仅造成视力障碍,还可引起视网膜脱离、青光眼、白内障等并发症。

二、病情观察与评估

(一)生命体征
监测生命体征,观察患者有无血压异常。

(二)症状与体征
(1)观察患者视力、眼压情况,眼前有无漂浮物、闪光感等症状。

(2)了解患者有无外伤史、手术史、视网膜血管病变史、高血压、糖尿病、血液病史等。

(三)安全评估
(1)评估患者有无因视力障碍导致跌倒/坠床的危险。

(2)评估患者对疾病的认知程度、心理状态及家庭支持系统。

三、护理措施

（一）术前护理

1.完善检查

协助完善术前常规及专科检查。

2.卧位

半卧位休息，减少活动。

3.用药护理

（1）滴用散瞳剂麻痹睫状肌，保证眼球休息，利于检查，防止术后瞳孔粘连。

（2）滴药后压迫泪囊2～3分钟，以减少药物经泪道进入鼻腔由鼻黏膜吸收引起全身毒副反应。

（3）若出现呼吸加速、神经兴奋症状、全身皮肤潮红等应高度警惕药物中毒，立即停药、吸氧，协助医师处理。

（4）糖尿病、高血压患者坚持治疗，监测血糖、血压变化，观察患者有无并发症。

4.心理护理

加强与患者沟通，了解患者对治疗的预期效果，给予正确的引导。讲解成功案例，增强战胜疾病的信心，积极配合治疗。

5.访视与评估

了解患者基本信息和手术相关信息，确认术前准备完善情况。

6.患者交接

与手术室工作人员核对患者信息、手术部位标识及患者相关资料，完成交接。

（二）术后护理

1.卧位

合并视网膜脱离行玻璃体腔注气/硅油填充者取裂孔处于最高位休息，根据气体吸收及视网膜复位的情况变换体位。

2.眼部护理

（1）勿碰撞揉搓术眼、用力咳嗽、打喷嚏、用力排便，3个月内勿过度用眼、避免剧烈活动，防止再出血及视网膜再脱离。

（2）观察眼压、眼内气体吸收、视网膜复位等情况，若有异常，协助医师处理。

3.预防跌倒/坠床

根据患者视力障碍程度及自理能力，协助患者完成生活护理，落实住院患者跌倒/坠床干预措施，如使用床栏、保持地面干燥、穿防滑鞋、将用物置于易取放处，保持病房和通道畅通等。

四、健康指导

（一）住院期

（1）告知患者眼底、三面镜、眼压、眼底血管造影、OCT、ERG、VEP、眼B超等检查的目的、重要性，积极配合检查。

（2）强调正确体位的重要性，提高患者特殊体位依从性。

(二)居家期

(1)球内注气未吸收者 2 个月内禁止乘坐飞机或至海拔 1 200 米以上的地方。硅油填充者 3～6 个月后取出。

(2)出院后 1 周门诊复查。如出现视物变形、遮挡感、眼前闪光感等,立即就医。

(别欣欣)

第十一节　视网膜脱离

一、概述

视网膜脱离是指视网膜神经上皮与色素上皮之间的潜在间隙发生分离,根据发病原因可分为孔源性视网膜脱离、牵拉性视网膜脱离和渗出性视网膜脱离。高度近视、糖尿病性视网膜病变、高血压性视网膜病变、外伤等是发病的主要因素。早发现、早诊断、早治疗可有效减少视网膜脱离对视功能的损害。

二、病情观察与评估

(一)生命体征

监测生命体征,观察患者有无体温、脉搏、呼吸、血压异常。

(二)症状与体征

(1)观察患者视力、眼压、眼底情况,有无视物变形、眼前黑影、遮挡感、闪光感等症状。

(2)了解患者有无高度近视、眼部外伤史、糖尿病、高血压、玻璃体积血等病史。

(三)安全评估

(1)评估患者有无因视力障碍导致跌倒/坠床的危险。

(2)评估患者对疾病的认知程度、心理状态,有无焦虑、抑郁等表现。

三、护理措施

(一)术前护理

1.完善检查

协助完善术前常规及专科检查。

2.体位与活动

(1)协助患者取视网膜裂孔处于最低位休息,减少视网膜下积液,促进视网膜回帖。如上方裂孔采取低枕卧位、下方裂孔采取高枕卧位。

(2)减少用眼,避免剧烈活动、突然转头、瞬目、咳嗽、打喷嚏、俯卧、埋头等动作,减少玻璃体对视网膜的牵拉,防止视网膜脱离范围扩大。

3.用药护理

(1)遵医嘱散瞳,麻痹睫状肌,保证眼球休息,利于检查,防止术后瞳孔粘连。

(2)滴药后压迫泪囊区 2～3 分钟,防止药物经泪道进入鼻腔由鼻黏膜吸收出现口干、视物模糊、皮肤潮红、心悸等毒副反应,若症状加重,立即停药,吸氧,协助医师进行处理。

4.预防跌倒/坠床

根据患者视力障碍程度及自理能力,协助其完成进食、洗漱、如厕等生活护理。将常用的物品置于随手可得之处,保持周围环境无障碍物,晚上使用夜灯,指导患者使用厕所、浴室、通道的扶手,活动及外出时有人全程陪同,避免跌倒/坠床。

5.糖尿病患者监测血糖变化,控制血糖在正常范围。

观察患者有无糖尿病足等并发症。

6.心理护理

加强与患者沟通,了解患者对治疗的期望值,给予正确的引导。讲解成功案例,增强战胜疾病的信心,积极配合治疗。

7.访视与评估

了解患者基本信息和手术相关信息,确认术前准备完善情况。

8.患者交接

与手术室工作人员核对患者信息、手术部位标识及患者相关资料,完成交接。

(二)术后护理

1.体位与休息

协助患者正确卧位,眼内注气或硅油填充患者术后取裂孔处于最高位休息,利用气体向上的浮力及硅油表面张力促进视网膜复位。可采取坐卧交替或按摩颈肩背部等方法以缓解手术后被动体位带来的身体不适。

2.眼部护理

(1)勿过度用眼,减少眼球转动,避免揉搓碰撞术眼、剧烈活动、咳嗽、打喷嚏、头部震动。

(2)观察患者眼压、眼内气体吸收、视网膜复位等情况,若有异常,协助医师处理。

3.饮食护理

(1)饮食清淡、软、易消化、富含维生素及蛋白质,保持大便通畅,避免过度咀嚼、用力排便引起视网膜再脱。

(2)巩膜外垫压术或巩膜环扎术的患者,手术牵拉眼肌可引起恶心、呕吐等不适,应少量多餐进食。

4.疼痛护理

巩膜外垫压术或环扎术患者,因手术范围大、牵拉眼肌,术后疼痛明显,采用数字分级法(NRS)进行疼痛评分,分析疼痛原因,指导患者采取听音乐、默念数字等分散注意力的方法缓解疼痛。NRS≥4 分时,遵医嘱用药,观察疼痛缓解情况。

四、健康指导

(一)住院期

(1)告知患者裂隙灯、眼底、三面镜、眼压、眼底血管造影及 OCT、ERG、VEP、眼 B 超等检查的目的、重要性及配合要点。

(2)告知患者视网膜脱离的治疗原则是尽早封闭裂孔,促进视网膜复位。

(二)居家期

(1)告知患者选择适当交通工具避免剧烈颠簸,3 个月内避免剧烈活动。

（2）球内注气或硅油填充者低头位休息，根据气体吸收及视网膜复位情况，确定更换体位时间。

（3）球内注气者2个月内禁止乘坐飞机或到海拔1 200米以上的地方；硅油填充者3～6个月后取出硅油。

（4）出院后1周门诊复查。如出现视力下降、眼前黑影遮挡、闪光感等立即就医。糖尿病性视网膜脱离患者需终身随访。

（别欣欣）

第十二节　视网膜动脉阻塞

一、概述

视网膜动脉阻塞是指视网膜中央动脉或其分支阻塞。当动脉阻塞后，该血管供应的视网膜营养中断，引起视网膜功能障碍，是眼科急危症之一，若处理不及时，最终将导致失明。

二、病情观察与评估

（一）生命体征

监测生命体征，密切观察患者血压情况。

（二）症状与体征

（1）观察患者视力、瞳孔对光反射、眼底等情况。

（2）了解患者视力下降时间、程度，有无一过性视力丧失。

（3）了解患者有无糖尿病、高血压、心脏病、动脉粥样硬化等病史。

（三）安全评估

（1）评估患者有无因视力下降导致跌倒/坠床的危险。

（2）评估患者及家属心理状况，对疾病的认知程度，对视力恢复的期望值。

三、护理措施

（一）紧急处理

1.给氧治疗

视网膜缺血超过90分钟光感受器将发生不可逆转的死亡，应争分夺秒积极抢救，给予95%氧气及5%二氧化碳的混合气体吸入，增加脉络膜毛细血管的氧含量，改善视网膜的缺氧状态，必要时行高压氧治疗。

2.药物治疗

立即给予硝酸甘油0.5 mg舌下含化或吸入亚硝酸异戊酯等扩血管治疗。

（二）用药护理

（1）口服降眼压药物，观察患者眼压变化，必要时行前房穿刺等降眼压治疗。

（2）遵医嘱使用视神经营养药物等。

（三）眼部护理

反复按摩放松眼球,使视网膜动脉被动扩张,将血管内的栓子冲到周边的分支血管中,解除阻塞,减少视功能的损伤。

（四）预防跌倒/坠床

视力不佳者佩戴老花镜,晚上使用夜灯,将常用的物品置于随手可取之处,保持周围环境无障碍物,指导患者使用厕所、浴室的扶手,避免跌倒/坠床。

（五）心理护理

加强与患者沟通,关心患者,了解患者心理状况,消除其悲观、恐惧心理,增强战胜疾病的信心,积极配合治疗。

四、健康指导

（一）住院期

（1）讲解疾病的病因、诱因、治疗方法及预后。

（2）告知患者视网膜动脉阻塞发病与糖尿病、高血压、动脉粥样硬化等疾病密切相关,积极治疗糖尿病、高血压、动脉粥样硬化等原发病,定期行眼底检查观察视网膜血管情况。

（二）居家期

（1）告知心脏病、高血压者应随身携带速效救心丸、硝酸甘油等扩血管急救药品。突发视力改变时立即服药并就医。

（2）保持良好生活习惯,避免情绪波动过大,避免用冷水洗头等。

（3）定期门诊复查,如有病情变化及时就诊。

（别欣欣）

第十三节　视网膜静脉阻塞

一、概述

视网膜静脉阻塞是指视网膜中央静脉或分支静脉阻塞,以分支静脉阻塞最为常见,是常见的眼底血管病。主要与高血压、动脉粥样硬化、血液高黏度和血流动力学异常有密切关系。其特征为静脉扩张迂曲、视网膜出血、渗出、水肿等。常导致玻璃体积血、牵拉性视网膜脱离、新生血管性青光眼等并发症。本病比视网膜中央动脉阻塞多见。

二、病情观察与评估

（一）生命体征

监测生命体征,密切观察患者血压情况。

（二）症状与体征

（1）观察患者视力情况,有无视网膜水肿、渗出、出血等症状。

（2）了解患者有无高血压、动脉粥样硬化等病史;有无血液黏稠度及血流动力学改变等。

（三）安全评估

评估患者有无因视力障碍导致跌倒/坠床的危险。

三、护理措施

（一）用药护理

遵医嘱行溶栓抗凝治疗，观察患者皮肤黏膜有无出血点、有无瘀斑等症状，定期检查凝血酶原时间及纤维蛋白原。

（二）眼部护理

(1)观察患者视力恢复情况，有无玻璃体积血、牵拉性视网膜脱离、新生血管性青光眼等并发症。

(2)有新生血管或大面积毛细血管无灌注区者行全视网膜光凝治疗。

四、健康指导

（一）住院期

(1)告知患者眼底荧光造影、视网膜电图、视野等检查的目的及配合要点。

(2)告知患者积极治疗原发病，监测血糖、血压及血脂情况，饮食清淡易消化、低脂肪、低胆固醇。

(3)合理安排日常生活，戒烟酒，保持良好的睡眠习惯。

（二）居家期

(1)积极治疗原发病，出院后每半年或一年行体格及眼底检查。

(2)出院后1周门诊复查，若出现视力突然下降、部分视野缺损等情况应及时就医。

（别欣欣）

第十四节　视网膜母细胞瘤

一、概述

视网膜母细胞瘤是由原始神经外胚层组织未成熟的视网膜细胞形成的原发性眼内恶性肿瘤。确切病因不明。多发生在3岁以下婴幼儿，可单眼、双眼先后或同时发病，具有家族遗传倾向。根据肿瘤的发展过程，临床上将视网膜母细胞瘤分为眼内期、青光眼期、眼外期、转移期。因本病易发生颅内及远处转移，危及患儿生命，因此应早发现、早诊断、早治疗。

二、病情观察与评估

（一）生命体征

监测生命体征，观察患儿体温、脉搏、呼吸有无异常。

（二）症状与体征

(1)了解患儿发病年龄、有无家族史。

(2)了解患儿视网膜母细胞瘤的分期：眼内期、青光眼期、眼外期及转移期。

(三)安全评估

(1)评估患儿有无因年龄、视力障碍导致跌倒/坠床的危险。

(2)评估家属对疾病的认知程度、心理状态，如焦虑、悲观等。

三、护理措施

(一)术前护理

1.完善检查

协助完善术前常规及专科检查。

2.心理护理

向患儿家属讲解疾病的治疗方法和预后，关心患儿、安慰家属，减轻其焦虑、悲观情绪，协助家属做好患儿的心理安抚，积极配合治疗。

3.访视与评估

了解患儿基本信息和手术相关信息，确认术前准备完善情况。

4.患者交接

与手术室工作人员核对患儿信息、手术部位标识及患儿相关资料，完成交接。

(二)术后护理

1.卧位

协助患儿平卧位休息，头偏向健眼一侧，以及时清除口鼻分泌物，保持呼吸道通畅，防止窒息。4～6小时后半卧位休息，减轻局部水肿。

2.观察生命体征

低流量吸氧、心电监护，监测并记录患儿生命体征、氧饱和度、尿量等。

3.眼部护理

(1)观察眼部加压包扎松紧度、是否压迫耳郭及鼻孔；观察敷料有无渗血、渗液，如有异常，协助医师处理。

(2)安抚患儿，减少哭闹，勿抓挠术眼，防止敷料脱落；术眼敷料去除后，勿揉搓、碰撞术眼，避免脏水进术眼。

4.预防跌倒/坠床

落实预防跌倒/坠床干预措施，如上床栏、保持地面干燥、防滑、协助患儿床旁活动，保障患儿安全。

四、健康指导

(一)住院期

(1)告知家属 X 线、CT、MRI、眼 B 超等检查的目的及配合要点。

(2)告知家属该病的手术方式为眼球摘除或眶内容物剜除术，以控制肿瘤生长及转移，挽救患儿生命。

(二)居家期

(1)告知需行放射治疗、化学治疗的患儿家属，以及时到相关科室继续治疗。

(2)出院后1周门诊复查，病情变化及时就医。

（别欣欣）

参 考 文 献

[1] 潘雷.普外科临床思维与实践[M].北京:科学技术文献出版社,2019.

[2] 周庆云,褚青康.内科护理[M].郑州:郑州大学出版社,2018.

[3] 张阳.外科护理学理论基础与进展[M].北京:科学技术文献出版社,2020.

[4] 何文英,侯冬藏.实用消化内科护理手册[M].北京:化学工业出版社,2019.

[5] 于红,刘英,徐惠丽,等.临床护理技术与专科实践[M].成都:四川科学技术出版社,2021.

[6] 张翠华,张婷,王静,等.现代常见疾病护理精要[M].青岛:中国海洋大学出版社,2021.

[7] 李燕,郑玉婷.静脉诊疗护理常规[M].北京:人民卫生出版社,2021.

[8] 刘巍,常娇娇,盛妍.实用临床内科及护理[M].汕头:汕头大学出版社,2019.

[9] 孙爱针.现代内科护理与检验[M].汕头:汕头大学出版社,2021.

[10] 刘爱杰,张芙蓉,景莉,等.实用常见疾病护理[M].青岛:中国海洋大学出版社,2021.

[11] 高淑平.专科护理技术操作规范[M].北京:中国纺织出版社,2021.

[12] 马雯雯.现代外科护理新编[M].长春:吉林科学技术出版社,2019.

[13] 张俊英.精编临床常见疾病护理[M].青岛:中国海洋大学出版社,2021.

[14] 丁明星,彭兰,姚水洪.基础医学与护理[M].北京:高等教育出版社,2021.

[15] 郑祖平,林丽娟.内科护理[M].北京:人民卫生出版社,2018.

[16] 郭丽红.内科护理[M].北京:北京大学医学出版社,2019.

[17] 金莉,郭强.老年基础护理技术[M].武汉:华中科技大学出版社,2021.

[18] 刘毅.外科护理技术指导[M].北京/西安:世界图书出版公司,2019.

[19] 安利杰.内科护理查房手册[M].北京:中国医药科技出版社,2019.

[20] 高一鹭.神经外科诊疗常规[M].北京:中国医药科学技术出版社,2020.

[21] 丁四清,毛平,赵庆华.内科护理常规[M].长沙:湖南科学技术出版社,2019.

[22] 张薇薇.基础护理技术与各科护理实践[M].开封:河南大学出版社,2021.

[23] 姜雪.基础护理技术操作[M].西安:西北大学出版社,2021.

[24] 赵静.新编临床护理基础与操作[M].开封:河南大学出版社,2021.

[25] 刘峥.临床专科疾病护理要点[M].开封:河南大学出版社,2021.

[26] 初钰华,刘慧松,徐振彦.妇产科护理[M].济南:山东人民出版社,2021.

[27] 张宏.现代内科临床护理[M].天津:天津科学技术出版社,2018.

［28］刘萍.内科临床护理技能实践［M］.汕头:汕头大学出版社,2019.

［29］王秀兰.外科护理与风险防范［M］.哈尔滨:黑龙江科学技术出版社,2021.

［30］丁琼,王娟,冯雁,等.内科疾病护理常规［M］.北京:科学技术文献出版社,2018.

［31］王为民.内科护理［M］.北京:科学出版社,2019.

［32］高清源,刘俊香,魏映红.内科护理［M］.武汉:华中科技大学出版社,2018.

［33］王妍炜,林志红.儿科护理常规［M］.开封:河南大学出版社,2021.

［34］赵风琴.现代临床内科护理与实践［M］.汕头:汕头大学出版社,2019.

［35］陈素清.现代实用护理技术［M］.青岛:中国海洋大学出版社,2021.

［36］王丽,余雅婷,陆蓉,等.ABO 跨血型、双供体亲属胰肾联合移植病人的围术期护理［J］.护理研究,2022,36(10):1877-1880.

［37］黄佳宇,丁如梅,范静,等.基于时机理论的持续性护理在肾移植术后胰岛细胞移植患者中的应用［J］.护理实践与研究,2022,19(15):2295-2299.

［38］操晓红,代贝贝,姚伟,等.肾移植病房护理质量评价指标体系的构建［J］.护士进修杂志,2022,37(18):1677-1681.

［39］范莉莉,刘晶晶,杨智慧,等.集束化护理模式对肾移植术患者围术期并发症及生活质量的影响［J］.黑龙江医学,2022,46(17):2154-2156.

［40］刘双雪,甄蕊.肾移植患者术后护理及健康教育进展［J］.中西医结合护理,2022,8(8):196-198.